Josef Smolle · Frank H. Mader

Beratungsproblem Haut

Diagnostik, Therapie und Pflege im Praxisalltag

Mit 66 Abbildungen und 106 Fallbeispielen

Springer

Univ.-Prof. Dr. med. Josef Smolle
Universitätsklinik für Dermatologie und Venerologie
Auenbruggerplatz 8
8036 Graz
Österreich

Dr. med Frank H. Mader
Lehrbeauftragter für Allgemeinmedizin
an der Technischen Universität München
Talstraße 3
93152 Nittendorf
Deutschland

ISBN 3-540-41706-0 Springer-Verlag Berlin Heidelberg New York

Die Deutsche Bibliothek-CIP-Einheitsaufnahme

Smolle, Josef: Beratungsproblem Haut : Diagnostik, Therapie und Pflege im Praxisalltag
Josef Smolle, Frank H. Mader. – Berlin ; Heidelberg ; New York ; Barcelona ;
Hongkong ; London ; Mailand ; Paris ; Singapur ; Tokio : Springer, 2001
ISBN 3-540-41706-0

Springer-Verlag ist ein Unternehmen der BertelsmannSpringer Science+Business Media GmbH

Printed in Germany

Herstellung: Goldener Schnitt, Sinzheim
Satz: Cicero Lasersatz, Dinkelscherben
Einbandherstellung: de'blik, Berlin
Gedruckt auf säurefreiem Papier SPIN: 10798809 22/3130 5 4 3 2 1 0

Meinen Eltern,
meiner Frau
und unseren Kindern
J. S.

Geleitwort

Angesichts des raschen Fortschritts der Dermatologie ist es für den niedergelassenen Allgemeinarzt zunehmend schwierig, klare Diagnosen nach modernen Gesichtspunkten zu stellen und entsprechende Therapien zu veranlassen. Insbesondere kann es Probleme beim Umsetzen des im Studium erworbenen Lehrbuchwissens zu konkreten Anwendungen in der Praxis geben.

Das vorliegende Buch schließt diese Lücke. Es wurde von einem Dermatologen zusammen mit einem Allgemeinarzt verfasst, der als Herausgeber fungiert, und fokussiert dermatologisches Wissen auf die Bedingungen der Allgemeinpraxis. Das Buch soll kein dermatologisches Lehrbuch ersetzen, dementsprechend sind viele Krankheitsbilder hier nicht erwähnt. Dafür werden andere, praktisch relevante Fragen sehr viel ausführlicher erörtert, als es selbst in umfangreichen dermatologischen Standardwerken möglich ist.

Durch den ganzen Text zieht sich der Gedanke, das Verständnis des Hausarztes für die Komplexität der Hautkrankheiten zu wecken, seine Kompetenz zu schulen und dabei stets klar die Grenzen der allgemeinmedizinischen Betreuung und die Notwendigkeit fachärztlicher Intervention aufzuzeigen.

Graz, im Januar 2001

o. Univ.-Prof. Dr. Helmut Kerl,
Vorstand der Univ.-Klinik
für Dermatologie und Venerologie

Vorwort

Die Medizin scheint sich derzeit in der westlichen Welt an einer Wegzweigung zu befinden. Einerseits führen technischer Fortschritt und Zunahme des Wissens zu zunehmender Spezialisierung, sodass immer mehr Ärzte über ein immer kleineres Spezialgebiet immer besser Bescheid wissen. Andererseits wünschen die Patienten mehr als je zuvor einen *allgemein kompetenten Hausarzt*, der für sie medizinischer, darüber hinaus aber auch menschlicher Ansprechpartner sein soll.

Damit kommt dem Hausarzt im Gesundheitswesen eine zentrale Bedeutung zu. Umso bedauerlicher ist es, dass die spezifischen Bedingung der allgemeinärztlichen Praxis erst in den vergangenen Jahren einer wissenschaftlichen Analyse unterzogen werden bzw. dass frühere Arbeiten erst jetzt gebührende Beachtung finden.

Der Hausarzt steht an vorderster Front der medizinischen Versorgung. Er begegnet in seiner Praxis tagtäglich dem *unausgelesenen Krankengut*. Seine Aufgaben bestehen darin, die geschilderten Beschwerden und gezeigten Symptome meist ohne aufwändige technische Hilfsmittel, aber auch *in gezielter Zusammenarbeit mit dem Spezialisten* zu bewerten, das weitere Vorgehen festzulegen, *mögliche abwendbar gefährliche Verläufe* und *Komplikationen* im Auge zu behalten und dem Patienten aus all dem eine situationsgerechte, auf ihn und sein Beschwerdebild abgestimmte *Beratung* und *Therapie* zu bieten oder zu vermitteln.

Die entscheidende Aufgabe in der *Weiterbildung zum Facharzt für Allgemeinmedizin* sollte darin bestehen, vor dem Hintergrund des Gesamtwissens der Medizin und der *spezifischen Erfahrungsbedingungen des Hausarztes* dem Jungarzt jenes Rüstzeug an die Hand zu geben, mit dem er den Fortschritt der Medizin adäquat, kompetent und gezielt seinen Patienten zukommen lassen kann.

Wesentliche Voraussetzungen für eine solche berufstheoretisch orientierte Aus- und Weiterbildung haben die Arbeiten von Robert N. Braun geschaffen, der als erster erkannte, dass ganz bestimmte Beschwerde- und Symptombilder in Allgemeinpraxen, die in vergleichbarem sozialen Umfeld angesiedelt sind, stets in ähnlicher Häufigkeitsverteilung auftreten (sog. *Fälleverteilungsgesetz*). Weiters stellte sich heraus, dass nur ein Bruchteil der auftretenden Beschwerde- und

Symptomkonstellationen einer wissenschaftlich-diagnostischen Entität im Sinne der Spezialfächer zugeordnet werden kann.

Letztere Tatsache bringt manche Praktiker in den ersten Jahren nach Beendigung der klinischen Weiterbildung in Schwierigkeiten. Häufige Verlegenheitslösungen sind die »gewaltsame« Zuordnung zu einer klassischen Entität, die Einordnung als »funktionelle« oder »psychosomatische« Störung oder der bewusste Verzicht auf jegliche diagnostische Zuordnung aus der Erfahrung heraus, dass meistens »ohnehin nichts passiert«.

Der geschulte Allgemeinarzt vermeidet diese Zwangssituationen und geht von der Realität aus. Jedes Beschwerdebild wird entweder als *Symptom*, als *Symptomenkomplex*, als *Bild einer Krankheit* oder als *exakte Diagnose* im Sinne eines gehärteten Diagnosebegriffs klassifiziert.

Als *Symptom (A)* zu klassifizieren sind etwa »Juckreiz« oder »makulopapulöses Exanthem«. Treten mehrere Symptome in regelmäßigem Zusammenhang auf, etwa »Fieber, Lymphknotenschwellung und kleinfleckiges Exanthem«, so wäre etwa die Klassifikation als *Symptomenkomplex (B)* »fieberhafter Infekt mit Exanthem« angezeigt. Vom *Bild einer Krankheit (C)* spricht man dann, wenn die klinischen Zeichen typisch für eine bestimmte diagnostische Entität sind, der definitive Beweis – z.B. Erregernachweis oder histologischer Befund – jedoch aussteht oder nicht notwendig ist. Beispiele wären interdigitale Schuppung und Mazeration an beiden Füßen als »Bild einer Epidermomykosis pedum« oder erythematosquamöse Plaques an den Streckseiten der Extremitäten und am Kapillitium als »Bild einer Psoriasis«.

Der gehärtete Diagnosebegriff sollte ausschließlich jenen Fällen vorbehalten bleiben, bei denen die *Diagnose (D)* bewiesen ist: z.B. »Phthyriasis pubis«, wenn Filzläuse an den Schamhaaren zu sehen sind oder »malignes Melanom«, wenn dies durch den histologischen Befund bestätigt wird.

Damit der Diagnosebegriff nicht über Gebühr strapaziert oder unkorrekt gebraucht wird, werden alle Klassifikationsresultate der Bereiche A, B, C und D zusammen als *»Beratungsergebnis«* bezeichnet.

Das Grundkonzept der Autoren besteht darin, ein reproduzierbares Vorgehen darzustellen, das sich an der Häufigkeit der *Fälleverteilung in der Allgemeinpraxis* orientiert. Im vorliegenden Buch *»Beratungsproblem Haut«* wird im *1. Teil* der Praxisalltag beschrieben. Hier werden das diagnostische Vorgehen in der Allgemeinpraxis, die subjektive Sicht des Patienten mit Hautproblemen, allgemeine Aspekte von Haut und Gesundheit sowie die Grundzüge der Therapie von Hautkrankheiten besprochen. Nachdem heute viele Patienten durch diverse Medien viele neue Entwicklungen vom Hörensagen kennen, wird auch auf *diagnostische und therapeutische Entwicklungen* eingegangen, die zwar den Rahmen der Allgemeinpraxis übersteigen, deren Kenntnis dem Hausarzt aber bei der Beratung seiner Patienten von Nutzen sein kann.

Im *2. Teil* werden die aufgrund fällestatistischer Untersuchungen aus mehreren Allgemeinpraxen als regelmäßig häufige Beratungsergebnisse erkannten Beschwerdebilder besprochen. Nachdem bei Hautproblemen sehr oft die Klassifikation »Bild einer Krankheit« auch in der Allgemeinpraxis möglich ist, gliedert sich der 2. Teil nach solchen Fällen. Für jedes Krankheitsbild wird besonderes Augenmerk auf die Präsentation von Seiten des Patienten, auf die Möglichkeiten des *abwartenden Offenlassens* und auf die Berücksichtigung *abwendbar gefährlicher Verläufe* gelegt. Weiters werden die *grundsätzlichen Behandlungsstrategien* sowie die Notwendigkeit einer *differenten Behandlung* in Relation zum erwarteten Spontan- oder *Selbstheilungsverlauf* erörtert. Ausführlich wird auch auf Allgemeinmaßnahmen eingegangen, die der Arzt im Rahmen des *Beratungsgesprächs* dem Patienten empfehlen kann.

Sowohl »Der Praxisalltag« als auch »Die Fälle« sind mit insgesamt *106 konkreten Fallbeispielen* untermauert, die auf entscheidende Aspekte nicht bloß des Krankheitsbildes, sondern auch des persönlichen Erlebens durch Arzt und Patient hinführen.

Das vorliegende Buch ist durch Kooperation zwischen einem klinisch tätigen Facharzt für Dermatologie und Universitätslehrer als Autor und einem Facharzt für Allgemeinmedizin mit langjähriger Praxiserfahrung entstanden; dieser hat das Konzept im wesentlichen entwickelt, von ihm stammen auch einige Fotos aus der eigenen Praxis. Das Buch ist keinesfalls für ein systematisches Lehrbuch der Dermatologie, von denen es viele ausgezeichnete gibt; es stellt das Beratungsproblem Haut dar, wie es sich für den Hausarzt präsentiert. Das Buch wendet sich in erster Linie an den angehenden Facharzt für Allgemeinmedizin, der sich auf das Prüfungsgespräch vorbereitet, darüber hinaus aber auch an Hausärzte mit Praxiserfahrung und an Medizinstudenten, die frühzeitig einen Konnex zwischen systematisch-klinischem Wissen und allgemeinärztlicher Anwendung suchen.

Bedanken möchten wir uns bei all jenen, die bei diesem Buch nachhaltig mitgewirkt haben: Bei Frau Maria Schmidmeier, welche einen Großteil der Korrespondenz geführt und das eingereichte Manuskript typographisch schlussbearbeitet hatte; bei den Fotografen der Grazer Hautklinik, namentlich Herrn Anton Sams und Herrn Werner Stieber für die Erstellung der meisten Abbildungen; schließlich bei Herrn Hinrich Küster vom Springer-Verlag, dessen Engagement die endgültige Realisierung zu verdanken ist; vor allem aber bei Herrn Rainer Kusche, in dessen Händen die anspruchsvolle und termingerechte Herstellung lag.

Im Voraus bedanken wir uns bei allen Lesern für ihre Aufgeschlossenheit gegenüber dieser neuen publizistischen Konzeption. Wir freuen uns über jede Art von Anregungen, Kritik oder Veränderungsvorschlägen.

Graz, *Josef Smolle*
Nittendorf, im Mai 2001 *Frank H. Mader*

Inhalt

2 Die Fälle – klassifiziert nach Symptomen, Symptomgruppen und Krankheitsbildern

Zusammenfassung der Fallbeispiele

1 Der Praxisalltag

1.1 Wie äußern sich Erkrankungen der Haut?

»Zuerst habe ich gedacht, der rote Fleck würde von selbst weggehen, aber jetzt ist die Haut ganz schuppig geworden!«

Gelegentlich können mit solchen Worten objektive Krankheitszeichen der Haut an den Hausarzt herangetragen werden. Oft werden die Symptome aber viel unklarer geschildert:

»Gestern war ich am ganzen Körper voller Blasen, heute früh war alles weg, aber an ein paar Stellen kommt es wieder!«

Nun – Blasen sind oberflächlich gelegene flüssigkeitsgefüllte Spalträume. Die können nie innerhalb eines Tages restlos verschwinden, allenfalls platzen und dann Defekte mit Krusten hinterlassen. Vielleicht hat der Patient Quaddeln gemeint, die erhaben sind und innerhalb weniger Stunden wieder restlos verschwinden können. Vielleicht waren es aber auch nur Flecke, vielleicht eine diskrete Schuppung. Häufig stehen jedoch für den Patienten subjektive Beschwerden ganz im Vordergrund:

»Das Gesicht brennt unerträglich!«

»Seit einigen Wochen juckt es, besonders in der Nacht.«

Für eine erste Zuordnung ist es für den Hausarzt wichtig, dass er einmal die *objektiven Symptome*, welche die Haut in der Regel bietet, kennt und deuten kann und dies in einer Weise, die über die umgangssprachlich unklare Äußerung des Betroffenen hinausgeht. Weiters muss der Hausarzt auch die *subjektiven Symptome* zu werten wissen. Kennt er den Patienten seit Jahren, so wird es ihm oft leichter als einem Facharzt oder Kliniker fallen, die Bedeutung der subjektiven Symptome bei einem Individuum zu erfassen und mit der angebrachten Gewichtung in die diagnostischen Überlegungen einfließen zu lassen.

1.1.1 Objektive Zeichen von Hauterkrankungen

Mit Ausnahme des »Pruritus sine materia«, d. h. des Juckreizes ohne morphologisches Korrelat, und einiger weniger seltener psychokutaner Affektionen bietet eine erkrankte Haut stets pathologische Veränderungen, die der direkten Beobachtung zugänglich sind. Am häufigsten sind reine Farbveränderungen der Haut. Etwas seltener kommen Gewebsvermehrungen, Flüssigkeitsansammlungen und Defekte vor.

Farbveränderungen

Makula

! Farbveränderungen, die einfach im Niveau der Haut liegen, d. h. weder erhaben noch eingesunken erscheinen, werden als Fleck (Makula) bezeichnet.

Am häufigsten sind erythematöse Flecke, die durch eine Vermehrung von Erythrozyten in der Haut zustande kommen. Meist handelt es sich um eine funktionelle Weitstellung kapillärer Hautgefäße. Drückt man mit dem Finger oder mit einem Glasspatel auf einen solchen roten Fleck, so blasst er ab: Die Erythrozyten befinden sich innerhalb dilatierter Gefäßlumina und können durch diese Lumina in die Umgebung weggedrückt werden. Die meisten erythematös-makulösen Exantheme bei Kinderkrankheiten bestehen aus derartigen Flecken, denen eine funktionelle Weitstellung der dermalen Kapillaren zugrunde liegt. Manchmal liegt einem Fleck auch eine strukturelle Weitstellung der Kapillaren zugrunde, wie etwa beim Naevus flammeus (z. B. »Storchenbiss« im Nacken).

Fall 1 ***»Ich habe gedacht, der Ausschlag ist schon fast weg, aber abends nach dem Bad war er auf einmal wieder ganz stark da!«***

Sie behandeln einen Patienten wegen eines makulösen Arzneimittelexanthems, das auf ein Breitspektrumpenizillin aufgetreten ist. Am Stamm und an den oberen Extremitäten zeigen sich konfluierende hellrote Flecke, an den Beinen dunkelrote Flecke. Das Exanthem war schon fast abgeklungen, aber der Patient beklagt, dass es nach Wärme- oder Kälteexposition immer wieder verstärkt hervortritt.

Kommentar. Nachdem die Rotfärbung des Exanthems durch eine funktionelle Vasodilatation zustande kommt, wird der Farbton auch durch weitere Faktoren, die die O_2-Sättigung und den Gefäßtonus modulieren, beeinflusst. Fast alle erythematösen Hautveränderungen erscheinen an den abhängigen Körperpartien (Beinen) aufgrund der Orthostase dunkler und bläulicher als an den übrigen Körperstellen. Außerdem verändert das Exanthem seine Morphe bei Temperaturschwankungen. Dementsprechend kann ein heißes Bad, das vasodilatierend wirkt, ein schon fast abgeklungenes Exanthem wieder hervortreten lassen. Die Sorge des Patienten wegen eines Rezidivs ist unbegründet. Hätte man ihn vorher auf den Umstand aufmerksam gemacht und ihm vielleicht geraten, heiße Bäder und heißes Duschen noch eine Woche lang zu vermeiden, hätte man ihm die Sorgen ersparen können.

Stichwort. *Makulopapulöses Exanthem.*

Manchmal ist jedoch die Gefäßwand defekt und die Erythrozyten haben das Gefäßlumen verlassen (Abb. 1-1). Sie liegen nun eingezwängt zwischen den Kollagenfaserbündeln der Dermis. Man spricht hier von *Extravasation* oder *Hämorrhagie.* Drückt man nun auf einen solchen Fleck, so lassen sich die Erythrozyten nicht

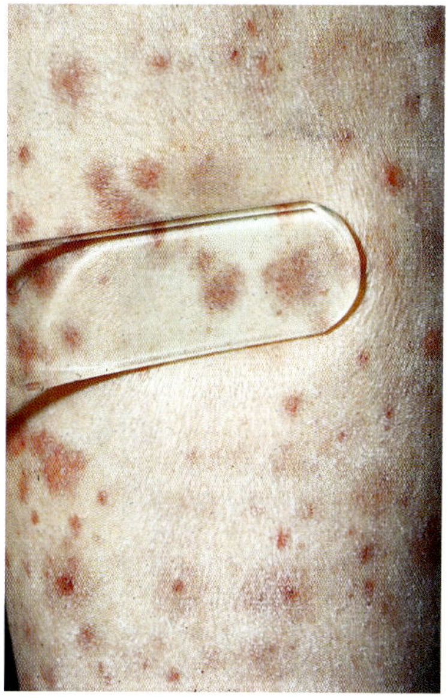

Abb. 1-1. Hämorrhagische Flecke, die durch Blutaustritt ins Gewebe entstanden sind, lassen sich mit einem Glasspatel nicht wegdrücken, im Gegensatz zu roten Flecken, die allein auf Vasodilatation beruhen

wegschieben und der Fleck blasst nicht ab. Nachdem es sich um keine frischen, rezirkulierenden Erythrozyten handelt, haben sie ihren Sauerstoff weitgehend abgegeben, sodass diese Flecke dunkelrot bis blau erscheinen. Ursächlich kann eine entzündliche oder toxische Gefäßwandschädigung – wie etwa bei dem abwendbar gefährlichen Verlauf der hämorrhagischen Masern – oder eine Gerinnungsstörung, wie etwa eine Thrombozytopenie, vorliegen.

Fall 2 *Einfaches Exanthem oder Vaskulitits?*

Eine Woche nach einem Racheninfekt tritt bei einem Patienten ein beinbetontes rötliches Exanthem auf, wobei die Läsionen an den Unterschenkeln bläulich erscheinen. Handelt es sich nur um eine livide Verfärbung infolge der Orthostase, die bei vielen Exanthemen auftritt, oder ist es zu einer Extravasation von Erythrozyten gekommen, was ein Hinweis auf eine infektallergische Vaskulitits sein könnte? Sie drücken mit dem Glasspatel auf eine bläuliche Läsion – sie lässt sich nicht wegdrücken: Die Haut der Umgebung blasst ab, der blaue Fleck aber rührt sich nicht. Sie können den Befund als »Extravasation« erklären und das »Bild einer kutanen Vaskulitis« klassifizieren.

Kommentar. Dieser einfache diagnostische Test ist gerade hinsichtlich des abwendbar gefährlichen Verlaufs, den eine Vaskulitis nehmen kann (z.B. Glomerulonephritis, intestinale Blutungen), von praktischer Bedeutung.

Stichwörter. *Vasculitis allergica; Glasspateluntersuchung.*

Das zweite häufige Substrat eines Fleckes ist die Braunfärbung durch eine Vermehrung von Melanin. Angesichts der heutigen Aufklärung der Öffentlichkeit über die Gefahr eines Melanoms kommen Patienten oft direkt wegen eines solchen Fleckes zum Hausarzt. Der Fleck kann durch vermehrte Aktivität ortsständiger Melanozyten entstehen – etwa als fleckige Hyperpigmentierung im Gesicht infolge der Einnahme von Kontrazeptiva. Oft liegt jedoch eine Infiltration mit pathologischen pigmenthaltigen Zellen (Nävuszellen oder Melanomzellen) zugrunde. Solange diese Vermehrung noch auf die epidermodermale Übergangszone (Junktionszone) beschränkt ist, imponieren auch diese histologisch nachweisbaren Gewebsvermehrungen klinisch als Flecke.

Merke

Hinsichtlich der Färbung gilt: Je oberflächlicher die Melanindepots in der Haut liegen, desto schwärzer erscheinen sie.

Beim Melanom etwa, das oft mit einer Ausschleusung von Pigment in die Hornschicht einhergeht, kann es zu einer intensiv schwarzen Färbung kommen. Pigment an der Junktionszone dagegen erscheint braun, Melanin in tieferen Lagen der Dermis bläulich.

Beachte

In der Umgangssprache bezieht sich »Fleck« auf Hautläsionen, die etwa münzgroß sind und auch ein wenig erhaben sein können. Im medizinischen Sprachgebrauch ist ein »Fleck« jedwede Farbveränderung, unabhängig von der Größe. Ein Fleck ist jedoch niemals erhaben.

Während man »künstlerische« Tätowierungen sofort erkennt, können zaghafte Versuche einer Laientätowierung irreführend erscheinen, insbesondere wenn der Patient, vielleicht aus versicherungsrechtlichen Gründen, die Entstehungsgeschichte nicht preisgibt.

TIPP

Bei Flecken mit ungewöhnlicher Farbgebung ist heute mehr denn je auch an Tätowierungen zu denken.

Flüssigkeitsansammlungen

Eine diffuse Flüssigkeitsvermehrung in den mikroskopischen Gewebsräumen führt zu einer Schwellung, einem *Ödem*. Die Läsion liegt über dem Niveau der Haut, ist unscharf begrenzt und fühlt sich weich an. Häufig handelt es sich dabei um eine Quaddel oder Urtika. Diese entsteht durch ein dermales Ödem, meist infolge einer Mastzelldegranulation im Rahmen von Intoleranzreaktionen oder allergischen Reaktionen. Sie ist das Leitsymptom des Nesselausschlags (Urtikaria). Die Quaddel ist die einzige erhabene, d.h. über dem Niveau der Haut gelegene Effloreszenz, die ganz rasch entstehen und innerhalb weniger Stunden auch wieder verschwinden kann.

Mastzelldegranulation führt nicht nur zu einem interstitiellen Ödem, sondern auch zu einer Vasodilatation. Steht die Vasodilatation im Vordergrund, erscheint die Quaddel rot, steht dagegen das Ödem im Vordergrund, werden die Gefäße durch das Ödem komprimiert und die Quaddel erscheint blass. Oft überwiegt im Zentrum der Läsion das Ödem, in der Peripherie der Läsion dagegen die Vasodilatation. Dann zeigt die Quaddel einen roten Rand und ein blasses Zentrum und erweckt einen »figurierten«, d.h. heißt zirzinären oder girlandenförmigen Eindruck, der evtl. an ein Erythema chronicum migrans (Frühmanifestation einer Borreliose) denken lässt. Allerdings:

Beachte

Nicht jede figurierte Hautläsion ist eine Borreliose!

Abgesehen von jenen Quaddeln, die im Zentrum durch den Ödemdruck abgeblasst sind und daher ein ringförmiges Erythem zeigen, gibt es auch tatsächlich »figurierte« Quaddeln, die durch zentrale Abheilung und periphere Ausbreitung entstehen. Dann ist das Zentrum aber nicht maximal erhaben, sondern wieder im Niveau der Haut.

Quaddeln »jucken«. Sind sie ganz oberflächlich, können sie auch »brennen«; liegen sie tief, können sie fallweise »schmerzhaft« sein. Extremformen sind massive Lippen- und Lidschwellungen, die eine Ausbreitung der Reaktion auf die Schleimhäute signalisieren können.

Fall 3 *»Frau Doktor, ich habe eine furchtbare Allergie!«*

Telefonanruf. »Wie kommen Sie darauf und welche Beschwerden haben Sie?« – »Meine Lippen sind geschwollen, das linke Auge kann ich nicht aufmachen und Hände und Füße sind dick und bamstig.« Die Schilderung lässt das Bild einer akuten, tiefen Urtikaria nach Art eines Angioödems vermuten. »Lassen Sie sich sofort von jemandem in die Praxis bringen. Wenn das nicht möglich ist, komme ich gleich zu Ihnen«.

Später in der Praxis, nach der Erstversogung mit venösem Zugang und der intravenösen Verabreichung von Antihistaminika und Kortikosteroiden:

»Haben Sie zuvor irgend etwas Ungewöhnliches gegessen?« – »Nein.« – »Sicher nicht?« – »Nein.« – »Haben Sie einen Obstsalat gegessen, waren Sie chinesisch essen, haben Sie irgend ein Medikament eingenommen?« – »Ja. Ein Medikament. Aber nur die Kopfschmerztabletten, die ich immer nehme«. – »Welche sind das?« – »Ohnehin nur Aspirin.« – »Warum haben Sie diesmal Aspirin genommen?« – »Ich habe mich irgendwie krank gefühlt und auch Kopfschmerzen gehabt. Und im Bauch fühle ich mich auch nicht ganz wohl.«

Kommentar. Eine typische Krankengeschichte einer Aspirin-Intoleranz. Es liegt keine immunologische »Allergie« gegen Aspirin vor, sondern eine Überempfindlichkeit der Mastzellen, die durch Aspirin zur Degranulation gebracht werden können. Damit dies auftritt, kommen oft mehrere Umstände zusammen. Häufig liegen ein Virusinfekt mit gastrointestinaler Beteiligung zusammen mit der Medikamenteneinnahme vor.

Stichwörter. *Urtikaria; Aspirin®-Intoleranz.*

Merke

Nur wenige Nesselausschläge sind echte Allergien. Erwarten Sie daher nicht zu viel Auskunft von einem Allergietest. Gründliche Anamnese und symptomatische Therapie sind oft wichtiger.

Bläschen

! Verteilt sich die Flüssigkeit nicht interstitiell, sondern sammelt sich in einem oberflächlichen Spaltraum an, spricht man von einem Bläschen (Vesicula, Vesikel). Ist die Läsion größer als 5 mm, wird der Begriff Blase (Bulla, Vesica) verwendet.

Je nach Hautschicht, in der die Blase sitzt, ist das Blasendach entweder sehr robust oder leicht zerreißlich. Robust ist ein Blasendach, das aus der gesamten Epidermis, vielleicht auch noch aus oberflächlichen Dermisanteilen bei einer dermolytischen Blasenbildung besteht. Ist zusätzlich die Hornschicht in dem Bereich sehr dick, wie es etwa bei Druckblasen auf der Fußsohle der Fall ist, platzen die Blasen kaum je spontan auf, sondern müssen evtl. mit einer Nadel oder einer Schere eröffnet werden. Ein leicht zerreißliches Blasendach liegt dagegen vor, wenn es nur aus den oberflächlichen Anteilen der Epidermis, z. B. nur aus der Hornschicht besteht. Dann sieht man oft gar keine intakten Blasen, sondern lediglich die Ränder des Blasendachs und eine Kruste am Blasengrund. Den Patienten ist der blasige Charakter in solchen Fällen gar nicht bewusst. Sie kommen wegen »Krusten« oder »Rauhen« oder »offenen Stellen«.

Beachte

Bei jeder Kruste daran denken, dass hier möglicherweise vorher eine Blase war!

Die häufigste vesikulöse Eruption ist der Herpes simplex mit ganz charakteristischen Bläschen: Sie stehen in Gruppen zusammen und – ein wesentliches Merkmal von Virusbläschen – sie sind in der Mitte eingesunken (gedellt). Diese zentrale Delle kommt durch Zerstörung der Epithelzellen infolge des Virusbefalls zustande, sodass das Blasendach im Zentrum einsinkt.

Beachte

Gedellte Bläschen sprechen für eine virale Genese. Am häufigsten sind Herpes-simplex- und Varizella-Zoster-Infektionen.

Die Flüssigkeit, die den Inhalt der Blase bildet, kann serös, eitrig oder hämorrhagisch sein. Hämorrhagisch ist der Inhalt dann, wenn der Blasenbildung ein Prozess zugrunde liegt, bei dem die oberflächlichen dermalen Gefäße zerstört werden. Hämorrhagische Blasen sind aufgrund dieser tieferen Gewebszerstörung meist auch schmerzhaft.

Pusteln

! Eitrige Bläschen werden *Pusteln* genannt.

Pusteln entstehen oft durch bakterielle Infektion der Haarfollikel. Deshalb muss man bei Pusteln stets darauf achten, ob sie »follikulär« angeordnet sind. Zeigt die Pustel ein zentrales Härchen, so ist die Feststellung einfach. Meist fehlt dieses Härchen jedoch, und die follikuläre Lokalisation kann aus der regelmäßigen Verteilung der Pusteln, die der regelmäßigen Verteilung der Haarfollikel entspricht, gefolgert werden.

Nach Platzen einer Blase bleibt für einige Tage ein oberflächlicher Hautdefekt bestehen, aus dem Sekret austritt und an der Luft gerinnt und trocknet. Eine solche Kruste kann – ebenso wie der flüssige Inhalt eines Bläschens – serös, eitrig oder hämorrhagisch sein. Für den Patienten sind die Krusten oft das Leitmerkmal und Anlass zu bewussten und unbewussten Manipulationen, die das Abheilen verzögern.

Nicht alles, was wie ein Bläschen aussieht, ist allerdings auch ein Bläschen: Oft werden kleine, pralle, derbe oder ödematöse Knötchen mit glatter, glänzender, gespannter Oberfläche irrtümlich für Bläschen gehalten. Ein häufiges Beispiel sind *Dellwarzen (Mollusca contagiosa)*. Im Zweifelsfall kann man eine solche Läsion mit einer Subkutannadel anstechen – entleert sich keine Flüssigkeit, so kann es sich nicht um ein Bläschen handeln.

Zysten

! Flüssigkeitsgefüllt sind auch Zysten. Im Gegensatz zu Blasen liegen sie tiefer und sind rundherum von Epithel ausgekleidet.

Relativ oberflächlich gelegene Zystchen sind selten und erscheinen glasig. Zysten in der Dermis oder Subkutis sehen wie Knoten aus. Der zystische Aufbau lässt sich erst durch Palpation anhand der weichen Konsistenz, selten durch Nachweis von Fluktuation erkennen. Am häufigsten sind Zysten, die von den Haarfollikeln ausgehen und bis zu hühnereigroß werden können. Drückt man solche Zysten seitlich zusammen, dann stellt sich oft eine zentrale Pore dar, aus der sich weißes, pastenartiges Material entleert (Abb. 1 2). Zysten können sich sekundär infizieren und dann zu schmerzhaften, geröteten Läsionen werden.

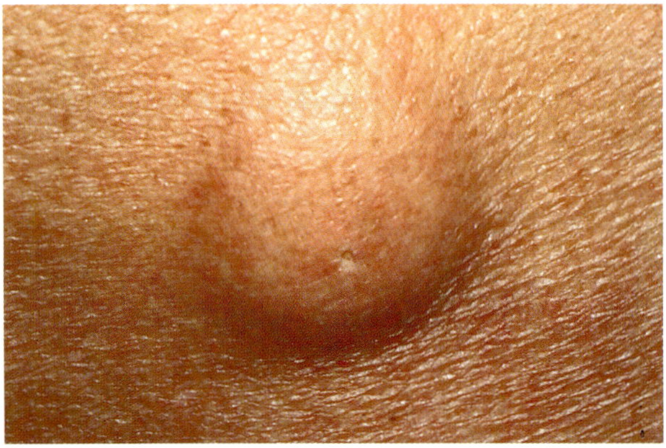

Abb. 1-2. Epidermiszysten zeigen oft eine zentrale Pore, aus der sich weißlich-krümeliger Zysteninhalt exprimieren lässt

Fall 4 ***»Seit 3 Tagen habe ich einen Abszess am Rücken, der so schmerzhaft ist, dass ich nicht mehr darauf liegen kann!«***

Tatsächlich: Am Rücken findet sich ein hühnereigroßer, geröteter, extrem druckschmerzhafter weicher Knoten. Sofortentlastung mit Stichinzision unter Kryoanästhesie ist angebracht. Doch: Ist es wirklich ein Abszess? »Haben Sie an dieser Stelle schon einmal eine Entzündung gehabt?« – »Ja. Vor vielen Jahren. Die ist damals aber von selbst wieder gut geworden.« – Dass eine Entzündung zum zweiten Mal an genau der gleichen Stelle auftritt, spricht für einen lokalen Faktor. »Davor und danach – war da die Haut an dieser Stelle völlig in Ordnung, oder war immer irgend eine Veränderung da?« – »Wenn ich genau nachdenke – ein kleines ›Tippperl‹ war immer da. Aber es hat nicht weh getan, und darum habe ich es nicht beachtet«.

Kommentar. Die typische Geschichte einer Epidermiszyste (sog. »Atherom«) mit episodischer Superinfektion. Bei einem Abszess hätte die Stichinzision wohl zur endgültigen Sanierung genügt. Bei einer infizierten Zyste sollte nach Abklingen der akuten Entzündung der Rest der Zystenwand operativ entfernt werden, weil es sonst zu einem Rezidiv kommen kann.

Stichwörter. *Epidermiszyste, Abszess.*

Zell- und Gewebevermehrung

Zell- und Gewebevermehrungen treten als über das Niveau der Haut erhabene Effloreszenzen auf. Es handelt sich für den Patienten stets um sehr augenscheinliche Veränderungen, die auch länger als einige Tage bestehen bleiben. Sofern der Betroffene nicht von sich aus eine ihn beruhigende Interpretation zur Hand hat (»Es sind halt ein paar Warzen«), wird ihn eine solche Gewebsvermehrung oft zum Hausarzt führen.

Papel, Knoten

! Gewebevermehrungen unter 5 mm Durchmesser werden als Papel, größere als Knoten bezeichnet.

Mit *Knötchen* meint man eine Papel, die kaum vorragt, sondern eher in die Haut eingelassen erscheint und besser tast- als sichtbar ist. Derartige Knötchen können völlig bedeutungslos sein – etwa als Dermatofibrome (Histiozytome) an den Beinen von Frauen im mittleren Lebensalter – sie können aber auch einen Fallstrick darstellen.

Beachte

Basaliome im Gesicht sind oft ganz flache, in die Haut eingelassene Knötchen, die dem Betroffenen lange Zeit nicht auffallen.

Wird endlich das Basaliom erkannt, zeigt die genaue Inspektion bei gespannter Haut und oft auch der Tastbefund die wahre Größe der Läsion an.

Eine Gewebsvermehrung kann durch die Einwanderung von Entzündungszellen oder durch die neoplastische Vermehrung von ortsständigen Zellelementen verursacht sein. Entzündliche Papeln gehen meist mit Vasodilatation einher und sind demnach erythematös. Entzündungszellen sezernieren verschiedene Zytokine, von denen einige in der Lage sind, die peripheren Schmerzrezeptoren zu reizen. Entzündliche Papeln sind daher oft schmerzhaft oder – bei weniger dramatischer Entzündung – juckend.

Die häufigste entzündliche Papel ist die Follikulitis. Die Entzündung des perifollikulären Gewebes hebt den Haarfollikel an, sodass entzündliche follikuläre Papeln kegelförmig erscheinen. Bei Zunahme der Entzündung kommt es zentral zur Bildung einer Pustel.

Gestielte Papeln sind schmalbasig und dünn. Typische Beispiele sind die unzähligen weichen, gestielten Fibrome, die sich oft bei adipösen Patienten, fallweise vergesellschaftet mit einem metabolischen Syndrom, am Hals und in den Achselgruben entwickeln. Gestielt, zumindest aber mit einem eingezogenen Rand versehen sind auch Viruswarzen der Haut. Die Konfiguration des Randes ist nicht nur diagnostisch, sondern auch therapeutisch hilfreich. Alle derartigen Hautveränderungen können nämlich sehr einfach mit einem Scherenschlag oder mit dem scharfen Löffel, ggf. mit anschließender Blutstillung mit einem Elektrokauter, entfernt werden.

Fall 5 *»Im Alter wird man halt hässlich!«*

Nach verschiedenen Klagen über alles Mögliche kommt eine Mittfünfzigerin schließlich auf ein Hautproblem zu sprechen. »Sehen Sie – da am Hals – überall diese Dinger! Naja, im Alter wird man halt hässlich.« – Kleine, hautfarbene, gestielte weiche Papeln. Die kleinsten sind gerade so groß wie ein Stecknadelkopf, die größeren wie eine Erbse. Die Diagnose ist eindeutig: multiple weiche Fibrome. Entfernung: kein Problem mit einer scharfen Operationsschere.

Kommentar. Weiche Fibrome können Folge einer Stimulierung mit Insulin-artigen Wachstumsfaktoren sein. Die Patientin ist auffallend adipös. War nicht schon einmal ein grenzwertiger Glukosetoleranztest zu erheben? Die neuerliche Überprüfung zeigt, dass die Patientin an einem Typ-2-Diabetes leidet, der derzeit noch diätetisch eingestellt werden kann. Die Hautveränderungen sind als Hinweis auf die innere Erkrankung richtig erkannt und interpretiert worden. Bezüglich des kosmetischen Problems wird man die Patienten noch gesondert beruhigen müssen. Es liegt nichts »Hässliches« vor, und schicksalhafte Altersveränderung ist es auch keine.

Stichwort. *Multiple weiche Fibrome bei Typ-2-Diabetes.*

Tiefliegende Knoten, etwa in der Subkutis, wölben die Hautoberfläche kaum vor und sind oft besser zu tasten als zu sehen. Handelt es sich um reine Produkte der Subkutis, wie etwa um Lipome, so ist die Haut darüber gegen den Knoten verschieblich. Ist sie nicht verschieblich, so ist ein Lipom unwahrscheinlich und es sind u. a. Zysten und – als unabwendbar gefährlicher Verlauf – subkutane Metastasen eines Karzinoms der inneren Organe – in Betracht zu ziehen.

Eine spezielle Gewebsvermehrung liegt bei der Schuppe vor.

Schuppe

! Bei der Schuppe (Squama) handelt es sich um einer Vermehrung von Hornmaterial, das sichtbar abschilfert.

Auch bei der normalen Haut gibt es laufend Abschilferung. Diese erfolgt jedoch koordiniert in Form einzelner, makroskopisch nicht sichtbarer Hornzellen und wird subjektiv nicht wahrgenommen (sog. Desquamatio insensibilis). Wann immer nun der geordnete Aufbau der Epidermis gestört wird, ist auch die Koordination der Abschilferung gestört und es kommt zur sichtbaren Desquamation in Form von weißlichen Schuppen. Die Koordinationsstörung kann durch eine Erkrankung sui generis, etwa eine Psoriasis, bedingt sein, kann aber auch durch banale dermale Entzündungen oder durch geringfügige Traumata, welche die Epidermisproliferation beschleunigen, ausgelöst werden. Deshalb führen fast alle entzündlichen Dermatosen im Verlauf, oft erst im Zuge der Abheilung, zu einer merkbaren Schuppung. Wenn eine entzündliche Erkrankung die Epidermis direkt betrifft, wie etwa ein Ekzem oder die genannte Psoriasis, fällt die Schuppung entsprechend massiver aus.

Merke

Wenn die Schuppen leuchtend weiß erscheinen, liegt stets eine gravierende Störung des Epidermisaufbaus vor.

Die weiße Farbe entsteht nämlich durch Lichtreflexion an unzähligen mikroskopischen Lufteinschlüssen innerhalb der Schuppe, die nur dann entstehen, wenn die normale Protein-Lipid-Architektur der Hornschicht völlig aufgehoben ist.

Manchmal findet man Schuppen, die kreisförmig angeordnet sind, d.h. einen Ring bilden, der außen haftet und in die umgebende Haut übergeht, nach innen zu aber abgehoben ist. Man spricht von einer nach innen gerichteten Schuppenkrause. In solchen Fällen stellen Schuppen lediglich den Rest eines vorher vorhandenen Blasendaches dar. Dieses Bild sieht man oft – wegen der dicken Hornschicht – an Handflächen und Fußsohlen. Früher hat man angenommen, dass solche Veränderungen etwas mit der Schweißsekretion zu tun haben und hat den Begriff »Dyshidrose« geprägt. Sind überhaupt keine Bläschen sichtbar, sondern nur die Schuppenkrausen, so spricht man von *»Dyshidrosis lamellosa sicca«*. Dieses Reaktionsmuster findet sich u.a. bei manchen Handekzemen und auch bei Epidermomykosen.

Fall 6 ***»Habe ich einen Pilz? Bin ich ansteckend?«***

Ein Lebensmittelverkäufer präsentiert seine Hände: An beiden Handflächen bis zu 3 cm im Durchmesser große, nach innen losgelöste, nach außen hin festhaftende, diskrete, girlandenförmige Schuppenkrausen. »Habe ich einen Pilz? Bin ich ansteckend? Alle Leute, die meine Hände sehen, fragen mich!«

Kommentar. Eine solche Dyshidrosis lamellosa sicca, eine trockene, ringförmige Schuppung der Handflächen, kann u.a. als Mitreaktion der Handflächen auf einen Pilzbefall der Füße auftreten, ohne dass die Hände selbst vom Pilz befallen wären. Die Inspektion der Füße zeigt tatsächlich Schuppen, Rhagaden und Mazeration mehrerer Interdigitalräume mit dem Bild einer Fußmykose. Man wird die Fußmykose topisch mit einem Antimykotikum behandeln und die Handflächen mit einer Pflegesalbe, weil man davon ausgeht, dass die Handflächen nicht mykotisch besiedelt sind. Dementsprechend kann man auch die Bedenken bezüglich der Infektiosität der Hände ausräumen. Bei Persistenz sollte man allerdings doch noch eine Untersuchung auf Pilzelemente von den Fußsohlen und – sicherheitshalber – auch von den Handflächen veranlassen.

Stichwörter. *Dyshidrosis lamellosa sicca; Fußmykose.*

Eine weitere besondere Form der Gewebsvermehrung stellt die Sklerose dar. Damit ist eine Verdickung und Verhärtung der Dermis gemeint. Eine Sklerose ist meist Folge einer chronischen Entzündung und lässt sich palpatorisch feststellen. Die Epidermis über einer sklerotischen Dermis ist oft glatt und unstrukturiert und lässt die Hautanhangsgebilde vermissen, sodass eine Sklerose oft mit epidermaler Atrophie einhergeht. Umschriebene oder diffuse Sklerosen bedürfen auf jeden Fall einer exakten Abklärung durch den Spezialisten, weil stets eine distinkte, oft nicht harmlose Hautkrankheit – etwa eine progressive systemische Sklerodermie – dahinter steht.

Defekte

Hautdefekte sind für den Betroffenen meist besonders belastend, weil sie schmerzhaft sind und nässen. Die Erosion ist ein ganz oberflächlicher Defekt, bei dem lediglich die Epidermis fehlt. Meist handelt es sich um einen Zustand, der infolge des Platzens einer Blase entsteht. Wenn das Blasendach rupturiert ist oder entfernt wurde, bleibt eine Erosion zurück, die sich rasch mit einer Kruste bedeckt. Die Epidermis ist – abgesehen von Handflächen und Fußsohlen – nur etwa 0,1–0,3 mm dick. Dementsprechend erscheint eine Erosion völlig flach und lässt am Rand makroskopisch keine Stufe erkennen. Sieht man eine solche Stufe, so liegt mit Sicherheit mehr als eine Erosion vor.

Erosionen sind schmerzhaft. Wenn die Erkrankung oder der Einfluss, der zu einer Erosion geführt hat, vorüber ist, heilt eine Erosion rasch und ohne Narbenbildung ab. Zuerst ist die neugebildete Epidermis noch dünn, sodass die darunter liegenden dermalen Gefäße durchscheinen und die Läsion noch rot erscheint, obwohl der Defekt bereits geschlossen ist. Aufgrund der erhöhten Epidermisproliferation im Rahmen der Heilung kann es vorübergehend zur Schuppung kommen, die jedoch nach etwa einer Woche, wenn sich die Epidermis stabilisiert hat, wieder abklingt.

Viele Patienten kommen nicht sofort, wenn eine Eruption auftritt, zum Arzt, sondern erst nach einigen Tagen. Viele vesikulöse Erkrankungen sieht der Hausarzt daher erst dann, wenn die Bläschen bereits verschwunden sind und nur mehr Erosionen mit Krusten zu sehen sind.

Beachte

Beim Vorliegen von Krusten muss man stets an zugrunde liegende vesikulöse oder bullöse Dermatosen denken.

Form und Anordnung der Krusten folgen dabei dem Muster der ursprünglichen Bläschen. So ist etwa ein Herpes simplex auch nach dem Aufbrechen der Bläschen an den gruppiert stehenden, fallweise konfluierten, an der Peripherie stets kleinbogig begrenzten serösen Krusten zu erkennen.

Juckreiz führt manchmal zum intensiven Kratzen mit den Fingernägeln. Die resultierenden Substanzdefekte werden als *Exkoriationen* bezeichnet. Sie betreffen nicht nur die Epidermis, sondern auch die oberflächliche Dermis. Die Abheilung erfolgt mit kleinen, oft atrophisch eingesunkenen Närbchen, die im Zentrum blass, am Rand hyperpigmentiert erscheinen. Obwohl Exkoriationen an sich harmlose, meist selbst zugefügte Hautveränderungen sind, können die danach folgenden Närbchen oft sehr störend sein und lebenslang persistieren. Betroffene sollten daher vom Arzt unbedingt auf diesen Umstand aufmerksam gemacht werden. Gerade wenn das Gesicht betroffen ist, wie etwa bei der Akne, ist alles zu unternehmen, um die zugrunde liegende Hautkrankheit zur Abheilung zu bringen und den Juckreiz zu lindern, damit kosmetisch – und psychisch – störende Dauerfolgen vermieden werden. Die in der Praxis am häufigsten gesehenen Exkoriationen sind allerdings traumatisch entstanden (»Schürfwunden«) und nicht Ausdruck einer spezifischen Hauterkrankung.

Fall 7 *»Diese Unreinheiten stören mich so!«*

Das Gesicht der jungen Dame weist zahllose linsengroße, z. T. unregelmäßig pigmentierte, eingesunkene Närbchen auf, daneben mehrere frische, bis fingernagelgroße Exkoriationen. Erst die genau Inspektion zeigt zusätzlich eine kleine Follikulitis an der Stirne und einzelne Komedonen. »Treten manchmal eitrige Pusteln auf?« – »Ja. Immer wieder.« – »Was unternehmen sie dagegen?« – »Diese Hautunreinheiten stören mich furchtbar. Ich versuche sie so gut als möglich auszudrücken. Bis sie weg sind. Ganz weg.«

Kommentar. Selten wird bei einer solchen exkoriierten Minimalakne (*Acne excorieé*) das Gespräch sofort in diesem offenen Ton geführt. Meist wird die Manipulation erst nach verständnisvollem, aber ausdrücklichem Befragen angegeben. Aufklärung über den Zusammenhang ist notwendig, dazu aber auch noch eine schonende Behandlung der Minimalakne. Zusätzlich kommt eine Behandlung in einem kosmetischen Fachinstitut in Betracht. Dort wird dem Bedürfnis nach mechanischer Entfernung genüge getan, ohne dass Exkoriationen und Narben die Folgen wären.

Stichwort. *Akne excorieé.*

Ulkus

! Geschwüre (Ulzera) sind tiefreichende Gewebsdefekte, die die tiefe Dermis oder gar die Subkutis betreffen.

Ihnen voraus geht meist ein Gewebeuntergang in Form eines Schorfes.

Schorf

! Unter Schorf versteht man en bloc abgestorbenes, nekrotisches Gewebe.

Schorfe erscheinen gelblich oder braunschwarz. Aufgrund von Austrocknung neigen Schorfe zum Schrumpfen und liegen deshalb unter dem Niveau der Umgebung.

Pathologische Gewebsvermehrungen können jedoch auch sekundär, etwa durch Tumorzerfall, oberflächlich ulzerieren und von einer Kruste bedeckt sein. Eine solche Kruste kann sich auch wieder abstoßen, der Defekt kann reepithelialisieren. Das führt oft zur Verschleppung der Diagnose.

Fall 8 *»Es ist ja immer wieder gut geworden!«*

Ein älterer Patient sucht Sie wegen einer Hautveränderung im Gesicht auf. »Warum haben Sie so lange gewartet? Dieser Knoten wächst sicher schon seit vielen Jahren.« – »Ich hab' hier immer wieder eine Kruste gehabt, aber dann habe ich eine Heilsalbe draufgegeben, und es ist immer wieder zugeheilt.« Sie sehen einen fast 2 cm großen, hautfarbenen, im Zentrum eingesunkenen und mit einer kleinen hämorrhagischen Kruste bedeckten Tumor.

Kommentar. Das flachknotige Basaliom am Nasenaugenwinkel eines betagten Patienten wird nicht ganz einfach zu operieren sein. Ein Spezialist in operativer Dermatologie wird eine Verschiebelappenplastik durchführen müssen. Der Patient hat den Arzt erst verspätet aufgesucht, weil das für ihn augenfällige Zeichen – die Kruste – immer wieder abgefallen ist und er das weniger augenfällige Zeichen – den flachen, hautfarbenen Knoten – nicht beachtet hat.

Stichwort. *Knotiges, exulzeriertes Basaliom.*

Merke

Eine Kruste, die immer wieder an der gleichen Stelle auftritt, kann auf einen darunter liegenden neoplastischen Prozess hinweisen!

Schorfe entstehen durch direkte physikalische oder chemische Einflüsse (Verbrennung, Erfrierung, Verätzung), durch aggressive Krankheitserreger oder durch gestörte Durchblutung im Rahmen einer arteriellen, venösen oder mikroangiopathischen Durchblutungsstörung. Nach Demarkation und Abstoßung des Schorfes bleibt als Substanzdefekt ein Ulkus zurück.

Nachdem sich die kutanen Schmerzrezeptoren v. a. in den oberen Hautschichten finden, sind oberflächliche Ulzera weit schmerzhafter als tiefreichende. Für die Beurteilung eines Ulkus ist es wichtig festzustellen, ob es progredient ist und in der nächsten Zeit sich ausbreiten und verschlechtern wird, oder ob es den Höhepunkt überschritten hat und sich bereits bessert. Wenn der Rand des Ulkus matschig ist, die Haut in der Umgebung mazeriert und der Ulkusgrund von nekrotischen Belägen bedeckt ist, so liegt ein progredientes Ulkus vor. Zeigt der Ulkusgrund dagegen frische, rötliche Granulationen und sieht man am Rand Epithelschleier in das Ulkus hineinwachsen, so ist bereits eine Wende zur Besserung eingetreten.

Merke

Ein matschiger, evtl. unterminierter Ulkusrand kann ein Hinweis auf ein bakterielles Ulkus oder auf eine arterielle Durchblutungsstörung sein.

Rhagade

! Rhagaden (Fissuren) sind schmale, rissförmige, tiefreichende Hautdefekte.

Oft sind sie kaum zu sehen, lassen sich jedoch aufgrund der starken Schmerzen, die der Patient stets verspürt, erahnen. Mundwinkel sind eine typische Lokalisation (sog. *Faulecken*). Ursache dieser Rhagaden ist eine Mazeration der Hornschicht aufgrund des feuchten, intertriginösen Milieus, das oft zu einer Besiedelung mit

Bakterien oder Pilzen führt. Eine andere Ursache für Rhagaden ist dann gegeben, wenn die Hornschicht sehr dick und spröde ist. Ein klassisches Beispiel ist das chronische Ekzem der Hände: Fest haftende, trockene, weiße Hyperkeratosen und Schuppen, unterbrochen durch tiefreichende Fissuren, die immer wieder bluten und extrem schmerzhaft sind. In diesen tiefen Gewebsspalten siedeln sich oft Keime an und verhindern die Heilung. Deshalb muss bei der Behandlung von Rhagaden oft nicht nur die Integrität der Hornschicht wieder hergestellt werden, sondern auch eine topische antimikrobielle Behandlung erfolgen.

Aphthe

! Die Aphthe ist ein kleiner, runder, oberflächlicher Substanzdefekt der Schleimhäute.

Die Aphthe ist ein spezifischer Defekt der Schleimhäute. Typischerweise ist sie flach eingesunken, im Zentrum gelblich belegt und von einem roten Hof umgeben. Trotz des sichtbaren Einsinkens und des zentralen Schorfs heilen kleine Aphthen narbenlos ab. Riesenaphthen (über 10 mm groß) hinterlassen nach Abheilung oft flache Dellen. Aphthen sind stets sehr schmerzhaft. Die Abheilung dauert je nach Größe 1–3 Wochen. Mit Abstand am häufigsten sind habituelle Aphthen, von denen manche Menschen bei jedem banalen Infekt, oft auch beim Genuss spezieller Speisen, geplagt werden. Viel seltener, und fast nur bei Kindern, tritt eine *Stomatitis aphthosa* im Rahmen einer Herpes-Erstmanifestation auf.

Aphthen sind stets kreisrund oder oval und scharf begrenzt. Findet man dagegen Schleimhautläsionen, die großflächig konfluieren und über denen das Epithel mit einem Spatel leicht abgeschoben werden kann, so liegen keine Aphthen, sondern Erosionen der Schleimhaut vor. In solchen Fällen kommen verschiedene abwendbar gefährliche Verläufe (bullöse Autoimmunkrankheiten, schwere Arzneimittelreaktionen) in Betracht.

Die Abheilung von tieferen Substanzdefekten, ebenso wie von Verletzungen, hinterlässt *Narben*. Die Narben können eingesunken, atroph oder erhaben, wulstig, hypertroph sein. Wie die Narbe ausfällt, hängt einerseits von der Ursache des Gewebsdefektes ab: Große, tiefe Ulzera hinterlassen meist atrophische Narben, die auch leicht wieder aufbrechen. Operationswunden, die unter starker Spannung vernäht worden sind, oder langwierige Entzündungen, wie etwa abszedierene Aknеläsionen, hinterlassen oft störende, hypertrophische Narben. Weiters hängt die Art der Narbe von der Neigung des Patienten zur Narbenbildung ab. Manche Menschen entwickeln stets hypertrophische Narben, andere nicht. Unterschiede gibt es auch hinsichtlich der Lokalisation.

Beachte

Eingriffe an der Brust, insbesondere prästernal, hinterlassen oft auffälligere Narben als Operationen an anderen Körperregionen.

Schließlich spielt auch das Alter eine Rolle: Menschen im jugendlichen oder mittleren Alter entwickeln oft sehr störende Narben, während auch größere Lappenplastiken im fortgeschrittenen Alter in der Regel völlig unscheinbare, kosmetisch makellose Narben hinterlassen.

Fall 9 ***»Sehen Sie, was Sie angerichtet haben! So eine grausliche Narbe!«***

Betreten blicken Sie auf die Stelle an der Brust, an der Sie vor 6 Monaten ein an sich harmloses Muttermal auf dringenden Wunsch des Patienten entfernt haben. Jetzt ist da ein blassrötlicher, erhabener, länglicher Knoten, deutlich größer als das ursprüngliche Muttermal. »Und dabei habe ich so eine gute Wundheilung! Schauen Sie, von meiner Blinddarmnarbe sieht man fast gar nichts!«

Kommentar. Richtig. Das gibt es. Bei ein und demselben Menschen verläuft die Narbenbildung je nach Region höchst unterschiedlich. Die Brust ist ein Gebiet, das ganz besonders zu hypertrophen Narben neigt. Außerdem stehen die Nähte nach Exzision einer Hautläsion – bei der ja Haut entfernt werden musste – unter Spannung, die Naht nach Appendektomie dagegen nicht. Dem nächsten Patienten werden Sie den Wunsch nach Entfernung einer bloß kosmetisch störenden Läsion auszureden versuchen. Besteht er jedoch auf einer Exzision, bleibt Ihnen nur mehr übrig, ihn nachweislich darüber aufzuklären, dass die Narbe danach auffälliger sein kann als das, was zu entfernen ist.

Stichwörter. *Keloid; hypertrophe Narbe.*
Anm.: »Keloid« ist definitionsgemäß nicht das Gleiche wie »hypertrophe Narbe«

Kein Defekt im eigentlichen Sinne, sondern ein Gewebsschwund, ist die *Atrophie*. Bei epidermaler Atrophie ist die Haut glatt und glänzend und die Hautanhangsgebilde fehlen. Typischerweise tritt eine solche Atrophie bei langjähriger arterieller Durchblutungsstörung an den Beinen auf: Die Haut an den Zehen und am Fußrücken erscheint rot, profilarm und die Haare an den Zehenrücken fehlen. Bei der dermalen Atrophie wird die Haut dünn, ist in dünnen Falten abhebbar und lässt darunter liegende Venen durchscheinen. Das häufigste Beispiel hierfür ist die *senile Atrophie der Haut*, bei der die Haut dünn und leicht verletzlich wird. Darüber hinaus gibt es auch Hautkrankheiten, die zu atrophischen Zuständen führen: *Vernarbende Alopezien*, bei denen die Haarfollikel zugrunde gehen, oder der *Lichen sclerosus et atrophicus* des Penis oder der Vulva, der zur Phimose bzw. zur Kraurosis vulvae führen kann.

1.1.2 Subjektive Symptome von Hauterkrankungen

Viele Hautkrankheiten sind subjektiv symptomlos, andere dagegen machen sehr wohl stark belastende Beschwerden. Oft kommt Juckreiz vor, manchmal Schmerzen oder Brennen. Manchmal steht aber als subjektives Symptom die Sorge des Patienten über das äußere Erscheinungsbild, über die Reaktion der Umgebung, die Sorge um die Ursache der Erkrankung oder die Angst vor einer gefährlichen Entwicklung ganz im Vordergrund.

Juckreiz

Juckreiz ist das häufigste Symptom einer Hautaffektion. Ähnlich wie bei den Schmerzen kann man einen leichten Juckreiz unterscheiden, der mit den Verrichtungen des täglichen Lebens und mit ungestörter Nachtruhe vereinbar ist, und einem schweren Juckreiz, der den Tagesablauf dominiert und den Nachtschlaf stört.

Der Betroffene nimmt leichten Juckreiz zwar wahr, wird ihn auf Befragen auch angeben, wird aufgrund eines leichten Juckreizes allein jedoch kaum einen Arzt aufsuchen und wird auch nicht selber den Juckreiz zu bekämpfen suchen. Auf schweren Juckreiz reagiert allerdings jeder Patient: Er wird ihn als eine der ersten Beschwerden dem Arzt anbieten und wird willkürlich oder unwillkürlich an der Haut manipulieren.

Dieses Manipulieren manifestiert sich nun entweder als Kratzen oder als Reiben. Kratzen erfolgt mit den Fingernägeln und zwar so lange, bis eine tatsächliche Exkoriation mit Blutung aufgetreten ist. Nachdem eine solche Exkoriation die oberflächlich gelegenen Nervenfasern, die den Juckreiz mediieren, zerstört, sistiert der Juckreiz am Ort der Exkoriation und wird durch Schmerzsensationen aus tiefer gelegenen Nervenendigungen abgelöst. Diese Schmerzen empfindet der Patient jedoch als erträglicher als einen starken Juckreiz, sodass das Kratzen zu einer festen Gewohnheit werden kann. Im Extremfall ist der Patient übersät von selbst zugefügten, tiefen Exkoriationen und Ulzera *(neurotische Substanzdefekte)*.

Kratzen ist die gängige Reaktion auf Juckreiz bei Ekzemen. Bei anderen Erkrankungen, wie z. B. bei Urtikaria, wird jedoch die Haut niemals aufgekratzt, sondern nur gescheuert. Dies erfolgt mit den Fingern oder mit der Rückseite der Fingernägel.

TIPP

Das Auftreten von Kratzeffekten (Exkoriationen) schließt eine Urtikaria als alleinige zugrunde liegende Hautkrankheit praktisch aus!

Eine spezielle Variante der Juckreizbekämpfung findet man oft bei Frauen an der Innenseite der Oberschenkel. Durch eine Manipulation, die eine Kombination von Reiben und Drücken darstellt, kommt es zu etwa fingerkuppengroßen dermalen Hämorrhagien.

Bei jeder Form von Juckreiz sollte in erster Linie die zugrunde liegende Hautkrankheit behandelt werden. Am häufigsten finden sich Neurodermitis, Kontaktekzeme, Urtikaria und Skabies. Bessert sich die Hautkrankheit, klingt auch der Juckreiz ab. Unspezifische juckreizstillende Maßnahmen, etwa systemische Antihistaminika, können zusätzlich erforderlich sein, haben aber nur eine beschränkte und nur vorübergehende Wirksamkeit.

Manchmal können die äußeren Umstände, unter denen Juckreiz auftritt, diagnostisch weiterführen: Exzessiver nächtlicher Juckreiz in der Bettwärme ist fast pathognomonisch für Skabies. Juckreiz in den Wintermonaten wiederum lässt an eine latente Austrocknung der Haut im Zusammenhang mit Kälte, heißem Duschen und eingeschränkter Talgdrüsenfunktion in der Winterperiode denken.

An internen Ursachen eines Pruritus sind Herzinsuffizienz, Diabetes mellitus, Niereninsuffizienz und Malignome in Betracht zu ziehen.

Schmerz

Schmerzhaft sind die meisten Hautdefekte. Außerdem kann Schmerz aber auch ohne Defekte auftreten: Akute Entzündungen wie Abszesse oder Furunkel sind schmerzhaft; Schmerzen in den Beinen können ein dominierendes Symptom einer *peripheren arteriellen Verschlusskrankheit* sein; Schmerzen können einem *Herpes zoster* um Tage vorausgehen und das gesamte Hautsegment betreffen, auch wenn die Hauteruptionen auf einige wenige Herde beschränkt bleiben. Viele reine Hautkrankheiten verursachen jedoch wenig oder gar keine Schmerzen.

Stehen nun bei einem Patienten subjektiv Schmerzen im Beschwerdebild voran, so ist sorgfältig und kritisch zu überlegen, ob die Schmerzen mit den sichtbaren Hautveränderungen kompatibel sind. Dabei ist zu beachten, dass Schmerzen einen abwendbar gefährlichen Verlauf signalisieren können: So kann das *Lyell-Syndrom*, eine seltene, oft tödlich verlaufende Arzneimittelnebenwirkung, bei der sich die gesamte Epidermis wie bei einer großflächigen Verbrühung ablöst, mit einem unscheinbaren zartroten Exanthem beginnen, das jedoch – im Gegensatz zu einem banalen Exanthem – Brennen und Schmerzen verursacht. Auch bei einem vorerst noch unkompliziert erscheinenden *Erysipel* können starke Schmerzen in einzelnen Fällen den Beginn einer Abszedierung, einer Phlegmone, einer Nekrose oder den Übergang in eine nekrotisierende Fasziitis anzeigen. Manchmal gehen die Schmerzen jedoch überhaupt von extrakutanen Strukturen aus (Nerven, Bewegungsapparat) und werden vom Patienten irrtümlich mit Hautveränderungen in der gleichen Körperregion in Verbindung gebracht.

Fall 10 *Schmerzende Hand*

Die Handfläche ist trocken, ein wenig schuppend – kein Wunder bei einem Tischler. Doch die Schmerzen. Tags. Nachts. Hand und Finger. Im Urlaub manchmal etwas besser, nach langdauernder manueller Arbeit schlechter. Seit einigen Wochen. Sie kennen den Patienten. Wegen ein paar Schuppen an der Handfläche wird er keine unerträglichen Schmerzen verspüren.

Kommentar. Offensichtlich liegt etwas anderes vor als ein diskretes Abnützungsekzem der Hände. Eine Nervenirritation? Ein Karpaltunnelsyndrom? Übrigens: Durch Schädigung der vegetativen Fasern kann das Karpaltunnelsyndrom zur Verminderung der Schweißsekretion führen und damit eine Austrocknung der Haut begünstigen!

Stichwort. *Karpaltunnelsyndrom.*

Beachte

Die Tatsache, dass nur geringfügige Schmerzen vorliegen, darf nicht zum Nachlassen der Aufmerksamkeit verführen: So ist es gerade für die frische, tiefe Beinvenenthrombose charakteristisch, dass keine dramatischen Schmerzen, sondern eher nur unbestimmte Missempfindungen, leichtes Ziehen in der Wade und Schweregefühl im Bein auftreten.

Ein besonderes praktisches Problem stellt das häufige Phänomen dar, dass es bei der Anwendung eines Externums, etwa einer kosmetischen Pflegecreme, zu Brennen und leichten Schmerzen an der Haut kommen kann. Am häufigsten ist von einem solchen Phänomen das Gesicht betroffen. Oft sind es bestimmte Patienten, meist junge Frauen mit hellem Hauttyp, die diverse topische Applikationen nicht vertragen. In solchen Fällen liegt keine Allergie vor, sondern eine *unspezifisch erhöhte Irritabilität.* Dies erfordert sorgfältige Aufklärung über die unspezifische Natur dieses Phänomens und die Notwendigkeit, die Hautpflege so schonend und zurückhaltend wie möglich durchzuführen. Oft kommt man um das Ausprobieren diverser Pflegeprodukte nicht herum. Als günstig erweisen sich manchmal nicht gerade die teuersten Pflegeprodukte, sondern besonders einfach zusammengesetzte Vaseline- oder Paraffinpräparate mit möglichst wenig Zusatzstoffen.

Eine spezielle Form des Hautbrennens, wiederum vorwiegend im Gesicht, liegt beim Entzug topischer Steroide vor. Wenn jemand über mehrere Wochen potente, fluorierte Steroide im Gesicht angewendet hat, so gewöhnt sich die Haut derart daran, dass es nach eintägiger Pause sofort zu Symptomen in Form von Spannungsgefühl und Brennen kommt. Dieses *Kortisonentzungssyndrom* ist so charakteristisch, dass man aufgrund dessen anamnestisch auf den Kortisongehalt einer längerfristig angewendeten »Mischsalbe« schließen kann.

Sorge um das äußere Erscheinungsbild

Zu den wesentlichen subjektiven Symptomen zählt auch die Sorge des Patienten über die optische Veränderung, die mit der Hauterkrankung einhergeht. Dies betrifft nicht nur Gesichtsdermatosen, sondern in beinahe ebenso starkem Ausmaß Hautveränderungen an den Handrücken. Dabei steht das Ausmaß des Erlebens des Patienten nur in losem Zusammenhang mit dem objektiven Erscheinungsbild. Deshalb darf man sich als Arzt nicht täuschen lassen und bei objektiv offensichtlich geringen Hauterscheinungen die Sorge des Patienten nicht auf die leichte Schulter nehmen. Man muss die Beschwerden und den Leidensdruck des Patienten ernst nehmen und darauf eingehen. Dazu gehört aber auch eine ehrliche Stellungnahme.

TIPP

Bei minimalen Hautveränderungen, insbesondere bei solchen, die sich nicht restlos wegbehandeln lassen, muss man den Patienten von vornherein darauf ansprechen, dass man seine Sorge über die »Entstellung« zwar versteht, aber nicht teilt.

Je nach Kontakt, den man zu dem Patienten bereits aufgebaut hat, kann man auch konkret darüber sprechen, ob nicht andere Probleme im Vordergrund stehen und diese nur auf die Haut projiziert werden. Weicht man dieser Situation als Arzt nämlich aus, manövriert man sich von vornherein in eine Sackgasse: Die geringfügigen objektiven Hautveränderungen wird man kaum noch unauffälliger machen können, und damit bleibt dem Patienten der zwar inadäquate, aber eben vorhandene Leidensdruck erhalten. Folglich fühlt er sich schlecht behandelt, missverstanden und bricht möglicherweise die Arzt-Patienten-Beziehung ab.

1.2 Untersuchung eines Patienten mit einer Hauterkrankung in der Praxis

Wie man einen Patienten mit Hautproblemen untersucht, unterscheidet sich in einigen Punkten von Patienten mit »unsichtbaren« Problemen. Die direkte Diagnostik mit Betrachtung und Analyse steht im Vordergrund; das ärztliche Gespräch hat die Chance, gezielter und befriedigender zu verlaufen als in anderen Situationen.

1.2.1 Gesprächseröffnung und Aspekt

Manche Patienten präsentieren beinahe wortlos eine leicht zugängliche Körperstelle, indem sie z.B. den Jackenärmel ein Stück hochschieben. Andere wieder beginnen mit weitschweifenden Erklärungen, was wahrscheinlich warum aufgetreten sei und worum es sich ihrer Ansicht nach handelt. Ihr Ziel als Arzt bei der Gesprächseröffnung muss sein, zu klären, weswegen Ihr Patient eben jetzt Ihre Hilfe sucht. Was ihn dazu bewogen hat. Danach kann man direkt fragen.

Die Eröffnungsformulierung sollte so angelegt sein, dass nicht nur der unmittelbare Anlass für den Arztbesuch zutage tritt, sondern dass – sofern das möglich ist – auch das subjektive Problem des Patienten klar wird. Letzteres wird Ihnen helfen, dass Sie bei Ihrer weiteren Untersuchung und Gesprächsführung auf die Sorgen eingehen können und gezielt vermeiden, Öl ins Feuer zu gießen.

In dieser Hinsicht sollte man insbesondere vorsichtig in der vorschnellen Bestätigung der Ansicht des Patienten sein. Allein wenn Sie auf die Aussage des Patienten »Ich habe seit gestern eine Allergie!« gedankenverloren antworten »Aha, eine Allergie!«, kann dies für den Patienten die unverrückbare Festlegung darauf bedeuten, dass seine Hauterkrankung allergischer Natur sei. Anwortet man stattdessen »Bitte erzählen Sie mir genau, wann und an welcher Körperstelle der Ausschlag begonnen hat!«, so präjudiziert man damit nichts, signalisiert ehrliches Interesse und ermuntert den Patienten, die relevanten Fakten unvoreingenommen darzulegen.

Nicht immer sind der Anlass, geschweige denn das Motiv des Arztbesuches offenkundig, insbesondere wenn eine Hautveränderung schon seit längerem besteht. Präsentiert ein Patient beispielsweise eine pigmentierte Hautveränderung, so ist es interessant zu wissen, ob die Beobachtung einer Größen- oder Farbänderung den Entschluss zum Arztbesuch induziert hat oder ob eine Information über die Medien den Patienten dazu bewogen hat, eine Läsion, die er unverändert seit der Kindheit hat, »doch auch einmal herzuzeigen«.

Fall 11 *»Ich fühle mich nicht gut!«*

Ein 30-jähriger Mann kommt wegen einer diskreten Rötung mit weißlichem Belag an der Glans penis in die Ordination. Sie klassifizieren als Balanitis, möglicherweise *Bild einer Candida-Balanitis*. Sie verordnen eine antimykotische Creme, doch den Patienten scheint noch etwas zu belasten. Ist es der Juckreiz am Genitale? Sind es Schmerzen, die ihn beim Geschlechtsverkehr behindern? »Ich fühle mich seit einiger Zeit nicht gut. Ich mache mir Sorgen«. Sie haben ein gutes Gesprächsklima mit diesem Patienten, und nach und nach kommt die eigentliche Sorge zu Tage. Der Patient hatte vor einigen Monaten einen »Seitensprung« und hat jetzt Sorge, sich mit Aids infiziert zu haben.

Kommentar. Das für den Arzt nicht besorgniserregende Beratungsergebnis Bild einer Candida-Balanitis ist nur ein Teilaspekt des Problems. Die wahre Sorge des Patienten bezieht sich auf etwas anderes. Sie werden eine HIV-Serologie veranlassen und ggf. nach 3 Monaten wiederholen. Zugleich können Sie den Vorfall zum Anlass nehmen, den Patienten aufzuklären und auf die Gefahren seines Verhaltens hinzuweisen.

Stichwort. *Candida-Balanitis.*

Als Beispiel dafür, wie unterschiedlich die Anliegen eines Patienten bei einer harmlosen Erkrankung sein können, lässt sich immer wieder bei der *Pityriasis rosea*, einer selbstlimitierten erythematosquamösen Dermatose junger Erwachsener, erleben: Kommen die einen wegen Juckreiz, die anderen wegen der kosmetischen Störung des Äußeren, so steht wieder bei anderen die Sorge im Vordergrund, die Umgebung anstecken zu können, an etwas Bösartigem erkrankt zu sein oder vielleicht HIV-infiziert zu sein.

Beachte

Wenn es einem nicht gelingt, das eigentliche Anliegen eines Patienten aufzudecken, wird das ärztliche Gespräch trotz richtiger Diagnose und Therapie im Sand verlaufen und den Patienten ratlos, mit seinen Sorgen allein und letztlich unzufrieden zurücklassen.

1.2.2 Minimale direkte Diagnostik, evtl. auf Basis der Kennerschaft

Die unmittelbare Beobachtbarkeit der pathologischen Organveränderungen ermöglicht eine sehr einfache direkte Diagnostik – Erfahrung und Kennerschaft vorausgesetzt.

Merke

Als Minimalerfordernis ist es notwendig, die vom Patienten gezeigten Hautveränderungen aus der Nähe – d.h. aus Leseabstand – zu begutachten und die vorhandenen Effloreszenzen zu erkennen.

Unterlässt man das und stellt die Diagnose auf Entfernung – vom Schreibtisch zur Ordinationstür – so kann vermeintliche Kennerschaft zur Falle werden.

Fall 12 *»Pubertätsakne«*

Eine 40-jährige Patientin, die den Hausarzt immer wieder wegen diverser Beschwerden aufsucht, sagt zum Schluss noch beiläufig: »Mein 13-jähriger Sohn hat jetzt auch noch eine Pubertätsakne bekommen, ganz plötzlich, er geniert sich so. Können Sie mir nicht eine Salbe verschreiben?«. Froh, das Gespräch mit der etwas anstrengenden Patientin endlich beenden zu können, lässt der Arzt den Buben noch kurz seinen Kopf zur Türe hereinstecken. Kein Zweifel: Pusteln an der Wange, typisches Alter. So sehen die Buben mit Akne nun mal aus. Schnell ein Rezept für ein Benzoylperoxid-Präparat. Fertig.

Kommentar. Obwohl man niemals will, dass so etwas vorkommt, kann es einem doch im Alltagsstress einmal passieren. Hätte man die minimale direkte Diagnostik beherzigt und sich aus der Nähe vergewissert, welche Effloreszenzen vorliegen, so hätte man erkannt: Einzelne Pusteln, v. a. aber eitrige Krusten. Keine follikulären Papeln, keine Komedonen, daher scheidet die Diagnose Akne aus. Die richtige Klassifikation ist »Bild einer Impetigo contagiosa«, die richtige Behandlung eine topische und systemische antibiotische Therapie, die gegen Streptokokken und Staphylokokken gerichtet ist. Übrigens: Auch die Angabe, dass die Hautveränderungen »ganz plötzlich« gekommen seien, spricht gegen eine Akne!

Stichwörter. *Impetigo contagiosa; Akne vulgaris.*

Was auf die Entfernung wie eine Akne aussieht, kann aus der Nähe das Fehlen von Komedonen erkennen lassen und in Wirklichkeit eine Impetigo sein.

Wenn die Betrachtung der vom Patienten präsentierten Hautveränderungen als Minimalerfordernis definiert wird, so muss oft darüber hinaus das gesamte Integument untersucht werden. Dies ist immer dann erforderlich, wenn der Patient angibt, dass es »an den Beinen ohnehin ganz das Gleiche« sei, oder wenn die Aussage des Patienten, die Hautveränderungen seien »nur im Gesicht, sonst nirgends, vielleicht auch ein bisschen am Hals« nicht glaubwürdig erscheint.

Auf den konkreten Hinweis, dass für eine exakte Diagnostik die Begutachtung eben auch der übrigen bedeckten Hautpartien nötig sei, reagieren die meisten Patienten mit Verständnis. Nicht zuletzt soll eine gesamte Inspektion auch erfolgen, wenn der Patient wegen eines »Muttermals« vorstellig wird. Oft ist die Läsion, die den Patienten beunruhigt, biologisch völlig harmlos und an anderer Stelle, für den Patienten unscheinbar, findet sich ein frühes Melanom.

Die direkte Diagnostik kann auch fallweise das Palpieren der Fußpulse, insbesondere bei Ulzera, die Inspektion der Schleimhäute sowie die Untersuchung der regionären Lymphknoten (bei entzündlichen und neoplastischen Prozessen) umfassen.

Beachte

Sofortdiagnosen aufgrund von Kennerschaft gelingen oft, können aber auch in die Irre führen.

Stets sollte man sich durch kurze, aber überlegte Betrachtung davon überzeugen, ob die objektiv fassbaren Hautveränderungen tatsächlich mit der rasch gestellten Anhiebsdiagnose kompatibel sind. Zum Erwerb und zum Ausbau der Kennerschaft ist es weiters hilfreich, nicht zu selten fachdermatologischen Rat beizuziehen, damit man sich nicht mit der vermeintlichen Kenntnis einiger weniger Diagnosen in falscher Sicherheit wiegt.

1.2.3 Erste Einschätzung

Die minimale direkte Diagnostik und das erste kurze Gespräch mit dem Patienten werden oft bereits zu einem Beratungsergebnis führen. Stets wird die Klassifikation als Symptom, meist synonym mit einer Effloreszenz (z.B. kleinlamellös schuppende Hautveränderungen), möglich sein, oft auch als Symptomenkomplex, der durchaus auch extrakutane Symptome miteinbeziehen kann (makulopapulöses Exanthem mit Fieber). Häufiger als bei anderen Erkrankungsgruppen wird auch die Klassifikation als Bild einer Krankheit gelingen, fallweise auch die exakte diagnostische Zuordnung zu einem Krankheitsbegriff.

Aus dem vorläufigen Beratungsergebnis lassen sich auf jeden Fall Maßnahmen ableiten, die man dem Patienten empfehlen oder verordnen kann und für die keine weitere diagnostische Abklärung erforderlich ist: Bei schuppenden Hautveränderungen Schutz vor weiterer Austrocknung und Applikation fetter Externa; bei akutentzündlichen Hautveränderungen kühlende Umschläge; bei eitrig-krustigen Hautläsionen eine antiseptische oder antibiotische Creme etc. Wann immer allerdings keine Klassifikation als Bild einer Krankheit oder eine exakte Diagnose möglich waren, muss man das endgültige Beratungsergebnis bewusst offenlassen.

In manchen Fällen wird man durch weitere gezielte Inspektion und Befragung zu einer konkreteren Zuordnung kommen und damit abwendbar gefährliche Verläufe ausschließen können. Manchmal wird man den Patienten aber auf die eine oder andere Möglichkeit des Verlaufs hinweisen müssen und vereinbaren, dass er bei Persistenz oder Verschlechterung innerhalb eines bestimmten Zeitraumes wieder vorstellig werden sollte.

1.2.4 Bei erfolgloser direkter Diagnostik örtliche Routine; gezielte Inspektion und erweiterte Befragung unter Berücksichtigung der wichtigsten abwendbar gefährlichen Verläufe

Bei einzelnen Symptomen oder Gruppen von Symptomen kommen jeweils bestimmte Verläufe in Betracht, die man abwenden können sollte. Beispiele sind etwa die rasche Ausbreitung einer oberflächlichen Trichophytie bei einem anfangs diskret erscheinenden erythematosquamösen Herd oder die Entwicklung eines Melanoms aus einer vorerst flachen, kleinen Pigmentläsion. Durch gezielte Inspektion, bei der man nach bestimmten morphologischen Kriterien sucht, und durch dezidierte Befragung nach diagnostisch relevanten Fakten lässt sich oft eine exaktere Klassifikation erzielen und ein unangenehmer oder gefährlicher Verlauf abwenden. Für eine solche gezielte Inspektion und Befragung sind spezielle Vorgangsweisen je nach Symptom und Symptomenkonstellation angezeigt, die im speziellen Teil besprochen und für die auch Checklisten angeboten werden. Als Beispiel sei eine Pigmentläsion genannt.

Fall 13 *»Vielleicht könnten Sie auch einen Blick auf ein Muttermal werfen?«*

Mit diesen Worten zeigt Ihnen eine 35-jährige Patientin eine Läsion am Unterschenkel. Auf den ersten Blick sehen Sie einen münzgroßen, intensiv dunkelbraun pigmentierten Fleck. Sie suchen gezielt nach Asymmetrie, polyzyklischer Begrenzung, unterschiedlichen Farbkomponenten, Schuppung, Aufhebung des Hautreliefs und weißlich-atrophischen Arealen. Außerdem fragen Sie gezielt, ob sich Farbe, Form oder Größe der Läsion in den letzten Monaten merklich geändert haben.

Kommentar. Auf den ersten Blick ist eine solche Pigmentläsion meist nicht zu klassifizieren. Erst durch gezieltes Betrachten und Befragen kann man den Verdacht auf ein malignes Melanom erhärten oder entkräften. Beim geringsten Zweifel an der Gutartigkeit der Läsion ist die umgehende Zuziehung eines Spezialisten notwendig.

Stichwort. *Malignes Melanom.*

1.2.5 Diagnostische Zuordnung (Beratungsergebnis)

Direkte Inspektion und gezielte Befragung werden in vielen Fällen ein *Bild einer Krankheit* ergeben. Entsprechende Kennerschaft vorausgesetzt, ist eine derartige Zuordnung durchaus in der Allgemeinpraxis möglich. Eine absolute Sicherung der Diagnose durch Erregernachweis oder Histologie wird dagegen im Rahmen der Praxis kaum möglich und nur selten erforderlich sein. Die Klassifikation *Bild einer Neurodermitis* etwa kann man ohne weiteres aufgrund der typischen Lokalisation des Ekzems in den Beugen, des schubweisen Verlaufs, des Juckreizes und des anamnestischen Hinweises auf Pollinose stellen. Eine diagnostische Sicherung mit Nachweis eines erhöhten IgE-Spiegels im Serum ist sicherlich entbehrlich.

Ebenso kann beim *Bild einer Psoriasis* an dieser Zuordnung bis auf weiteres festgehalten werden, auch wenn durchaus eine Verwechslung mit einer petaloiden seborrhoischen Dermatitis oder einem nummulären Ekzem vorliegen kann. Anders aber liegt die Situation bei eine diagnostisch unklaren Pigmentläsion: Hier muss ein malignes Melanom unbedingt ausgeschlossen (oder bestätigt) werden, sodass eine Totalexzision mit anschließender histologischer Untersuchung unabdingbar – und auch unaufschiebbar – ist.

1.2.6 Planung des weiteren Vorgehens (Information des Kranken, Wiederbestellung, evtl. Überweisungen und weiterführende Untersuchungen; Limit für das abwartende Offenlassen)

Nach Vorliegen des vorläufigen Beratungsergebnisses, spätestens aber nach gezielter Inspektion und Befragung, soll das weitere Vorgehen festgelegt und mit dem Patienten besprochen werden. Dieses kann in einer klaren therapeutischen Empfehlung und konkreten Anweisungen hinsichtlich allgemeiner Maßnahmen bestehen. Es kann sich jedoch auch um abwartendes Offenlassen oder um die Festlegung weiterer Untersuchungen einschließlich Überweisung zum Facharzt handeln.

Beachte

Vor dem Verzicht auf weiterführende Untersuchungen sind stets 2 Fragen zu klären:
- **Kann aufgrund meines Beratungsergebnisses ein abwendbar gefährlicher Verlauf verschleiert oder übersehen werden, sodass dem Patienten vermeidbarer und möglicherweise irreversibler Schaden erwächst?**
- **Besteht die Gefahr, dass die von mir vorgeschlagene Therapie aufgrund meiner diagnostischen Unsicherheit unwirksam bleibt und deshalb dem Patienten wertvolle Zeit verloren geht, in der er anderweitig zielführender behandelt werden hätte können?**

Nur wenn man beide Fragen mit einem klaren Nein beantworten kann, kann man die Beratung für vorerst abgeschlossen betrachten.

1.2.7 Abwartendes Offenlassen

Abwartendes Offenlassen ist nicht gleichzusetzen mit einer defätistischen Haltung, die in den Sätzen »Das wird ohnehin von selbst gut!« oder »Da kann man nichts machen.« zum Ausdruck kommt. Abwartendes Offenlassen bedeutet für den Arzt, aber auch für den Patienten, der als Verbündeter gewonnen werden muss, erhöhte Vigilanz und erhöhte Kritikfähigkeit. Abwartendes Offenlassen bedeutet: Die derzeitigen Beschwerden stellen eine kurzzeitig vertretbare Belastung für den Patienten dar. Es ist zurzeit nicht klar, ob sich ein definiertes Krankheitsbild entwickelt, und wenn ja, welches. Eine sofortige symptomatische Therapie ist nicht notwendig oder könnte den weiteren Verlauf verschleiern. Und: Augenblickliche weitere diagnostische Maßnahmen stehen von Aufwand und Belastung her in keiner Relation zur Aussagekraft, die sie im Moment haben könnten.

Sind alle diese Voraussetzungen erfüllt und ist der Patient zur Mitarbeit motiviert, dann kann abwartend offen gelassen werden. Ein Beispiel ist etwa ein diskretes erythematös-makulöses Exanthem mit leichtem Fieber, bei dem keine sichere Zuordnung zu einem definierten Bild einer Krankheit möglich ist und bei dem eine Virusinfektion am wahrscheinlichsten scheint. Wiedervorstellung ist notwendig, wenn sich das Exanthem intensiviert, das Fieber steigt oder mehrere Tage persistiert oder wenn spezifische Beschwerden wie etwa starke Halsschmerzen oder Lymphknotenschwellungen hinzutreten.

Beachte

Wichtig ist, dass dieses abwartende Offenlassen als bewusste Entscheidung und nicht als Ratlosigkeit vermittelt wird.

Der Patient muss sowohl über den wahrscheinlichsten Verlauf aufgeklärt als auch auf jene Signale hingewiesen werden, bei denen der Arzt umgehend neuerlich zu kontaktieren ist.

1.2.8 Abwendbar gefährliche Verläufe

Gerade bei Hautkrankheiten lässt sich darüber diskutieren, was gefährliche Verläufe sind. Einigkeit herrscht darüber, dass ein bösartiger Tumor, insbesondere ein *malignes Melanom*, unbehandelt einen gefährlichen Verlauf nimmt. Hinsichtlich einer Akutsituation gilt Gleiches für die *toxische epidermale Nekrolyse* – eine seltene Variante des Arzneiexanthems, bei der die Epidermis innerhalb weniger Stunden oder Tage großflächig nekrotisch wird, ausgedehnte Erosionen hinterlässt und die mit hoher Letalität einhergeht.

Darüber hinaus gibt es bei Hautkrankheiten aber auch Situationen, die nicht unmittelbar lebensbedrohend sind, die jedoch langfristig ebenfalls zu gefährlichen Komplikationen führen können: Ein *systemischer Lupus erythematodes*, der letztlich in ein terminales Nierenversagen münden kann, aber initial mit unklaren Allgemeinbeschwerden und einem uncharakteristischen Exanthem beginnt; ein *Pemphigus vulgaris*, der unbehandelt zu immer größeren Blasen und Erosionen führt und schließlich unbehandelt in Kachexie mündet, initial aber auf die Mundschleimhaut beschränkt sein kann und als hartnäckige Aphthen fehlgedeutet werden kann (Abb. 1-3).

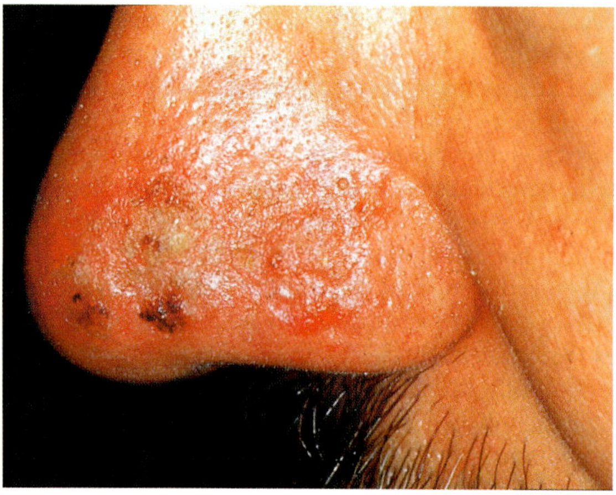

Abb. 1-3. Abwendbar gefährliche Verläufe sind selten, aber können durchaus vorkommen. Bei diesem Patienten mit unscheinbaren Erosionen und Krusten an der Nase lag eine bullöse Autoimmunerkrankung (Pemphigus vulgaris) vor. Die Therapieresistenz der Läsion war Anlass zu weiterführenden Untersuchungen, die schließlich die diagnostische Klärung brachten

Nachdem für den Patienten nicht nur die unmittelbare Lebensbedrohung, sondern jede schwere Beeinträchtigung des Allgemeinbefindens und jede gröbere Einschränkung des täglichen Lebens und der Lebensqualität von eminenter Bedeutung ist, erscheint es gerechtfertigt, den Begriff des gefährlichen Verlaufs dementsprechend weiter zu fassen.

Den *abwendbar gefährlichen Verlauf* im Auge zu behalten ist der entscheidende Wesenszug des *abwartenden Offenlassens*. Dies gilt in der Regel dann, wenn man ein Symptom (z. B. Juckreiz) klassifiziert oder wenn man die Zuordnung zum Bild einer Erkrankung trifft (z. B. Urtikaria) und wenn andererseits die exakte Zuordnung des Befundes zu einem wissenschaftlich definierten Krankheitsbegriff (= Diagnose) nicht möglich, noch nicht möglich oder aber auch im Einzelfall nicht erforderlich ist. Hier ist entsprechende Aufmerksamkeit in besonderem Maße angezeigt.

Wie weit man hinsichtlich abwendbar gefährlicher Verläufe den Patienten in die eigenen Bedenken und Überlegungen einweiht, hängt von der speziellen Krankheitssituation und vom Patienten ab. Grundsätzlich sollte man vorrangig als Arzt die abwendbar gefährlichen Verläufe im Auge behalten. Den Patienten wird man mit diesen Möglichkeiten, die letztlich Sorgen des Arztes hinsichtlich eines geringen Restrisikos bei einer höchstwahrscheinlich völlig harmlosen Erkrankung sind, nur insoweit vertraut machen, als seine Selbstbeobachtung tatsächlich etwas zur rechtzeitigen Aufklärung eines gefährlichen Verlaufs beitragen kann.

Denkt man etwa an die unwahrscheinliche Möglichkeit eines Pemphigus vulgaris, so genügt es sicher, den Patienten zur Wiedervorstellung aufzufordern, wenn die Mundschleimhautläsionen länger als 2 Wochen persistieren oder wenn die Erosionen auf die Haut übergreifen. Es wäre sinnlos und würde das Vertrauensverhältnis nicht fördern, klärte man den Patienten über alle Implikationen des Pemphigus vulgaris auf. Um das zu wissen ist man Arzt, und in dieser Funktion muss man auch ärztliche Verantwortung zu übernehmen bereit sein.

1.3 Weiterführende Untersuchungen

Bei Hautkrankheiten ist sehr oft eine brauchbare Klassifikation ohne zusätzliche Untersuchungen möglich. Fallweise sind weiterführende Untersuchungen jedoch notwendig. Sie sind allerdings nur dann hilfreich, wenn aufgrund von Anamnese und klinischem Bild ganz konkrete Fragen formuliert werden können. Ansonsten besteht die Gefahr eines »diagnostischen Schrotschusses«, der bei Hautkrankheiten noch weniger hilfreich ist als bei anderen Manifestationen und statt einer Lösung des Problems noch zusätzliche Verwirrung bringt.

1.3.1 Dermatohistologie

Die histologische Untersuchung ist nach wie vor für viele Krankheiten der diagnostische Standard. Für den Allgemeinarzt stellen sich die Fragen, wann eine histologische Untersuchung sinnvoll ist, wann sie unabdingbar ist und in welcher Form die Biopsie entnommen und versandt werden soll.

Grundsätzlich ist eine histologische Untersuchung bei jeder unklaren Erkrankung mit Hautveränderungen in gewisser Weise sinnvoll. Allerdings muss man berücksichtigen, dass viele entzündliche Hautkrankheiten histologisch oft sehr ähnliche Bilder bieten, während sie klinisch durchaus distinkt in Erscheinung treten.

Für den histologischen Befunder ist es daher notwendig, eine genaue fachmännische differentialdiagnostische Einschätzung auf der Zuweisung vorzufinden oder – oft noch besser – den Patienten klinisch selbst sehen zu können. Deshalb sollte sich der Allgemeinarzt von der Histologie nicht zu viel erwarten: Oft ist ein Facharzt mit großer klinischer Erfahrung bei einem unklaren Hautbefund eine größere Hilfe als ein vermeintlich exakter histologischer Befund, der oft das Problem mit Aussagen wie »superfizielle perivaskuläre Dermatitis« oder »mit einer Ekzemreaktion vereinbar« an den Einsender zurückspielt.

Relativiert dies die Aussagekraft der Dermatohistologie für den Allgemeinarzt, so ist die Frage nach Situationen, in denen eine histologische Diagnosesicherung unabdingbar ist, klar zu beantworten: Wann immer eine Hautläsion operativ entfernt wird, muss diese histologisch untersucht werden, auch wenn man sich der Diagnose ganz sicher wähnt.

Fall 14 *Ein »eingewachsener Nagel«?*

Ein 45-jähriger Patient wird wegen Knoten in der rechten Leiste vorstellig, die er selbst bemerkt hat. Sie tasten ein derbes, verbackenes Lymphknotenpaket und leiten den Patienten an eine chirurgische Abteilung weiter. Nach 14 Tagen halten Sie den histologischen Befund in Händen: Lymphknotenmetastasen eines malignen Melanoms. Die genaue Anamnese bei der Wiedervorstellung des Patienten ergibt, dass vor zwei Jahren an der rechten Großzehe eine Wucherung mit der Kurette entfernt worden war, die für chronisch entzündliches Gewebe bei einem »eingewachsenen Zehennagel« gehalten worden war. Ein histopathologischer Befund ist trotz Recherchen bei den pathologischen Instituten der Umgebung nicht auffindbar.

Kommentar. Gerade das Melanom kann, wenn es unpigmentiert ist, klinisch leicht mit anderen Läsionen verwechselt werden. Wäre bei der seinerzeitigen Abtragung ordnungsgemäß eine histologische Untersuchung veranlasst worden, hätte man damals bereits die richtigen Maßnahmen (Nachresektion, evtl. adjuvante Immuntherapie) einleiten und den nunmehr eingetretenen gefährlichen Verlauf vielleicht abwenden können.

Stichwörter. *Amelanotisches Melanom; chronisch-granulomatöse Paronychie.*

Beachte

Hinter einer chronischen Paronychie kann sich ein amelanotisches Melanom verbergen, hinter einer Warze ein spinozelluläres Karzinom.

Leider kommt es fallweise immer noch vor, dass Metastasen bei einem vorerst noch unbekannten Primärtumor auftreten, und die weitere Anamnese dann ergibt, dass vor Jahren eine Hautläsion entfernt und eine histologische Aufarbeitung verabsäumt worden ist.

Hinsichtlich des Einsendemediums hält man sich am besten an die Richtlinien des histologischen Labors, mit dem man zusammenarbeitet. Bei der Biopsieentnahme muss bei tumorösen Läsionen beachtet werden, dass die Läsion in toto eingesandt wird, weil gerade bei Pigmentläsionen eine sichere Beurteilung der Dignität oft nur aufgrund der Gesamtarchitektur des Tumors möglich ist. Wenn bei großen Tumoren nur eine kleine Probe entnommen wird, so soll diese vom Rand des Tumors und keinesfalls aus dem allenfalls nekrotischen Zentrum gewonnen werden. Bei entzündlichen Hauterkrankungen soll die Biopsie von möglichst frischen Läsionen entnommen werden. Exkoriierte oder verkrustete Läsionen erscheinen histologisch oft unspezifisch und sind diagnostisch wenig hilfreich.

In den vergangenen Jahren hat sich die dermatohistologische Diagnostik zunehmend verfeinert. Die klassische morphologische Analyse wurde durch immunhistologische Spezifalfärbungen und durch molekularbiologische Methoden ergänzt. Der Großteil dieser Untersuchungen kann heute an routinemäßig fixiertem und eingebettetem Paraffinmaterial durchgeführt werden, sodass sich der Einsender diesbezüglich keine Gedanken zu machen braucht.

Allerdings gibt es eine Ausnahme: Bei bestimmten Blasen-bildenden Autoimmunerkrankungen können immunfluoreszenzmikroskopische Antikörpernachweise nach wie vor nur an Gefriermaterial durchgeführt werden. Es handelt sich dabei jedoch um ganz spezielle Fragestellungen bei sehr seltenen Krankheiten. In der Allgemeinpraxis spielen sie als abwendbar gefährliche Verläufe eine Rolle. Erhärtet sich ein solcher Verdacht, so sollte die weitere diagnostische Abklärung und die Einleitung einer spezifischen Therapie dem Facharzt bzw. der Klinik überlassen werden.

1.3.2 Erregernachweise

Für eine exakte Klassifikation im Sinne eines gehärteten Diagnosebegriffs wäre oft ein Erregernachweis wünschenswert. Man unterscheidet *direkte Erregernachweise*, mit denen man die Anwesenheit eines Erregers bestimmt, und *indirekte Erregernachweise*, mit denen man die serologische Immunantwort des Patienten bestimmt.

In der Praxis ist ein Erregernachweis oft entbehrlich, weil einerseits eine gute klinische Diagnostik häufig ohnehin einen bestimmten Erreger nahelegt und andererseits auch bei richtiger Diagnose der Versuch eines Erregernachweises fehlschlagen oder ein irreführendes Ergebnis liefern kann.

Fall 15 ***Staphylokokken oder Streptokokken?***

Bei einem 12-jährigen Buben treten im Anschluss an einen Infekt der oberen Luftwege mit purulenter Rhinitis gelbe Krusten perinasal, perioral und im übrigen Gesicht, vereinzelt auch am Stamm auf. Die Krankheit wird als *Bild einer Impetigo contagiosa* klassifiziert. Ein bakteriologischer Abstrichbefund ergibt Staphylokokken. Eine orale antibiotische Therapie mit einem Cephalosporin wird eingeleitet, lokal wird eine Fusidinsäure-Creme appliziert.

Kommentar. Die Impetigo contagiosa wird durch Streptokokken oder Staphylokokken hervorgerufen. Oft sind Streptokokken die ursächlichen Keime, während sich Staphylokokken erst sekundär ansiedeln. In einem bakteriologischen Abstrichbefund können einmal Streptokokken, einmal Staphylokokken, fallweise auch beide oder gar nichts angezüchtet werden. Keine dieser möglichen Befundkonstellationen schließt die Diagnose *Impetigo contagiosa* aus. In jedem Fall muss mit einem Antibiotikum behandelt werden, das beide Erregergruppen erfasst, und nach 3 Wochen soll eine Harnkontrolle zum Ausschluss einer *Poststreptokokkenglomerulonephritis* durchgeführt werden. Der bakteriologische Abstrichbefund bringt keine Entscheidungshilfe.

Stichwort. *Impetigo contagiosa.*

Der bei Hautpatienten am häufigsten durchgeführte Erregernachweis ist die Untersuchung auf *Pilze*. Beim *direkten Pilzbefund* wird Hornmaterial von einer Läsion abgeschabt, auf einen Objektträger gebracht und mit Kalilauge bedeckt (Abb. 1-4). Das alkalische Reagens löst die Keratinstrukturen auf, sodass die blassen, weniger stark lichtbrechenden *Hyphen* und *Sporen* deutlicher hervortreten. Die mikroskopische Beurteilung eines solchen Präparates erfordert große Erfahrung und sollte vom Spezialisten durchgeführt werden. Vergleichbare Ergebnisse liefert die *Pilzkultur*, die in spezialisierten Labors durchgeführt wird und eine genauere Erregertypisierung ermöglicht. Für beide Methoden des Pilznachweises gilt, dass möglichst frisch gewonnenes Hornmaterial verarbeitet werden soll, weil Einsendeproben zu unverlässlichen Resultaten führen.

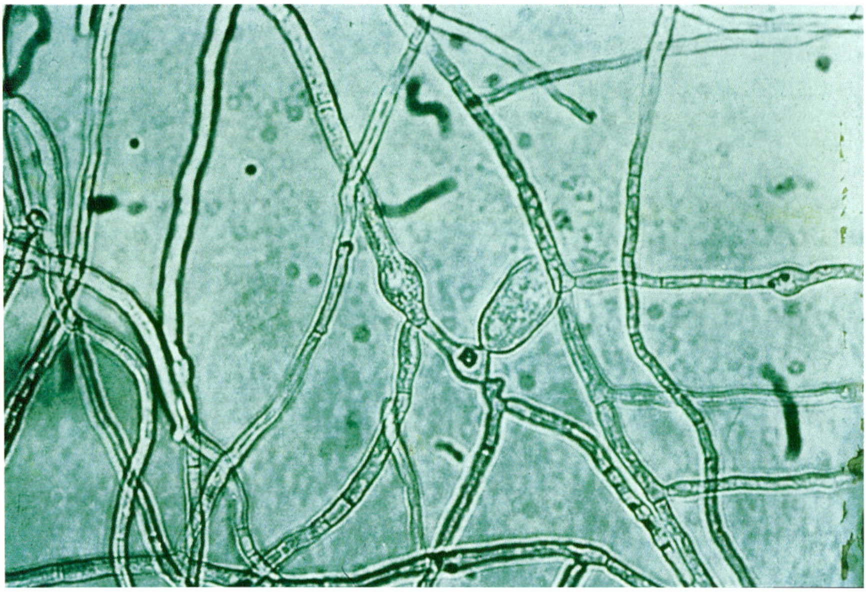

Abb. 1-4. Hyphen im Kalilaugenpräparat als rasches diagnostisches Hilfsmittel für Epidermomykosen

Die direkte mikroskopische Untersuchung auf Bakterien spielt bei der *gonorrhoischen Urethritis* (Methylenblau- oder Gram-Färbung eines Ausstrichpräparates des Sekrettropfens) und bei der *Frühsyphilis* (Dunkelfelduntersuchung lebender Treponemen in einem Tropfen physiologischer Kochsalzlösung) eine Rolle. Beide Krankheiten zählen nicht zu den regelmäßig häufigen Beratungsergebnissen in der Allgemeinpraxis.

Die Versendung von Untersuchungsmaterial zur Kultivierung von bakteriellen Krankheitserregern kann fallweise sinnvoll sein. Wichtig ist eine entsprechende Abstrichtechnik:

TIPP

Die Trefferquote einer bakteriologischen Abstrichuntersuchung wird erhöht, wenn die entsprechende Hautpartie 12 h zuvor nicht gewaschen worden ist und wenn die Probe beim Versand nicht austrocknet.

Insbesondere gramnegative Erreger sind aufgrund ihrer dünnen Zellwand austrocknungsgefährdet und sind bei unsachgemäßem Transport oft nicht mehr nachweisbar.

Der direkte Nachweis von Viren beruht meist auf immunfluoreszenzmikroskopischer Markierung mit entsprechenden Antikörpern oder auf der Polymerase-Ketten-Reaktion (PCR). Beide Methoden sind bei klassischen Krankheitsbildern entbehrlich und sind spezialisierten Einheiten vorbehalten, die mit der Diagnose und Therapie atypischer Krankheitsbilder, meist bei immunsupprimierten Patienten, befasst sind.

Fall 16 *»Zuerst habe ich gedacht, es ist nur eine Fieberblase.«*

Doch das war schon vor 4 Wochen. Nunmehr sieht man eine flache Ulzeration an der Unterlippe. Nachdem die Läsion nicht abheilt, kommt der Patient zu dem Schluss, dass es sich doch um etwas anderes handeln müsste und sucht den Arzt auf. Sie klassifizieren als Symptom (*Ulkus*) und ziehen als abwendbar gefährlichen Verlauf ein Lippenkarzinom in Betracht. Nachdem eine einwöchige antibiotische Lokaltherapie zu keiner Besserung führt, entnehmen Sie eine Biopsie zur histologischen Untersuchung, die Virusriesenzellen mit Verdacht auf Herpes-simplex-Infektion ergibt. Die Diagnose wird durch eine Polymerase-Ketten-Reaktions- (PCR-)Analyse des Abstrichmaterials bestätigt.

Kommentar. Tatsächlich handelt es sich bei diesem Patienten um eine Herpes-simplex-Infektion, die jedoch in einen *Herpes simplex persistens et exulcerans* übergegangen ist. Ein derartiger Verlauf kommt bei immunsupprimierten Patienten vor (z. B. chronische lymphatische Leukämie, Aids). In solchen Fällen ist ein direkter Virusnachweis sinnvoll und notwendig, weil eine virustatische Therapie zur Vermeidung systemischer Komplikationen notwendig ist.

Stichwort. *Herpes simplex persistens et exulcerans.*

Ein direkter mikroskopischer Erregernachweis wird auch fallweise zur Diagnose einer Epizoonose durchgeführt. Während *Lausbefall (Pediculose)* mit freiem Auge oder Lupe eindeutig diagnostizierbar ist, bedarf der Nachweis einer *Skabies* der mikroskopischen Untersuchung. Im Idealfall gelingt es, die als schwarzes Pünktchen am Ende eines Milbenganges mit freiem Auge eben sichtbare Milbe mit einer Nadel auf einen Objektträger zu übertragen und im Mikroskop zu erkennen. Gerade bei Skabiespatienten mit gutem Hygienestandard finden sich oft nur ganz wenige Milben, sodass der Nachweis auch bei richtiger klinischer Diagnose misslingen kann.

Serologische Untersuchungen (indirekter Erregernachweis) ist für die *Syphilis- und HIV-Diagnostik* unabdingbar. Beide Krankheiten können mit unterschiedlichen, oft uncharakteristischen Hautmanifestationen in Erscheinung treten. Daher sollte man einschlägige serologische Untersuchungen großzügig indizieren und sie lieber einige Male zu oft als einmal zu selten veranlassen. Weitere Krankheiten, bei denen der indirekte Erregernachweis im Vordergrund steht, sind Toxoplasmose, Ebstein-Barr-Virusinfektion, Borrelieninfektion und Chlamydieninfektionen. Die meisten anderen serologischen Tests sind nur in Spezialsituationen (z. B. Immunsuppression, Zustand nach Organtransplantation) von Bedeutung und daher i. Allg. nicht praxisrelevant.

1.3.3 Immunologische Untersuchungen

Sie werden für die Diagnostik von *Autoimmunkrankheiten* verwendet. In der Dermatologie handelt es sich dabei um *bullöse Dermatosen* einerseits (z. B. *Pemphigus vulgaris, bullöses Pemphigoid*) und um *Kollagenosen* (z. B. *Lupus erythematodes, Sklerodermie*) andererseits. Beide Erkrankungsgruppen gehören nicht zu den regelmäßig häufigen Beratungsergebnissen in der Allgemeinpraxis. Nachdem aber jeder Hausarzt in die Situation kommen kann, einen einschlägigen Patienten langfristig mitzubetreuen, wird das Prinzip dieser immunologischen Untersuchungen im Folgenden skizziert.

Ziel der immunologischen Untersuchungen ist es, Antikörper des Patienten, die gegen körpereigene Strukturen gerichtet sind, nachzuweisen. Die Untersuchung erfolgt mit fluoreszenzmikroskopischer Untersuchung von Präparaten, die mit Fluoreszein-markierten Sera, die gegen humane Immunglobuline gerichtet sind, inkubiert worden sind *(Immunfluoreszenzuntersuchung)*.

Will man untersuchen, ob in der Haut des Patienten eine Ablagerung von Antikörpern stattgefunden hat, so wird eine Hautprobe entnommen und nach Inkubation mit dem markierten Antihuman-Serum fluoreszenzmikroskopisch untersucht *(direkte Immunfluoreszenzuntersuchung)*. Diese Untersuchung erfolgt i. Allg. an unfixiertem Gefriermaterial. Es gibt für solche Biopsien zwar geeignete Versandmedien, die Ergebnisse der Untersuchung sind jedoch besser, wenn Auswahl der Biopsiestelle und mikroskopische Untersuchung in der gleichen fachmännischen Hand sind und wenn das frisch entnommene Gewebe sofort weiterverarbeitet wird.

Will man dagegen wissen, ob sich im Serum des Patienten zirkulierende Autoantikörper finden, so wird ein Testgewebe – z. B. Haut eines gesunden Probanden – mit dem Serum des Patienten inkubiert. Sind entsprechende Autoantikörper vorhanden, so binden sich diese an das Testpräparat und können anschließend wiederum mit einem markierten Antihuman-Serum nachgewiesen werden *(indirekte Immunfluoreszenzuntersuchung)*. Durch schrittweise Verdünnung des Patientenserums können Titerstufen angegeben werden.

Bei den bullösen Dermatosen geht es vorwiegend um den Nachweis von Autoantikörpern gegen Strukturen der Epidermis und der Basalmembranzone, bei den Kollagenosen um den Nachweis von antinukleären Antikörpern.

Das morphologische Bindungsmuster der Antikörper (z. B. interzellulär in der Epidermis; nukleolär in den Zellkernen) gibt wesentliche diagnostische Aufschlüsse. Eine Diagnose darf jedoch nie allein auf einen solchen Befund gebaut werden, sondern ergibt sich stets nur in der Zusammenschau von klinischem Bild, Histologie und immunologischen Befunden. Interpretation dieser Befunde ist Aufgabe des Spezialisten, die Bedeutung des Hausarztes liegt in der Begleitung und Überwachung der oft jahrelang notwendigen Therapien.

1.3.4 Allergietests

Patienten vermuten sehr oft eine »Allergie« als Ursache ihrer Hauterscheinungen. Insbesondere bei juckenden Hautveränderungen erscheint ihnen eine allergische Ursache die einzig denkbare zu sein. In Wirklichkeit ist nur ein Teil der Hauterkrankungen allergisch bedingt und bei diesem wiederum ist nur in einem Teil der Fälle eine Allergie auch nachweisbar.

Es gibt eine Reihe von Hauterkrankungen, die allergisch bedingt sein können oder nicht. Ein Kontaktekzem beispielsweise kann durch eine T-Zell-vermittelte Typ-IV-Allergie auf einen definierten Umweltstoff (z. B. Nickel, Chromat, Duftstoffe, Lanolin) ausgelöst sein. Man spricht von einem *allergischen Kontaktekzem*. Ein Kontaktekzem mit ähnlicher Morphe kann jedoch auch ohne Sensibilisierung lediglich als Folge einer wiederholten Irritation durch Säuren, Laugen, technische Öle, organische Lösungsmittel oder Ähnliches enstehen *(toxisches Kontaktekzem)*.

Einer *Urtikaria* wiederum liegt selten einmal eine Typ-I-Allergie (IgE-vermittelte Allergie) zugrunde. Viel häufiger erfolgt aber die Mastzelldegranulation unspezifisch, sodass die meisten Fälle von Urtikaria, insbesondere chronischer Urtikaria, nicht-allergischer Natur sind.

Somit wird deutlich: Der Begriff Allergie stellt keine Diagnose, auch keine Klassifikation im Sinne eines Beratungsergebnisses, sondern lediglich eine pathogenetische Möglichkeit dar. Eine korrekte Klassifikation würde lauten: Bild eines Kontaktekzems. Die weitere diagnostische Abklärung kann dann eine allergische Genese wahrscheinlich machen oder nicht.

Unter den Allergietests unterscheidet man solche, die am Patienten direkt durchgeführt werden *(In-vivo-Tests)* und solche, die mit Blut des Patienten durchgeführt werden *(In-vitro-Tests)*. Zu den In-vivo-Tests gehören Epikutantest, Pricktest, Intrakutantest und orale Provokation. Unter den In-vitro-Tests hat derzeit eigentlich nur die spezifische IgE-Bestimmung praktische Relevanz.

Liegt das Bild eines Kontaktekzems vor, so ist die *Epikutantestung* das klassische Testmodell. Allergenproben werden am Rücken unter Okklusion appliziert. Bei Vorliegen einer Kontaktallergie entsteht in den nächsten 2–3 Tagen ein Miniaturekzem. Die Testung erfolgt in Form von Serien mit jeweils rund 10 Substanzen. Bei den meisten Patienten wird die Standardserie getestet, die die statistisch häufigsten Allergene (u. a. Nickel, Duftstoffe und Wollwachsalkohole) umfasst. Zusätzlich gibt es berufsspezifische (z. B. für Friseure, Maurer) und lokalisationsspezifische Serien (z. B. Handekzem, Gesichtsekzem). Fallweise werden auch vom Patienten mitgebrachte Substanzen getestet. Aufgrund der fehlenden Standardisierung ist dann aber die Auswertung schwieriger.

Die Auswahl der Testsubstanzen und die Interpretation der Ergebnisse erfordert in vielen Fällen detektivischen Spürsinn und große Erfahrung. Dementsprechend gehört die Epikutantestung in die Hand des Spezialisten. Mit dem routinemäßigen Aufkleben der Standardserie ist den Patienten nicht gedient.

Fall 17 *Nickelallergie*

Eine 25-jährige Patientin leidet seit einigen Monaten unter einem Handekzem. Eine Epikutantestung zeigt eine Nickelkontaktallergie. Trotz strikter Vermeidung des Kontakts mit nickelhaltigen Materialien bessert sich das Handekzem nicht. Eine genaue Anamnese ergibt, dass die Patientin seit dem 10. Lebenjahr an einer Pollinose leidet und laut Angaben der Eltern im Säuglingsalter an einem Milchschorf gelitten habe.

Kommentar. Bei der Patientin liegt offensichtlich ein Handekzem im Rahmen einer atopischen Disposition (frühere Ekzeme, inhalative Allergien) vor. Atopiker zeigen überdurchschnittlich häufig eine Kontaktallergie auf Nickel und neigen zu Handekzemen. Das Handekzem ist jedoch nicht durch die Nickelallergie verursacht, sondern ist meistens ein toxisch-degeneratives Abnützungsekzem im Rahmen der gestörten Barrierefunktion der atopischen Haut. Der positive Epikutantest auf Nickel steht also nicht in direktem ursächlichen Zusammenhang mit dem derzeit vorliegenden Ekzem. Das Handekzem wird durch fette Pflegesalben und strikte Vermeidung von Feuchtigkeit, Detergenzien, Temperatursprüngen und mechanischer Belastung gebessert.

Stichwörter. *Atopie; Nickelallergie; Handekzem.*

Beachte

Jedes Epikutantestergebnis bedarf einer sorgfältigen Interpretation. Ein positives Resultat beweist nicht die allergische Natur der vorliegenden Hautkrankheit, und ein negatives Resultat schließt sie nicht aus.

Bei Verdacht auf inhalative Allergien, Insektengiftallergie oder Nahrungsmittelallergien wird der *Pricktest* angewendet. Auf der Volarseite des Unterarms werden Tröpfchen von Allergenlösungen aufgebracht und die Epidermis mit einer Lanzette perforiert, sodass eine geringe Allergenmenge in die Dermis eindringen kann. Eine positive Reaktion zeigt sich durch die Ausbildung einer Quaddel innerhalb von 20 min. Als Negativkontrolle wird physiologische Kochsalzlösung verwendet, als Positivkontrolle eine Histaminlösung. Die Ergebnisse sind bezüglich inhalativer Allergene und Insektengifte sehr verlässlich, hinsichtlich Nahrungsmittelallergien jedoch oft schwer zu interpretieren.

In seltenen Fällen werden *Provokationstests* durchgeführt. Diese kommen insbesondere bei Verdacht auf Medikamentenunverträglichkeit in Betracht. Dabei werden dem Patienten minimale Dosen des mutmaßlichen Allergens unter kontrollierten stationären Bedingungen verabreicht. Nachdem dabei stets die Gefahr der *anaphylaktoiden Reaktion* besteht, kommt eine derartige Provokation nur dann in Betracht, wenn das angeschuldigte Medikament für den Patienten von essentieller Bedeutung ist und keine Ausweichpräparate verfügbar sind.

Bei Verdacht auf Nahrungsmittelallergien können *Eliminations-* und *Expositionsversuche* durchgeführt werden. Zu Beginn wird über mindestens 14 Tage ein Beschwerdetagebuch geführt, in das der Patient alle aufgenommenen Nahrungsmittel und den Schweregrad seiner Beschwerden einträgt. Zeichnet sich dabei ein verdächtiges Nahrungsmittel ab, so wird ein Eliminationsversuch von 14 Tagen unternommen. Bessern sich die Beschwerden in dieser Zeit nicht, so liegt offensichtlich kein kausaler Zusammenhang vor. Bessern sich die Beschwerden, so wird nach 14 Tagen ein Reexpositionsversuch angeschlossen. Nur wenn es dann innerhalb von 1–2 Tagen zu einer Verschlechterung kommt, kann ein Zusammenhang zwischen Nahrungsmittel und Hautsymptomen angenommen werden.

Beachte

Nahrungsmittelallergien sind in Wirklichkeit weitaus seltener als sie derzeit von Patienten – und manchen Ärzten – vermutet werden.

Unter den In-vitro-Untersuchungen spielt die IgE-Bestimmung eine große Rolle. Einerseits ist der Nachweis eines insgesamt erhöhten IgE-Spiegels ein Hinweis auf eine atopische Diathese, andererseits kann der Nachweis spezifischer IgE-Antikörper gegen inhalative und nutritive Allergene sowie gegen Insektengifte oder Medikamente diagnostisch hilfreich sein. IgE-Bestimmung und Pricktestergebnis stimmen allerdings oft nicht überein, weil die Halbwertszeit des IgE im Plasma wenige Tage, in situ an den Mastzellen dagegen mehrere Wochen beträgt und sich dadurch oft Diskrepanzen in der IgE-Verteilung zwischen Serum und Gewebe ergeben.

Eine endgültige allergologische Beurteilung kann nur aufgrund der Synopsis einer exakten klinischen Klassifikation, einer intensiven Anamnese und einer kritischen Wertung der Allergietestergebnisse erfolgen.

Alternative allergologische Diagnoseversuche wie Bioresonanz und Kinesiologie beruhen auf dem Zufallsprinzip und sind sinnlos.

1.4 Hauttyp und regionale Unterschiede

1.4.1 Pigmentierungstyp

Zu den augenfälligsten angeborenen Hautmerkmalen gehört der Pigmentierungstyp. Es werden 6 verschiedene Typen unterschieden, die sich in Haarfarbe, Hautfarbe, Augenfarbe und Sonnenempfindlichkeit unterscheiden.

Fall 18 *»Muss ich mir Sorgen wegen meiner Haut machen?«*

Angeregt durch eine mediale Melanomaufklärungskampagne sucht eine 18-jährige Patientin Ihre Praxis mit dieser Frage auf. Insbesondere möchte sie wissen, ob und wie lange sie sich der Sonne aussetzen darf. Sie sehen, dass die Patientin dunkelblonde Haare, eine diskret gebräunte Haut mit zahlreichen Epheliden im Gesicht und blaugrüne Augen hat. Die gezielte Befragung ergibt, dass bei der Patientin – wenn sie sich nicht schützt – am Beginn der Badesaison regelmäßig Sonnenbrände auftreten, dass aber im Laufe der Wochen eine leichte Bräunung auftritt, die dann einen gewissen Schutz gegen weitere Sonnenbrände bietet.

Kommentar. Bei der Patientin liegt ein Pigmentierungstyp II vor. Blaue Augen, helle Haut, Epheliden und das regelmäßige Auftreten von Sonnenbränden sprächen zwar für einen Typ I (den sonnenempfindlichsten Typ), doch das Dunkelblond der Haare und die Tatsache, dass doch eine gewisse Pigmentierung mit Schutzwirkung ausgelöst werden kann, weist auf den Typ II hin. Man rät der Patientin, zur Vermeidung eines Sonnenbrandes Lichtschutzpräparate gegen UVB zu verwenden und weist gleichzeitig darauf hin, dass damit die Langzeitschäden der UV-Einwirkung nicht verhindert werden können und daher ein zurückhaltender Umgang mit Sonnenbestrahlung trotz Lichtschutzpräparaten notwendig sein wird.

Stichwörter. *Pigmentierungstyp; Lichtschutz.*

In unserer angestammten Bevölkerung kommen die Pigmentierungstypen I–IV vor. Typ V bezeichnet dunkelbraune Völker (z.B. Inder), Typ VI Schwarzafrikaner. Das Risiko für lichtinduzierte *kosmetische Altersveränderungen* der Haut, *epitheliale Hauttumoren* und *Melanome* nimmt mit dem Pigmentierungstyp schrittweise ab. Typ I ist durch helle Haut, blonde Haare, blaue oder grüne Augen und die Unfähigkeit zur Pigmentierung gekennzeichnet. Jede Sonnenexposition löst einen Sonnenbrand aus, ohne einen Schutz zu hinterlassen. Sind die Haare rötlichblond und zeigen sich zahlreiche *Epheliden* (Sommersprossen), so liegt ein keltischer Hauttyp vor, der besonders melanomgefährdet ist. Beim Typ II können Haare, Augen und Haut ein wenig dunkler sein. Typisch ist, dass zwar Sonnenbrände auftreten, diese aber doch einen gewissen Pigmentschutz zurücklassen. Beim Typ III und beim Typ IV sind die Haare hell- bis dunkelbraun, die Augen meist braun, und stets ist eine nachhaltige Pigmentierung auslösbar. Beim Typ III kann es initial bei starker UV-Belastung noch zu einem Sonnenbrand kommen, beim Typ IV dagegen nie.

> **Beachte**
>
> **Insbesondere Menschen mit Pigmentierungstyp I und II sind auf die Langzeitgefahren der UV-Exposition hinzuweisen.**

1.4.2 Seborrhö und Sebostase

Starke individuelle Unterschiede bestehen auch hinsichtlich der Talgproduktion. Dies ist insofern von praktischer Bedeutung, als Patienten mit fetter Haut *(Seborrhö)* eher feuchtigkeitshaltige und austrocknende Pflegeprodukte und Lokaltherapeutika benötigen, während Patienten mit trockener Haut *(Sebostase)* eher fette Präparate brauchen. Ein seborrhoischer Hauttyp zeigt sich durch grobporige Haut v.a. im Gesicht, wobei die Poren den trichterförmig eingezogenen Talgdrüsenausführungsgängen entsprechen. Oft ist die Haut infolge des erhöhten Talgflusses auch fettglänzend. Sebostatische Haut ist dagegen trocken, zeigt oft eine feinlamellöse oder rissförmige Schuppung und wird subjektiv als rau und juckend empfunden.

> **Beachte**
>
> **In der kalten Jahreszeit nimmt die Talgdrüsenaktivität generell ab, sodass im Winter eher mit Sebostase zu rechnen ist als im Sommer.**

1.4.3 Regionale Unterschiede

Die Hautstruktur zeigt nicht nur zwischen verschiedenen Menschen, sondern auch innerhalb eines Individuums große Heterogenität. Je nach Körperregion sind Dicke der Epidermis und v. a. der Hornschicht, Dicke von Dermis und Subkutis sowie Anzahl und Anordnung von Haaren, Talgdrüsen und Schweißdrüsen höchst unterschiedlich. Dies bedingt wiederum ganz verschiedene Voraussetzungen für Keimbesiedelung, Reaktionsformen der Haut, Wirkung von Lokaltherapeutika und Entstehung von Tumoren. In plakativer Analogie zur Geographie wurden die drei markantesten Regionen des Integuments mit den Begriffen der »öligen Tundra des Gesichts, der trockenen Wüste des Rückens und des feuchten Regenwalds der Axilla« belegt.

Kapillitium und Gesicht

Das Kapillitium ist durch das Vorhandensein langer *Terminalhaare* geprägt.

!

- *Lanugohaare* sind feine, dünne Haare, die nur in der Fetalperiode vorkommen und deren Restbestände in den ersten Lebensmonaten ausfallen.
- *Vellushaare* sind kurze, dünne Haare im Gesicht und am Körper.
- Zu den *Terminalhaaren* zählen die kräftigen Haare am Kapillitium und im Bartbereich bei Männern (sog. Langhaare), kräftige Körperhaare des Erwachsenen sowie die Borstenhaare (Wimpern, Augenbrauen, Vibrissen).

Die den Terminalhaaren des Kapillitiums zugehörigen Talgdrüsen sind relativ klein, sodass es kaum je zu einer Behinderung des Talgabflusses kommt. Durch die zahlreichen großen Haarfollikel können Lokaltherapeutika, insbesondere solche in alkoholischer Lösung, sehr gut in die Haut eindringen. Ähnliche Verhältnisse finden sich im Bartbereich bei Männern.

Im Gesicht ist die Größenrelation von Haaren und Talgdrüsen umgekehrt. Sehr große und aktive Talgdrüsen drängen sich um sehr kleine Haarfollikel, die zarte Vellushaare produzieren. Überproduktion von Talg oder eine mikroskopische Verhornungsstörung am Haartalgdrüsenausführungsgang können zu einem Verschluss des Follikels und in der Folge zu *Komedonen* und *entzündlichen Akneläsionen* führen. Der Talgdrüsenreichtum generell äußert sich auch darin, dass eine Seborrhö bevorzugt im Gesicht auftritt und bei manchen Menschen sogar eine Seborrhö in diesem Bereich mit einer Sebostase an Stamm und Extremitäten vergesellschaftet sein kann.

Im Übrigen sind Epidermis und Dermis der Gesichtshaut sehr dünn. Lokaltherapeutika können gut penetrieren, sodass insbesondere mit Kortikosteroiden im Gesicht Zurückhaltung geboten ist.

Stamm

Die Haut des Stammes ist durch eine besonders dicke Dermis gekennzeichnet. Im Übrigen findet sich eine Behaarung, die je nach Geschlecht und Konstitution variiert. Talgdrüsen sind am Stamm mediothorakal an der Vorder- und Hinterseite konzentriert *(vordere* und *hintere Schweißrinne).* Zusammen mit dem Mittelgesicht (Glabella, Nase, Nasolabialfalten) zählen diese Regionen zu den *seborrhoischen Arealen.* Eine Verteilung von Hautveränderungen in diesen Bereichen ist ein Hinweis darauf, dass es sich um eine Erkrankung des seborrhoischen Formenkreises handelt.

Fall 19 *Typische Verteilung*

Ein 17-jähriger Patient klagt über kosmetisch störende Hautveränderungen im Gesicht. Die Inspektion zeigt, dass auch die vordere und die hintere

Schweißrinne am Stamm betroffen sind. Im Einzelnen handelt es sich um diskrete, gelblich-weiße Schuppen auf zart gerötetem Grund, wobei die Läsionen in Form von runden, münz- bis handflächengroßen Herden angeordnet sind.

Kommentar. Die Verteilung über die seborrhoischen Areale (Gesicht, vordere und hintere Schweißrinne) spricht dafür, dass es sich um eine Erkrankung des seborrhoischen Formenkreises handelt. Das Fehlen von Komedonen und entzündlichen follikulären Läsionen schließt eine Akne aus. Rötung und Schuppung ergeben das Bild eines Ekzems, unter Berücksichtigung der Lokalisation kann als *Bild eines seborrhoischen Ekzems* klassifiziert werden.

Stichwörter. *Seborrhoische Areale; seborrhoisches Ekzem.*

Extremitäten

Die Haut der Extremitäten ähnelt im Wesentlichen der des Stammes – mit Ausnahme der Handflächen und Fußsohlen, die eine ganz spezielle Struktur aufweisen. Einerseits ist die Hornschicht hier besonders dick, andererseits fehlen die Haartalgdrüsenfollikel. Durch die dicke Hornschicht sind Handflächen und Fußsohlen sehr resistent gegen Einwirkungen von außen. Kommt es jedoch einmal zu einem Kontaktekzem, so überwiegen Schuppenkrausen oder Hyperkeratosen mit Rhagaden.

Beachte

Findet man an Handflächen oder Fußsohlen umschriebene erythematöse Flecke ohne Veränderungen der darüber liegenden Hornschicht, so handelt es sich mit Sicherheit nicht um eine Kontaktreaktion, sondern um ein »von innen«, d.h. systemisch ausgelöstes Exanthem. Dieses Kriterium kann diagnostisch hilfreich in der Abgrenzung eines generalisierten Kontaktekzems von einer systemischen Arzneimittelreaktion sein.

Lokaltherapeutika penetrieren die Hornschicht an Handflächen und Fußsohlen nur schlecht, sodass etwa bei der palmoplantaren Anwendung von Kortikosteroiden potente fluorierte Derivate in einer penetrationsfördernden Grundlage gegeben werden müssen.

Aufgrund des Fehlens von Haaren und Talgdrüsen kommen an Handflächen und Fußsohlen sämtliche Tumoren, die sich aus diesen Strukturen entwickeln können, nicht vor.

Beachte

Aufgrund des Fehlens von Haartalgdrüsenfollikeln treten u.a. Basaliome und Keratoakanthome nie an Handflächen oder Fußsohlen vor.

Intertrigoregionen und Genitale

Als *Intertrigoregionen* bezeichnet man jene Hautareale, in denen Haut auf Haut liegt und damit ein intertriginöser Raum entsteht. Dies trifft v. a. auf die Achselhöhlen und die Gesäßfalte, aber auch auf die Zehenzwischenräume zu. Aufgrund der behinderten Abdunstung entsteht ein feuchtes Milieu, das die Besiedelung durch *Corynebakterien, Candida* und *gramnegative Keime* ermöglicht. Begünstigt wird das Wachstum dieser Keime noch durch die apokrinen Drüsen der Axillar- und Perigenitalregion, die dort zu einer Unterbrechung des *Säureschutzmantels* der Haut und zu einem alkalischen Milieu führen. Aufgrund dessen sind Intertrigoregionen zu ganz bestimmten kutanen Infektionen prädestiniert.

Fall 20 *Diagnose mit der Nase*

Eine 35-jährige Patientin klagt über hartnäckigen Achselgeruch, der mit diversen Deodorants nicht zu beherrschen sei. Noch bevor sich die Patientin entkleidet, fällt Ihnen ein penetranter, säuerlicher Geruch auf, der nach und nach das Ordinationszimmer füllt. Ein Blick in die Achselhöhle zeigt dann erwartungsgemäß, dass die Achselhaare z. T. wie mit gelblichem Mehl bestäubt bzw. regelrecht eingescheidet aussehen.

Kommentar. Sie klassifizieren als Bild einer *Trichobacteriosis palmellina*. Dabei handelt es sich um eine gar nicht seltene Überwucherung von Corynebakterien, die sich bereits normalerweise in intertriginösen Regionen aufhalten und die infolge bakterieller Zersetzung des Achselschweißes zu dem charakteristischen Geruch führen, der dem Erfahrenen bereits die Diagnose ermöglicht. Rasur der Achselhaare und anschließende antimikrobielle Therapie beseitigen das Problem nachhaltig.

Stichwörter. *Corynebakterien; Trichobacteriosis palmellina.*

Aufgrund der behinderten Abdunstung und der damit verbundenen Mazeration der Hornschicht sind in intertriginösen Räumen i. Allg. keine Schuppen zu sehen. Dies gilt auch für ansonsten exquisit schuppende Dermatosen wie die Psoriasis, die intertriginös nur glatte, evtl. glänzende rötliche Plaques zeigt.

Die Genitalregion ist insofern ausgezeichnet, als die Epidermis des Skrotums und der Labia majora außerordentlich dünn ist.

Beachte

Die Haut des Genitale ist sehr gut permeabel und bedarf daher einer äußerst zurückhaltenden Lokaltherapie. Insbesondere die unkontrollierte Anwendung topischer Steroide kann – so wie bei der Gesichtshaut – rasch zu irreversiblen Nebenwirkungen *(Cutis steroidica medicamentosa)* führen.

Hautnahe Schleimhäute

Zu einer vollständigen Untersuchung bei Hautproblemen gehört auch die Untersuchung der *hautnahen Schleimhäute* (Mund- und Genitalschleimhaut). Durch die fehlende Verhornung scheint die Farbe der unter dem Epithel liegenden Blutgefäße deutlich durch, sodass die normalen Schleimhäute rot imponieren. Eine weißliche Verfärbung ist stets pathologisch und kann Ausdruck eines Belags aus Krankheitserregern und Zelldetritus (z. B. *Candida-Stomatitis,* auch *Mund-Soor*), Ausdruck einer Epithelnekrose (z. B. *Koplik-Flecke* bei Masern) oder Folge einer pathologischen Verhornung bzw. *Leukoplakie* (z. B. mechanisch induzierte *Leukoplakia simplex*) sein.

Aufgrund der fehlenden Hornschicht können sich an den Schleimhäuten kaum je Blasen entwickeln bzw. so lange halten, dass sie auch klinisch beobachtet werden können. Blasenbildende Dermatosen mit Schleimhautbeteiligung (z. B. *Pemphigus vulgaris*) imponieren daher an der Schleimhaut als Erosionen, lediglich fetzige Reste des Blasendaches, die sich vom Rand der Erosion abschieben lassen, weisen auf die ursprüngliche Genese hin.

1.5 Die Haut in Abhängigkeit vom Lebensalter

Die Hautstruktur des Menschen ist vom Säuglingsalter bis zum Senium einem tiefgreifenden Wandel unterworfen. Abgesehen von auf den ersten Blick fassbaren kosmetischen Veränderungen kommt es auch zu Änderungen in den Hautfunktionen und in der Anfälligkeit für bestimmte Krankheiten. Verursacht werden diese Änderungen z.T. durch einen programmierten Alterungsprozess, z.T. aber auch durch Noxen wie UV-Bestrahlung, Zigarettenrauchen, Alkohol oder interne Erkrankungen.

Bemerkenswert ist, dass ein- und dieselbe Krankheit je nach betroffenem Lebensalter unterschiedlich in Erscheinung treten kann. Das klassische Beispiel hiefür ist die Neurodermitis: Sie kommt vom Säuglings- bis zum Greisenalter vor. In der Säuglingszeit finden sich die ekzematischen Läsionen im Gesicht und an den Streckseiten der Extremitäten, im Schulkindesalter vorwiegend in den distalen Extremitätenbeugen, und im Erwachsenenalter wird der Ekzemcharakter oft durch exkoriierte Prurigoknoten abgelöst.

1.5.1 Neugeborenen- und Säuglingsalter

Die Haut des Neugeborenen ist außerordentlich dünn. Topisch applizierte Substanzen werden sehr rasch aufgenommen. Nachdem außerdem beim Neugeborenen die Hautoberfläche in Relation zum Körpergewicht sehr groß ist, können diverse Lokaltherapeutika (z.B. *Salizylsäure, Hexachlorcyclohexan*) zu systemischer Toxizität führen und dürfen daher in dieser Lebensphase nicht angewendet werden.

In den ersten Lebenswochen fehlen außerdem noch eine adäquate Temperaturregulation und eine entsprechende Regulation der Hautdurchblutung. Bei geringen Temperatursprüngen können die Extremitäten livide erscheinen, im Tiefschlaf ist die Gesichtshaut oft auffallend blass, und beim Schreien und Pressen verfärbt sich oft das gesamte Integument in wenigen Sekunden in ein tiefes Rot. Ein diskretes, kleinmakulöses Exanthem tritt in der ersten Lebenswoche häufig auf. Es wird als *Erythema toxicum neonatorum* bezeichnet und klingt spontan ab. Besonderes Augenmerk ist auf eine gelbbraune Verfärbung der Haut, der Ausdruck eines *Neugeborenenikterus* sein kann, zu legen.

Ein spezieller Aspekt der Temperaturregulation bei Säuglingen besteht auch darin, dass das temperaturabhängige Schwitzen nicht über Stamm und Extremitäten, sondern in erster Linie über die Kopf- und Gesichtshaut erfolgt. Es ist stets darauf zu achten, dass die Abdunstung in diesen Regionen nicht behindert wird. Dies könnte einerseits dann geschehen, wenn das Kind immer auf dem Bauch liegt und damit die Stirne bedeckt ist, andererseits aber auch dann, wenn zu fette Pflegesalben verwendet werden. Dieser Aspekt ist auch deshalb wichtig, weil zurzeit eine Erhöhung der Körpertemperatur als einer der möglichen Auslöser des plötzlichen Säuglingstodes *(SIDS, »sudden infant death syndrome«)* diskutiert wird.

> **Merke**
> **Bei Säuglingen kann die großflächige Anwendung fetter Externa durch Behinderung der Abdunstung zum Wärmestau führen.**

In den ersten Lebenstagen stellt sich oft eine groblamelläre Schuppung an Stamm und Extremitäten ein. Hierbei handelt es sich um ein physiologisches Phänomen. Als abwendbar gefährlicher Verlauf ist im Auge zu behalten, dass dies selten einmal Ausdruck einer angeborenen Verhornungsstörung *(Ichthyose)* sein kann.

Große Sorgen macht es den Eltern oft, wenn sie beim Säugling Gefäßmale im Gesicht entdecken.

Fall 21 *»Ist mein Kind für sein ganzes Leben entstellt?«*

Eine besorgte Mutter stellt Ihnen ihr Neugeborenes unmittelbar nach der Entlassung aus der Entbindungsstation vor. Sie ist beunruhigt wegen eines Feuermales. Sie sehen diskrete, scharf umschriebene Erytheme mit Teleangiektasien an der Glabella, an beiden Oberlidern und im Nacken. Die Verteilung ist symmetrisch. Sie klassifizieren als medianen Naevus flammeus. Die Prognose ist gut. Sie können der Mutter ihre Sorgen nehmen.

Kommentar. Ein medianer, symmetrisch um die Mittellinie verteilter Naevus flammeus ist bei Neugeborenen häufig zu beobachten. Im Allgemeinen erfolgt die vollständige Rückbildung innerhalb von 2–3 Jahren.

Stichwort. *Naevus flammeus.*

Der *mediane Naevus flammeus* betrifft v. a. Glabella, Oberlider und Nacken. Die Läsionen im Gesicht bilden sich langsam zurück und sind im 3. Lebensjahr meist nicht mehr zu sehen bzw. treten allenfalls beim Schreien und Weinen noch vorübergehend hervor. Im Schulalter sind sie regelmäßig verschwunden. Auch die Läsionen im Nacken bilden sich im Kleinkindalter großteils zurück, treten aber teilweise im Erwachsenenalter wieder hervor. Sie sind jedoch in der Regel von Haaren bedeckt und kosmetisch bedeutungslos. Der mediane Naevus flammeus ist nie mit Missbildungen assoziiert.

Anders ist ein *lateraler Naevus flammeus* zu werten, der streng halbseitig auftritt und sich an das Ausbreitungsgebiet eines Trigeminusastes halten kann. Diese sehr seltene Fehlbildung zeigt keine Rückbildungstendenz, sodass in späteren Jahren eine Lasertherapie in Betracht kommt. Außerdem kann ein lateraler Naevus flammeus mit Gefäßmissbildungen im Auge und in den Meningen assoziiert sein.

Hämangiome sind im Gegensatz zu den rein makulösen Naevi flammei papulös erhabene Läsionen. Sie entwickeln sich oft erst einige Wochen nach der Geburt. Bemerkenswert ist, dass sie initial sogar als anämische Flecke imponieren können. Bei raschem Wachstum kommen Kryotherapie oder Lasertherapie zur Anwendung.

Gelegentlich findet man auf dem Kapillitium, meist hoch parietal, einen münzgroßen, haarlosen, gelblichen Plaque mit etwas vergröberter Hauttextur. Es handelt sich dabei um einen *organoiden Nävus* (Epidermalnävus oder Talgdrüsennävus).

Die Läsion ist an sich harmlos, im mittleren Erwachsenenalter kann sich aber evtl. ein Basaliom in diesem Bereich entwickeln. Eine allfällige operative Therapie hat Zeit bis nach der Pubertät.

Kongenitale Nävuszellnävi können bis zu mehreren Zentimetern groß sein. Sie sind anfangs oft hellbraun und fast im Niveau der Haut gelegen und werden erst im Lauf der ersten Monate dunkelbraun, papillomatös und behaart. Wegen eines gewissen Risikos zur Entwicklung eines Melanoms, die bei kleinen kongenitalen Nävuszellnävi (< 2 cm) allerdings erst im Erwachsenenalter zu befürchten ist, sollten regelmäßige Kontrolluntersuchungen erfolgen und eine eventuelle Exzision vor Schuleintritt oder vor der Pubertät ins Auge gefasst werden.

Häufig findet man im Säuglingsalter Atopiezeichen. Typisch sind gelbliche Schuppen am Kapillitium sowie Papeln und Bläschen an den Wangen. Letztere treten typischerweise ab der 5. Lebenswoche auf und bilden sich im Laufe des 3. Lebensmonats langsam wieder zurück. Die genannten Manifestationen remittieren spontan und bedürfen keiner Therapie. Sie können unter Flaschennahrung ebenso wie bei gestillten Kindern auftreten und stellen keine Notwendigkeit zur Ernährungsumstellung dar.

Ab dem 3. bzw. 4. Lebensmonat können bereits typische Manifestationen eines *atopischen Ekzems* mit ekzematösen und verkrusteten Herden am Kapillitium und im Gesicht auftreten.

Ein spezielles Problem des Säuglingsalters ist die *Windeldermatitis*. Sie tritt meist durch toxische Einwirkung von Stuhl- und Harnbestandteilen (Lipasen, Trypsin, Ammoniak) auf. Dies kann einerseits durch zu seltenen Wechsel der Windel, andererseits auch durch eine vorübergehende Diarrhö ausgelöst werden. Typischerweise sind die konvexen Kontaktstellen der Haut mit der Windel betroffen, während die Hautfalten ausgespart sind. Candidabesiedelung, die zusätzlich auftreten kann, äußert sich durch Satellitenläsionen in der Umgebung, die als Pusteln und stecknadelkopfgroße Schuppenkrausen imponieren.

Die Therapie besteht in der Verwendung von Einmalwindeln, Reinigung des Gesäßes mit Creme-getränkten Tüchern, sorgfältiges Abtrocknen und Abdecken mit einer fetten, weichen Paste. Zusätzlich kann es hilfreich sein, das Baby immer wieder einmal eine Viertelstunde ohne Windel zu lassen. Bei manifestem Candidabefall (Soor) sind topische Antimykotika in Pastengrundlage empfehlenswert, fallweise auch eine orale Therapie mit einem nicht-resorbierbaren Antimykotikum.

Manche Kinder zeigen im ersten Lebensjahr eine Wachstumsstörung einzelner Zehennägel, insbesondere an den Großzehen. Zumeist handelt es sich um die *Großzehennageldystrophie der Kleinkinder*, die sich nach einigen Jahren wieder gibt. Wichtig ist, dass diese harmlose vorübergehende Dystrophie nicht mit einer *Onychomykose* verwechselt wird (bei Kindern kommen Onychomykosen praktisch nie vor) und nicht eine überflüssige antimykotische Therapie durchgeführt wird.

1.5.2 Klein- und Schulkindesalter

Die meisten Nävuszellnävi sind nicht angeboren, sondern treten im Klein- und Schulkindesalter auf. Sie beginnen als kleine, dunkelbraune Flecke, die langsam wachsen, bis sie etwa eine horizontale Ausdehnung von 5 mm erreichen. Im Laufe der nächsten Jahre werden die Läsionen langsam erhaben.

Manchmal wird auch eine angeborene Pigmentierungsstörung erst im Kleinkindesalter manifest. Gar nicht so selten sieht man annähernd segmental ausgebreitete diskrete Hyper- oder Hypopigmentierungen. Zumeist handelt es sich um harmlose Hautveränderungen, die nicht mit anderen Anomalien vergesellschaftet sind. Bei geringstem Zweifel ist jedoch die kinderärztliche, insbesondere auch die kinderneurologische Abklärung anzuraten. Gleiches gilt für Café-au-lait-Flecke: Vereinzelt kommen sie häufig vor, sind jedoch mehr als 6 davon zu finden, so besteht der dringende Verdacht auf eine *Neurofibromatose Typ 1.*

Typische Hautkrankheiten des Klein- und Schulkindesalters sind Infektionen. Häufig sind systemische Virusinfektionen mit makulösen Exanthemen, die morbilliform oder rubeoliform imponieren können. Sie verlaufen in der Regel selbstlimitiert.

Beachte

Erythematös-makulöse Exantheme im Kindesalter sind meist durch Virusinfekte bedingt. Arzneimittelreaktionen sind extrem selten.

Unter den Infektionen der Haut dominieren in dieser Lebensphase *vulgäre Warzen*, die durch humane Papillomviren hervorgerufen werden, sowie *Mollusca contagiosa* durch Poxvirus mollusci, die insbesondere bei Atopikern gehäuft auftreten.

Unter den bakteriellen Infektionen ist die streptogene oder staphylogene *Impetigo contagiosa* häufig und innerhalb dieser Altersgruppe hochinfektiös. Es kommen auch Pilzinfektionen vor. Hierbei dominieren *zoophile Mykosen*, d.h. Pilze, die von Tieren (Katze, Hund, Meerschweinchen, Kalb) auf den Menschen übertragen werden. Diese äußern sich entweder als kreisförmige, randständig schuppende Herde am Stamm und im Gesicht *(Trichophytia superficialis)* oder durch tief reichende, abszedierende Knoten am Kapillitium *(Trichophytia profunda)*, die in dieser Form nur im Kindesalter vorkommen. *Anthropophile* oder *geophile Mykosen*, die wenig entzündliche Läsionen, insbesondere Interdigitalmykosen am Fuß, verursachen, kommen in der Kindheit fast nicht vor.

Unter den Ekzemkrankheiten dominiert die Neurodermitis. Allergische Kontaktekzeme sind in dieser Lebensphase extrem selten.

Im Kleinkindes- und Schulalter steht die Haut nur unter sehr geringer hormoneller Stimulation. Die Talgdrüsen bleiben klein, die Haut neigt zur Austrocknung und seborrhoische Erkrankungen kommen kaum vor. Weiters haben die apokrinen Drüsen ihre Tätigkeit noch nicht aufgenommen, was sich durch weitgehendes Fehlen von Körpergeruch äußert. Diese Tatsachen sollten bei der Hautpflege in diesem Alter berücksichtigt werden: Eine tägliche intensive Ganzkörperwäsche mit Seife oder aggressiven Detergenzien ist überflüssig und kann zur manifesten Austrocknung, ja sogar zur Auslösung eines Neurodermitisschubes führen. Jeden Tag ein kurzes, lauwarmes Bad, bei dem der Gebrauch von Seife auf Gesäß und Hände beschränkt bleibt, genügt vollauf.

1.5.3 Jugendalter

Wesentliche Umstellungen in der Hautphysiologie sind in dieser Lebensphase durch die beginnende endokrine Aktivität der Keimdrüsen bedingt. Diese wirkt sich insbesondere auf die Talgdrüsen aus, sodass *Seborrhö*, *Acne vulgaris* und *seborrhoische Dermatitis* typischerweise in diesem Alter auftreten. Durch die gesteigerte Aktivität der apokrinen Drüsen und die Entwicklung der Scham- und Axillarhaare kommt es auch zu einer Zunahme des Körpergeruchs, sodass intensivere Hygiene und erstmals deodorierende Maßnahmen notwendig werden können.

Die hormonell gesteuerte Entwicklung von Fettpolstern, insbesondere bei Mädchen, kann zur Entstehung von *Striae distensae* führen, die als physiologisches Phänomen zu betrachten sind. Prädilektionsstellen sind die Brust und die Innenseite der Oberschenkel.

Kontaktallergien treten ebenfalls im Jugendalter zunehmend in Erscheinung. Am häufigsten ist die Nickelkontaktallergie, die sich oft als erstes als Unverträglichkeit gegen Modeschmuck äußert. Duftstoffe stellen weitere häufig verbreiterte Kontaktallergene dar.

Im Jugendalter ist auch mit dem Auftreten bestimmter Infektionskrankheiten zu rechnen. Besonders zu erwähnen ist das *Pfeiffer-Drüsenfieber (Mononukleose)*, eine Infektion mit dem Ebstein-Barr-Virus. Sie beginnt typischerweise mit Halsschmerzen, die als bakterielle Tonsillitis fehlgedeutet werden. Wird in dem Zusammenhang ein β-Laktam-Antibiotikum verordnet, tritt fast regelhaft ein intensives makulopapulöses Exanthem auf.

Weiters ist zu beachten, dass im Jugendalter auch bereits sexuell übertragbare Krankheiten zu berücksichtigen sind, wobei die diesbezüglichen anamnestischen Angaben meist noch weniger verlässlich sind als im Erwachsenenalter.

Ein charakteristisches Problem hochgewachsener adoleszenter Buben ist die Entstehung eines *Unguis incarnatus* der Großzehe mit äußerst chronischem Verlauf.

1.5.4 Erwachsenenalter

Das Erwachsenenalter ist hinsichtlich der Haut von mehrfacher Seite betroffen: Kosmetisch störende Veränderungen, die sich im Laufe des Lebens entwickeln, werden manifest. Viele klassische Dermatosen wie z.B. die Psoriasis oder Autoimmunkrankheiten kommen in der Jugend nur selten vor und bevorzugen das Erwachsenenalter. Die Haut kann weiters Veränderungen im Rahmen systemischer Krankheiten wie Leber- und Nierenerkrankungen zeigen. Schließlich ist im Erwachsenenalter mit dem Auftreten von Hauttumoren, v. a. des Melanoms, aber auch bereits der altersassoziierten epithelialen Hauttumoren, zu rechnen.

Zu den kosmetisch störenden Veränderungen zählen eine beginnende Schlaffheit des Gewebes mit Faltenbildung im Gesicht. Hier sind v. a. die *Krähenfüße* der Periorbitalregion die erste Manifestation. Durch eine spezielle Architektur der subkutanen Septen und der fokalen Zunahme von Fettgewebe kommt es v.a. bei Frauen zur sog. *Zellulitis (Orangenhaut)* am Gesäß und an den Oberschenkeln. Als störend werden weiters Teleangiektasien im Gesicht, eine charakteristische perifollikuläre, netzartige Rötung am Hals, fleckige Pigmentierungen im Gesicht *(Chloasma)* und Besenreiservarizen an den Beinen empfunden.

Ein besonderes kosmetisches Problem stellt der Haarverlust dar, der bei vielen Männern anlagebedingt regelhaft auftritt und zu individuell sehr unterschiedlichen Belastungssituationen führen kann.

Unter den klassischen Dermatosen sind neben Psoriasis, bullösen Autoimmunerkrankungen und Kollagenosen v. a. Intoleranzreaktionen zu erwähnen. Einerseits handelt es sich dabei um Kontaktreaktionen gegen Umweltstoffe, evtl. auch aus dem beruflichen Umfeld, die zu chronischen Ekzemen führen. Ekzeme sind die mit Abstand häufigsten Berufsdermatosen. Zunehmend spielen auch Intoleranzreaktionen gegen Medikamente eine Rolle, deren Gebrauch im Erwachsenenalter zunimmt.

Beachte

Makulopapulöse Exantheme sind im Erwachsenenalter sehr oft durch Arzneimittel bedingt, während es sich in der Kindheit und Jugend meist um Virusexantheme handelt.

Unter den Infektionskrankheiten sind im Erwachsenenalter der Herpes zoster, das Erysipel und die Fußmykose besonders häufig.

Lebererkrankungen äußern sich durch *Teleangiektasien* im Gesicht sowie durch *Spinnennävi* (Gefäßsternchen) und durch eine leicht verletzliche Haut, die zu kutanen Blutungen neigt *(Purpura hepatica)*. Ein Diabetes mellitus kann Ursache einer Rubeosis faciei sowie von multiplen weichen Fibromen am Hals und an den Achselfalten sein.

Unter den Tumoren nimmt das Melanom den wichtigsten Platz in dieser Alterskategorie ein, weil es seinen Häufigkeitsgipfel im mittleren Lebensalter hat. Epitheliale Hauttumoren *(aktinische Keratose, Basaliom, spinozelluläres Karzinom)* bevorzugen zwar meist das fortgeschrittene Lebensalter, können aber bereits ab dem 4. Lebensjahrzehnt auftreten. Hierfür sind nicht nur extreme Besonnungsgewohnheiten, sondern auch individuelle Unterschiede in den Reperaturmechanismen UV-getriggerter DNS-Schäden und eine unterschiedlich starke immunsupprimierende Wirkung des UV-Lichts bei einzelnen Menschen verantwortlich.

1.5.5 Hohes Lebensalter

Das zentrale Hautproblem im hohen Lebensalter sind die Alterungsvorgänge der Haut im engeren Sinn. Man unterscheidet zwischen einer natürlichen Hautalterung und einer UV-getriggerten Hautalterung.

Die natürliche Hautalterung entsteht ohne nennenswerte UV-Einwirkung und tritt auch an bedeckten Körperstellen auf. Die Haut wird hierbei dünner, blasser, und zeigt eine feine Fältelung. Die UV-induzierte Hautalterung führt dagegen zu einem gelb-bräunlichen Hautkolorit mit groben, tiefen Furchen, v. a. im Gesicht und im Nacken. Im Nacken treten charakteristische diagonal verlaufende Furchen auf *(Cutis rhomboidalis nuchae)*. Der gelbe Farbton wird durch eine Degeneration der elastischen Fasern *(senile Elastose)* hervorgerufen. Degenerative Veränderungen des Bindegewebes betreffen auch die dermalen Blutgefäße, sodass es insbesondere an Handrücken und Unterarmen oft nach Minimaltraumata oder spontan zu münzgroßen, scharf begrenzten Hämorrhagien *(Purpura senilis)* kommt. Weiters entwickeln sich kleine, sternförmige Närbchen *(Pseudocicatrices stellaires)*. Oft treten braune Flecke *(Lentigines solares)* hinzu (Abb. 1-5).

Die senile Elastose, insbesondere die Grobfaltigkeit im Gesicht, wird durch Zigarettenrauchen aggraviert, sodass der Erfahrene einem älteren Menschen mit ziemlicher Sicherheit auf den Kopf zusagen kann, ob er Raucher oder Nichtraucher war. Pfeifenrauchen wiederum führt speziell zu Teleangiektasien an der Wange. Purpura senilis und Pseudocicatrices stellaires werden durch Lebererkrankungen, oft infolge unmäßigen Alkoholkonsums, verstärkt.

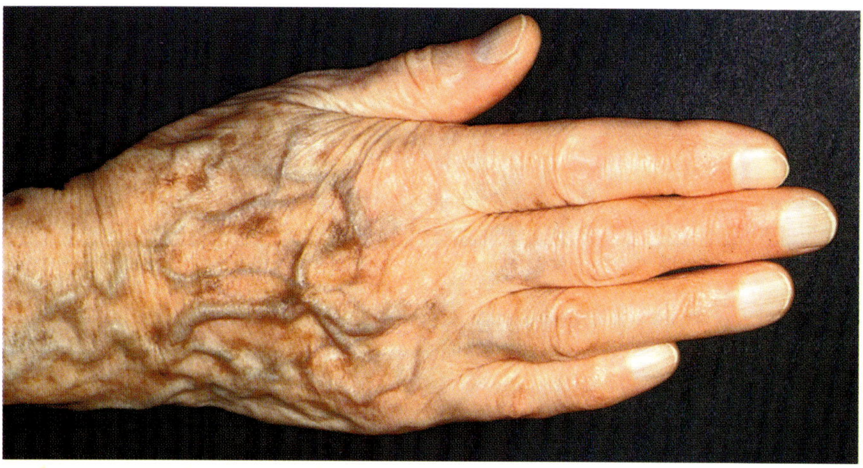

Abb. 1-5. Die Altershaut zeigt Atrophie – die Venen sind vermehrt sichtbar – und scharf begrenzte, hellbraune Flecke, sog. Lentigines seniles

Fall 22 *Alterskosmetik*

Eine 70-jährige Patientin klagt über ihr Äußeres. Das Gesicht zeigt grobe Falten, das Hautkolorit ist gelbbraun, an Unterarmen und Handrücken findet man multiple fingernagelgroße, scharf begrenzte hellbraune Flecke, im Gesicht mehrere münzgroße scharf begrenzte Erytheme mit Schuppen und diskreten Hyperkeratosen. Die Patientin fragt um Rat, was sie gegen diese »schreckliche Haut«, wie sie es nennt, tun könnte.

Kommentar. Die Hautveränderungen repräsentieren typische Altersveränderungen: Senile Elastose, multiple Lentigines solares an den Armen, einige aktinische Keratosen im Gesicht. Sie eruieren anamnestisch, wie weit hier nur verstärkte Sonnenexposition oder wie weit auch Zigarettenrauchen im Spiel war. Beide Noxen sollten in Hinkunft vermieden werden, auch wenn davon keine Besserung des derzeitigen Zustandes erwartet werden kann. Aus medizinischer Sicht ist lediglich eine Therapie der aktinischen Keratosen (Abtragung und Elektrokoagulation oder Kryotherapie) indiziert. In kosmetischer Hinsicht kommen *Skin-resurfacing-Techniken*, z. B. in Form eines *Fruchtsäurepeelings* oder einer *ultrahochgepulsten* CO_2*-Lasertherapie* in der Hand des Spezialisten in Betracht. Die letztgenannten Methoden führen auch zu einer Ablation der aktinischen Keratosen, sodass sowohl das medizinische als auch das kosmetische Ziel in einer Sitzung erreicht werden kann.

Stichwörter. *Altershaut; senile Elastose; aktinische Keratose; Purpura senilis.*

Merke

Die natürliche Hautalterung führt zu feinen, zarten Fältchen, die sonneninduzierte Hautalterung zu tiefen, groben Furchen. Letzteres wird durch Zigarettenrauchen verstärkt.

Ein Nachlassen der Talgproduktion im höheren Lebensalter ist für eine erhöhte Neigung zu Exsikkationsekzemen verantwortlich.

Ein großes Problem für den alten Menschen stellen die Durchblutungsstörungen dar. Quantitativ überwiegen venöse Durchblutungsstörungen mit chronisch-venöser Insuffizienz an den Beinen, die meist als postthrombotisches Syndrom, oft Jahre oder Jahrzehnte nach klinisch nicht erkannter Beinvenenthrombose, auftreten. Die klassische Manifestation ist das *Ulcus cruris venosum* an der Medialseite des Unterschenkels inmitten einer derben, lipodermatosklerotischen, hyperpigmentierten Umgebung.

Die periphere arterielle Verschlusskrankheit führt zu trophischen Störungen an den Füßen mit glatter, rötlich glänzender Haut an den Zehenkuppen, Verlust der Terminalbehaarung and Zehen- und Fußrücken und in der Folge oft zu Nekrosen an Ferse und Zehenkuppen oder zu skelettierenden Ulzera an den Unterschenkeln.

Bei Bettlägrigkeit aufgrund von internistischen oder neurologischen Erkrankungen treten oft Dekubitalgeschwüre präsakral und über den Trochanteren auf, die intensiver Pflege mit Spezialmatratzen bedürfen.

1.6 Umwelteinflüsse

1.6.1 Jahreszeit und Klima

Der Wechsel der Jahreszeiten in unseren gemäßigten Zonen übt einen nicht zu unterschätzenden Einfluss auf die Haut aus. Weiters ist zu berücksichtigen, dass sich im Zuge des Fernreisebooms vielfach eine kurzfristige Exposition gegenüber Klimaeinflüssen ergibt, die mit besonderen Risiken, insbesondere infektiöser Natur, verbunden ist. Nicht zuletzt kommt dem Klima auch eine therapeutische Bedeutung zu, weil in manchen dermatologischen Indikationen eine Klimatherapie zum traditionellen und bewährten therapeutischen Rüstzeug gehört.

Sommer

Die warme Jahreszeit führt v. a. zu einer vermehrten Aktivität der ekkrinen Schweißdrüsen und – in Relation zum Winterhalbjahr – auch der Talgdrüsen. In der Folge kommt es vermehrt zur Mazeration der Haut, insbesondere interdigital an den Füßen sowie in den übrigen Intertrigoregionen. Typischerweise kann eine seborrhoische Dermatitis durch feuchte Hitze ausgelöst oder verschlechtert werden.

Eine mazerierte Epidermis wird leichter von Krankheitserregern besiedelt. Typisch sind die *Tinea pedum* sowie die *großblasige, staphylogene Impetigo*, die gehäuft im Sommer auftreten.

Exzessives Schwitzen, wie es gelegentlich bei feuchtwarmem Wetter zusammen mit einem fieberhaften Infekt auftritt, kann sich an der Haut als *Miliaria cristallina* manifestieren. Dabei kommt es innerhalb weniger Stunden zu zahlreichen wasserklaren, stecknadelkopfgroßen prallen Bläschen v. a. am Stamm. Zusätzlich ausgelöst werden kann diese Reaktion durch die Applikation von zu fetten Externa, weil das zu einer temporären Abflussbehinderung im Schweißdrüsenausführungsgang *(Akrosyringium)* führen kann.

Nicht zu vergessen ist die Bedeutung des Pollenflugs in der warmen Jahreszeit. Abgesehen von der Schleimhautsymptomatik mit Konjunktivitis und Rhinitis sowie evtl. allergischem Asthma können Pollen auch ein Triggerfaktor für die *atopische Dermatitis* sein. Charakteristisch hiefür ist die Konzentration der Hautveränderungen auf die offen getragenen Hautpartien (Gesicht und Arme) und die Verschlechterung der Hautveränderungen nach Aufenthalt im Freien.

Winter

Im Winter sind 2 wesentliche Faktoren zu beachten: Die Aktivität der Talgdrüsen nimmt ab und die Kälte selbst beeinflusst direkt die Hautdurchblutung.

Die verminderte Talgdrüsenaktivität erhöht die Bereitschaft zur Austrocknung der Haut mit rissiger Hornschicht, deren makroskopisches Bild an die gesprungene Glasur einer griechischen Vase erinnert. Kommt es zusätzlich zur Entzündung mit

Rötung entlang der rissförmigen Schuppungen und zellulärer Infiltration, so liegt ein regelrechtes Ekzem vor.

Fall 23 *»Ich glaube, ich habe einen Pilz!«*

Eine 60-jährige Patientin sucht Sie wegen dieser Befürchtung auf. Die Patientin ist durch juckende, schuppende Hautveränderungen an der Flanke, am Gesäß und an den Unterschenkeln irritiert. Sie sehen eine auffallend trockene, schuppende Haut, wobei die Schuppung in den genannten Arealen ein Gitternetz von Rissen umgibt und entlang der Risse auch eine diskrete Rötung zu erkennen ist. Gezielte Befragung ergibt, dass ähnliche Hautveränderungen stets im Winter auftreten, dass diese aber in den letzten Jahren deutlich schwerwiegender geworden sind. Außerdem klagt die Patientin über zunehmende Kälteintoleranz. Wenn sie vom Einkaufen nach Hause kommt, stellt sie sich am liebsten gleich unter die heiße Dusche oder nimmt ein heißes Bad.

Kommentar. Es liegt ein klassisches Exsikkationsekzem vor. Auslösende Faktoren sind die kalte Jahreszeit mit verminderter Talgdrüsenaktivität, trockener Außenluft und trockener Luft in zentralgeheizten Räumen sowie zusätzliche Austrocknung der Hornschicht durch häufige und lange Anwendung heißen Wassers. Die Zunahme der Beschwerden in den letzten Jahren könnten auch durch eine Epidermisatrophie im Rahmen eines postmenopausalen Östrogenmangels zurückzuführen sein.

Die empfohlenen Maßnahmen umfassen ausreichend warme Kleidung mit Baumwollunterwäsche bei Kälteexposition, Ersetzen des Duschens durch ein lauwarmes Bad mit einem rückfettenden Badezusatz und die Verordnung einer fetten Pflegesalbe, die unmittelbar nach dem Bad aufgetragen werden soll. Nicht zu vergessen ist, dass die Patientin darüber aufgeklärt wird, dass es sich nicht um eine Pilzinfektion handelt und keine Ansteckungsgefahr für die Umgebung besteht. Abschließend kann auch eine Überweisung zum Frauenarzt in Hinblick auf eine Hormonersatztherapie erwogen werden.

Stichwort. *Exsikkationsekzem.*

Das *Austrocknungsekzem (Exsikkationsekzem)* betrifft v. a. die Streckseiten der Extremitäten, die Flanken und das Gesäß. Juckreiz und Schuppung lassen die Betroffenen manchmal einen Pilz oder eine Allergie vermuten. Als wesentliche Faktoren sind oft langes, heißes Duschen oder Baden zu erheben.

Temperatursprünge zwischen trockener, kalter Luft einerseits und heißem Wasser andererseits können im Winter auch zur Verschlechterung eines *Handekzems* führen.

Rhagaden in einer trockenen Haut begünstigen das Angehen bakterieller Infektionen. Eine typische solche Manifestation in der kalten Jahreszeit ist die *kleinblasige, streptogene Impetigo*, die oft im Anschluss an einen Infekt des oberen Respirationstrakts mit eitriger Rhinitis bei Kindern auftritt.

> **Merke**
> **Die kleinblasige, meist streptogene Impetigo tritt vorwiegend im Winter auf, die großblasige, meist staphylogene Impetigo dagegen im Sommer.**

Im Winter wird man immer wieder auch mit direkten Kälteschäden konfrontiert. Erfrierungen enstehen insbesondere dadurch, dass die Kälte einen anästhesierenden Effekt hat und daher der Kälteschaden erst nach Wiedererwärmung entdeckt wird. Oft wird die Gefahr des Kontaktes mit kalten Gegenständen, etwa beim Montieren von metallenen Autoschneeketten mit bloßen Händen, unterschätzt.

Übergangszeit

Funktionelle Durchblutungsstörungen manifestieren sich oft weniger in der kalten Jahreszeit, sondern zu Zeiten mit Temperaturen knapp über dem Gefrierpunkt, oft in Verbindung mit besonders feuchtem Wetter. Die häufigste Manifestation sind die *Frostbeulen (Perniones)*, die v. a. bei Frauen mit pastösen Unterschenkeln und Neigung zur Akrozyanose auftreten. Sie sind v. a. an den Fingerknöcheln und an den Zehen lokalisiert.

Auch das *Erythema induratum (Nodularvaskulitis)*, eine Dermatosen mit ulzerierenden Knoten am Unterschenkel, bevorzugt die Übergangszeit und betrifft ebenfalls in erster Linie Patientinnen mit funktioneller Durchblutungsstörung.

Eine weitere Erkrankung, die speziell im Frühjahr einen Häufigkeitsgipfel hat, ist die *Rosazea (Kupferfinne)*. Dieser Häufigkeitsanstieg könnte einerseits auf die beginnende Sonneneinwirkung – die Rosazea wird durch UV-Licht verschlechtert – zurückzuführen sein. Andererseits wird aber auch darüber diskutiert, dass zwischen Rosazea und Helicobacter-Besiedelung des Magens ein Zusammenhang bestünde und der Häufigkeitsgipfel im Frühjahr evtl. mit der Prävalenz von Ulcera ventriculi zur gleichen Jahreszeit erklärt werden könnte.

Fernreisen

Besondere mit dem Klima assoziierte Belastungen ergeben sich aus der in den vergangenen Jahrzehnten zunehmenden Fernreisetätigkeit. Während trockene, heiße Klimazonen kaum je Hautprobleme verursachen, sind die feuchten, heißen Klimazonen oft eine echte Gefahr.

Das Zusammenwirken von Hitze, hoher Luftfeuchtigkeit und demenstprechendem Schwitzen führt zur Mazeration und damit zu einem erleichterten Angehen von mykotischen und bakteriellen Infektionen. An sich harmlose Keime können unter subtropischen Bedingungen zu problematischen Verläufen führen: *Ekthymata*, tiefreichende, hartnäckige Gewebsdefekte meist an den Unterschenkeln, sind wie die Impetigo unserer Breiten durch Staphylokokken und Streptokokken bedingt. In feuchtwarmen Klimazonen führen die beiden Krankheitserreger oft zu der genannten Komplikation.

Zusätzlich ist zu berücksichtigen, dass in warmen Ländern viele Krankheitserreger vorkommen, die bei uns nicht heimisch sind, darunter viele Parasiten. Zu diesen »Urlaubsdermatosen« zählen u. a. *Leishmaniose* (solitärer ulzerierender Knoten an frei getragenen Hautstellen), *Myiasis* (intrakutane Implantation von

Fliegenlarven) und *Onchozerkose* (*Flussblindheit*; eine kutane und systemische Infektion mit Fadenwürmern). Diese Erkrankungen werden bei uns natürlich äußerst selten beobachtet. Erhöhte Aufmerksamkeit diesbezüglich ist jedoch bei Personen mit großer Reiseaktivität erforderlich, sodass bei schwer klassifizierbaren, atypischen Hautmanifestationen umgehend ein Spezialist zugezogen werden soll.

Die klimatische Umgebung kann nicht nur negative Einflüsse auf die Haut haben, sondern kann auch therapeutisch genutzt werden. Für Hauterkrankungen am wichtigsten sind das Meeresklima für Psoriasis- und Neurodermitispatienten sowie das Hochgebirge speziell für Allergiker, nicht zuletzt wegen der Verringerung der Hausstaubmilbenbelastung mit zunehmender Höhe. Beim Meeresklima kommen Sonne, Salzwasser und oft sehr trockene Luft zusammen. Extrem ist dieses Klima am Toten Meer verwirklicht, sodass dieses ein begehrtes Ziel für einen Kuraufenthalt v. a. für Psoriatiker darstellt.

Klimakuren können durchaus einen wesentlichen Beitrag zur Heilung leisten. Dabei ist zu beachten, dass bei einer Klimatherapie neben den unmittelbaren therapeutischen Einflüssen noch viele andere Faktoren eine Rolle spielen: Herauskommen aus der gewohnten Umgebung, abschalten können, zusammensein mit Menschen mit ähnlichen Problemen, Urlaubsstimmung und Entspannung sind mindestens ebenso wichtig wie die unmittelbaren klimatisch-physikalischen Effekte. Daher sollte man bei Patienten mit entsprechenden objektiven Befunden und subjektivem Leidensdruck einen Kurantrag durchaus unterstützen. Die komplexe Heilwirkung eines Kuraufenthalts kann durch eine simple Übertragung diverser Therapiemodalitäten (Lichttherapie, Solebäder) in eine Arztpraxis in unseren Breiten nicht vollständig ersetzt werden.

1.6.2 Sonnenbestrahlung

Die Sonnenbestrahlung, in erster Linie die UV-Bestrahlung, aber auch Wellenbereiche des sichtbaren Lichts, üben einen erheblichen Einfluss auf die Haut aus. Dies äußert sich in physiologischen Reaktionen einerseits, andererseits aber auch in der Auslösung und Verstärkung von entzündlichen Hauterkrankungen, in der Induktion von Altersveränderungen und schließlich in der Entstehung von gut- und bösartigen Hauttumoren. Lichtschutzmittel können die negativen Folgen nur zum Teil verhindern.

Strahlenspektrum

Von Bedeutung sind das *sichtbare Licht* (Wellenlänge 400–700 nm), die *UVA-Strahlung* (320–400 nm) und die *UVB-Strahlung* (280–320 nm). Auf der Erdoberfläche macht das sichtbare Licht den größten Anteil aus, UVA den zweitgrößten und UVB den geringsten – allerdings ist das UVB-Licht aufgrund der höheren Energie physiologisch weitaus wirksamer.

UVB-Strahlen werden durch Fensterglas, Windschutzscheiben und bedeckten Himmel effektiv gefiltert.

> **Merke**
> **Tritt eine sonneninduzierte Hautveränderung auch hinter Glasscheiben oder bei Bewölkung auf, so kann davon ausgegangen werden, dass das Aktionsspektrum im UVA- oder sichtbaren Bereich liegt.**

Dies ist insofern von großer praktischer Bedeutung, als ein effizienter Schutz gegen UVA und sichtbares Licht weitaus schwieriger zu bewerkstelligen ist als gegen UVB.

Eine genaue Abklärung kann vom Spezialisten durch eine *Lichttestung* mit verschiedenen Wellenlängen durchgeführt werden.

Physiologische Auswirkungen der Sonnenbestrahlung

Eine ganz wichtige, förmlich lebensnotwendige Auswirkung der UV-Bestrahlung auf die Haut ist die Vitamin-D-Synthese. Sie wird durch relativ kurzwelliges UV-Licht ausgelöst. Fehlt eine ausreichende UV-Exposition im Säuglingsalter, so kann Rachitis auftreten. Mehrmals wöchentlicher Aufenthalt im Freien bei gelegentlichem Sonnenschein, der auf Gesicht und Hände einwirkt, kann i. Allg. als ausreichend angesehen werden. Sicherheitshalber ist es jedoch üblich, im ersten Lebensjahr kleine Dosen von Vitamin D oral zuzugeben.

Eine weitere, nicht zu unterschätzende positive Auswirkung der Sonnenbestrahlung ist jene auf die Stimmungslage. Viele Menschen kommen bei Sonnenschein in eine bessere Stimmung. Im Extremfall können das kurze Tageslicht und die lange Dunkelheit in der kalten Jahreszeit bei einzelnen Menschen eine regelrechte *Winterdepression* auslösen, die man sogar mit künstlicher Lichtbestrahlung zu behandeln versucht.

Die offensichtlichste physiologische Wirkung der Sonnenstrahlen auf die Haut ist die Induktion einer Melaninpigmentierung, die einen Schutz gegen weitere UV-Exposition gewährleistet. Die Pigmentierung wird sowohl durch UVA als auch durch UVB ausgelöst, wobei die Bräunung durch UVA rascher erfolgt, die durch UVB dagegen länger anhält. UVB führt aber zusätzlich auch zu entzündlichen Reaktionen *(Dermatitis solaris, Sonnenbrand)*, sodass i. Allg. versucht wird, die oft aus kosmetischen Gründen gewünschte Pigmentierung durch UVA-Bestrahlungsgeräte oder durch natürliche Sonnenexposition unter Verwendung eines UVB-Lichtschutzmittels zu erreichen.

Das Ausmaß der möglichen Pigmentierung hängt von den bereits geschilderten genetisch bedingten Pigmentierungstypen ab. Allein die Tatsache aber, dass das Sonnenlicht einen Protektionsmechanismus auslöst, zeigt, dass es sich dabei um etwas potentiell Gefährliches handelt, gegen das sich der Körper zu schützen versucht.

Natürlich soll das nicht dazu verleiten, jede Sonnenexposition vermeiden zu wollen. Ein gewisses Maß an Sonneneinwirkung ist gut und erwünscht, nicht zuletzt auch deshalb, weil Sonnenlicht oft mit anderen positiven Faktoren wie Bewegung und frischer Luft verbunden ist. Derzeit sind die Besonnungsgewohnheiten in der westlichen Industriegesellschaft jedoch derart extrem, dass man als verantwortungsbewusster Arzt dagegen auftreten muss, um wieder ein vernünftiges Maß zu erreichen.

Therapeutische Effekte des Sonnenlichts

Bei zwei häufigen dermatologischen Erkrankungen hat das Sonnenlicht nachweisbar positive Effekte: Bei der Acne vulgaris, die im Sommer meistens besser ist als im Winter, und bei der Psoriasis, bei der die Lichttherapie ja eine der wichtigsten therapeutischen Säulen darstellt. Weniger eindeutig ist die Wirkung bei der Neurodermitis. Zwar wirkt hier Sonnenbestrahlung oft günstig, es kann jedoch im Sommer durch andere Einwirkungen (Hitze, Pollenexposition), manchmal auch durch eine individuelle Sonnenunverträglichkeit, zur Verschlechterung kommen.

Im Einzelnen ist schwer abzuschätzen, wie weit die Sonne tatsächlich eine Rückbildung der Hautveränderungen induziert bzw. wie weit der von den Patienten beobachtete positive Effekt nicht allein auf eine Camouflage durch die verstärkte Melaninpigmentierung, die entzündliche Erytheme überdeckt, bedingt ist.

Durch Sonnenlicht ausgelöste oder verschlechterte Hautkrankheiten

Die klassische Reaktion der Haut auf eine Überdosierung einer UV-Bestrahlung ist der *Sonnenbrand (Dermatitis solaris)*. Stets ist anamnestisch eine für den Betroffenen ungewöhnliche Sonnenexposition zu erheben. Typisch ist der Beginn der Beschwerden innerhalb weniger Stunden nach Sonnenexposition mit einem Maximum nach 12–24 h. Außer der obligaten Rötung (Grad I) kann es auch zur Blasenbildung (Grad II) kommen. Auch bei großflächiger Beteiligung sind i. Allg. keine systemischen Bilanzierungsprobleme wie bei einer gleich ausgedehnten Verbrennung zu erwarten.

Fall 24 ***»Dabei war ich gar nicht in der prallen Sonne!«***

Ein 25-jähriger Patient zeigt das auf den ersten Blick das Bild einer Dermatitis solaris: Rötung und Schuppung insbesondere an den Schultern und am Rücken, der Bereich der Hosenträger ist ausgespart. Alles scheint zur Diagnose zu passen, nur die Beteuerung des Patienten, dass er gar nicht in der prallen Sonne gewesen sei, nicht. »Ich habe mit bloßem Oberkörper im Freien gearbeitet, aber an diesem Tag war es bewölkt. Eineinhalb Tage später ist dann auf einmal ein Sonnenbrand aufgetreten!«. Die weitere Befragung ergibt, dass der Patient die Woche zuvor an einem Infekt der oberen Luftwege gelitten hatte und einen Hustensaft pflanzlicher Herkunft eingenommen hatte.

Kommentar. Diese Angaben sollten einen stutzig machen. Nachdem unter bedecktem Himmel nur UVA-, aber keine UVB-Strahlung auftritt, kann ein klassischer Sonnenbrand nicht entstehen. Weiters ist die Latenzzeit von 36 h für einen Sonnenbrand untypisch lange. Beides ist jedoch charakteristisch für eine *photodynamische Reaktion*, die infolge der systemischen Aufnahme eines Lichtsensibilisators entsteht, meist durch UVA oder sichtbares Licht ausgelöst wird und eine längere Latenzzeit als die klassische Dermatitis solaris hat. Pflanzliche Präparate, die gelegentlich Psoralene als potente Lichtsensibilisatoren enthalten, kommen als Auslöser durchaus in Betracht.

Stichwörter. *Dermatitis solaris; photodynamische Reaktion.*

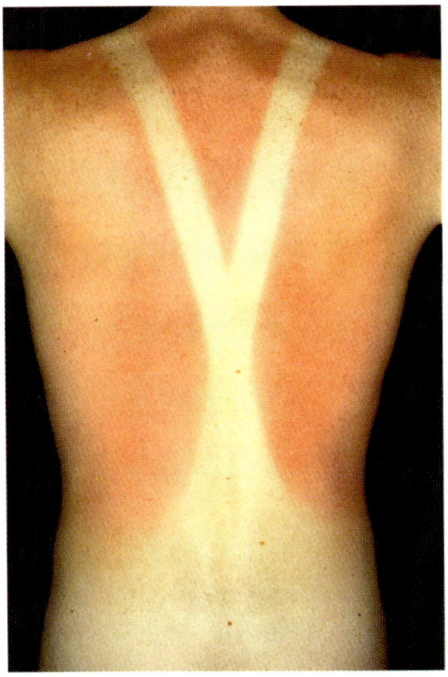

Abb. 1-6. Diese photodynamische Arzneimittelreaktion ist bei bedecktem Himmel (UVA-Strahlen!) nach Einnahme eines Hustentees als Photosensibilisator aufgetreten

Eine photodynamische Reaktion ähnelt klinisch einem Sonnenbrand, geht jedoch auf eine quantitativ gesteigerte Lichtempfindlichkeit aufgrund eines oral oder parenteral verabreichten Lichtsensibilisators zurück. Unter den häufig verordneten Medikamenten sind Tetrazykline, Sulfonamide und Thiaziddiuretika oft Ursache einer photodynamischen Reaktion, aber auch pflanzliche Produkte wie Kräutertees, die von den Patienten oft gar nicht als Arzneimittel angesehen werden, können involviert sein (Abb. 1-6).

Selten liegt einer erhöhten Lichtempfindlichkeit ein endogener Lichtsensibilisator zugrunde: Bei der erythropoietischen Protoporphyrie kommt es bereits in der Kindheit zu erhöhter Lichtempfindlichkeit mit bullösen und hämorrhagischen Sonnenbränden und in der Folge zur Lichenifikation an den Handrücken. Ursache ist eine Vermehrung der Protoporphyrine in den Erythrozyten aufgrund eines angeborenen Enzymdefekts. Die Erkrankung ist zwar nicht häufig. Es sollte jedoch damit darauf hingewiesen werden, dass bei offensichtlich gesteigerter Lichtempfindlichkeit eine spezialisierte Abklärung in die Wege geleitet werden muss.

Vergleichsweise häufig ist die *polymorphe Lichtdermatose*. Sie betrifft vorwiegend Frauen in jüngeren und mittleren Jahren. Am Beginn der Sonnensaison kommt es einige Stunden nach Sonnenbestrahlung an den Armen und am Dekolleté, weniger im Gesicht, zu erythematösen Flecken und Plaques, die einige Tage bestehen bleiben und bei neuerlicher Sonnenbestrahlung rezidivieren. Meist nimmt die Intensität der Reaktion im Laufe der Saison ab. Ursächlich wird ein vorerst noch nicht bekannter endogener Lichtsensibilisator angenommen. Im Volksmund wird oft von »Sonnenallergie« gesprochen. Der Ausdruck ist insofern missverständlich, als damit auch eine *Lichturtikaria* gemeint sein kann, bei der es wenige Minuten nach Beginn der Sonnenexposition zu einer schweren, generalisierten Urtikaria kommt.

Bei manchen Krankheiten kommt es durch Sonnenexposition zur Verschlechterung bereits existierender Hautveränderungen. Typisch hierfür sind die *Rosazea* (Kupferfinne), die im Gegensatz zur Akne durch Sonnenlicht verschlechtert wird, und der *Lupus erythematodes*. Letzterer ist eine seltene Autoimmunerkrankung, die an der Haut durch schmetterlingsförmige Erytheme an den Wangen gekennzeichnet ist. Läsionen treten oft mit einer Latenz von mehreren Wochen nach intensiver Sonnenexposition auf.

Die Wirkung des Sonnenlichts auf bestimmte Krankheiten lässt sich für den einzelnen Betroffenen nicht sicher vorhersagen. Besonders bemerkenswert ist dies bei der *Psoriasis*, die in der Regel durch Sonnenlicht gebessert wird. Bei etwa 3% der Betroffenen kommt es durch Sonnenexposition jedoch zu einer Verschlechterung. Man muss daher die Empfehlung, ein Patient sollte sich mit einer bestimmten Hautkrankheit der Sonne aussetzen, stets relativieren und darauf hinweisen, dass es entgegen den Erwartungen auch zu einer Exazerbation kommen kann.

Die Wirkung des UV-Lichts auf das Pigmentsystem führt dazu, dass manche Menschen mit der Beobachtung zum Arzt kommen, die Sonnenbestrahlung hätte weiße Flecke an der Haut verursacht. Meist handelt es sich dabei um Depigmentierungen, z. B. im Rahmen einer *Vitiligo*, die bei einer ansonsten blassen Haut im Winter unauffällig sind und erst im Zuge einer deutlichen Pigmentierung der Umgebung im Sommer hervortreten.

Besonders eindrucksvoll ist dies bei der *Pityriasis versicolor*, einer häufigen Pilzerkrankung des Stammes, zu beobachten, bei dem die Sonnenexposition einen Farbwechsel (daher der Terminus »versi-color«) zu induzieren scheint: Das Pilzmyzel in der Hornschicht verursacht eine diskrete Verfärbung, sodass die betroffenen Läsionen im Winter als hellbraune Flecke erscheinen. Gleichzeitig unterdrücken Stoffwechselprodukte des Pilzes jedoch die Melaninpigmentierung, sodass die gleichen Stellen im Sommer hell gegenüber der normal pigmentierten Umgebung erscheinen.

Grundsätzlich kann das UV-Licht nicht nur eine physiologische Pigmentierung erzielen, sondern auch vorhandene pathologische Pigmentierungen verstärken. Beispiele hierfür sind das *Chloasma*, eine hormonabhängige fleckige Pigmentierung im Gesicht bei Frauen, und Aknenärbchen bei dunkelhäutigen Typen.

Lichtinduzierte, kosmetisch störende Altersveränderungen

Neben diesen weitgehend akut auftretenden Nebenwirkungen hat das Sonnenlicht auch Langzeiteffekte, die sich v. a. in Form kosmetisch störender *Altersveränderungen* manifestieren. Diese kommen durch Wirkung der UV-Strahlung auf das Pigmentsystem und das dermale Bindegewebe zustande.

Langdauernde Sonneneinstrahlung und rezidivierende Sonnenbrände führen zu fleckiger Hyperpigmentierung (sog. Altersflecke; *Lentigines solares* oder *Lentigines seniles*). Es handelt sich um hell- bis dunkelbraune, unregelmäßig, oft bizarr begrenzte, etwa fingernagelgroße Flecke, die sich v. a. am oberen Rücken, an den Handrücken und im Gesicht zeigen. Nicht zu verwechseln sind diese Hautveränderungen mit *Sommersprossen (Epheliden)*, die anlagebedingt in der frühen Kindheit auftreten und nach Sonnenexposition erstmals sichtbar werden.

Beachte

***Sommersprossen (Epheliden)* treten in der Kindheit auf und blassen im Winter ab. *Lentigines solares* entstehen beim Erwachsenen und bleiben perennial gleichmäßig bestehen.**

Die Wirkung auf das dermale Bindegewebe führt zu einer Degeneration der kollagenen und elastischen Fasern, die zu gelbbräunlichen Ablagerungen führt *(senile Elastose)*. Im Gesicht äußert sich die Elastose v. a. durch grobe Falten, im Nacken speziell durch eine diagonale Anordnung derselben *(Cutis rhomboidalis nuchae)*. An Handrücken und Unterarmen ist die elastotische Ablagerung weniger deutlich. Stattdessen kommt es zur Atrophie der Dermis mit gelbbräunlichem Hautkolorit. Die Bindegewebsdegeneration in den dermalen Gefäßwänden führt zur *Purpura senilis*. Schließlich kann es durch ein Nebeneinander von Atrophie, Lentigines, Hypopigmentierung und Teleangiektasien zum Bild der sog. *Alterspoikilodermie* kommen.

Ausgelöst werden die kosmetischen Altersveränderungen v. a. durch UVA-Strahlen. Nachdem die klassischen Sonnenschutzmittel, die gegen einen Sonnenbrand schützen, vorwiegend UVB filtern, bieten sie keinen Schutz gegen die chronischen lichtinduzierten Hautschäden. Ähnliches gilt für Solarien, die im Wesentlichen UVA emittieren und damit ebenfalls zur aktinischen Hautalterung beitragen. Der Grund, warum viele Menschen exzessive Sonnenexposition und Solarienbesuche auch im späteren Lebensalter nicht aufgeben wollen, ist aber paradoxerweise ein kosmetischer: Eine chronisch lichtgeschädigte Altershaut sieht im frisch gebräunten Zustand immer noch ansprechender aus, als wenn die Haut abblasst und ein fahl-gelbes Kolorit dominiert. Daher müssen Aufklärung und Prävention bereits in jungen Jahren einsetzen.

Lichtinduzierte Hauttumoren

Mehr als kosmetisch störend, fallweise sogar lebensbedrohend sind die durch Lichteinwirkung induzierten Hauttumore. Die Wirkung der UV-Strahlung ist dabei eine doppelte: Zum einen werden durch Interaktion mit der zellulären DNS Mutationen gesetzt. Der Großteil dieser Mutationen wird zwar durch Reparaturenzyme wieder korrigiert, im Laufe des Lebens können aber immer wieder einzelne Defekte übersehen werden und persistieren. Zum anderen führt die UV-Bestrahlung zu einer lokal und systemisch wirksamen Immunsuppression, was wiederum das Persistieren und Proliferieren genetisch veränderter Zellen erleichtert. Gerade bei Hauttumoren spielt die Interaktion mit dem Immunsystem nämlich eine entscheidende Rolle. Dies zeigt sich nicht zuletzt darin, dass unter immunsuppressiver Therapie das Hautorgan – neben dem lymphatischen System – ein starkt erhöhtes Neoplasierisiko zeigt.

Das Risiko der Tumorentstehung ist bei gleicher Sonneneinstrahlung individuell unterschiedlich. Die unterschiedliche Empfindlichkeit hängt dabei nicht nur vom Pigmentschutz ab, sondern auch von der Effizienz der Reparaturmechanismen und dem Ausmaß, in dem das Immunsystem auf eine UV-Bestrahlung reagiert. Obwohl die Mechanismen im Einzelnen noch nicht endgültig geklärt sind, ist klinisch gesichert, dass jeder Mensch, der einmal irgendeinen UV-assoziierten Hauttumor bekommen hat, ein stark erhöhtes Risiko für weitere Hauttumoren hat.

UV-Bestrahlung spielt sowohl bei der Induktion epithelialer als auch melanozytärer Tumoren eine Rolle. Zu den lichtinduzierten epithelialen Tumoren zählen die *aktinischen Keratosen*, das *spinozelluläre Karzinom*, das *Plattenepithelkarzinom* und das *Basaliom*. Das klinische Erscheinungsbild wird unter den Fällen genau besprochen. Gemeinsam ist diesen epithelialen Tumoren meistens, dass sie als hautfarbene oder gerötete flache Plaques mit Schuppen oder Hyperkeratosen auftreten und dass die umgebende Haut die Zeichen der chronischen Lichtschädigung aufweist.

Der wesentliche pathogenetische Faktor für die epithelialen Tumoren ist die *kumulative UV-Dosis*. Dementsprechend treten sie an jenen Körperstellen und bei jenen Personen auf, die mehr oder weniger kontinuierlich der Sonne ausgesetzt sind (z. B. Gesicht und Handrücken bei Landwirten).

Im Gegensatz dazu ist die Ursache für melanozytäre Läsionen nicht durch kontinuierliche UV-Bestrahlung, sondern durch *intermittierende Exposition* mit nachfolgenden Sonnenbränden gegeben, wobei v. a. Sonnenbrände in der Kindheit pathogenetisch relevant sind. Wiederholte Sonnenbrände führen sowohl zu einer Vermehrung der Zahl der *Nävuszellnävi* als auch zu einem erhöhten Risiko, in jungen oder mittleren Jahren ein *malignes Melanom* zu entwickeln. Die Latenz zwischen den Sonnenbränden und dem Auftreten eines Melanoms beträgt meist viele Jahre, manchmal sogar Jahrzehnte.

Merke

Epitheliale Tumoren entstehen durch lebenslange, chronische kumulative UV-Wirkung und treten im höheren Lebensalter auf. Melanozytäre Tumoren werden durch kurzfristige, akute Sonnenexpositionen in der Kindheit getriggert und treten bereits im jüngeren oder mittleren Erwachsenenalter auf.

Als Risikofaktoren für die Entwicklung eines Melanoms sind neben der Sonnenexposition noch heller Hauttyp, familiäre Häufung und eine anlagebedingte große Zahl an Nävuszellnävi in Betracht zu ziehen.

Sonnenschutz

Aufklärungsaktionen der letzten Jahre haben in der Bevölkerung eine erhöhte Sensibilität hinsichtlich der Gefahren durch UV-Strahlen bewirkt. Demenstprechend ist auch die Nachfrage nach Sonnenschutzpräparaten gestiegen und auch der Bedarf nach einer sachkundigen Beratung.

Die Wirkungsstärke eines Lichtschutzpräparates wird als *Lichtschutzfaktor* angegeben. Definiert ist dieser Wert durch die Veränderung der minimalen Erythemdosis. So bedeutet etwa ein Lichtschutzfaktor (LSF) 8, dass nach Applikation dieses Präparates eine 8-fach höhere Strahlendosis erforderlich ist, um eine Hautrötung auszulösen, als ohne das Präparat. Die Festlegung des LSF für industrielle Fertigpräparate erfolgt unter optimierten und standardisierten Bedingungen.

Man muss daher rechnen, dass die Anwendung im Alltag weniger erfolgreich ist: Ungleichmäßiges Auftragen sowie vorzeitiges Abwaschen des Päparates und erhöhte UV-Durchlässigkeit der Hornschicht durch Baden in Süß- oder Salzwasser verringern den Schutzeffekt.

Bei den meisten Präparaten bezieht sich der LSF auf die Filterung der UVB-Strahlen. Neuere Präparate geben manchmal zusätzlich einen Schutzfaktor für die UVA-Strahlen an.

Chemisch-physikalisch können 2 verschiedene Arten von Sonnenschutzmitteln unterschieden werden: *Photochemische Sonnenschutzmittel* absorbieren die UV-Strahlung und geben sie dann als langwellige, unschädliche Wärmestrahlung an die Haut ab. Die meisten dieser Mittel wirken v. a. im UVB-Bereich, nur einige wenige (Zinnamate, Benzophenone) können auch einen UVA-Schutz bieten. *Physikalische Sonnenschutzmittel* wirken dagegen durch Reflexion und bestehen aus partikulären Inhaltsstoffen. Sie filtern auch UVA-Strahlen effizient ab. Der Nachteil der UVA-Filter besteht generell jedoch darin, dass der gefilterte Wellenlängenbereich nahe am sichtbaren Licht liegt und daher dieses z. T. auch absorbiert wird. Damit ist das Sonnenschutzpräparat nicht mehr ganz durchsichtig, was oft als kosmetisch störend empfunden wird.

Eine besondere Form des Lichtschutzes wird durch liposomale Sonnenschutzpräparate gewährleistet. Hier sind die photoprotektiven Substanzen in submikroskopische Lipidvakuolen verpackt. Dies gewährleistet ein besonders gutes Eindringen in die Epidermis. Der Vorteil davon liegt darin, dass das Präparat, wenn es einmal eingedrungen ist, nicht mehr so leicht abgewaschen wird und daher eine einmal tägliche Applikation genügen kann. Derzeit sind liposomale Sonnenschutzmittel in Entwicklung, die nicht herkömmliche photoabsorbierende Substanzen, sondern DNS-Reparaturenzyme enthalten. Theoretisch ist damit sogar noch ein therapeutischer Effekt nach erfolgter Sonnenexposition denkbar.

Hinsichtlich der klinischen Wirkung der Sonnenschutzpräparate ist unbestreitbar, dass sie die Entwicklung eines Sonnenbrandes hemmen. Wird lediglich UVB gefiltert, so kommt es durch die verbleibende UVA-Strahlung zu einer schützenden Pigmentierung. Die kosmetisch störenden Altersveränderungen werden jedoch ganz wesentlich auch durch UVA bewirkt, sodass die UVB-Filter diesbezüglich keinen Schutz bieten.

Hinsichtlich der Tumorentwicklung haben epidemiologische Untersuchungen gezeigt, dass das Tumorrisiko durch den Gebrauch der Sonnenschutzmittel nicht verringert, sondern – im Gegenteil – sogar erhöht wird. Die derzeitige Erklärung hierfür lautet, dass durch die Verhinderung des Warnsignals Sonnenbrand die Sonnenexposition exzessiv ausgedehnt wird und dadurch eine stärkere immunsuppressive Wirkung zustande kommt, als wenn man sich auf eine kurzzeitige Sonnenexposition ohne Lichtschutzmittel beschränkt hätte.

Weiters ist zu den Lichtschutzmitteln anzumerken, dass viele Photodermatosen *(photodynamische Arzneireaktionen, polymorphe Lichtdermatose)* durch UVA und sichtbares Licht hervorgerufen werden und die herkömmlichen Sonnenschutzmittel dagegen keinen ausreichenden Schutz bieten.

Die Beratungskonsequenz hieraus ist, dass auch potente Sonnenschutzmittel einen nicht von einem verantwortungsvollen Umgang mit der Sonne entbinden.

Beachte

Die Dauer der Sonnenexposition soll sich danach richten, wie lange die betreffende Person die Sonnenbestrahlung auch ohne Sonnenschutzmittel tolerieren würde, ohne einen Sonnenbrand zu entwickeln.

Wegen der Gefahr der Melanomentwicklung im Zusammenhang mit der Sonnenexposition in der Kindheit gilt, dass Kinder besonders zu schützen sind. Kinder sind oft von einem natürlichen Instinkt geleitet, der sie die pralle Sonne meiden und den Schatten aufsuchen lässt. Im privaten Bereich und in Freibädern sollten daher die Spielmöglichkeiten für Kinder möglichst im Schatten angelegt sein, sodass sich die direkte Sonnenexposition im Wesentlichen auf die Zeit im Wasser beschränkt.

1.6.3 Ernährung

Allgemeine Ernährungsrichtlinien

Für Patienten mit Hautproblemen gelten generell die gleichen Ernährungsrichtlinien, die auch in anderen Situationen als gesund eingestuft werden. Die Ernährung soll ausgewogen sein, reich an frischem Obst und Gemüse sowie Ballaststoffen und Kalorien sollen überwiegend als langkettige Kohlehydrate gegeben werden. Der Fettanteil soll gering gehalten werden – es gibt Hinweise, dass sich dies positiv auf die Melanomepidemiologie auswirkt – und in Bezug auf Obst und Gemüse ist es vielleicht nicht unvernünftig, heimischen, saisongerechten Produkten gegenüber einer Allergenüberschwemmung aus 5 Kontinenten den Vorzug zu geben.

Weiters gilt für juckende Hautveränderungen, dass jeglicher Schwarztee- und Kaffeekonsum den Juckreiz unspezifisch erhöht und daher vermieden werden soll.

Spezielle Diäten

Sehr oft wird der Wunsch nach einer speziellen Diät für verschiedene Hautkrankheiten geäußert, am häufigsten dann, wenn eine Nahrungsmittelallergie vermutet wird. Nahrungsmittelallergien können sich an der Haut als Urtikaria äußern. Selten spielen Nahrungsmittelallergien auch bei der Neurodermitis eine Rolle. Am häufigsten werden Allergien gegen Kuhmilch, Soja, Ei und Nüsse gefunden.

Der Nachweis einer Nahrungsmittelallergie ist zwar schwierig, sollte aber in jedem Fall, versucht werden, bevor eine eingreifende Diät verordnet wird. An erster Stelle stehen *Pricktest* und der *Nachweis zirkulierender IgE-Antikörper*. Manchmal sind jedoch beide Nachweisverfahren negativ, während Patienten oder Angehörige dennoch einen bestimmten Zusammenhang beobachten. Von klinischer Seite können dann Eliminations- und Reexpositionstests durchgeführt werden. Wenn eine mehrwöchige Elimination keine Besserung der Hautveränderungen bewirkt, so kann der Diätversuch getrost beendet werden.

Häufiger als klassische Allergien sind unspezifische Unverträglichkeiten von Nahrungsmitteln. In erster Linie ist die Salizylat-Intoleranz zu nennen, bei der es durch Aspirin und verwandte Substanzen, teilweise auch durch Nahrungsmitteladditiva zur Mastzelldegranulation kommt. In solchen Fällen ist eine Salizylat- und additivafreie Diät angezeigt. Bei chronischer Urtikaria und rezidivierenden Kopfschmerzen ist auch an eine Histaminintoleranz zu denken. Bei histaminarmer Diät werden bestimmte histaminreiche Nahrungsmittel, darunter auch gewisse Weinsorten und Fischkonserven, vermieden.

Die *Dermatitis herpetiformis Duhring*, eine bullöse Autoimmunkrankheit, ist die einzige klassische dermatologische Erkrankung mit einer gesicherten Indikation für eine Diät. Bei dieser Krankheit kommt es fallweise unter strikter glutenfreier Diät zur Abheilung, auch dann, wenn keine klinisch manifeste glutensensitive Enteropathie vorliegt.

Zu beachten sind fallweise diätetische Einschränkungen im Rahmen einer medikamentösen Therapie: Unter *Metronidazol* muss auf Alkohol verzichtet werden, weil es sonst prompt zu Kopfschmerzen und Übelkeit kommt. Bei verschiedenen modernen *Antihistaminika*, insbesondere bei Terfenadin, muss auf den Genuss von Grapefruitsaft verzichtet werden, weil es durch Enzymhemmung zu erhöhten Blutspiegeln und fallweise lebensbedrohenden kardialen Arrhythmien kommen kann. Bei langdauernder systemischer *Kortisontherapie* wiederum sind Salz- und Flüssigkeitsrestriktion sowie einmal wöchentlich ein Kartoffel-Reis-Tag zur Vermeidung von Wasserretention hilfreich.

Derzeit werden von Patienten und Angehörigen Nahrungsmittelallergien bei Hautkrankheiten viel öfter vermutet als sie tatsächlich vorliegen. Sehr oft sind die Diätvorstellungen weltanschaulich begründet und werden auch in sektenartiger Weise transportiert. Dieser Fehlentwicklung sollte man entschieden entgegentreten. Erstens gilt eine diätetische Therapie zu Unrecht als eine Form der »sanften« Medizin: Wer einmal versucht hat, ein 2-jähriges Kind von Gummibärchen fernzuhalten, weiß, wie wenig »sanft« dies oft ist.

Zweitens können Diäten, gerade dann, wenn sie Kindern aus weltanschaulichen Gründen aufgezwungen werden, bei fehlendem Erfolg zu immer bizarreren Einschränkungen führen, sodass es zu tatsächlichen Mangelerscheinungen kommen kann. Drittens aber stellt die Diät gerade für Kinder eine einschneidende, stigmatisierende Maßnahme dar, die jeden Versuch, ein hautkrankes Kind zu einem möglichst selbstverständlichen und entspannten Umgang mit der Krankheit zu bringen, konterkariert.

Übergewicht

Im Rahmen dieser häufig auftretenden Zivilisationserscheinung ist auch die Haut betroffen. Rasche Zunahme des Umfangs kann zu *Striae distensae* führen, die sich als initial lividrote, später weißlich-atrophische, bis zu 1 cm breite Läsionen manifestieren, die stets senkrecht zu den Hautspaltlinien verlaufen. Prädilektionsstellen sind Oberschenkel, Gesäß und Mammae. Aufgrund einer Adipositas kommt es auch zu einer Vergrößerung der intertriginösen Räume (submammär, axillär, inguinal, abdominal) und aufgrund der Mazeration zur intertriginösen Dermatitis. Durch eine – nicht indizierte – Therapie einer intertriginösen Dermatitis mit steroidhaltigen Externa kann es wiederum zu einer Verstärkung der Striae kommen.

Häufig findet man bei Adipositas Unterschenkelödeme, die durch eine Kompression der Lymphgefäße innerhalb des subkutanen Fettgewebes zustande kommen.

Adipositas ist oft mit einem metabolischen Syndrom mit Hyperinsulinismus vergesellschaftet. Dermatologische Manifestationen des Hyperinsulinismus und von »insulin-like growth factor« sind multiple *Fibromata pendulantes* am Hals und in den Achselhöhlen. Fallweise kommt es auch zu brauner Hyperpigmentierung in diesen Bereich mit dicht stehenden, leistenartig angeordneten kleinen Papeln, der sog. *Pseudoacanthosis nigricans*.

Zu den Manifestationen der Adipositas kann auch die sog. *Zellulitis* (Orangenhaut) gezählt werden, die aber weniger von der absoluten Fettmenge der Subkutis als von der Architektur der Fettgewebsläppchen abhängt.

Die Verteilung des subkutanen Fettgewebes unterliegt genetisch determinierten, individuellen Schwankungen. So gibt es etwa Menschen, die speziell im Reithosenbereich Fett akkumulieren, während bei anderen der Bauch betont ist und wiederum bei anderen die Fettverteilung gleichmäßig erfolgt.

Diätetische Maßnahmen in Form einer Kalorienreduktion führen nun paradoxerweise gerade dort, wo die störendsten Fettpolster sind, zu keinem Fettabbau.

Beachte

Kosmetisch stark beeinträchtigende Fettverteilungsstörungen sind durch diätetische Maßnahmen nicht beeinflussbar.

Sie können Indikationen für plastische Eingriffe (*Fettabsaugung, Liposuction*) sein.

Ansonsten ist auch von dermatologischer Seite eine ausgewogene, ballaststoff- und gemüsereiche Ernährung mit viel körperlicher Betätigung anzuraten und einer drastischen Kalorienreduktion, gerade was den dauerhaften Erfolg betrifft, vorzuziehen.

Unterernährung und Mangelerscheinungen

Allgemeine Unterernährung manifestiert sich – außer im Schwund des Unterhautfettgewebes – gelegentlich mit trockener Haut und glanzlosen Haaren. Unterernährung durch Armut kommt in Mitteleuropa glücklicherweise derzeit kaum vor. Zu rechnen ist jedoch mit psychiatrischen Erkrankungen (Anorexia nervosa, »Picky eaters«), Vernachlässigung von pflegebedürftigen Personen und irrationalen, extrem einschränkenden Diätvorschriften.

Unterernährung kommt fallweise auch im Zusammenhang mit Alkoholismus, Drogenabhängigkeit und konsumierenden Erkrankungen (z.B. HIV-Kachexie) vor.

Unter den speziellen Mangelerscheinungen kommt fallweise eine mitigierte *Pellagra* durch Nikotinamidmangel, evtl. durch Akoholismus ausgelöst, mit braun roten, schuppenden, atrophischen Flecken insbesondere an den Handrücken vor.

Mit Rachitis und Skorbut – letzterer mit perifollikulärer Purpura – sollte in unseren Breiten i. Allg. nicht zu rechnen sein.

Bei Mundwinkelrhagaden, Haarausfall, Nagelwachstumsstörungen und hartnäckigen Unterschenkelgeschwüren werden fallweise *Eisen-, Zink-, Vitamin- und Proteinmangel* diskutiert, ohne dass in den meisten Fällen jedoch eine tatsächliche Verminderung nachweisbar oder eine Besserung durch Substitution zu erwarten wäre.

1.6.4 Kleidung

Der häufigste negative Effekt, den die Kleidung auf Hautkrankheiten ausüben kann, ist eine *Irritation* bei Patienten mit empfindlicher Haut, insbesondere bei Atopikern. Von besonderer Bedeutung ist die *Intoleranz gegen Schafwollprodukte*, die bei prädisponierten Personen unmittelbar Juckreiz und allgemeine Missempfindungen auslösen. Von Patienten wird oft der Verdacht geäußert, dass sie eine »Waschmittelallergie« hätten oder »den Weichspüler nicht vertragen«. In Wirklichkeit sind diese Allergien viel seltener als angenommen. Nachdem jedoch der irritierende Effekt einer rauen Kleidung beim Atopiker obligat ist, sollten gerade diese eine besonders gut gespülte und auch weichgespülte Wäsche tragen.

Kleiderbestandteile können per se als Allergene wirken. Die Rolle von chemischen Rückständen aus dem Produktionsprozess wird kontrovers diskutiert. Gesichert ist dagegen, dass es fallweise allergische Kontaktekzeme auf *Textilfarbstoffe* (z. B. Paraphenylendiamin) sowie auf *Gummibestandteile* in elastischen Geweben und eingenähten Etiketten geben kann. Hinsichtlich der Farbstoffe gilt generell, dass dunkle Kleidungsstücke eher relevante Allergene in großer Menge enthalten als helle. Die Hautveränderungen sind nicht unbedingt auf alle Regionen ausgedehnt, mit denen das auslösende Kleidungsstück in Kontakt steht. Oft sind sie nur auf jene Hautareale beschränkt, in denen die Schweißsekretion zum Herauslösen der Allergene führt oder bei denen ein besonders enger Kontakt zwischen Haut und Kleidung besteht, wie etwa in den Axillarfalten und im Gürtelbereich.

Am häufigsten sind kleidungsbedingte allergische Kontaktekzeme durch Nickelbeimengungen in Metallknöpfen bedingt. Neben der charakteristischen Lokalisation sind auch anamnestische Angaben über die Unverträglichkeit von Modeschmuck hinweisend.

Schuhe können durch den Gerbstoffgehalt des Leders zu Kontaktallergien führen, wobei insbesondere Kontaktekzeme auf *Chromatsalze* häufig beobachtet werden. Daneben kann auch allein okklusives Schuhwerk zur Mazeration mit mykotischer Superinfektion oder – gerade bei Atopikern – zu schuppender, rissiger Haut (sog. *atopischer Winterfuß der Kinder*) führen.

Im Übrigen kann enge und okklusive Kleidung generell durch verstärktes Schwitzen, durch behinderte Abdunstung und durch Friktion ein lokales Hautterrain schaffen, das das Angehen von Infektionen begünstigt. Hierzu zählen etwa die *Pityriasis versicolor* am Stamm oder die *Furunkulose*, die bevorzugt unterhalb eng anliegender Gürtel auftritt.

Ungenügender Schutz durch Kleidung wiederum kann zu einer verstärkten Einwirkung von Umweltnoxen führen. So ist eine *Dermatitis solaris* am sichersten durch Kleidung zu verhindern. Ungeschützte Kälteexposition wiederum führt nicht nur zu direkten Kälteschäden, sondern begünstigt auch die Austrocknung der Haut und kann propagierend auf ein Ekzem wirken.

Nicht zuletzt ist bei der Auswahl der Kleidung zu beachten, dass im Falle von mykotischen oder bakteriellen Infektionen an den betroffenen Körperstellen möglichst nur weiße, auskochbare Baumwollwäsche getragen wird. Gerade impetiginisierte Läsionen an den Beinen können durch modische bunte Socken, die nur mit 30°C gewaschen werden dürfen, in Gang gehalten werden.

1.6.5 Chemische und physikalische Schäden durch Umweltverschmutzung

Umweltverschmutzung im weitesten Sinne wird von den Patienten sehr gerne als Ursache für Hautveränderungen angesehen. Dies mag einerseits darin begründet sein, dass uns die Umweltbelastung durch unseren westlich-industriellen Lebensstil täglich vor Augen steht, andererseits aber auch darin, dass mit dem Begriff »Umweltverschmutzung« der einzelne Patient in der Lage ist, eine Ursache auszumachen, an der nicht er selbst, sondern die »anderen« die Verantwortung tragen.

Fall 25 *»Und alles nur wegen dieses Ozonlochs!«*

Diesen Satz entgegnet Ihnen eine Mittvierzigerin mit sportlichem, sonnengebräuntem Äußeren, die Sie wegen »Flecken« im Gesicht kontaktiert und die Sie eben auf die Auswirkungen der UV-Strahlung hingewiesen haben. Sie weiß aus den Medien über das erhöhte Melanomrisiko Bescheid und ist auch diesbezüglich besorgt. Mit der Vorstellung, dass ihre gegenwärtigen Probleme jedoch nicht auf das Ozonloch, sondern auf jahrelang gepflogene Schi- und Badeurlaube zurückzuführen sind, kann sie sich nur schwer anfreunden.

Kommentar. Die Gefahren, die mit dem Abbau des Ozons in der oberen Stratosphäre verbunden sind, dürfen keinesfalls gering geschätzt werden. Sollte sich diese Entwicklung fortsetzen, so ist mit gravierenden Auswirkungen auf das gesamte Ökosystem der Erde zu rechnen. Die Hautprobleme, die die heutigen Patienten zum Arzt führen, sind jedoch (noch) nicht durch das Ozonloch, sondern durch die ganz persönliche, oft genug selbst verantwortete Lebensweise bedingt. Auf diesen Umstand sollte man die Patienten stets hinweisen, nicht zuletzt auch deshalb, weil eine Zunahme des UV-Anteils in den nächsten Jahren oder Jahrzehnten einen noch sorgsameren Umgang mit der Sonnenexposition als heute erfordern wird.

Stichwörter. *Umweltverschmutzung; Ozonloch.*

Noch komplexer als die Frage der UV-Strahlung ist die des Einflusses chemischer Umweltschadstoffe auf Hauterkrankungen. Unmittelbare Folgen treten zweifellos im Zusammenhang mit chemischen Katastrophen auf. Ein typisches Beispiel ist der Austritt von organischen Chlorverbindungen im Rahmen von Werksunfällen. An der Haut kommt es zu erythematösen Plaques und Pusteln unter dem Bild eines Halogenoderms oder einer *Chlorakne*. Derartige Ereignisse sind jedoch selten und werden aufgrund der Ausmaße – im Extremfall kann ein ganzer Landstrich betroffen sein – kaum übersehen.

Viel schwerer einzuordnen sind jedoch mögliche Effekte von nur in Spuren vorhandenen chemischen Schadstoffen insbesondere in der Wohnumwelt. Tatsächliche Einwirkungen einer Substanz sind oft schwer von der Angst davor zu trennen. Diese Problematik findet im Begriff des »*multiple chemosensitivity syndrome*« Ausdruck: Dabei handelt es sich um Patienten, die meist in früheren Jahren tatsächlich einer chemischen Noxe ausgesetzt waren, nunmehr aber bei jeglichem Verdacht auf akzidentelle Exposition gegebenüber diversen chemischen Verbindungen unter Missempfindungen leiden. Wahrscheinlich handelt es sich dabei um eine in erster Linie psychisch bedingte Reaktion.

Kontrovers werden die Zusammenhänge zwischen *Umweltverschmutzung und Allergieneigung* diskutiert. Einerseits konnte gezeigt werden, dass etwa eine Allergie gegen Zedernpollen in Gegenden mit hoher Schadstoffbelastung der Luft häufiger ist als in manchen Gegenden mit besonders hoher Dichte an Zedern. Andererseits wiederum wurde für manche atopische Manifestationen gerade in Teilen Osteuropas und Chinas eine besonders niedrige Manifestationsrate errechnet, obwohl dort die Umweltbelastung erheblich ist.

Noch unklarer als bei den chemischen Schadstoffen sind die möglichen Folgen einer Exposition gegenüber elektromagnetischen Feldern. Zusammenhänge zwischen Hochspannungsleitungen und Leukämierisiko wurden in manchen Untersuchungen wahrscheinlich gemacht, in anderen widerlegt. Radiofrequenzen, die von Handys ausgehen, haben wiederum einen nachweisbaren geringen blutdrucksteigernden Effekt. Ein möglicher Einfluss von Bildschirmarbeit auf Hautirriationen wurde mit einer elektrostatischen Anhäufung von irritativ wirkenden Staubpartikeln auf der Haut erklärt, konnte jedoch experimentell nicht nachgewiesen werden.

Solche und ähnliche Berichte gelangen immer wieder in die Laienpresse und werden dort z.T. missverständlich und in reißerischer Aufmachung wiedergegeben. Dementsprechend äußern die Patienten oft diesbezügliche Sorgen. Für den Arzt erscheint es ratsam, diese Ängste ernst zu nehmen, jedoch auch gleich darauf hinzuweisen, dass unmittelbare Zusammenhänge mit dem gegenständlichen Krankheitsbild unwahrscheinlich sind. Bei Bedarf wird eine einschlägige allergologische Abklärung veranlasst, die sehr oft negative Ergebnisse zeitigt und dazu beitragen kann, den Patienten zu beruhigen. Von überstürzten, eingreifenden und wahrscheinlich nutzlosen Maßnahmen wie Wohnungswechsel oder Kündigung des Arbeitsplatzes sollten die Patienten – ohne gesicherten Nachweis eines Zusammenhangs – nach Möglichkeit abgehalten werden.

1.7
Subjektives Erleben von Hauterkrankungen

Für eine gute und tragfähige Arzt-Patienten-Beziehung ist es nötig, dass der Arzt die Welt, in der der Patient sich befindet, erkennt und respektiert. Dass das nicht immer so ist, ist darauf zurückzuführen, dass Vorinformationen und Vorerlebnisse für beide Seiten höchst unterschiedlich sind und damit das subjektive Erleben einer Krankheitsmanifestation durch den Patienten sich sehr von der objektiven Einschätzung durch den Arzt unterscheiden kann. Im Laufe der Zeit sammelt man als Arzt natürlich Erfahrung, in welcher Weise Patienten auf bestimmte Situationen reagieren. Man muss sich aber stets vor Augen halten, dass jeder Patient eine individuelle Erlebnissphäre hat und ein von der Mehrzahl völlig abweichendes Verhaltens- und Verarbeitungsmuster zeigen kann.

Man ist daher als Arzt gut beraten, stets hellhörig zu sein. Oft spürt man aus der – äußerlich durchaus kooperativen und gefassten – Reaktion des Patienten, dass man im konkreten Fall im wahrsten Sinne des Wortes aneinander vorbei redet. Erst mehrmaliges, behutsames Befragen führt manchmal dazu, dass der Patient seine tatsächlichen Sorgen offenbart und damit die Voraussetzungen zu einer gedeihlichen Zusammenarbeit schafft.

Diskrepanzen zwischen der objektiven und subjektiven Wirklichkeit treten v.a. in 3 Punkten auf: In den Vorstellungen über die *Ursachen* einer Krankheit, im Ausmaß der *subjektiven Beeinträchtigung* im täglichen Leben und in der Einschätzung des *weiteren Verlaufs*.

1.7.1
»Allergie«-Vorstellungen

Bei den pathogenetischen Vorstellungen tritt, wann immer die Haut betroffen ist, die Frage einer allergischen Genese auf. Insbesondere ist die Frage dann unausweichlich, wenn die Hautveränderungen jucken oder mit Rötung, Schuppung, Infiltration und Kratzspuren einen ekzemartigen Aspekt oder aber den einer Urtikaria aufweisen.

Dabei wird der Begriff »Allergie« vom Patienten weiter gefasst als im streng wissenschaftlichen Sinn. Er meint damit jede Form von Unverträglichkeitsreaktion auf eine äußere oder innere Einwirkung. Für praktische Zwecke erscheint es sinnvoll, in solchen ätiologischen Patientendiskussionen statt von »Allergie« von »Unverträglichkeit« zu sprechen und damit alle jene Phänomene einzuschließen, bei denen ein einzelner Faktor zu einer Exazerbation und dessen Weglassen zu einer Besserung der Hautveränderungen führt.

Für den Patienten ist es letztlich wenig bedeutsam, ob seinen Beschwerden eine der 4 immunologischen Reaktionstypen nach Gell und Coombs oder aber eine andere Art der Intoleranz zugrunde liegt. So besteht etwa bei den meisten Neurodermitikern gegenüber *Schafwollprodukten* eine Unverträglichkeit, die u.a. auf die mechanische Irritation durch die rauen Faseroberflächen zurückzuführen ist, aber keine immunologisch vermittelte Kontaktallergie, die durch einen Epikutantest nachweisbar wäre.

Die Ursachenvermutung des Betroffenen soll man ernst nehmen, aber nicht voreilig unterstützen. Allzu oft liegen den Mutmaßungen allgemeine Ängste – z. B. vor Umweltgiften, Nahrungsmitteln oder Medikamenten – zugrunde, die für den Patienten belastend sind. Langfristig ist es nämlich für den Betroffenen hilfreicher, zu einem differenzierten und kritischen Umgang mit dem Problem hingeführt zu werden, als dass er in seinem Unbehagen noch zusätzlich vom Arzt bestärkt wird.

Bei der klassifikatorischen Zuordnung von Hautveränderungen sollte man sich als Arzt davor hüten, sich durch die Allergievorstellungen des Patienten einseitig festlegen zu lassen oder gar den Versuch einer Klassifikation durch die – ohne einigermaßen verlässliche klinisch-morphologische Zuordnung sinnlose – Ursachenforschung aufzugeben. Stets sollte man versuchen, nach dem Bild einer Krankheit zu klassifizieren und danach – wenn aufgrund dessen eine Allergie oder eine Unverträglichkeit wahrscheinlich sind – durch Anamnese und ggf. Veranlassung eines Allergietests nach dem Auslöser zu fahnden.

Abgesehen von der »Allergie« ist der »Pilz« das zweitwichtigste subjektive Ursachenkonzept der Patienten, insbesondere dann, wenn Schuppung im Vordergrund steht. Hier ist die Situation im Gegensatz zum Allergieproblem insofern einfacher, als man lieber einmal zu oft als einmal zu selten eine mykologische Untersuchung veranlassen kann, oft auch nur deshalb, um dem Patienten die Grundlosigkeit seiner Befürchtung dokumentieren zu können.

1.7.2 »Das muss richtig herauskommen!«

Gar nicht so selten erlebt man Patienten, bei denen eine Therapie – etwa eine topische Steroidbehandlung – die Symptome deutlich mildert, den Patienten aber subjektiv verunsichert. Hier liegt oft das Problem vor, dass in der Vorstellungswelt des Patienten – und mancher Anbieter von Gesundheitsleistungen – die Krankheit ein Ausscheidungsprozess über die Haut ist und daher eine »Unterdrückung« dieser Ausscheidung negative Auswirkungen auf den Gesamtorganismus haben müsse.

Man kann dem gut entgegenhalten, dass mit Sicherheit keine »Gifte« über die Haut ausgeschieden werden, dass aber in entzündeter Haut Substanzen gebildet werden (z. B. *Zytokine*), die einen Einfluss auf den Gesamtorganismus haben und u. a. im Rahmen eines Sonnenbrandes zu Fieber oder im Rahmen einer Neurodermitis zu Funktionsänderungen im Gastrointestinaltrakt führen können. Aus diesem Grund ist es für den Gesamtorganismus sogar wichtig und hilfreich, dass die lokale Entzündung an der Haut behandelt wird. In diesem Zusammenhang sei darauf hingewiesen, dass in der Vorstellung der Patienten oft große Angst vor etwaigen Nebenwirkungen einer Therapie vorherrscht, während die Gefahren der Krankheitsmanifestation selbst und deren mögliche Auswirkungen auf den Gesamtorganismus übersehen werden.

Manchmal kommt das Unbehagen über einen symptomatischen Therapieeffekt aber aus einer ganz spezifischen seelischen Grundhaltung des Patienten, der gleichsam ein Gegengeschäft mit dem Schicksal eingehen möchte: Wenn ich jetzt die Hautveränderungen richtig herauskommen lasse und durchleide, dann wird es mir später umso besser gehen.

In beiden Situationen ist sorgfältiges Abwägen von unmittelbarem Patientenwunsch und therapeutischen Notwendigkeiten erforderlich. Handelt es sich um einen Lichen ruber planus, so tut man dem Patienten nichts Gutes, wenn man ihm gegen seine primäre Überzeugung eine Therapie einzureden versucht. Handelt es sich jedoch um ein Kleinkind mit schwerer Neurodermitis, bei dem die Eltern aus oben genannten Gründen eine Therapie obstruieren, so ist jedwede Form der Überzeugungsarbeit gerechtfertigt, damit man sich nicht selbst den Vorwurf der unterlassenen Hilfeleistung machen muss.

1.7.3
»Etwas vom Essen nicht vertragen«

Die Fragen, ob »das vom Essen kommt«, oder worauf man »beim Essen achten« sollte, gehören ebenfalls zu den von Patienten häufig geäußerten ätiologischen Überlegungen. Es ist bemerkenswert, dass die meisten Menschen derzeit den Einflüssen durch ingestive Substanzen viel größere Bedeutung beimessen als Substanzen, die von außen direkt auf die Haut einwirken.

Handelt es sich um eine Hautkrankheit, bei der eine gastrointestinale Auslösung in Betracht kommt, so sind eine entsprechend eingehende Anamnese, evtl. ein Beschwerdetagebuch und eine Testung zu veranlassen. Handelt es sich jedoch um eine der überwiegenden Zahl von Hautkrankheiten, die nicht durch Nahrungsmittel verursacht oder verschlechtert werden, so kann der Tenor des Beratungsgesprächs von der Ausgangssituation des Patienten abhängig gemacht werden: Ist es ein Mensch, der zur Übervorsichtigkeit neigt, jeden Ratschlag sehr ernst nimmt und Gefahr läuft, gleichsam rituell an eine Diät gebunden zu werden, so sollte man ihm die diesbezüglichen Sorgen so weit als möglich zerstreuen. Hat man dagegen einen Menschen vor sich, der sich – wie einem vielleicht als Hausarzt bekannt ist – einer denkbar ungesunden Lebensweise befleißigt, so kann man ein Hautproblem zum Anlass nehmen, auf die grundsätzlichen Vorzüge einer gesunden und ausgewogenen Ernährung hinzuweisen.

1.7.4
»Können das die Nerven sein?«

Die Häufigkeit dieser Frage hat 2 Gründe: Erstens ist aus der Laienpresse hinlänglich und in vereinfachter Form bekannt, dass psychische Faktoren körperliche Leiden beeinflussen können. Zweitens fühlt sich eine überwältigende Mehrheit der Patienten »gestresst« und würde eine psychosomatisch-dermatologische Manifestation als offizielle Bestätigung dafür begrüßen.

Nachdem Krankheitserleben ein subjektives Phänomen ist, gibt es keine Krankheit, die nicht zumindest in ihren persönlichen Auswirkungen durch psychische Faktoren mitbeeinflusst wird. Darüber hinaus sind an kutanen Entzündungen auch *neurale Strukturen* beteiligt, sodass eine Beeinflussung des objektiven Vorgangs durch efferente Impulse realistisch erscheint. Andererseits gibt es aber kaum eine Hautkrankheit, die durch psychische Faktoren allein bedingt ist.

So können psychosoziale Aspekte das Ausmaß und den Leidensdruck einer Neurodermitis beeinflussen, sind als Ursache der Erkrankung allein aber unzureichend. In der Beratung des Patienten muss man nun sorgfältig abwägen, ob die Vorstellung der »nervlichen« Beeinflussung für ihn einen Trost oder aber eine zusätzliche Verunsicherung darstellt, und das Gespräch dementsprechend ausrichten.

Fallweise gibt es auch dermatologische Manifestationen, die tatsächlich primär psychischer Natur sind: Bei *neurotischen Exkoriationen* gräbt der Betroffene mit den Fingernägeln tiefe Ulzerationen in die Haut. Beim *wahnhaften Ungezieferbefall* (auch Zoonosenwahn, Dermatosenwahn, Parasitophobie) vermeint der Patient, von Parasiten befallen zu sein, diese an der Haut auch sehen zu können und nur durch intensives Kratzen entfernen zu können (Abb. 1-7). Weiters gibt es Artefakte, die derart bewusstseinsfern gesetzt werden, dass sich der Patient der selbstverstümmelnden Handlung gar nicht bewusst ist. Sehr oft ist es extrem schwer, wenn nicht gar unmöglich, mit solchen Patienten auf psychische Wurzeln ihres Leidens zu sprechen zu kommen. Die Patienten lehnen jedes derartige Ansinnen ab, beteuern, körperlich krank zu sein, und wechseln oft Arzt oder Krankenhaus. Zuweisung zu einer dermatologischen Fachklinik oder – wenn man sich der artefiziellen Natur der Hautveränderungen absolut sicher ist – zu einem Facharzt für Psychiatrie sollen versucht werden.

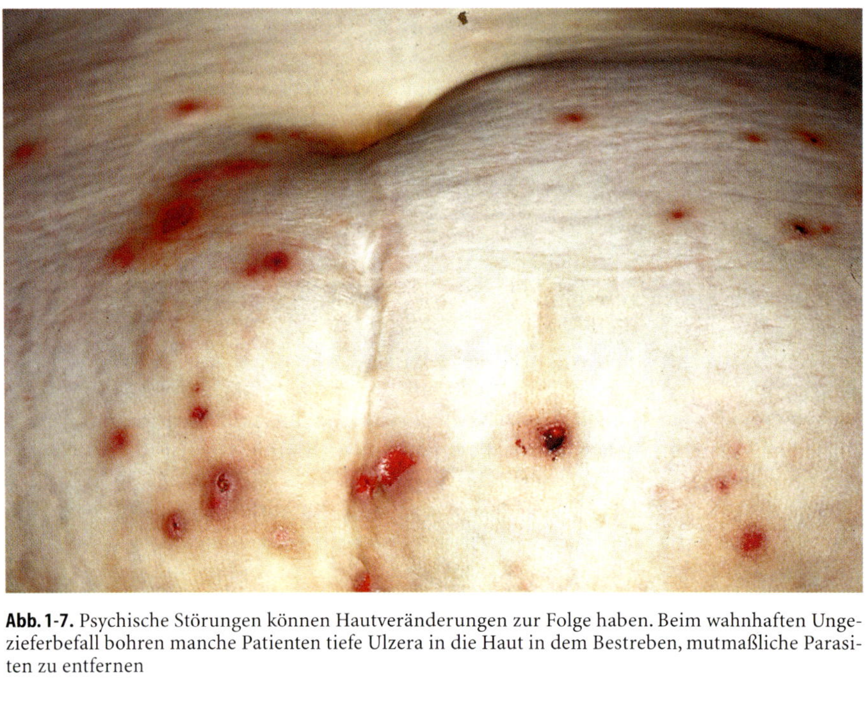

Abb. 1-7. Psychische Störungen können Hautveränderungen zur Folge haben. Beim wahnhaften Ungezieferbefall bohren manche Patienten tiefe Ulzera in die Haut in dem Bestreben, mutmaßliche Parasiten zu entfernen

Beachte

Eine psychische Ursache einer dermatologischen Manifestation wird oft gerade von jenen Patienten am heftigsten negiert, bei denen der Zusammenhang am eindeutigsten ist.

1.7.5 »Unreinheit und Ansteckung«

Fall 26 *»Ich habe noch nie, noch nie im Leben eine Hautunreinheit gehabt!«*

Das Wort »Unreinheit« wählt die 43-jährige Patientin zwar nicht bewusst, aber keineswegs zufällig. Sie zeigt zuerst Hautveränderungen am linken Unterarm. Erst auf Befragung gibt die Patientin an, dass sie einen Ausschlag am ganzen Körper habe. Sie klassifizieren als morbilliformes Exanthem, möglicherweise Bild eines Arzneimittelexanthems. Die Anamnese gestaltet sich schwierig, die Patientin beantwortet Ihre Fragen ausweichend und betont immer wieder, dass sie sich nicht erklären könne, woher sie »das bekommen hat«. Erst als Sie die Patientin wiederholt dazu ermuntern, ihre Sorgen zu erklären, rückt sie damit heraus: Ihr Mann ist viel im Ausland unterwegs, und sie macht sich Gedanken darüber, ob er sich dort »etwas geholt« haben und sie nun angesteckt haben könnte.

Als dieser Punkt endlich angesprochen worden ist und sie der Patientin klar machen konnten, dass die Hautveränderungen für keine Geschlechtskrankheit sprechen, wird sie zugänglicher und lässt die Anamnese in sachlichere Bahnen führen. Schließlich entpuppt sich ein Schmerzmittel, das sie vor wenigen Tagen im Rahmen einer zahnärztlichen Behandlung eingenommen hat, als mutmaßlicher Auslöser des Exanthems.

Kommentar. Im Zusammenhang mit persönlicher Betroffenheit tritt oft das Phänomen auf, dass Hautausschläge mit sexuell übertragbaren Erkrankungen in Verbindung gebracht werden. Gerade die Patienten, die sich diesbezüglich Sorgen machen, sprechen dieses Problem nicht aus und versuchen, einschlägigen Fragen auszuweichen.

Stichwörter. *Arzneimittelexanthem; Syphilisexanthem; akute HIV-Infektion.*

Als Arzt unterschätzt man oft, wie sehr Hautkrankheiten auch in der heutigen aufgeklärten Zeit vielfach noch mit Unreinheit, Ansteckungsgefahr oder Anstößigkeit assoziiert werden. Bezüglich sexuell übertragbarer Erkrankungen kommen manchmal Misstrauen gegenüber dem Partner und manchmal ein eigenes »schlechtes Gewissen« zum Tragen. In solchen Situationen gilt es als erstes, für sich die Sicherheit der diagnostischen Klassifikation zu überdenken.

Obwohl ein *frühsyphilitisches Exanthem* oder ein Exanthem im Rahmen einer *akuten HIV-Infektion* weitaus seltener sind als banale Dermatosen, können sie jederzeit und in unerwartetem Kontext – z.B. bei Personen, bei denen man es als Hausarzt nicht vermutet hätte – auftreten. Bestehen bezüglich der Klassifikation und einer Ansteckungsmöglichkeit geringste Zweifel, so sollte unbedingt eine serologische Abklärung veranlasst werden, auch wenn diese meist nur dem Zweck dienen wird, den Patienten endgültig zu beruhigen.

Noch häufiger aber ist die Sorge, die Hautkrankheit könnte durch alltäglichen körperlichen Kontakt übertragen werden. Daher sollte man es sich zur Gewohnheit machen, bei nicht-übertragbaren Hautkrankheiten stets unaufgefordert darauf hinzuweisen, dass keine Ansteckungsgefahr für die Umgebung besteht. Oft ist diese Information für den Patienten wichtiger als eine für ihn ohnehin nicht interpretierbare Klassifikation (»Sie haben einen Lichen ruber planus, d.h. eine Knötchenflechte«).

Im Zusammenhang mit Unreinheit und Ansteckung bleibt allerdings ein Punkt bestehen, in dem man dem Patienten nur bedingt helfen kann: Die Reaktion der Umgebung. Auch wenn der Patient informiert ist, muss er damit rechnen, dass viele Menschen, denen er im Alltag begegnet, ebenso wie er selbst anfangs Angst vor Ansteckung haben. Als Arzt muss man den Betroffenen auf dieses Reaktionsmuster vorbereiten und ihn in seinem Wissen um die diesbezügliche Unverfänglichkeit der Erkrankung bestärken. Fallweise kann man auf Wunsch des Patienten auch aktiv Kontakt mit Personen der Umgebung, z.B. mit der Klassenlehrerin eines Kindes, aufnehmen. Im dauerhaften sozialen Umfeld werden solche Missverständnisse i.Allg. rasch ausgeräumt. Es ist bemerkenswert, wie schnell insbesondere bei Kindern eine längerfristig bestehende Hautveränderung zur Selbstverständlichkeit wird und von den Freunden und Mitschülern gar nicht mehr wahrgenommen wird.

1.7.6 »Woher kommt das?«

Die Frage »Woher kommt das?« ist für Patienten viel wichtiger als die Frage »Was ist das?«. Einen selbstkritischen Arzt kann das in ein gewisses Dilemma bringen. Bei welcher Krankheit kennt man die Ursache wirklich exakt – außer bei einer toxischen Kontaktdermatitis? Ein *Erysipel* wird durch *Streptokokken* hervorgerufen, aber diese kommen bei vielen Menschen vor und nur wenige bekommen ein Erysipel. Warum gerade dieser Patient? Ist es wegen der *chronischen venösen Insuffizienz* oder wegen seines *Diabetes mellitus*? Oder soll man sagen, die Ursache seien die Zwischenzehenrhagaden infolge einer Pilzinfektion?

Mit derartigen Überlegungen, die allesamt wissenschaftlich berechtigt sind, fängt ein Patient wenig an. Er sucht nach klaren Antworten, möglichst solchen, die in Zukunft eine Vermeidung der Erkrankung ermöglichen. Daher wird man beim Unterschenkelerysipel neben den Bakterien – die die antibiotische Therapie begründen – v.a. auf die Bedeutung von Bagatelltraumata und auf eine Epidermomykose als Eintrittspforte hinweisen. Bei beiden Aspekten kann man präventiv ansetzen.

Noch schwieriger ist die Situation bei den häufigen »idiopathischen« Dermatosen. Woher kommt die *Psoriasis*, woher die *Rosazea*, woher die *Akne*? Manchmal ist es am besten, den Patienten auf die spontane Natur einer Erkrankung hinzuweisen und ihn dadurch von belastenden, kostspieligen und sinnlosen Maßnahmen (Diät, Wohnraumsanierung etc.) abzubringen. Manchmal braucht der Patient allerdings eine Modellvorstellung, an der er sich festhalten kann. Ist er damit zufrieden, soll man ihn darin belassen. Oft tut dem Betroffenen eine griffige Spekulation besser als nüchterne Ratlosigkeit.

Fall 27 ***»Jetzt hat mir Ihre Kollegin endlich gesagt, woher das kommt!«***

Ein Patient wird wegen einer Urtikaria, die schubweise immer im zeitlichen Zusammenhang mit Gelenkbeschwerden auftritt, behandelt. Die histologische Untersuchung ergibt eine Urtikariavaskulitis, eine seltene Form der Urtikaria mit begleitender Gefäßentzündung, die meist immunologische Ursachen hat und auch die Gelenke betreffen kann. Umfangreiche immunologische Untersuchungen werden veranlasst und der Patient wird darüber aufgeklärt, dass es sich um eine spontane Entzündungsreaktion handelt, die sich eben in der Haut durch Quaddelbildung und in den Gelenken durch Schmerzen äußert. Mögliche auslösende Faktoren, die diese beiden Reaktionen auslösen, sollen durch diverse Untersuchungen gefunden werden.

Die Erkrankung zieht sich über viele Wochen hin, wiederholt treten neue Schübe auf. Die Ursachenforschung bleibt ergebnislos. Immer wieder stellt der Patient die Frage nach der eigentlichen Ursache, die ihm nicht beantwortet wird. Schließlich wird der Patient an eine Fachklinik überwiesen.

Nach dem Klinikaufenthalt – Sie entnehmen dem Arztbrief, dass die Untersuchungsbefunde sämtlich negativ waren – erklärt Ihnen der Patient triumphierend: »Ihre Kollegin in der Klinik ist endlich darauf gekommen, woher meine Krankheit kommt: Von den Gelenken!«

Kommentar. Erübrigt sich.

Stichwort. *Urtikaria.*

1.7.7 »Wie entsetzlich sehe ich aus!«

Nicht nur hinsichtlich der Ursachen, sondern auch hinsichtlich des Erscheinungsbildes liegen der Blickwinkel des Betroffenen und der des Arztes oft weit auseinander. Jeder Mensch hat von seinem Äußeren eine bestimmte Vorstellung, ein Bild seines Körpers, und jede Veränderung des Körpers bewirkt auch eine Veränderung dieses Bildes. Gar nicht selten trifft man Patienten, die nur geringfügige Hautveränderungen aufweisen, die aber davon überzeugt sind, völlig entstellt zu sein. Häufig handelt es sich dabei um Frauen in jungen oder mittleren Jahren mit Gesichtsdermatosen.

Eine *minimale Akne* oder eine gelegentliche *Follikulitis*, manchmal auch nur eine diskrete Vertiefung der »Poren« infolge einer hormonell bedingten Talgdrüsenvergrößerung können Anlass zu wiederholten Arzt- (und Facharzt)besuchen sein. In ähnlicher Weise können auch Narben nach operativen Eingriffen bei objektiv einwandfreiem Ergebnis zu beständiger Sorge Anlass geben. Sehr selten gibt es sogar Patienten, bei denen die Haut objektiv völlig unauffällig ist und die trotzdem entstellende Veränderungen zu sehen meinen.

Im letzteren Fall ist – bevor weiter auf die Haut eingegangen wird – ernsthaft in Erwägung zu ziehen, ob sich nicht eine psychiatrische Erkrankung in dieser Form äußern könnte. Gegebenenfalls ist eine Überweisung zum einschlägigen Facharzt ratsam. Ansonsten, d.h. in der Mehrzahl der Fälle, lohnt sich der Versuch, den Patienten an die objektive Unscheinbarkeit der Hautveränderungen heranzuführen. Man lässt sich in aller Ruhe und ganz genau, am besten vor einem Spiegel, vom Patienten die angeblich so gravierenden Läsionen zeigen. Man bringt klar zum Ausdruck, dass man versteht, was der Patient meint, dass man aber Mühe habe, die Hautveränderungen überhaupt zu sehen und dass sie – wenn man nicht unmittelbar darauf aufmerksam gemacht würde – praktisch nicht zu erkennen wären. Zurückhaltung sollte man hinsichtlich der Therapie üben. Gibt man einem heftigen Wunsch des Patienten nach Therapie nach, so kann das negative Effekte haben. Einerseits bestärkt man den Patienten in der Auffassung, dass eine behandlungsbedürftige Krankheit vorläge, und andererseits kann man durch eine objektiv nicht indizierte Therapie sogar eine Verschlechterung bewirken. Letztes gilt insbesondere für mitigierte Akneformen, die weitaus weniger auffällig sind als eine Hautirritation, die bei diversen Aknetherapeutika fast unausweichlich auftritt.

Bei einer tragfähigen Arzt-Patienten-Beziehung wird es auch möglich sein, zugrunde liegende Probleme anzusprechen. Hinter der überzogenen Bedeutung, die minimalen kosmetischen Aspekten zugesprochen werden, verbergen sich gar nicht so selten unbewältigte Beziehungsprobleme.

1.7.8
»Muss ich sterben?«

In der täglichen rasch abgewickelten Routine – ein Vorgehen, das gerade bei Hautkrankheiten verlockend sein kann – geschieht es mitunter, dass man aufgrund einer klaren, völlig harmlosen Diagnose übersieht, dass den Patienten in dem Zusammenhang vitale Ängste quälen. Für einen Außenstehenden ist es auch schwer fassbar, dass einerseits eine *Pityriasis rosea* – ein plötzlich aufgetretenes, über weite Teile des Körpers disseminiertes erythematosquamöses Exanthem – etwas völlig Harmloses, Selbstlimitiertes und quoad vitam Bedeutungsloses ist, während ein *Melanom* – ein kleiner schwarzer Fleck, der seit Jahren besteht und vielleicht vom Arzt zufällig entdeckt wird – beinahe einem Todesurteil gleichkommen kann.

Ärztliche Aufmerksamkeit hinsichtlich offener, unausgesprochener Fragen des Patienten können auch hier Missverständnisse vermeiden helfen. Bei banalen Dermatosen soll man es nicht versäumen, auf die absolute Harmlosigkeit hinzuweisen. Schwierig ist es dagegen, wenn man als Arzt selbst den Verdacht auf eine potentiell gefährlich verlaufende Erkrankung hat. Dann ist es besser, die eigene diagnostische Unsicherheit offen zuzugeben und rasch eine Sicherung der Diagnose durch Facharzt- oder Klinikzuweisung anzustreben, ohne den Patienten zuvor durch ausführliche Gespräche über vitale Fragen in unnötiger Weise zu verunsichern. Ist eine gravierende Diagnose objektiv verifiziert, so wird das Beratungsgespräch hinsichtlich therapeutischer Optionen und Prognose am besten durch einen Fachkollegen mit einschlägiger Erfahrung mit der entsprechenden Krankheit durchgeführt.

Natürlich bleibt der Hausarzt weiterhin Ansprechpartner und oft die wichtigere Vertrauensperson des Patienten. Der Allgemeinarzt sollte dann aber mit dem betreuenden Fachkollegen unbedingt Kontakt halten und eine gemeinsame Sprachregelung suchen, dabei jedoch auch dem Fachkollegen seine Eindrücke über das subjektive Erleben des Patienten nicht vorenthalten. Damit wird der Hausarzt der schwierigen, aber ungeheuer lohnenden Aufgabe eines Brückenschlags zwischen einer notwendigen hochtechnisierten Medizin einerseits und dem ebenso notwendigen privaten und familiären Umfeld des Betroffenen gerecht. Gerade bei infausten Krankheitsverläufen kann der Hausarzt – zusammen mit entsprechend motivierten Angehörigen – sehr viel im Sinne einer modernen Palliativmedizin beitragen.

1.7.9 »Ist das heilbar?«

Im wissenschaftlich-medizinischen Sinn versteht man unter Heilung meist eine endgültige Überwindung einer Erkrankung durch Therapie. Dementsprechend zwiespältig ist daher auch die Antwort auf die Frage, ob ein bestimmter Zustand heilbar sei. Zwar halten wir das Erysipel für heilbar – obwohl es häufig rezidiviert, wollen aber bei der Akne kaum eine Heilung versprechen, obwohl sie in der überwiegenden Mehrzahl der Fälle bis zum 20. Lebensjahr restlos abklingt.

Die Frage des Patienten zielt aber nicht auf diese wissenschaftliche Wahrheit ab, sondern meint wohl eher: »Kann das wieder gut werden?« Darauf lässt sich meist eine sehr ehrliche Antwort finden: Akne, Neurodermitis, Psoriasis und viele andere sind in diesem Sinne heilbar. Es gibt wirksame Therapien, die zur Erscheinungsfreiheit führen, die monatelang, jahrelang oder auch ein Leben lang anhalten kann. Dass die genetischen Faktoren der atopischen Diathese nicht ausgetauscht und Rezidive nicht vorhergesagt oder ausgeschlossen werden können, liegt auf der Hand, rechtfertigt aber nicht die entmutigende Aussage, die Krankheit sei unheilbar. Letzteres soll wirklich jenen Zuständen vorbehalten bleiben, bei denen eine Remission weder durch Behandlung erreicht werden noch eine solche spontan eintreten kann.

Die so oft gehörte und gelesene Behauptung, dass eine Krankheit trotz eindeutig wirksamer und wissenschaftlich geprüfter Behandlungsmodalitäten »für die Schulmedizin unheilbar« sei, ist wohl auf manchmal fehlendes Einfühlungsvermögen in die Frage des Patienten nach Heilung zurückzuführen.

1.8 Behandlung von Hautkrankheiten

1.8.1 Allgemeine Maßnahmen

Hautreinigung

Die Hautreinigung stellt in jedem Falle eine Belastung dar, auch wenn sie zur Entfernung von Schadstoffen unumgänglich notwendig ist. Nach dem physikalischen Prinzip wird eine *Emulsionswäsche* – der häufigere Vorgang – von einer *Lösungsmittelwäsche* unterschieden. Letztere ist aufgrund der extremen Fähigkeit, Lipide aus der Hornschicht herauszulösen, besonders aggressiv und sollte nur zur Entfernung von Substanzen, die anders nicht beseitigt werden können, verwendet werden, was in erster Linie für bestimmte Lacke und technische Öle gilt.

Die Emulsionswäsche erfolgt entweder mit *alkalischen Seifen* oder mit *sauren Syndets*. Letztere haben den Vorteil, dass sie sehr gut mit pflegenden Substanzen gemischt werden können und dadurch hautschonend sind. Darüber hinaus ist zu beachten, dass die gesunde Haut an den meisten Körperstellen ein saures Milieu mit antibakteriellem Effekt aufrechterhalten soll, was ebenfalls eher durch Syndets als durch Seifen gewährleistet werden kann. Insbesondere in Intertrigoregionen und bei Neigung zu bakteriellen und mykotischen Infektionen ist daher sauren Syndets in fester oder flüssiger Form der Vorzug zu geben.

Die meisten Menschen belasten die Haut durch intensives Waschen, Baden und Duschen über Gebühr, sodass zum Ausgleich oft Pflegecremen und -salben notwendig sind. Es sei darauf hingewiesen, dass auch die Wäsche mit Wasser allein, insbesondere mit heißem Wasser, die Haut austrocknet und die Widerstandsfähigkeit reduziert.

Eine besondere Problemlokalisation ist die Kopfhaut, insbesondere wenn das Bedürfnis nach täglicher Haarwäsche besteht. Ausgesprochen milde Shampoos, die dezidiert für den täglichen Gebrauch oder für Babies empfohlen werden, enthalten großteils anionische Tenside zusammen mit mildernden Proteinhydrolysaten und Pflegesubstanzen, sodass die Anwendung bei gesunder Hautkonstitution tatsächlich unbedenklich ist.

Während in der Durchschnittsbevölkerung die gesunde Haut eher zu intensiv als zu wenig gewaschen wird, stellt sich das Verhalten beim Vorliegen einer Hauterkrankung oft konträr dar. Viele Menschen habe große Scheu, erodierte, verkrustete oder ulzerierte Läsionen zu reinigen. Daher muss man jedes Mal, wenn man bei solchen oder ähnlichen Befunden eine Lokaltherapie verordnet, dezidiert auf die Notwendigkeit der täglichen Reinigung hinweisen. Die Hemmschwelle lässt sich für den Patienten oft dadurch verringern, dass man ihm einen speziellen Wasch- oder Badezusatz mit milder antiseptischer oder adstringierender Wirkung (Polyvidon-Jod, Kamillenextrakt o.ä.) rezeptiert. Hartnäckige Krusten und Schuppenkrusten werden am sichersten entfernt, wenn man sie zuerst mit einem Pflegeöl aufweicht und anschließend mit einem weichen Tuch – etwa einem Öltuch aus der Säuglingspflege – abwischt. Unterlässt der Patient die regelmäßige Reinigung und trägt bloß die Lokaltherapie immer wieder auf, so sammelt sich eine dicke, übelriechende Pomadenkruste an, die einen idealen Nährboden für Bakterien abgibt und eine Superinfektion in Form von Erysipel, Impetigo oder Follikulitis auslösen kann.

Beachte

Bei gesunder Haut wird oft zu intensiv, bei defekter Haut zu wenig gereinigt.

Hautpflege

Sicher bedarf nicht jeder Mensch einer Hautpflege. Wenn aber die Haut durch die täglichen Verrichtungen zu leiden beginnt, sollte sofort mit entsprechender Pflege begonnen werden, bevor sich dermatologische Erkrankungen manifestieren. Jede Überlastung der Haut führt zu einer Schädigung ihrer Barrierefunktion. Die Hautfeuchtigkeit kann leichter abdunsten, was zu Austrocknung und Rhagaden führt, und Schadstoffe und Krankheitserreger können von außen leichter in die Haut eindringen, was die Gefahr von Ekzemen und Infektionen erhöht.

Für die Hornschicht ist eine fette Salbe aus pharmakologischer Sicht die beste Form der Pflege. Sie führt der Hornschicht Fett zu, führt zu einem Okklusiveffekt, vermindert dadurch die Abdunstung und erhöht den Wassergehalt der Hornschicht. Kosmetisch macht sich aber nachteilig bemerkbar, dass Fettsalben nicht in die Haut einziehen, an der Oberfläche glänzen und zu einer Überwärmung führen, die insbesondere im Gesicht unangenehm empfunden wird.

Von Seiten der Kosmetikindustrie werden daher in großer Zahl sog. Feuchtigkeitscremen angeboten. Durch die Verdunstung des wässrigen Anteils tritt ein angenehmer, erfrischender Kühleffekt auf und das Präparat scheint in die Haut einzuziehen. Gleichzeitig kann der Wassergehalt jedoch in Form einer Dochtwirkung der Hornschicht Feuchtigkeit entziehen, was zu einem andauerenden Bedarf an Pflegeprodukten und letztlich zu exzessivem Gebrauch führt.

Besondere Vorsicht ist in der Säuglingspflege geboten. Großflächige Applikation von fetten, okklusiven Salben können zum Wärmestau führen. Naturpflegeprodukte mit pflanzlichen Wirkstoffen wiederum können potente Allergene enthalten und sollten von der Säuglingshaut ferngehalten werden.

Für besonders belastende Tätigkeiten gibt es für die Hände Hautschutzsalben, die die Penetration diverser toxischer Substanzen eine Zeit lang hintanhalten können.

In der Heilungsphase einer Hautkrankheit ist auch für Menschen mit an sich robuster Hautkonstitution eine milde, nicht zu fette Pflege angezeigt. Nachdem eine intakte Haut am wenigsten anfällig für diverse Krankheitserreger ist, kann eine entsprechende Nachpflege auch Rezidive verhindern.

Vermeiden von unspezifischen Noxen

Eine Irritation der Haut und eine Störung der Barrierefunktion kommen durch zahlreiche, oft alltägliche äußere Einflüsse zustande. Intensives Waschen, Kontakt mit organischen Lösungsmitteln, technischen Ölen, aber auch mit diversen pflanzlichen Produkten belasten die Haut. Weniger beachtet wird die Bedeutung mechanischer Irritation, was u. a. durch grobmanuelle Tätigkeit, darüber hinaus aber auch durch Holz- und Gesteinsstaub, bei empfindlicher Haut auch durch raue Textilfasern zustande kommen kann.

Unterschätzt wird oft auch die Bedeutung von Temperaturschwankungen. Gewohnheitsmäßiges Berühren heißer Küchenutensilien abwechselnd mit ungeschützter Kälteexposition im Freien allein kann genügen, um unspezifisch ein Handekzem in Gang zu halten oder sogar auszulösen.

Diätetische Maßnahmen

Obwohl diätetische Maßnahmen in der Behandlung von Hautkrankheiten bei weitem nicht den Stellenwert haben, den ihnen die Laienpresse oft zugestehen will, sind einige Punkte zu beachten. Bei jeder juckenden Hautkrankheit soll auf koffeinhaltige Getränke verzichtet werden. Außerdem können scharfe Gewürze die Bereitschaft zum Juckreiz erhöhen.

Bei schwerer Neurodermitis bei kleinen Kindern ist die Möglichkeit einer Nahrungsmittelallergie zu erwägen und bei gesichertem Nachweis eine entsprechende Diät zu halten. In besonderen Fällen kann auch eine empirische Eliminationsdiät unter Weglassen von Fisch, Ei, Nüssen und Kuhmilch versucht werden.

Die Bedeutung einer glutenfreien Diät bei Dermatitis herpetiformis und die Notwendigkeit von Nahrungseinschränkungen bei einzelnen Medikamenten wurde bereits in Abschn. 1.6.3 besprochen.

Vermeidung von Alkohol hat – abgesehen von den anderen Auswirkungen – v. a. bei der Psoriasis Bedeutung. Zigaretten Rauchen ist der wichtigste Risikofaktor für eine periphere arterielle Verschlusskrankheit. Eine Therapie derselben ohne gleichzeitige Nikotinkarenz ist zwecklos.

Ebenso zwecklos ist es aber auch, einem Raucher einfach den ärztlichen Rat zum Aufhören zu geben. Es handelt sich beim Zigarettenrauchen zumeist um eine körperliche Sucht, von der der Betroffene ohne gezielte Hilfe nur in den seltensten Fällen abzubringen ist. Wenn es einem als Hausarzt gelingt, die grundsätzliche Bereitschaft des Patienten zu wecken – mehr kann man kaum erreichen – so sollte man eine Integration in ein *Raucherentwöhnungsprogramm*, wie es von Kliniken und niedergelassenen Kollegen angeboten wird, veranlassen. Ganz selten stellt eine Krankheit für den Betroffenen ein derart einschneidendes Ereignis dar, dass er spontan seine Sucht beenden kann.

Abgesehen von der peripheren arteriellen Verschlusskrankheit bewirkt Rauchen auch eine Akrozyanose, die zur Therapieresistenz von akralen Warzen beitragen kann. Darüber hinaus stellt Rauchen einen weitgehend unterschätzten Triggerfaktor der Psoriasis dar.

1.8.2 Lokaltherapie

Das Hautorgan hat den Vorteil, dass es einer therapeutischen Intervention direkt zugänglich ist und daher Pharmaka herangebracht werden können, ohne dass der

Gesamtorganismus gleichzeitig belastet werden muss. Jedes Lokaltherapeutikum besteht aus einer *Grundlage* oder einem *Vehikel*, die als Salbe, Creme, Schüttelmixtur usw. bezeichnet wird. Diese Grundlagen entfalten von sich aus bereits therapeutische Effekte an der Haut und sind in manchen Situationen als alleinige Therapie ausreichend.

In vielen Fällen werden jedoch für eine differente Therapie den Grundlagen Pharmaka (Antimykotika, Glukokortikoide und viele andere) zugesetzt. Es ist zu beachten, dass auch der Zusatz eines potenten Pharmakons einen nicht von der Wahl der richtigen Grundlage enthebt, weil sonst die Wirkung des Pharmakons aufgehoben oder gar ins Gegenteil verkehrt werden kann. Deshalb ist für jeden Arzt, der Patienten mit Hautproblemen betreut, eine grundlegende Kenntnis der dermatologischen Vehikel unabdingbar.

Lokaltherapeutische Grundlagen (Vehikel)

Ein grobe und für praktische Zwecke gut brauchbare Einteilung unterscheidet *streichfähige*, *flüssige* und *feste Grundlagen*.

Zu den *streichfähigen Grundlagen* zählen *Salben*, *Cremen*, *Pasten* und *Gele*. Salben bestehen lediglich aus Fetten. Sie haben eine okklusive Wirkung, verhindern die Abdunstung und erhöhen die Hauttemperatur. Sie machen die Hornschicht geschmeidig und haben einen schuppenlösenden Effekt. Sie sind gut geeignet für chronische, trockene Dermatosen *(Psoriasis vulgaris, chronisches Kontaktekzem)*. Wenn in die Salbe ein differentes Pharmakon eingemengt ist, so dringt es meist gut und verhältnismäßig tief in die Haut ein. Absolut kontraindiziert sind Salben jedoch auf akut entzündeter Haut – durch den Wärmestau wird die Entzündung propagiert – und bei blasen- oder pustelbildenden Prozessen, weil die salbenbedingte Flüssigkeitsretention das Aufschießen neuer Läsionen begünstigt. Weiters sollen fette Salben in *intertriginösen Arealen* vermieden werden, weil dort bereits physiologisch okklusive Bedingungen gegeben sind und es leicht zur Mazeration kommen kann.

TIPP

Auf eine akut entzündete Hautläsion darf man niemals eine fette Salbe applizieren. Auch wenn man ein potentes Kortikosteroid beigemengt hat, kommt es unweigerlich zu einer Verschlechterung der Entzündung und zu einer unerträglichen Zunahme des Juckreizes.

Salben lassen sich nur schwer durch Waschen entfernen, daher sollten sie auch am behaarten Kopf nicht verwendet werden. Salben sind gut mit Fett mischbar und i. Allg. nicht mit Wasser. Manchen Salben sind jedoch Emulgatoren zugesetzt, sodass sie etwas Flüssigkeit aufnehmen können und auch etwas leichter abwaschbar sind.

Cremen stellen Emulsionen aus einer *wässrigen* und einer *fetten Phase* dar. *Lipophile Cremen* sind durch dispergierte Wassertröpfchen (innere Phase), umschlossen von der Fettkomponente (äußere Phase) gekennzeichnet (Wasser-in-Öl-Emulsion). Die pharmakologischen Eigenschaften entsprechen weitgehend jenen der reinen fetten Salbe. *Hydrophile Cremen* sind umgekehrt aufgebaut: Fett bildet die innere Phase, Wasser die äußere (Öl-in-Wasser-Emulsion). Hydrophile Cremen sind nicht okklusiv, leicht abwaschbar und wirken kühlend und entzündungslindernd, zugleich aber auch pflegend. Sie sind ideal für akute, entzündliche Dermatosen und für intertriginöse Areale.

Merke

Die hydrophile Creme ist die ideale Kompromissgrundlage, die nie ganz falsch ist. Allenfalls kann sie auf Dauer zu einer geringen Austrocknung der Haut führen.

Beachte

Die Nomenklatur der streichfähigen Externagrundlagen wird nicht immer einheitlich gehandhabt. Manchmal werden lipophile Cremen als Salben und die klassischen, wasserfreien Salben dagegen als Fettsalben bezeichnet.

Pasten bestehen aus einer Salbe oder Creme, in die Puderpartikel eingearbeitet sind. Sie wirken etwas weniger okklusiv und etwas stärker austrocknend als die jeweilige Grundlage ohne Puderzusatz. Pasten sind oft durch eine besonders gute Hautschutzwirkung gekennzeichnet, was sich z. B. bei der Therapie der Windeldermatitis oder beim Schutz der Haut in der Umgebung von Ulzera und Fisteln gut nutzen lässt.

Transparente *Gele* bestehen aus einem langkettigen, hydrophilen Gerüstbildner, in dessen Maschenwerk kurzkettige Flüssigkeitsmoleküle, meist Wasser oder Alkohol, eingelagert sind. Die Wirkung entspricht jener von hydrophilen Cremen, nur ist der Kühleffekt durch die raschere Verdunstung noch deutlicher ausgeprägt und das Präparat scheint rasch in die Haut einzuziehen.

Flüssige Grundlagen sind entweder *Lösungen* – d. h. optisch homogene Präparationen – oder *Suspensionen*, d. h. von emulgierten Tröpfchen oder eingemengtem Puder durchsetzt. Flüssige Grundlagen wirken stark kühlend und austrocknend, besonders wenn sie einen hohen Alkoholanteil enthalten. Sie werden gerne auf akut-entzündlichen Dermatosen und am behaarten Kopf sowie zur Reinigung und für Umschläge verwendet. Früher hat sich v. a. die Zink-Schüttelmixtur – eine Suspension von Zinkoxid-Puder in einer wässrig-alkoholischen Lösung – großer Beliebtheit erfreut. Die kühlende Wirkung ist tatsächlich sehr hilfreich, allerdings kommt es bereits nach wenigen Tagen regelmäßiger Anwendung zur massiven Exsikkation.

Die klassische feste dermatologische Grundlage ist der Puder, der aus organischen oder anorganischen Festkörperpartikeln besteht. Man unterscheidet *unlösliche Puder*, die auf intakte Haut aufgebracht werden können und dort aufgrund der großen Oberfläche die Abdunstung begünstigen und kühlend wirken, von *löslichen Pudern*, die auf Erosionen, Ulzera und Wunden aufgebracht werden können und Sekret absorbieren. Letztere heißen auch *chirurgische Puder* oder *Wundpuder*. Puder werden bevorzugt dort angewendet, wo Austrocknung erwünscht ist, insbesondere bei mazerierter Haut mit bakterieller oder mykotischer Besiedelung.

Zu den Feststoffen zählen auch Seifen, feste Syndets und Stifte sowie Wundauflagen aus *Hydrokolloiden* oder synthetische Membranen. Bei sauberen Wunden sind die hydrokolloiden Wundauflagen oft die beste Form der Lokalbehandlung, weil sie durch ein physiologisches, feuchtes Milieu die Heilung begünstigen.

Glukokortikoide

Glukokortikoide gehören zu den wirksamsten, zugleich aber auch zu den umstrittensten Lokaltherapeutika. Nachdem fast alle Zellen entsprechende Rezeptoren tragen, entfalten Glukokortikoide eine pleiotrope, auf viele Zielstrukturen gerichtete Wirkung. Nachdem aber auch jedes Entzündungsgeschehen ein äußerst komplexer Vorgang ist, scheint die Pleiotropie geradezu eine Voraussetzung für die gute klinische Wirksamkeit zu sein.

Bei der topischen Anwendung sind die wesentlichen Wirkkomponenten die antiinflammatorische, die antiproliferative und die immunsupprimierende. Dies erklärt, warum fast alle Hauterkrankungen, die mit Entzündung oder mit Hyperproliferation einhergehen, durch eine topische Glukokortikoidtherapie gebessert werden können.

Systemische Nebenwirkungen topischer Glukokortikoide können nur auftreten, wenn wochenlang großflächige Hautareale unter Okklusivbedingungen behandelt werden. Auch lokale Nebenwirkungen sind auf unsachgemäße Anwendung zurückzuführen. Bei langfristiger, kontinuierlicher Therapie kann es zur *Atrophie* von Epidermis und Dermis sowie zu *Teleangiektasien* und zu einer diskreten *Hypertrichose* kommen. Bei Anwendung in der Axillar- und Inguinalregion kann es gerade bei Adoleszenten zu *Striae distensae* kommen.

Bei der Anwendung im Gesicht wiederum kann eine *periorale (rosazeaartige) Dermatitis* auftreten, die insbesondere nach Absetzen der Steroide in Erscheinung tritt. Die Vorgeschichte ergibt meistens, dass aufgrund einer banalen Gesichtsdermatose – etwa einer seborrhoischen Dermatitis – eine Steroidtherapie begonnen wurde. Zuerst verschwinden die Hautveränderungen nach einmaliger Anwendung, rezidivieren aber. Das Steroid wird daraufhin immer öfter und immer länger verwendet, bis sich die Haut völlig daran gewöhnt hat und auf das Absetzen mit einem sogenannten *Kortisonentzugssyndrom* mit Juckreiz und Brennen reagiert und sich schließlich eine periorale Dermatitis entwickelt.

Merke

Im Gesicht dürfen nie, insbesondere nicht bei chronischen Erkrankungen, potente Glukokortikoide verwendet werden.

Nebenwirkungen der Steroidtherapie sind absolut vermeidbar. Voraussetzung hierfür ist eine sachgerechte Anwendung. Kortikosteroide gibt es in 4 verschiedenen *Wirkstärken* (Klasse I: schwach, Klasse II: mittelstark; Klasse III: stark; Klasse IV: sehr stark) und 3 verschiedenen *chemischen Gruppen* (natürliche, halogenierte und substituierte Steroide). Für das Gesicht ist lediglich die Klasse I geeignet, deren wichtigster Vertreter das Hydrokortison ist. Dieses hat praktisch kein Nebenwirkungspotential, hat aber auch nur eine geringe Wirkstärke. Nach der chemischen Klassifikation handelt es sich um ein natürliches Steroid. Die meisten Vertreter der

Klassen II–IV gehören zur chemischen Gruppe der *halogenierten Steroide*, bei denen die Rezeptorbindung durch die Einbringung von Chlor- und Fluoratomen gesteigert wurde. Kurzfristig angewendet sind auch diese Verbindungen unbedenklich.

Längerfristig sollen sie nur bei Dermatosen mit Hyperproliferation, z.B. Psoriasis vulgaris und hyperkeratotisch-rhagadiformem Handekzem, verordnet werden, bei denen die antiproliferative Wirkung ein Teil des erwünschten Effektes ist. Für die Ekzembehandlung, insbesondere bei der Neurodermitis, wird die Gruppe der *substituierten, nicht halogenierten Steroide* bevorzugt, deren gängigster Vertreter das Methylprednisolonaceponat (Advantan) ist. Methylprednisolonaceponat gilt pharmakologisch als Vertreter der Wirkklasse III, allerdings mit einem Nebenwirkungspotential lediglich der Wirkklasse I.

Neben der Auswahl des geeignetsten Präparates kommt es auf Dauer und Rhythmus der Anwendung an. Früher war es eine weit verbreitete Gepflogenheit, mit einem starken Steroid zu beginnen, dann auf ein schwächeres Steroid überzugehen und schließlich die Steroide in verdünnter Form, d.h. mit der reinen Grundlage vermischt, zu rezeptieren.

Diese *kontinuierliche Applikation* hat 2 gravierende Nachteile. Der erste ist pharmakologischer Natur. Durch die beständige Zufuhr gewöhnt sich die Haut an das Steroid und spricht auf jede weitere Applikation immer weniger an *(pharmakologische Tachyphylaxie)*. Der zweite Nachteil ist ein psychologischer. Wenn man unter kontinuierlicher Applikation Wirkstärke und Konzentration laufend verringert, so schlägt irgendwann wieder die Grundkrankheit durch. Die Patienten erleben somit, dass trotz laufender Steroidtherapie die Krankheit wiederkommt, woraus sie entweder den Schluss ziehen, dass es sich um eine sehr schwere Krankheit handelt oder dass die Steroide unwirksam sind.

Demgegenüber wird heute die *diskontinuierliche Applikation (Intervalltherapie, Pulstherapie)* vorgezogen. Hierbei wird an 3 oder 4 *aufeinanderfolgenden* Tagen jeweils einmal täglich das Steroidpräparat appliziert, an den verbleibenden 3 oder 4 Tagen der Woche dann lediglich eine Pflege mit der indifferenten Grundlage durchgeführt. Die Dosisreduktion erfolgt durch Verkürzung der Steroidapplikation und Verlängerung des steroidfreien Intervalls. In manchen Fällen kann sogar die einmal wöchentliche Anwendung des Steroids genügen. Damit vermeidet man die Tachyphylaxie, verhindert Nebenwirkungen und erreicht, dass die Haut auf jeden neuen Zyklus der Steroidtherapie wieder ebenso gut wie bei der ersten Applikation anspricht.

Die Patienten wiederum sind mit der Therapie zufriedener – auch wenn keine völlige Erscheinungsfreiheit erzielt wird –, weil sie auch bei mehrtägiger reiner Pflegebehandlung einen guten therapeutischen Effekt erleben und nicht den Eindruck bekommen, völlig vom Kortison abhängig zu sein. Für die diskontinuierliche Therapie ist es entscheidend, dass tatsächlich mehrtägige, zumindest 2-tägige steroidfreie Intervalle eingehalten werden. Tagtägliches Wechseln zwischen Grundlage (morgens) und Steroid (abends) und auch das tägliche Alternieren (1 Tag Grundlage, 1 Tag Steroid) kommen einer kontinuierlichen Steroidapplikation gleich, weil die lipophilen Steroidmoleküle ein Hornschichtdepot aufbauen und aus diesem laufend an tiefere Hautschichten abgegeben werden.

Beachte

In den meisten Fällen besteht die beste Steroidtherapie aus einem substituierten Steroid in diskontinuierlicher Anwendung.

TIPP

Die Wirkung des Kortisons kann verstärkt werden, indem man über die eingecremte Haut über 12 h eine Plastikfolie in Form eines Okklusivverbandes appliziert.

Manche Fertigpräparate enthalten Penetrationsvermittler, sodass ihre Wirkung beinahe der einer Okklusion gleichkommt.

Topisch applizierte Steroide erreichen die lebende Epidermis und die papilläre Dermis. Pathologische Prozesse in der retikulären Dermis (z. B. Granuloma anulare) oder gar in der Subkutis (Erythema nodosum) werden durch eine topische Steroidtherapie nicht erreicht.

Merke

Tief liegende Entzündungsprozesse werden durch topische Steroide nicht erreicht. Daher hat in solchen Fällen eine topische Kortisontherapie zu unterbleiben, weil man lediglich das Risiko der Nebenwirkungen an den oberflächlichen Hautschichten ohne therapeutischen Nutzen für die tieferen Hautschichten eingeht.

In der Bevölkerung ist heute eine große Angst vor Kortison verbreitet. Befragt man einen Patienten konkret, aus welchen Gründen er eine Steroidtherapie ablehnt, so wird man kaum je jene Nebenwirkungen aufgezählt bekommen, die bei unsachgemäßer Anwendung tatsächlich auftreten können. Stattdessen wird oft befürchtet, dass Kortison »den Körper vergiftet« oder »schlecht für die Niere« sei. Offensichtlich rührt die Ablehnung nicht von objektiver Kenntnis allfälliger Gefahren her, sondern von einem diffusen Unbehagen. Dies ist nicht allein durch die Negativpropaganda in der Laienpresse begründet, sondern auch in der Art, wie die Patienten die Kortisontherapie erleben. Einerseits ist jede Steroidtherapie prompt wirksam, woraus sie den Schluss ziehen, es handle sich um ein »schweres Geschütz«. Andererseits entdecken sie bald, dass eine Dermatose dadurch nicht endgültig ausgeheilt wird – bei der Neurodermitis etwa kann ein neuer Schub auftreten. Daraus resultiert Enttäuschung und in weiterer Folge Ablehnung.

In Kenntnis dieser Konstellation ist es wichtig, mit dem Patienten von vornherein das Behandlungsziel festzulegen. Dieses besteht nicht in absoluter Erscheinungsfreiheit. Kortison ist kein Kosmetikum, mit dem man eine makellose Haut erzwingen will. Behandlungsziel ist eine Besserung der Hautveränderungen, sodass sich der Patient wieder wohlfühlt und ungestört seinen alltäglichen Verrichtungen nachgehen kann. Dieser Punkt ist insbesondere dann entscheidend, wenn es sich um Neurodermitiskinder handelt: Das Kind soll wieder ungestört schlafen und spielen können. Durch diskrete Restveränderungen fühlt sich das Kind selbst – im Gegensatz zur Umgebung – meist überhaupt nicht gestört.

Weiters soll man den Patienten in modellhafter Weise erklären, dass es sich beim Kortison um eine körpereigene, natürliche Substanz handelt, die im diffizilen Wechselspiel entzündungsfördender und -hemmender Faktoren einen wesentlichen bremsenden Einfluss ausübt. Bei vorübergehendem Überwiegen der entzündungsfördernden Faktoren, wie sie einem akuten Entzündungsschub zugrunde liegen, wird durch die Steroidapplikation das Gleichgewicht wieder hergestellt.

Beachte

Für die Durchführung einer guten Steroidtherapie sind mehr Zeit, ärztliches Einfühlungsvermögen und Charisma erforderlich als für die Verordnung einer der überaus beliebten Placebotherapien.

Antiseptika, Antibiotika, Antimykotika, Virustatika und Antiparasitosa

Oberflächliche erregerbedingte Hautaffektionen sind Indikationen für die topische Anwendung von antimikrobiellen Präparaten. Nachdem aber auch hier die Penetration – ebenso wie bei den Glukokortikoiden – beschränkt ist, darf von der topischen Behandlung nicht zu viel erwartet werden.

Antiseptika werden in Form von Lösungen oder als Zusatz zu streichfähigen Externa und zu sauren Syndets verwendet. Ihre Hauptfunktion beruht in der Reduzierung der Keimzahl an der Hautoberfläche. Sie werden weniger zur Therapie bakterieller oder mykotischer Dermatosen sondern zur Prophylaxe einer Superinfektion etwa bei atopischer Dermatitis oder einem Herpes simplex oder zur Verhinderung laufender Reinfektionen, etwa bei axillären Schweißdrüsenabszessen oder multiplen Furunkeln, verwendet. Die verbreitetsten Substanzen sind Polyvidon-Jod, Chinolone, Chlorhexidin und Triclosan. Die früher großzügig verwendeten Farbstoffe (Brilliantgrün, Gentianaviolett, Fuchsin) werden wegen der Verfärbung der Haut und der starken Hemmung der Wundgranulation nur mehr eingeschränkt verwendet.

Antibiotika sind i. Allg. wirksamer als die älteren Antiseptika. Wegen der Gefahr der Resistenzentwicklung sollen sie jedoch nur gezielt eingesetzt werden. Am häufigsten werden Gentamycin, Mupirocin und Fusidinsäure in Creme-Grundlage verwendet. Sie zeichnen sich durch besonders gute Wirkung gegen Staphylokokken, im Falle des Gentamycin auch gegen gramnegative Keime aus. Hauptindikationen sind oberflächliche Pyodermien *(Impetigo contagiosa, Follikulitis)*. Die Wirkung bei tieferen Prozessen *(Furunkel, Abszess)* beruht wohl eher auf einer Keimreduktion an der Hautoberfläche.

Bei atopischer Dermatitis liegt oft auch dann, wenn klinisch keine Zeichen einer Impetiginisierung vorliegen, eine starke und pathogenetisch relevante Besiedelung mit Staphylococcus aureus vor, sodass ein Versuch mit topischen Antibiotika gerechtfertigt ist. Neomycin (gegen gramnegative) und Bacitracin (gegen grampositive Keime) werden auch als lösliche Puder und als Aerosole angeboten.

Beachte

Die Wirkung der lokalen Antibiotika beschränkt sich auf die obersten Hautschichten. Bei tieferen Entzündungen, bei sehr ausgedehnten Prozessen oder bei der Gefahr systemischer Komplikationen ist eine orale oder parenterale Antibiotikatherapie erforderlich.

Letzteres ist besonders bei der Impetigo contagiosa zu beachten: Obwohl eine Abheilung bei wenigen umschriebenen Läsionen durch eine topische antibiotische Therapie erreicht werden kann, lässt sich die Gefahr einer *Streptokokken-induzierten Glomerulonephritis* nur durch orale Antibiotika bannen.

Unter den topischen Antimykotika werden am häufigsten Polyene und Azole verwendet. Sie wirken nur auf oberflächliche Pilzinfektionen, namentlich auf Epidermomykosen, oberflächliche Trichophytien und auf Candida-Infektionen der Schleimhäute. In der praktischen Anwendung ist zu beachten, dass ausreichend lange, möglichst über 6 Wochen konsequent behandelt wird, auch wenn sich die Hauterscheinungen bereits früher zurückbilden.

Beachte

Bei ausgedehntem, multilokulärem Befall sowie bei tiefer Trichophytie und bei Onychomykose ist die topische antimykotische Therapie wirkungslos.

Einen regelrechten Boom haben in den letzten Jahren die topischen Virustatika, insbesondere Acyclovir, für die Behandlung von Herpesinfektionen erlebt. Obwohl es sich um systemisch hochwirksame Pharmaka handelt, ist die lokale Anwendung nur von beschränktem Nutzen. Einzige sinnvolle Indikation ist der rezidivierende Herpes labialis. Voraussetzung für einen Erfolg ist der Beginn der Anwendung bereits im Prodromalstadium und die konsequente, mindestens 5-mal tägliche Applikation. Für die Beurteilung des Therapieeffekts ist in Betracht zu ziehen, dass rund 1/4 aller Herpeseruptionen auch spontan mitigiert verläuft, d. h. ohne Ausbildung klassischer Bläschen abheilt.

TIPP

Für die effiziente Anwendung von topischem Acyclovir empfiehlt es sich, dem Patienten das Präparat im Voraus für den nächsten Schub zu verschreiben, sodass er dann ohne Verzögerung mit der Therapie beginnen kann.

Bei Herpes-simplex-Erstmanifestation, bei Herpes simplex im Eruptivstadium, bei Herpes genitalis und bei Herpes Zoster ist eine topische virustatische Therapie sinnlos. Stattdessen wird eine lokale antibiotische Behandlung in austrocknender Grundlage durchgeführt, die die Bläschen zur Abheilung bringt und eine Superinfektion verhindert.

Die häufigsten Indikationen für *Antiparasitosa* sind *Kopf- und Filzlausbefall* sowie die *Skabies*. Die wichtigsten Substanzen sind Hexachlorcyclohexan, Benzylbenzoat, Crotamiton, Permethrin und Pyrethroide, die als Lösung, Shampoo oder Creme im Handel sind. Bei der Anwendung ist sorgfältig auf die Empfehlungen des Herstellers zu achten, insbesondere bei Hexachlorcyclohexan, das bei Kindern nur mit Einschränkung und bei Schwangeren überhaupt nicht verwendet werden darf.

Weitere Lokaltherapeutika

Für die Psoriasis gibt es einige spezielle Wirkstoffe. Der älteste davon ist *Cignolin (Anthralin)*, das eine spezifische antipsoriatische Wirkung entfaltet, nicht resorbiert wird und daher keine systemische Toxizität zeigt. Allerdings führt Cignolin unmittelbar dosisabhängig zur Irritation der Haut, sodass die Cignolin-Konzentration und die Dauer der Anwendung niedrig begonnen und langsam gesteigert werden müssen. Es gibt nun ein neues Präparat, in dem Cignolin in lipidstabilisierter, mikroverkapselter Form vorliegt und dadurch lokal besser verträglich ist. Die ambulante Anwendung bedarf dabei eines verlässlichen und zur Mitarbeit motivierten Patienten.

Einfacher in der Anwendung sind die Vitamin-D-Derivate Calcipotriol und Tacalcitol, da sie lokal sehr gut verträglich sind. Es ist lediglich darauf zu achten, dass nicht mehr als 100 g pro Woche appliziert werden, weil sonst die Gefahr eines systemischen Effektes mit Hyperkalziämie besteht. Kürzlich wurde ein bei der Psoriasis topisch wirksames Retinoid (Zorac Gel) auf den Markt gebracht.

Im Zusammenhang mit der Psoriasis sind auch die abschuppenden Externa zu erwähnen. Am wichtigsten sind *Salizylsäure* in Vaseline oder Olivenöl und *Harnstoff* in hydrophilen Salben oder in Cremen.

Eine breite Palette von Präparaten gibt es für die Behandlung der *Akne*. Sie zielen in unterschiedlichem Ausmaß auf eine Reduktion der Keime, eine Beseitigung der Hyperkeratose im Talgdrüsenausführungsgang, eine Hemmung der Entzündung und eine Verringerung der Talgproduktion ab. Vertreter sind *Azelainsäure* (antibakteriell und antientzündlich bei milder Akne), *All-trans-Retinsäure* (keratolytisch und antiseborrhoisch bei Komedonen-Akne) und *Benzoylperoxid* (antibakteriell und antientzündlich bei pustulöser Akne). Weiters werden noch verschiedene Antibiotika und Antiseptika bei der Akne topisch verwendet.

Podophyllin ist ein lokal anwendbares Zytostatikum für die Therapie von Condylomata acuminata. Die Substanz wirkt stark ätzend, sodass die Behandlung am besten durch den Arzt selbst durchgeführt wird. *5-Fluorurazil* kann zur topischen Therapie von aktinischen Keratosen verwendet werden.

Zu den älteren Präparaten zählen *Steinkohlenteer* und *Ichthyol*, die eine proliferationshemmende und teilweise auch eine antibakterielle und antientzündliche Wirkung aufweisen.

Topische *Antiphlogistika*, deren Wirksamkeit bei oberflächlichen Affektionen des Bewegungsapparates gesichert ist, spielen in der Dermatologie praktisch keine Rolle. Eine Ausnahme stellt lediglich das *Bufexamac* dar, das trotz geringer Wirksamkeit auf entzündliche Hautveränderungen und trotz eines nicht unbeträchtlichen Allergisierungspotentials eine Zeit lang gerade bei Kindern als Kortisonersatz sehr verbreitet war.

Steigender Beliebtheit erfreuen sich derzeit diverse *Fruchtsäurepräparate*, die zu einer Verjüngung der Haut führen sollen. Dabei muss streng zwischen niedrig konzentrierten kosmetischen Präparaten einerseits und hoch konzentrierten Präparaten zur Anwendung durch den Arzt andererseits unterschieden werden. Erstere üben lediglich einen regenerationsfördenden Effekt auf die Epidermis aus. Letztere dagegen werden im Rahmen von operativen Sitzungen angewendet und führen zu einer oberflächlichen Verätzung, in deren Gefolge tatsächlich eine Regeneration im Bereich der papillären Dermis eintritt, wodurch die Haut wieder eine glatte, jünger erscheinende Oberfläche erhält.

Magistraliter-Rezepturen

In der täglichen Praxis werden überwiegend industriell hergestellte Fertigpräparate verordnet. Diese haben einige unschätzbare Vorteile: Die Zusammensetzung ist garantiert, die Haltbarkeit ist bekannt und Fehlerquellen durch Irrtümer bei der Herstellung sind beinahe ausgeschlossen. Weiters – und das ist wohl der wichtigste Aspekt – sind sämtliche derzeit in der westlichen Welt im Handel befindlichen Fertigpräparate durch eingehende klinische Prüfungen gegangen. Daher ist nicht nur das Nebenwirkungsprofil bekannt, sondern es ist auch der Nachweis erbracht worden, dass die Präparate tatsächlich bei den angegebenen Indikationen wirksam sind.

Das meiste davon trifft auf Magistraliter-Rezepte, d. h. auf Präparationen, die vom Apotheker nach Anleitung eines Rezeptes aus Grundstoffen hergestellt werden, nicht zu. Wohl aber bieten Magistraliter-Rezepte zumindest theoretisch die Möglichkeit, die Zusammensetzung individuell auf einen einzelnen Patienten abstimmen zu können.

Nachdem sich eine beinahe unüberschaubare Palette von dermatologischen Fertigpräparaten im Handel befindet, aus der sich für fast jede denkbare Situation etwas Geeignetes auswählen lässt, besteht kein zwingender Grund für eine Lokaltherapie mit Magistraliter-Rezepturen. Dennoch erfreuen sich viele dieser Rezepte großer Beliebtheit. Ein Grund dafür liegt darin, dass der Patient bei einem Magistraliter-Rezept den Eindruck gewinnt, dass er nicht mit einem Präparat »von der Stange« abgespeist wird, sondern der Arzt für ihn persönlich ein Rezept verfasst hat – auch wenn es sich um einen computerisierten Standardtext handelt.

Ein weiterer Grund könnte darin zu suchen sein, dass Magistraliter-Präparaten keine Patienteninformation (»Beipackzettel«) beiliegt und dem Patienten dadurch manche vielleicht beunruhigende Information erspart bleibt. Darüber hinaus kann ein Arzt mit Magistraliter-Rezepten auch signalisieren, dass er mehr kann als bloß Fertigpackungen zu verordnen, und schließlich können Magistraliter-Rezepturen gegenüber fertigen Produkten auch kostengünstiger sein.

Entschließt man sich dazu, von Magistraliter-Rezepturen Gebrauch zu machen, so sollte man sich eine kleine Palette von Rezepten zurechtlegen und sich auf diese beschränken. Gute Quellen für solche Rezepte sind die dermatologische Abteilung, in der man vielleicht einen Teil seiner Ausbildung absolviert hat, oder Rezeptursammlungen, die von pharmazeutischen Firmen herausgegeben werden. Diese Rezepte sind meist unbedenklich und in gewissem Grade auch auf ihre Haltbarkeit geprüft.

Ausdrücklich gewarnt werden soll vor der Versuchung, Rezepte auf eigene Faust zusammenzustellen – sofern man nicht eine umfassende galenische Ausbildung genossen hat. Es besteht sonst die Gefahr, dass Rezepturbestandteile inkompatibel sind und 2 an sich potente Wirkstoffe zusammen ein unlösliches und unwirksames Salz bilden.

TIPP
Für die Magistraliter-Rezeptur soll man sich einige wenige Rezepte zurechtlegen und von diesen möglichst nicht abweichen.

Im Folgenden ein Beispiel für ein einfaches Magistraliter-Rezept, das aufgrund der wässrig-alkoholischen Lösung und des suspendierten Puderanteils kühlend, entzündungshemmend und austrocknend wirkt und bei akuten Dermatosen mit intakter Hautoberfläche Anwendung findet:

Rezept

Rp.

Zincum oxidatum	
Talcum venetum aa	25,0
Glycerinum	5,0
Aethanolum dilutum	
Aqua destillata aa ad	100,0

S. Zink-Schüttelmixtur; 2- bis 3-mal täglich äußerlich anwenden

1.8.3 Systemische Therapie

Eine Lokaltherapie ist ausreichend, wenn umschriebene, oberflächliche Hautveränderungen ohne Allgemeinerkrankung vorliegen. Wann immer eines dieser Kriterien nicht erfüllt ist, d. h. die Hautveränderungen sehr ausgedehnt sind, in tieferen Hautschichten liegen oder den Gesamtorganismus betreffen, ist eine systemische Therapie angezeigt.

Antibiotika

Die wichtigsten Antibiotikagruppen für dermatologische Indikationen sind die *β-Laktam-Antibiotika*, die *Makrolide* und die *Tetrazykline*. Fallweise werden auch Chinolone und Clindamycin verwendet. Speziellere Antibiotika werden meist parenteral verabreicht und gehören nicht zum Spektrum hausärztlicher Behandlung.

Wann immer man sicher ist, dass man es ausschließlich mit Streptokokken zu tun hat, sind klassische Penizillinpräparate angezeigt. Mit Sicherheit trifft dies eigentlich nur auf das Erysipel zu. Bei allen anderen Pyodermien, sogar für die oft als streptogen bezeichnete kleinblasige Impetigo contagiosa, muss mit der Möglichkeit einer Besiedelung mit Staphylokokken gerechnet werden. In solchen Fällen ist klassisches Penizillin fehl am Platz, weil mittlerweile gut die Hälfte der gängigen Staphylokokkenstämme Penizillin-resistent ist. Es sollte von vornhinein mit Cephalosporinen oder penizillinasefesten Penizillinpräparaten behandelt werden.

Von einem bakteriologischen Abstrich mit Antibiogramm sollte man sich gerade bei akuten Erkrankungen keine große Hilfe erwarten. Es scheint von vielen Faktoren abzuhängen, ob gerade Streptokokken, Staphylokokken oder beides angezüchtet wird. Oft wachsen Staphylokokken an, obwohl sie nur eine sekundäre Besiedelung darstellen und die pathogenetisch relevanten Keime eigentlich Streptokokken sind. Die Abstrichuntersuchung ist somit initial verzichtbar. Anders ist der Sachverhalt bei hartnäckigen, chronischen oder rezidivierenden Pyodermien, bei denen schon mehrfach vergeblich mit Antibiotika vorbehandelt worden ist. Hier sind Abstrich und Antibiogramm entscheidend für die Auswahl eines wirksamen Präparates.

Vor jeder medikamentösen Therapie – und dies gilt in besonderem Maße für die Antibiotikatherapie – ist der Patient nach allfälligen Allergien zu befragen und die Antwort zu dokumentieren. Zum Schutz des Patienten und zur persönlichen Absicherung soll bei jedem Hinweis darauf, dass der Patient einmal ein bestimmtes Antibiotikum nicht vertragen habe, auf eine andere Substanzgruppe ausgewichen werden. Dies gilt insbesondere für die breite Palette der β-Laktam-Antibiotika, obwohl die Kreuzreaktivität zwischen Penizillinen und Cephalosporinen nur ungefähr 10% beträgt. Gerade moderne Aminopenizilline können jedoch schwere Arzneimittelexantheme verursachen, die bei entsprechender Sorgfalt vermeidbar gewesen wären.

TIPP

Man kann schwerlich alle Antibiotikapräparate im Kopf haben. Gibt der Patient anamnestisch eine Unverträglichkeit auf ein Präparat an, so hat man sich durch Nachschlagen zu vergewissern, um welche Substanzgruppe es sich handelt! Es kommt leider nicht so selten vor, dass sogar ein und dieselbe Substanz ein zweites Mal verordnet wird, bloß weil sie unter verschiedenen Spezialitätennamen im Handel ist.

Bei Verdacht auf Unverträglichkeit von β-Laktam-Antibiotika wird auf Makrolide, insbesondere auf *Clarithromycin* oder *Josamycin*, ausgewichen. Das früher häufig verwendete Erythromycin ist klinisch oft nicht sehr eindrucksvoll wirksam und verursacht durch einen prokinetischen Effekt auf Darmwandrezeptoren gastrointestinale Nebenwirkungen. Weitere Ausweichpräparate sind Chinolone, Clindamycin und Tetrazykline.

Tetrazykline sind die Antibiotika erster Wahl bei Akne und verwandten Erkrankungen. Einerseits haben sie eine bakteriostatische Wirkung auf Propionibacterium acnes, das im Haartalgdrüsenfollikel residiert und pathogenetisch an entzündlichen Akneeffloreszenzen beteiligt ist, andererseits besitzen Tetrazykline durch eine Hemmung der Granulozytenchemotaxis und Reduzierung proinflammatorischer Lipidmetaboliten einen unspezifischen entzündungshemmenden Effekt.

Clindamycin ist gut knochengängig und wird daher bei Osteomyelitis, insbesondere im Rahmen des diabetischen Fußes, empfohlen, wobei allerdings meist eine mehrwöchige parenterale Therapie angezeigt ist.

Wesentlich für einen dauerhaften Therapieerfolg ist eine ausreichende Dauer der antibiotischen Therapie. Während bei der Impetigo contagiosa und bei Abszessen oder Furunkeln 10 Tage genügen, sind bei Erysipel und bei Borreliosen 3 Wochen angezeigt. Die entzündungshemmende Therapie mit Tetrazyklinen bei der Akne wiederum ist als Zyklus über 12 Wochen angesetzt, wobei ein Effekt frühestens nach 2 Wochen erkennbar sein wird. Es ist wichtig, die Patienten von vornherein auf die notwendige Therapiedauer hinzuweisen, die auch bei vorzeitigem Abklingen der klinischen Erscheinungen unbedingt einzuhalten ist.

Antimykotika

Auf dem Gebiet der Antimykotika gibt es mittlerweile eine breite Palette von wirksamen und gut verträglichen Substanzen, die im Wesentlichen 3 Indikationsbereiche abdecken: Schleimhautbefall durch Candida, Infektion der Haut und ihrer Anhangsgebilde durch Fadenpilze (Trichophyten, Dermatophyten und Mikrosporon) und Systemmykosen. Manche Präparate sind auch für mehrere dieser Indikationen geeignet.

Für den Candidabefall der Schleimhäute kommen *Nystatin* und *Fluconazol* in Betracht. Nystatin wird intestinal nicht resorbiert und entfaltet seine Wirkung durch Reduzierung der Keimzahl im Gastrointestinaltrakt. Fluconazol dagegen wird resorbiert und ist auch systemisch wirksam.

Die wichtigsten Antimykotika für Fadenpilzinfektionen sind *Ketokonazol*, *Itraconazol* und *Terbinafin*. Sie sind oral gut verträglich und gegen die meisten Dermatophyten –, Trichophyten- und Mikrosporon-Arten wirksam. Wegen der Gefahr der Hepato- und Myelotoxizität sollten jedoch regelmäßige Laborkontrollen durchgeführt werden.

Für Fadenpilzinfektionen der Haut und der Haarfollikel ist meistens eine 2-wöchige Therapie erforderlich. Bei *Trichophytien*, d.h. bei Befall der Haare und der Haarfollikel, empfiehlt sich die regelmäßige Kontrolle des Pilzbefundes und die Fortsetzung der Therapie, bis dieser negativ geworden ist.

Die Behandlung von *Systemmykosen*, aber auch von hartnäckig rezidivierenden Manifestationen von Haut- und Schleimhautmykosen soll vom Facharzt oder einer spezialisierten Abteilung durchgeführt werden.

Virustatika

Hautpindikationen sind *Herpes zoster* und *Herpes simplex*. Für die orale Therapie stehen *Acylovir*, *Valacyclovir* und *Famcyclovir* zur Verfügung. Die Präparate sind subjektiv und objektiv gut verträglich. Bei der Herpes-simplex-Erstinfektion wird die Dauer der Beschwerden bei frühzeitigem Therapiebeginn nachweislich abgekürzt. Beim Herpes zoster bei älteren Menschen wird das Risiko postzosterischer Neuralgien um etwa die Hälfte reduziert. Bei Immunsupprimierten können gravierende Komplikationen oft verhindert werden. Bei unkompliziertem Herpes zoster bei jüngeren Menschen, bei Varizellen beim Immungesunden und bei Rezidivmanifestationen des Herpes simplex ist die Indikation Ermessenssache.

Eine spezielle therapeutische Option ist die Dauersuppressionstherapie in niedriger Dosis bei hartnäckig rezidivierendem Herpes genitalis, mit der meist für die Dauer der Therapie Erscheinungsfreiheit erzielt wird.

Glukokortikoide

In der systemischen Therapie sind Glukokortikoide in der Behandlung von Hautkrankheiten weniger dominierend als in der Lokaltherapie, haben aber ebenfalls ein breites Indikationsspektrum und bedürfen einer vorsichtigen, aber konsequenten Anwendung. Die Indikationen gliedern sich nach der Therapiedauer in eine akute Anwendung, die einmalig erfolgt oder nur wenige Tage dauert (z. B. bei einer akuten Urtikaria), eine kurzfristige Therapie von 2–3 Wochen (z. B. bei Erythema nodosum) und eine Dauertherapie (z. B. bei Pemphigus vulgaris). Bei der akuten Anwendung steht die membranstabilisierende Wirkung der Glukokortikoide im Vordergrund, bei der kurzfristigen Anwendung die antientzündliche und bei der Dauertherapie die immunsuppressive Wirkung.

Die akute Anwendung im Rahmen der Notfallmedizin erfolgt intravenös in einer Dosierung von 250–1000 mg Prednisolonäquivalent.

Die kurzfristige Anwendung beginnt man mit etwa 50 mg Prednisolonäquivalent für einige Tage und reduziert dann auf 25 mg täglich, später auf 25 mg alternierend jeden 2. Tag, zuletzt 12,5 mg jeden 2. Tag, sodass der ganze Zyklus sich über wenige Wochen erstreckt. Indikationen für dieses Schema sind u. a. *Erythema nodosum* (Abb. 1-8), *Vasculitis allergica* oder ein schweres *Arzneimittelexanthem*.

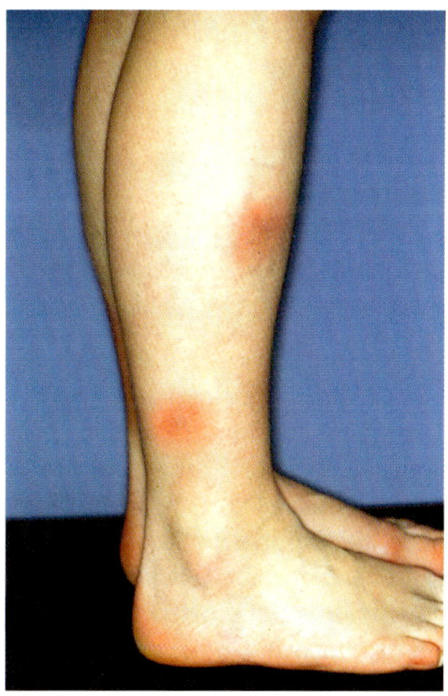

Abb. 1-8. Beim Erythema nodosum liegen die Veränderungen in der Subkutis – eine topische Steroidtherapie wäre wirkungslos

Die Kortisondauertherapie wird v. a. bei Autoimmunerkrankungen wie *systemischem Lupus erythematodes* oder *bullösen Dermatosen* angewendet. Nachdem es sich dabei um seltene, gravierende Erkrankungen mit aufwendiger diagnostischer Abklärung handelt, wird der Hausarzt hier nicht die Behandlungsindikation stellen, wohl aber mit der Fortführung der Therapie befasst sein. Im Allgemeinen wird bei den genannten Indikationen mit einer hohen Tagesdosis (100–200 mg/Tag) begonnen, die in der Folge zuerst rasch, danach immer langsamer reduziert wird. Als Ziel wird eine Dosierung unterhalb der Cushing-Schwelle, d.h. unter etwa 12 mg/Tag, angestrebt. Oberhalb dieser Schwelle treten dosisabhängige Nebenwirkungen (Wasserretention, Infektanfälligkeit, Hypertonie, Muskelschwund, Hyperglykämie, Osteoporose) auf.

Die Steuerung der Steroiddosierung sollte in der Hand eines Spezialisten liegen. Als Hausarzt soll man die Dosis keineswegs ohne Rücksprache aus Angst vor etwaigen Nebenwirkungen reduzieren. In der Folge kann es zu dramatischen Rezidiven kommen, die wiederum einen hochdosierten Kortisonstoß erfordern und insgesamt eine höhere kumulative Dosis und mehr Nebenwirkungen zur Folge haben als eine geduldig fortgesetzte Therapie mit mittleren oder niedrigen Dosen.

Zur Erhaltung der Reaktionsfähigkeit der Hypophysen-Nebennierenrinden-Achse sollte die orale Kortisontherapie stets mit einer einmaligen, morgendlichen Gabe durchgeführt werden. Sobald man unter 50 mg/Tag liegt, kann auf eine Therapie jeden 2. Tag übergegangen werden, sodass die Nebennierenrinde in den steroidfreien Tagen wieder zur Aktivität angeregt wird. Ansonsten kommt es nach etwa 6-wöchiger Steroidtherapie unweigerlich zur Nebennierenrindenatrophie.

Einer *Nebennierenrindenatrophie* ist in zweifacher Hinsicht Rechnung zu tragen: Erstens darf das Absetzen, sobald mehrere Wochen lang Steroide gegeben worden sind, nur schleichend, mit Zwischenschaltung eines »Alternate-day-Rhythmus«, erfolgen. Zweitens darf im Falle eines interkurrenten Infektes das Steroid nicht abgesetzt werden, sondern muss in der gleichen oder sogar einer etwas höheren Dosierung fortgeführt werden, weil der Körper von sich aus den infekt- bzw. stressbedingten Mehrbedarf an Steroid nicht kompensieren kann.

Beachte

Unter Steroiddauertherapie darf die Medikation bei interkurrentem Infekt niemals abgesetzt werden!

Neben den genannten Nebenwirkungen ist bei Dauertherapie auch auf vegetative Dystonie, euphorische oder dysphorische Stimmungslage sowie – als seltene Komplikationen – auf eine Steroidpsychose, eine steroidinduzierte Pankreatitis und auf eine aseptische Femurkopfnekrose zu achten.

Es ist fraglich, ob Steroide allein das Risiko gastrointestinaler Ulzera erhöhen. Es gilt allerdings als gesichert, dass sie die ulzerogene Wirkung von nicht-steroidalen Antiphlogistika potenzieren. Es empfiehlt sich daher generell während der Steroidtherapie eine Ulkusprophylaxe mit einem H_2-Blocker oder einem Protonenpumpenhemmer durchzuführen.

Als unterstützende Maßnahme gegen die Wasserretention kann einmal wöchentlich ein *Kartoffel-Reis-Tag* verordnet werden. Bezüglich der Osteoporose soll eine Prophylaxe mit Kalziumfluorid oder mit einem Bisphosphonat erfolgen. Diese Therapie soll zugleich mit der Steroidtherapie begonnen werden, weil der gravierendste Knochenschwund in den ersten Monaten einer Steroiddauertherapie eintritt.

Immunsuppressiva und Immunmodulatoren

Immunsuppressiva im engeren Sinne sind Zytostatika mit spezieller Wirkung auf immunkompetente B- oder T-Lymphozyten. Sie werden oft in der Steroiddauertherapie zur Unterstützung der immunsuppressiven Wirkung der Steroide verwendet in der Hoffnung, dadurch die Steroiddosis reduzieren zu können. Am häufigsten werden Azathioprin, Methotrexat und Cyclophosphamid, neuerdings auch Mycophenolat Mofetil (CellCept®) verwendet. Ebenso wie bei der Steroiddauertherapie wird die Indikation nicht vom Hausarzt gestellt. Wichtig sind auch hier die konsequente Fortführung der Therapie und regelmäßige Laborkontrollen, v. a. von Blutbild und Leberparametern.

Vielfältige, beim einzelnen Patienten aber oft nicht sicher vorhersehbare therapeutische Effekte haben die *Immunmodulatoren*, auch als *»biological response modifiers«* bezeichnet. Einer der wirksamsten Vertreter ist das Cyclosporin, ursprünglich in der Organtransplantation erfolgreich verwendet, nun auch bei diversen dermatologischen Indikationen in Gebrauch (*Psoriasis arthropathica, Pyoderma gangraenosum* und andere). Sulfone wirken bei verschiedenen Entzündungen, an denen Neutrophile und Eosinophile maßgeblich pathogenetisch beteiligt sind, indem sie u.a. lysosomale Enzyme hemmen. Weitere Immunmodulatoren sind Chloroquin und Thalidomid, die beim *Lupus erythematodes* verwendet werden.

Zunehmende Bedeutung erlangen *Interferone* und *Interleukine*, insbesondere bei der Therapie des Melanoms. Immunmodulierend wirken auch hochdosierte monatliche Infusionen von Immunglobulinen, die bei verschiedenen Autoimmunkrankheiten Erfolg versprechende Ergebnisse zeigen.

Antihistaminika

Hauptindikationen für *Antihistaminika* sind die *chronische Urtikaria* und die *Pollinose*. Unterstützend werden Antihistaminika auch bei verschiedenen anderen juckenden Dermatosen, insbesondere auch bei *Neurodermitis* im Kleinkindesalter, gegeben.

Die älteren Antihistaminika (u.a. Dimetinden und Hydroxizin) zeigen eine individuell unterschiedliche, dosisabhängige sedierende Wirkung, die zur Beeinträchtigung der Verkehrstüchtigkeit führen kann. Zur Linderung des Juckreizes kann dieser sedierende Effekt jedoch durchaus erwünscht sein.

Neuere Antihistaminika (u.a. Terfenadin, Fexofenadin, Cetirizin und Astemizol) zeigen kaum sedierende Wirkung. Zum Erreichen eines Therapieeffektes bei chronischer Urtikaria kann die Dosis schrittweise über die vom Hersteller angegebene Menge hinaus gesteigert werden.

Bei den meisten entzündlichen Dermatosen sind Antihistaminika kaum oder gar nicht wirksam. Leider werden sie immer wieder kritiklos verordnet, nicht zuletzt aus einer gewissen Scheu, ein Kortisonpräparat anzuwenden.

Retinoide

Retinoide sind *Vitamin-A-Derivate*, die im Gegensatz zum natürlichen Vitamin A therapeutische Effekte auf Haut und Anhangsgebilde bereits in einer Dosis ausüben, bei der es noch kaum zu Zeichen der Vitamin-A-Überdosierung kommt. Am gebräuchlichsten sind derzeit die *13-cis-Retinsäure (Isotretinoin)* und das *Etretin*. Die Wirkung auf die Haut besteht in einer Hemmung der Proliferation und der terminalen Differenzierung der Keratinozyten und der Talg produzierenden Zellen. Hauptindikationen sind schwere Formen von Akne und Psoriasis sowie bestimmte mit Hyperkeratose einhergehende Genodermatosen *(Ichthyosen)*.

Für die Aknetherapie wird Isotretinoin bevorzugt. Entscheidend für den Therapieerfolg sind eine ausreichend hohe Anfangsdosierung und eine ausreichend lange Therapiedauer. Für die Behandlung der Psoriasis und für Genodermatosen wird v. a. Etretin verwendet. Im Spektrum der Psoriasis sprechen v. a. die erythrodermatische sowie die pustulöse Form gut an, wobei fallweise auch eine Kombination von Retinoiden mit einer Lichttherapie zur Anwendung kommt. Bei manchen Genodermatosen (schwere Formen *kongenitaler Ichthyosen*) ist die Retinoidtherapie im Säuglingsalter lebensrettend. Die Indikation zur Retinoidtherapie sollte stets vom Facharzt gestellt werden.

Die Tagesdosis wird in 1 oder 2 Gaben zusammen mit einer Mahlzeit eingenommen, weil die Resorption auf nüchternen Magen deutlich geringer ausfällt.

Als obligate Nebenwirkung sollen trockene Lippen auftreten. Bleibt dieses Symptom aus, so liegen aller Wahrscheinlichkeit nach keine therapeutisch wirksamen Blutspiegel vor. Weiters kommt es oft zu einer generalisierten Trockenheit des Integuments, einer Schuppung an Handflächen und Fußsohlen und zu trockenen, spröden Haaren. An der Wirbelsäule kann es u. a. zur Verknöcherung des vorderen Längsbandes kommen, wobei die Veränderungen meist klinisch symptomlos bleiben.

Fallweise treten Paronychien oder eine Verschlechterung präexistenter Entzündungen auf. Bei Kindern und Jugendlichen wurden Osteoporose und verzögertes Knochenwachstum berichtet. Regelmäßige Laborkontrollen sind angezeigt, wobei insbesondere auf Leberfunktion, Blutbild und Fettstoffwechsel – Letzteres wegen der Gefahr der *Hypertriglyceridämie* – geachtet werden muss.

Die schwerwiegendste Nebenwirkung der Retinoide ist jedoch deren *Teratogenität*, die bei 50% liegt und zu gravierenden Missbildungen von Kopf, Nervensystem, Herz und Extremitäten führen kann. Nachdem diese Veränderungen auch unter geringen Restspuren von Retinoiden auftreten können, darf nicht nur während einer Retinoidtherapie, sondern auch 2 Monate nach Absetzen von Isotretinoin und sogar 2 Jahre nach Absetzen von Etretin keine Schwangerschaft eintreten. Die Verordnung eines Retinoids bei Frauen im gebärfähigen Alter muss daher stets mit einer diesbezüglichen, nachweislichen und am besten durch Unterschrift der Patientin bestätigten Aufklärung und Sicherstellung einer wirksamen Kontrazeption einhergehen.

Beachte

Bei einer Retinoidtherapie ist von Seiten des Hausarztes, auch wenn er das Präparat nicht selbst verordnet hat, stets eindringlich auf die Notwendigkeit kontrazeptiver Maßnahmen hinzuweisen!

Andere systemische Therapien

Beim fortgeschrittenen Melanom (und auch bei kutanen Lymphomen) werden oft eine *Chemotherapie* oder eine *Chemoimmuntherapie* durchgeführt. Die Aufgabe des Hausarztes besteht dann v. a. in allgemeinen Maßnahmen, von denen in vorderster Front eine antiemetische Therapie mit *Serotonin-Antagonisten* zu nennen ist.

Bei verschiedenen, insbesondere malignen Erkrankungen gehört das Management einer effizienten Schmerztherapie ebenfalls zu den hausärztlichen Aufgaben. Eine ausreichend hoch dosierte *orale Morphintherapie*, von vornherein begleitet von einer antiemetisch orientierten Behandlung mit *Metoclopramid* bzw. einem *Neuroleptikum*, wird leider immer noch zu selten und zu zurückhaltend praktiziert.

Nicht-steroidale Antiphlogistika werden bei schmerzhaften Entzündungsprozessen der Haut und der Subkutis verwendet (z. B. *Varikothrombophlebitis, Erythema nodosum, Erysipel*). Es ist zu beachten, dass bei über 60-Jährigen nach mehrwöchiger Behandlung mit nicht-steroidalen Antirheumatika in etwa einem Viertel der Fälle ein peptisches Ulkus auftritt, sodass eine entsprechende Prophylaxe großzügig indiziert werden sollte.

Lange Zeit haben sich *Vitaminpräparate* großer Beliebtheit erfreut, wobei insbesondere der Vitamin-B-Komplex trotz äußerst fraglicher Wirksamkeit beim Herpes zoster gegeben worden ist. Neuerdings erlebt Nicotinamid eine Renaissance als immunmodulierende Substanz bei bullösen Autoimmunerkrankungen.

1.8.4 Intraläsionelle Therapie

Unter *intraläsioneller Therapie* versteht man die Injektion einer therapeutisch wirksamen Substanz direkt in eine Hautläsion. Meist wird eine *Kortikoidkristallsuspension* (z. B. Triamcinolon) 1:2 verdünnt mit 2% Lidocain verwendet. Versuche gibt es auch mit intraläsioneller Interferon-Injektion. Die Injektion erfolgt entweder durch eine Intrakutannadel oder mithilfe einer modifizierten Impfpistole *(Dermojet-Gerät)*.

Indikationen sind umschriebene Hautveränderungen, die so tief liegen, dass sie mit einer topischen Steroidapplikation nicht erreicht werden können. Beispiele sind *Granuloma anulare, Sarkoidose, Keloide* und *Prurigoknoten*. Die Wirkung tritt nach etwa einer Woche ein und erreicht nach 4 Wochen das Maximum. Bei Bedarf kann die intraläsionelle Therapie im Abstand von 4–6 Wochen wiederholt werden.

Bei der Applikation mittels Nadel muss auf eine streng intrakutane Injektion geachtet werden, die sich durch Ausbildung einer blassen Quaddel während des Injektionsvorgangs äußert. Gerät die Injektion zu tief, d.h. in die Subkutis, so kann sich innerhalb von Monaten an der Stelle eine *lokalisierte Lipodystrophie* ausbilden, die sich durch eine irreversible, kosmetisch sehr störende Dellenbildung manifestiert.

1.8.5 Phototherapie

Obwohl phototherapeutische Effekte schon seit der Antike bekannt sind, hat sich erst in den vergangenen 4 Jahrzehnten die Phototherapie von Hautkrankheiten zu einer eigenen Subdisziplin entwickelt. Weder Indikation noch Durchführung werden i. Allg. in der Hand des Hausarztes liegen, dennoch sollten Wirkprinzip und Anwendungsmöglichkeiten in groben Zügen bekannt sein.

Biologische Effekte an der Haut werden v. a. durch UV-Licht ausgelöst. UVB ist kurzwellig, energiereich, dadurch biologisch stark wirksam, hat aber nur eine geringe Eindringtiefe und erreicht bloß die papilläre Dermis. UVA ist dagegen langwellig, dringt gut bis in die tiefere retikuläre Dermis ein, ist aber energieärmer und daher weniger effektvoll. Diese Problematik versucht man in der Phototherapie auf 3 Arten zu umgehen: Einerseits wurden Strahlenquellen entwickelt, die ein schmales Emissionsspektrum im Übergangsbereich von UVA zu UVB aufweisen und gleichsam einen Kompromiss hinsichtlich der genannten Vor- und Nachteile darstellen *(selektive UV-Therapie)*.

Andererseits kann man dem Körper lichtsensibilisierende chemische Substanzen zuführen und anschließend mit UVA bestrahlen, sodass man das gute Eindringen der UVA-Strahlen nutzen und das geringere Energieniveau durch den photochemischen Effekt des Lichtsensibilisators kompensieren kann *(Photochemotherapie)*. Zum dritten kann die Dosis einer UVA-Bestrahlung exzessiv gesteigert werden, sodass trotz des geringen Energieniveaus eindrucksvolle biologische Effekte resultieren *(Hochdosis-UVA-Therapie)*.

Die meisten Lichttherapien sind mittelfristig angelegt und entfalten ihre Wirkung erst nach 2–3 Wochen. Die initiale Dosierung richtet sich nach dem Hauttyp oder nach der individuell ausgetesteten Lichtempfindlichkeit. Anfangs wird mehrmals wöchentlich bestrahlt, in der Erhaltungsphase genügen meist 1–2 Sitzungen/Woche.

Die *selektive UV-Therapie* ist v. a. bei der Psoriasis mit einer Wellenlänge von 311 nm gut wirksam. Sie kann mit diversen topischen und systemischen Psoriasistherapeutika kombiniert werden. Weiters kann sie auch bei atopischer Dermatitis, anderen juckenden Dermatosen und bei der Akne versucht werden.

Beachte

Die 311-nm-UVB-Therapie ist derzeit der phototherapeutische Standard in der Psoriasistherapie.

Bei der *Photochemotherapie* werden photosensibilisierende Psoralene entweder oral *(Psoralen-UVA-Therapie, PUVA-Therapie)* oder topisch in Form eines Bades *(Bade-PUVA)* oder einer Creme *(Creme-PUVA)* verabreicht. Anschließend wird mit UVA bestrahlt. Hauptindikation ist auch hier die Psoriasis, wobei die Therapie aber auch bei kutanen T-Zell-Lymphomen und chronischen Ekzemformen, insbesondere an Handflächen und Fußsohlen, wirksam ist.

Die *Hochdosis-UVA-Therapie* ist eine relativ neue Entwicklung, die v. a. bei akut exazerbierter, suberythrodermatischer Neurodermitis indiziert ist.

Hinsichtlich akuter Nebenwirkungen ist zu beachten, dass oral zugeführte Photosensibilisatoren zu einer massiv erhöhten Lichtempfindlichkeit auch im Alltag führen. Daher sind das Tragen dunkler Schutzbrillen und das Vermeiden jeglicher Lichtexposition außerhalb der Therapiesitzungen unbedingt einzuhalten.

Beachte

Durch die unkontrollierte Einnahme von Psoralenen und anschließende Solariumbesuche aus »kosmetischen« Gründen ist es zu einzelnen Todesfällen gekommen.

Weiters ist von Seiten des Hausarztes während einer laufenden Phototherapie darauf zu achten, dass keine Medikamente mit photosensibilisierenden Nebenwirkungen (z. B. Tetrazykline, Neuroleptika, Thiaziddiuretika) zusätzlich verordnet werden.

An Langzeitnebenwirkungen ist ein zwar nur geringfügig, allerdings statistisch signifikant erhöhtes Risiko für die Entwicklung epithelialer Hauttumoren und sogar von Melanomen zu beachten. Daher sollte die Indikation sorgfältig gestellt werden und bei Langzeitbehandlungen die Phototherapie immer wieder durch Perioden mit anderen therapeutischen Maßnahmen unterbrochen werden. Bei hoher kumulativer Dosis treten oft unzählige Pigmentflecke (sog. *PUVA-Freckles*) auf, die malignen Hauttumoren um Jahre vorausgehen können.

Zwei besondere Arten der Phototherapie sind die photodynamische Therapie und die extrakorporale Photopherese. Die *photodynamische Therapie* wird v. a. zur Behandlung von großen, flachen epithelialen Hauttumoren *(aktinische Keratosen, Rumpfhautbasaliome)* verwendet. Als lichtsensibilisierende Substanz wird topisch 5-Aminolävulinsäure appliziert, die sich selektiv in Tumorzellen anreichert und dort in Porphyrine umgewandelt wird. Anschließend wird mit sichtbarem Licht bestrahlt, das zu einer weitgehend selektiven Zerstörung des Tumors führt.

Bei der *extrakorporalen Photopherese* wird dem Patienten Blut entnommen, daraus die Leukozyten angereichert, mit Psoralen versetzt und außerhalb des Körpers mit UV-Licht bestrahlt. Anschließend werden die bestrahlten Leukozyten wieder zusammen mit den übrigen Blutbestandteilen reinfundiert. Die Therapie hat einen immunmodulierenden Effekt und wird u. a. zur Behandlung der Sklerodermie, kutaner Lymphome und zur Verhinderung der Abstoßungsreaktion nach Organtransplantation verwendet.

1.8.6 Strahlentherapie

Die Therapie mit ionisierenden Strahlen hat früher in der Therapie von Hautkrankheiten einen größeren Raum als heute eingenommen. Es wurden spezielle Geräte für die Anwendung an der Haut entwickelt, die einen gut dosierbaren Effekt in der Haut selbst unter Schonung darunter liegender Strukturen gewährleisten. Auch heute gibt es einige Indikationen, in denen eine Therapie mit Röntgenstrahlen berechtigt ist.

In erster Linie sind große, kaum oder gar nicht operable epitheliale Hauttumoren bei alten Menschen zu nennen. Weiters ist die Strahlentherapie außerordentlich wirksam bei der lokalen Tumorkontrolle von kutanen Lymphomen. Die *Lentigo maligna* spricht ebenfalls gut auf eine Strahlentherapie an.

Eine Röntgenbestrahlung gutartiger Läsionen kommt praktisch nicht mehr in Betracht. Ausnahmsweise kann in besonders hartnäckigen Fällen eine Radiatio chronischer hyperkeratotischer Hand- und Fußekzeme mit »*Entzündungsdosis*« (etwa 3 Gy Gesamtdosis) in Erwägung gezogen werden. Absolut obsolet ist die Strahlentherapie von Viruswarzen und von kutanen Hämangiomen im Kindesalter.

1.8.7 Operative Therapie

Von dem breiten Spektrum operativer Eingriffe am Hautorgan fällt nur ein kleiner Teil unter die Aufgaben des Hausarztes. Diese werden im Folgenden im Detail beschrieben, während die übrigen Maßnahmen technisch nur in groben Zügen, etwas genauer jedoch hinsichtlich Indikationen und Nachbetreuung besprochen werden.

Kryotherapie

Die *Kryotherapie* eignet sich zur Entfernung gutartiger oberflächlicher Hautläsionen. Sie wird entweder mit einem elektrisch betriebenen *Kontaktkryotherapiegerät* durchgeführt, das an der Hautoberfläche eine Temperatur von –32°C erreicht, oder mit einem *Stickstoffapplikator* mit einer Oberflächentemperatur von –196°C. Stickstoffapplikatoren sind wirksamer und daher vorzuziehen. Eine Lokalanästhesie ist nicht erforderlich.

In der praktischen Anwendung wird die Hautläsion einschließlich eines 1–2 mm großen Hofes durchgefroren, was anhand der weißen Verfärbung gut kontrolliert werden kann. Man lässt die Läsion wieder auftauen und kann zu einer Verstärkung des Effekts den Einfriervorgang sofort wiederholen. Der Gewebeschaden kommt nicht im Zuge des Einfrierens, sondern während des Auftauens zustande. Nach der Kryotherapiesitzung wird die behandelte Stelle mit einer sterilen Wundabdeckung versehen. Nach einigen Tagen wird die Läsion nekrotisch und stößt sich ab. Im Gegensatz zur Elektrokoagulation erfolgt die Abheilung nur mit sehr diskreter Narbenbildung. Bei Bedarf können in 6-wöchigen Abständen weitere Sitzungen erfolgen.

Abtragung und Elektrokoagulation

Eine *Abtragung* erfolgt mithilfe eines *scharfen Löffels* und bedarf einer Lokalanästhesie. Hierbei ist nicht unbedingt eine Injektion eines Lokaltherapeutikums (Infiltrationsanästhesie) erforderlich. Oft genügt die Anästhesie mittels *EMLA-Creme* (EMLA = *eutektische Mischung von Lokalanästhetika*). Die EMLA-Creme enthält 2 Lokalanästhetika in einer speziellen galenischen Form, die eine gute Penetration durch die intakte Haut ermöglicht. Die Creme wird dick auf die zu operierende Hautregion aufgetragen und mit einer Okklusivfolie abgedeckt. Nach $1\frac{1}{2}$ h wird die Folie entfernt und der Eingriff schmerzlos durchgeführt.

TIPP
Bei oberflächlichen Eingriffen bei Kindern ist die topische Anästhesie mittels EMLA-Creme unübertroffen.

Besonders geeignet für eine Abtragung mit einem scharfen Löffel sind *Mollusca contagiosa, Verrucae vulgares, aktinische Keratosen* und *Verrucae seborrhoicae.* Wichtigste Voraussetzung für das Gelingen einer Abtragung ist, dass die Haut kräftig gespannt wird. Mit einem *Elektrokauter* oder einer *Glühschlinge* werden evtl. am Boden der Abtragung zurückgebliebene Reste der Läsion koaguliert und eine diffuse Sickerblutung gestillt. Die Abdeckung erfolgt mit einem trockenen Puderverband. Die Abheilung erfolgt je nach Tiefe der Abtragung in 1–2 Wochen.

Beachte

In jedem Falle einer operativen Entfernung einer Hautläsion ist unbedingt eine histologische Untersuchung des Biopsiematerials zu veranlassen.

Von der Entfernung einer Hautläsion allein mittels elektrischer Schlinge ist abzuraten, weil durch die Stromartefakte eine histologische Befundung praktisch unmöglich wird.

Shaving

Das *Shaving* ähnelt einer Abtragung mit dem scharfen Löffel, nur wird statt des Löffels eine Skalpellklinge genommen und tangential angesetzt. Der Vorteil gegenüber der Abtragung mit dem scharfen Löffel besteht v. a. darin, dass das gewonnene Präparat weniger leicht zerrissen wird und daher die histologische Befundung wesentlich erleichtert wird. Koagulation und Nachbehandlung erfolgen wie bei der Abtragung mit dem scharfen Löffel.

Einfache Exzision

Die einfache *Exzision* eignet sich für jede Art von kleinem Hauttumor. Voraussetzung ist, dass sich der entstehende Defekt anschließend ohne große Spannung schließen lässt. Es empfiehlt sich, die regionale Verschiebbarkeit der Haut zu testen, bevor man sich an den Eingriff macht. Besondere Vorsicht ist im Gesicht geboten, wo bereits geringe Zugkräfte zu kosmetisch und funktionell störenden Verziehungen, insbesondere in der Nähe der Augenlider, führen können.

Die Frage, in welche Richtung die Längsachse der Exzisionsspindel orientiert sein soll, kann man oft bereits dadurch beantworten, dass man aus verschiedenen Richtungen versucht, die Haut zusammenzuschieben, und die Spindel dann im rechten Winkel zu der Richtung anlegt, in der die Haut am besten verschieblich ist. Einfacher ist es, sich anhand von Skizzen nach den *Hautspannungslinien (»relaxed skin tension lines«)* zu richten.

Die Schmerzausschaltung erfolgt mit Infiltrationsanästhesie, die am besten in 2 Ebenen – zuerst intradermal mit sichtbarer Quaddelbildung, danach subkutan mit diffuser Auftreibung des Operationsfeldes – durchgeführt wird. Eine optimale Schmerzfreiheit ist nach 5 min erreicht.

Die Exzision erfolgt mit einem kleinen Skalpell. Der Schnitt soll entlang der gesamten Exzisionsspindel die Haut bis zur Subkutis durchtrennen. Dabei ist zu beachten, dass die Hautdicke zwischen 4 mm am Rücken und 0,5–1 mm im Gesicht variiert. Das Exzisat wird mit einer chirurgischen Pinzette an einem Ende hochgehoben und mit Skalpell oder Schere schrittweise von der Unterlage gelöst. Bei tiefer reichenden Tumoren wird zuvor die Subkutis ebenfalls durchtrennt und en bloc mit der Kutis bis zur Faszie entfernt. Die Blutstillung erfolgt durch Fassen der Blutungsquelle mit einer Pinzette und anschließender Elektrokoagulation. Selten kann eine Umstechungsnaht notwendig werden.

Zur besseren Adaptation der Wundränder werden diese mit einer Präparierschere unterminiert (»mobilisiert«). Bei größeren Exzisionen werden einige subkutane Adaptationsnähte gelegt. Der Verschluss der Haut erfolgt mittels Einzelknopfnähten oder Fortlaufnaht. Die Nahtstärke richtet sich nach der Lokalisation und nach der Spannung des Wundverschlusses. Im Gesicht werden i. Allg. 5/0-, an den Extremitäten 3/0 und am Stamm 4/0-Nähte verwendet. Nach Säuberung der Wunde wird eine trockene sterile Wundabdeckung appliziert.

Die Nähte werden je nach Spannung für 1–2 Wochen belassen, wobei als Faustregel 6 Tage für das Gesicht, 10 Tage für den Stamm und 14 Tage für die Extremitäten gelten.

Plastische operative Verfahren

Bei allen Tumoren, die mit Abtragung, Shaving oder Exzision nicht sicher entfernt werden können, kommen plastisch-chirurgische Verfahren in Betracht. Wenn man sich nicht speziell mit operativen Eingriffen am Hautorgan befasst, unterschätzt man leicht die Notwendigkeit zu einer solchen Maßnahme. Insbesondere im Gesicht kann bereits eine nur 10 mm große Läsion einen plastischen Eingriff verlangen. Die Durchführung solcher Eingriffe setzt eine einschlägige Ausbildung und große Erfahrung voraus, sodass sie nur vom entsprechend geschulten Dermatologen oder Chirurgen durchgeführt werden sollen.

Man unterscheidet Nahlappenplastiken und freie Transplantate. Bei *Nahlappenplastiken* wird der resultierende Hautdefekt durch Mobilisation von Haut aus der unmittelbaren Umgebung mittels Entlastungsschnitt und Exzision eines Entlastungsdreiecks gedeckt *(Verschiebelappen, Rotationslappen, Transpositionslappen).* Das kosmetische Ergebnis ist bei sachgerechter Durchführung exzellent, insbesondere weil die zur Deckung verwendete Haut stets eine ähnliche Struktur aufweist, wie sie am Ort des Defektes normalerweise vorhanden ist, und weil es oft gelingt, die Entlastungsschnitte in natürliche Hautfalten (Nasolabialfalte, horizontale Stirnfalten) zu legen.

Freie Transplantate werden entweder in Form von Vollhaut oder von Spalthaut – hierfür wird mit einem Dermatom eine Schicht von der Epidermis bis zur oberflächlichen retikulären Dermis entnommen – übertragen. Der Vorteil liegt darin, dass insbesondere mit Spalthaut beinahe beliebig große Hautdefekte gedeckt werden können. Als Nachteil ist das gegenüber einer Nahlappenplastik stets deutlich schlechtere kosmetische Ergebnis anzusehen.

Fast alle Nahlappenplastiken und ein beträchtlicher Teil der freien Transplantationen kann in Lokalanästhesie durchgeführt werden. Meist handelt es sich um einen wenig belastenden Eingriff, der auch für Personen in höherem Lebensalter durchaus zumutbar ist. Wenn aus falsch verstandenem Mitleid bei älteren Menschen auf die operative Therapie etwa eines Basalioms im Gesicht verzichtet wird, so kann der gleiche Tumor wenige Jahre später bereits mehrere Zentimeter groß geworden sein, inzwischen nicht mehr operativ behandelbar sein und die Lebensqualität der verbliebenen Jahre wesentlich beeinträchtigen.

Abgesehen von den hier skizzierten Möglichkeiten gibt es natürlich viele verschiedene technische Varianten der operativen Entfernung eines Hauttumors. Die Wahl einer bestimmten Methode ist stets auch in gewissem Grade Ermessenssache des Operateurs. Aus diesem Grund soll man Patienten, bei denen nach dem eigenen Dafürhalten ein plastischer Eingriff in Betracht kommt, umgehend einem Spezialisten zuweisen und dessen Aufklärung über Art und Ausmaß der notwendigen Operation nicht vorgreifen.

Zunehmende Bedeutung erlangen in den letzten Jahren kosmetisch-dermatologische Eingriffe, sodass es durchaus denkbar ist, dass einschlägige Fragen von den Patienten zuerst an den Allgemeinarzt herangetragen werden. Zu nennen ist die Fettabsaugung (Liposuktion), die nicht zur Bekämpfung von Übergewicht, sondern lediglich zur Entfernung pathologischer oder zumindest kosmetisch entstellender *Fettverteilungsstörungen* und von *Lipomen* herangezogen werden soll. Weiters gibt es zahlreiche *Augmentationsmethoden,* mit denen Falten geglättet und eingesunkene Hautareale angehoben werden können. Die Palette reicht von der autologen (d. h. körpereigenen) Fettgewebstransplantation über die Injektion von Kollagenpräparaten bis zur Implantation von Kunstoffstreifen oder -kügelchen, mit deren Hilfe die Gesichtszüge modelliert werden sollen.

Von Seiten des Hausarztes soll der Patient zu solchen Eingriffen nicht unbedingt ermutigt werden, nachdem jeder Eingriff ein gewisses Risiko in sich birgt und nicht notwendige Operationen tunlichst vermieden werden sollen. Außerdem kann der Hausarzt sorgfältig sondieren, ob nicht hinter dem Wunsch nach einem kosmetischen Eingriff andere Motive und Probleme verborgen liegen. Wenn der Patient auf einem Eingriff besteht, so kann man davon ausgehen, dass in der Hand eines erfahrenen Operateurs durchaus kosmetisch ansprechende Ergebnisse zustande kommen können. Es ist jedoch darauf hinzuweisen, dass einerseits der Erfolg oft nur temporärer Natur ist – Kollageninjektionen etwa müssen alle paar

Jahre wiederholt werden – und dass andererseits auch bei sachgerechter Durchführung Intoleranzreaktionen mit der Bildung grobknotiger, derber, entstellender Granulome möglich sind.

Ähnliches gilt für die Bewertung von *Haartransplantationen*. Von kundiger Hand durchgeführt, kann insbesondere die *Mikrotransplantation* einzelner oder kleiner Gruppen von Haarfollikeln aus dem Hinterhauptsbereich in den Bereich einer adrogenen Alopezie kosmetisch ansprechend sein, ohne allerdings ein wirklich volles Haupthaar erzielen zu können. Absolut abzuraten ist von der Implantation von *Kunsthaaren*, weil diese immer im Laufe der Zeit abbrechen und oft zu hartnäckigen suppurativen und vernarbenden Entzündungen führen.

Lasertherapie

Nach dem Wirkprinzip gibt es einerseits Lasergeräte mit Wellenlängen im sichtbaren Bereich des Lichts, die von bestimmten kutanen Strukturen (Blutgefäßen, Melanin, Tätowierungspigmenten) absorbiert werden und dadurch eine gezielte Destruktion dieser Strukturen ermöglichen. Zu diesen Lasertypen gehören der *Argonlaser* und der *Farbstofflaser*. Andererseits gibt es Laser mit Emission von Infrarotstrahlen, die von Wasser absorbiert werden und daher zu einer nicht-selektiven Gewebedestruktion führen. Typische Vertreter sind der *CO_2-Laser* und der *Neodym-YAG-Laser*.

Die erstgenannten Lasertypen stellen die Therapie der Wahl für teleangiektatische Nävi (Naevi flammei) dar. Diese angeborenen vaskulären Fehlbildungen haben sich vor der Laserära keiner adäquaten Behandlung zuführen lassen. In dieser Indikation ist die Lasertherapie eine tatsächliche Bereicherung des therapeutischen Spektrums. Ursprünglich wurde die Lasertherapie erst für die Zeit nach der Pubertät empfohlen, wird inzwischen aber auch im Kindesalter angewendet. Fest steht – und dies ist für die Beratung der Betroffenen wichtig – dass bei späterer Therapie die Ergebnisse keineswegs schlechter als bei Behandlung in der frühen Kindheit sind. Ein weiteres Indikationsgebiet sind Tätowierungen, die sich durch bestimmte Lasertypen z. T. deutlich bessern lassen.

Die Infrarotlaser wurden anfangs ähnlich wie Elektrokauter zur Zerstörung von Tumoren verwendet, ohne dabei einen wesentlichen Vorteil gegenüber herkömmlichen Methoden zu bieten. Allenfalls dürfte die Narbenbildung etwas geringer gewesen sein. Einen tatsächlichen therapeutischen Fortschritt brachten die ultragepulsten Infrarotlaser. Durch eine extrem kurze Impulsdauer in der Größenordnung von Millisekunden hat die durch die Lichtabsorption erzeugte Wärme gleichsam keine Zeit, sich in die Umgebung auszubreiten, sodass ein exakt definierter, oberflächlicher Destruktionseffekt mit einer Schichtdicke von etwa 40 μm entsteht.

Moderne Geräte sind mit *Pattern-Generatoren* ausgestattet, die den Laserstrahl automatisch gleichmäßig über größere Hautareale bewegen und dadurch eine absolut standardisierte oberflächliche Abtragung bewirken. Im 1. Durchgang wird dabei im Wesentlichen die Epidermis entfernt, im 2. Durchgang ein Teil der papillären Dermis. Diese ultragepulsten Infrarotlaser sind ideal für das oberflächliche Abtragen großflächiger aktinischer Keratosen im Gesicht. Im Anschluss an die Therapie kommt es zu einer Regeneration von Bindegewebe und Epithel im

Sinne einer kosmetisch sehr ansprechenden »Verjüngung« der Haut. Diese Form der Oberflächenerneuerung *(»skin resurfacing«)* wird daher auch fallweise aus rein kosmetischer Indikation durchgeführt.

Die Therapie erfolgt bei großflächiger Anwendung in Allgemeinanästhesie, die Nachbehandlung mit feuchten Umschlägen und Vaseline. In den ersten postoperativen Tagen kann es zu einem deutlichen Ödem und starken Schmerzen kommen. An Nebenwirkungen können bei hellhäutigen Personen monatelang persistierende Erytheme und bei dunkelhäutigen Personen Pigmentverschiebungen auftreten. Sollte es während oder unmittelbar nach der Behandlung zu einem Herpes simplex im Gesicht kommen, so entstehen entstellende varioliforme Narben. Daher wird jedes Skin-Resurfacing im Gesicht unabhängig von der Herpesanamnese stets unter virustatischer Suppressionstherapie durchgeführt.

Merke

Die Lasertherapie ist bei 2 Indikationen herkömmlichen Verfahren überlegen: Bei Naevi flammei und bei großflächigen aktinischen Keratosen.

Das Beratungsproblem für den Hausarzt besteht darin, dass es einerseits eine Vielzahl verschiedener Lasertypen gibt, andererseits Kollegen, die Lasertherapie anbieten, nicht unbedingt im Besitze des für eine bestimmte Indikation am besten geeigneten Gerätes sind. Sorgfältiges Abwägen der Möglichkeiten und ggf. das Einholen mehrerer unabhängiger Expertenmeinungen kann hier durchaus von Nutzen sein.

1.8.8 Therapeutische Grundsätze

Unabhängig von der konkreten Problematik sollte man bei der Therapie von Patienten mit Hautproblemen einige Punkte beachten.

Zuerst muss eine *exakte Klassifikation* und davon ausgehend eine Einschätzung des erwarteten weiteren Verlaufs erzielt werden. Dies ist die Voraussetzung dafür, dass man im Falle eines gravierenden diagnostischen Irrtums einen solchen auch rechtzeitig bemerkt.

Als nächstes ist zu klären, ob eine Hautveränderung überhaupt einer Therapie bedarf. Kommt man zum Schluss, dass eine Therapie eigentlich nicht erforderlich ist, so soll man das dem Patienten auseinandersetzen und nicht von vornherein dem Wunsch nach einem Rezept nachgeben.

Entschließt man sich gemeinsam mit dem Patienten zu einer Behandlung, so soll das *Therapieziel* klar ausgesprochen werden. Während man etwa bei einer Pilzinfektion die vollständige Abheilung als Ziel sieht, wird man bei einer Neurodermitis eher Beschwerdefreiheit, aber nicht unbedingt Erscheinungsfreiheit erzielen wollen. Übereinkunft über das Therapieziel wirkt auf den Patienten motivierend und baut Enttäuschungen vor.

Weiters empfiehlt es sich, mit dem Patienten dezidierte *Kontrollvereinbarungen* zu treffen. Eine solche Kontrollvereinbarung kann entweder eine Wiederbestellung zu einem bestimmten Termin sein oder die klare Formulierung einer

Bedingung, unter der der Patient wieder vorstellig werden soll (»Wenn in einer Woche immer noch frische Bläschen auftreten, so kommen Sie bitte wieder vorbei«).

Die verordnete Therapie soll einfach und effizient sein. So ist es unsinnig, bei einem Granuloma anulare ein topisches Steroid zu verordnen. Entweder verzichtet man auf eine Behandlung und wartet die Spontanregression ab, oder man behandelt mit intraläsionellen Steroidapplikationen, was sicher einen therapeutischen Effekt bringt. Ebenso unsinnig kann es sein, aus Respekt vor der Kortisonangst eines Patienten nur ein mildes Hydrokortisonpräparat anstelle eines eigentlich notwendigen potenten Steroids zu verordnen. Die Angst des Patienten wird beim Hydrokortison kaum geringer sein, dafür wird der Therapieeffekt enttäuschend ausfallen. Nach Möglichkeit sollte man nie mehr als ein Lokaltherapeutikum zugleich, allenfalls ergänzt durch ein Pflege- oder Reinigungsprodukt und – wenn notwendig – durch ein systemisches Medikament verschreiben. Kompliziertere Therapien verschlechtern die Compliance, können Ausdruck therapeutischer Unsicherheit sein und sind letztlich wenig effizient.

1.8.9 Selbstheilungskräfte der Natur

Der Begriff der Selbstheilungskraft der Natur ist derzeit ein äußerst populäres Schlagwort. Meist wird es aber im Zusammenhang mit Therapien verwendet, die angeblich die Selbstheilungskräfte der Natur zu steigern vermögen. Den Versuch, die Natur wirklich selbst ungestört wirken zu lassen, scheint kaum jemand unternehmen zu wollen. Dabei kommt sehr vieles ganz von allein wieder in Ordnung.

Am einfachsten kann man sich das Zusammenwirken der verschiedenen Aspekte, die zu einer Heilung führen, in Form des Drei-Säulen-Modells vergegenwärtigen. Die 1. Säule ist die objektive Wirksamkeit eines Medikamentes oder einer therapeutischen Maßnahme. Damit ist jene Wirksamkeit gemeint, die sich in doppelblinden, randomisierten Studien zeigt und für sich selbst steht. Die 2. Säule wird manchmal lapidar als Placeboeffekt bezeichnet. Damit ist aber in Wahrheit die Jahrtausende alte Heilwirkung der Arzt-Patient-Interaktion gemeint. Erwartungshaltung des Patienten, Charisma des Arztes, symbolische Handlungen können ganz wesentlich zum Heilungserfolg beitragen.

Die 3. Säule schließlich ist jene des Spontanverlaufs oder – gefälliger ausgedrückt – die Säule der Selbstheilungskraft. Auch ohne jedes objektive oder subjektive Zutun heilt die Mehrzahl aller Erkrankungen spontan aus oder zeigt zumindest vorübergehende Besserungen. Diese 3. Säule ist mit Abstand der wichtigste Verbündete jedweder Form von Medizin.

Viele der gegenwärtigen Missverständnisse über Wirksamkeit oder Unwirksamkeit medizinischer – insbesondere alternativmedizinischer – Maßnahmen ist darauf zurückzuführen, dass ein charismatischer Arzt mit Erfahrung hinsichtlich des Spontanverlaufs durchaus auch ohne objektiv wirksame Präparate Erfolge erzielen kann. Anderseits bedeutet das aber auch, dass solche Erfolge nicht zur Annahme verleiten lassen sollen, dass die gesetzten therapeutischen Maßnahmen auch tatsächlich objektiv wirksam wären.

Im heutigen medizinischen Betrieb wird die Selbstheilungskraft oft unterschätzt. Zu sehr ist es in den vergangenen Jahrzehnten zur Gewohnheit geworden, jedwede gesundheitliche Störung mit irgendeinem differenten Pharmakon zu behandeln, sodass kaum mehr Erfahrung darüber vorliegt, wie bestimmte Erkrankungen unbehandelt verlaufen. Nicht zuletzt aus dieser Unkenntnis resultiert die häufig zu beobachtende Überschätzung der eigenen Therapie, weil man irrtümlich jede Wendung zum Besseren und jede Heilung in einem kausalen Zusammenhang mit der eigenen Mühe und der aus Überzeugung verordneten Therapie sehen will.

Auf den ersten Blick scheint es für Arzt und Patienten gleichgültig zu sein, auf welchem Wege – d.h. ob mit oder ohne objektive Wirkung – ein Heilerfolg zustande kommt. Dieser Schein trügt. Es gibt Situationen, in denen eine objektive Wirksamkeit äußerst wünschenswert wäre, und jeglicher Fortschritt in der Medizin kann nur über die objektive Wirksamkeit erzielt werden. Denn das, was ein charismatischer Arzt zu Zeiten des Paracelsus mit der Placebo- und der Spontanverlaufssäule vermochte, genau das – nicht mehr und nicht weniger – kann er heute und in Zukunft damit erreichen. Erfolge bei Krankheiten, die wir bislang nicht hinreichend behandeln können, sind daher nur durch Fortschritte auf der objektiven Säule möglich.

Man sollte schließlich – auch im Interesse der Ehrlichkeit gegen sich selbst – den Patienten keine der 3 genannten Säulen deliberat vorenthalten.

1.9 Neue Entwicklungen in der Dermatologie

Die Wissenschaft von den Hautkrankheiten hat in den vergangenen Jahren einen entscheidenden Aufschwung genommen. Sie hat nicht bloß die Entwicklungen, die in den naturwissenschaftlichen Grundlagenfächern vonstatten gegangen sind, mitvollzogen, sondern ist – nicht zuletzt aufgrund der guten experimentellen Zugänglichkeit des Organs – in vielen Fragen der klinischen Anwendung federführend geworden. Für den praktischen Arzt steht die Anwendung der im Folgenden skizzierten Techniken derzeit nicht zur Diskussion. Wohl können aber einschlägige Fragen, angeregt durch die Laienpresse, an ihn herangetragen werden. Nicht zuletzt handelt es sich um faszinierende Kapitel der Forschungsgeschichte und einen Teil der medizinischen Allgemeinbildung.

1.9.1 Zytokintherapie

Immuntherapie war bislang beinahe synonym mit immunsuppressiver Therapie, die mit Kortikosteroiden und mit Immunsuppressiva im engeren Sinne erzielt worden ist. In den letzten Jahren hat das Wissen über die chemischen Faktoren, die Entzündungsvorgänge und immunologische Mechanismen steuern, enorm zugenommen. Insbesondere wurden zahlreiche Botenstoffe – *Zytokine* –, die von diversen Entzündungszellen sezerniert werden und wiederum auf verschiedene Teile der Entzündungskaskade wirken, molekular charakterisiert und in ihren Funktionen zumindest teilweise entschlüsselt. Typische Vertreter sind die *Interferone*, die *Interleukine* sowie diverse *Wachstumsfaktoren*. Im Gegensatz zu den eingangs erwähnten immunsuppressiven Substanzen kann von einzelnen Vertretern der Zytokine ein zielgerichteter Effekt erwartet werden.

Hand in Hand mit der Entdeckung der Zytokine ging die Erkenntnis, dass bei verschiedenen Dermatosen die quantitativen Relationen einzelner Zytokine verschoben sind. So findet sich etwa bei *Neurodermitis* ein Überwiegen von *Interleukin-4*, das speziell die IgE-Synthese stimuliert, und ein relatives Defizit von *Interferon-γ*, das in T-Zell-vermittelte Immunreaktionen involviert ist. Bei der Psoriasis wiederum zeigt sich ein Überwiegen von *Tumornekrosefaktor-α*. *Interleukin-2* ist ein Immunstimulans für zytotoxische T-Zell-Reaktionen und kann bei chronischen entzündlichen Erkrankungen vermehrt sein. Einer gestörten Wundheilung kann andererseits ein Defizit von Wachstumsfaktoren zugrunde liegen, die die Bindegewebsproliferation anregen.

Experimentelle und klinische Studien konnten zeigen, dass z. B. bei der Psoriasis durch subkutane Injektionen von *Interleukin-10* – einen globalen Hemmstoff immunologischer Reaktionen – eine dramatische klinische Besserung erzielt werden kann. Bei Verbrennungen wurde von Erfolgen durch eine topische Behandlung mit rekombinantem bovinem *Fibroblasten-Wachstumsfaktor* berichtet. Beim Melanom wiederum wird eine unspezifische Immunstimulation mit Interferonen und Interleukin-2 durchgeführt. Besonders subtil wird man möglicherweise in Zukunft auch durch *monoklonale Antikörper*, die gegen Zytokine oder deren Rezeptor gerichtet sind, in das Entzündungsgeschehen eingreifen können (z. B. TNFα-Antikörper).

1.9.2 Modulation der T-Zell-Balance

Das T-Lymphozyten-System gliedert sich funktionell in ein *Th1-System*, das vorwiegend für T-Zell-vermittelte Immunreaktionen verantwortlich ist, und ein *Th2-System*, das vorwiegend Helferfunktion für die Reifung von B-Lymphozyten zu IgE-produzierenden Plasmazellen ausübt und eine Supprimierung der T-Zell-vermittelten Immunreaktion bewirkt. Klassische Beispiele für eine Imbalance zwischen Th1- und Th2-System sind die *atopische Dermatitis* mit einem Überwiegen von Th2-Zellen und die *Psoriasis* mit einem Überwiegen von Th1-Zellen. Nachdem die einzelnen Zelltypen durch bestimmte Oberflächenmarker charakterisiert sind, laufen derzeit experimentelle Untersuchungen, mit gentechnisch veränderten Lymphozyten in die Regulation des T-Zell-Systems einzugreifen und wieder eine physiologische Balance herzustellen.

1.9.3 Neue topische Immunsuppressiva

Als topisches Immunsuppressivum ist derzeit nur Kortison in breiter Anwendung. Als Ergänzung hierzu gibt es seit langem Cyclosporin A als systemisches Immunsuppressivum, das sich v. a. in der Prophylaxe der Abstoßungsreaktion nach Organtransplantation und einzelnen entzündlichen Erkrankungen bewährt hat. Neuerdings wurden einige niedermolekulare Substanzen entdeckt, die eine ähnliche Wirkung wie Cyclosporin A aufweisen, aber aufgrund der geringeren Molekülgröße gut die Epidermis penetrieren können und daher topisch wirksam sind. Vertreter dieser neuen Substanzklasse sind *Tacrolimus* und *Ascomycinderivate*. Sie hemmen die Aktivierung und Propagation von T-Lymphozyten durch Unterbindung der Synthese verschiedener Zytokine.

Zum Teil bereits ziemlich weit gediehene klinische Studien haben bei Neurodermitis und Psoriasis eindrucksvolle therapeutische Erfolge gezeigt, die mit topischen Kortikosteroiden durchaus vergleichbar sind. Besonders hervorzuheben ist, dass diese Substanzen weder das atrophogene Potential noch die Tachyphylaxie mit den Steroiden gemeinsam haben, sodass wahrscheinlich eine Langzeitanwendung, auch in Problemregionen wie der Gesichtshaut, bedenkenlos durchgeführt werden kann.

1.9.4 Spezifische Immuntherapie bei Tumoren

Die meisten kutanen Tumoren, insbesondere die Melanome, sind immunogen. Der Grund für die offensichtliche Ineffizienz des Immunsystems scheint darin zu liegen, dass unter Einwirkung der Tumorzellen immunsuppressive bzw. tolerogene – d.h. Toleranz-induzierende – Signale überwiegen und keine Vermehrung der durchaus vorhandenen spezifischen zytotoxischen T-Lymphozyten stattfindet. Die spezifische Immuntherapie hat daher das Ziel, dezidiert diese Anti-Tumor-Effektorzellen anzusprechen und zu amplifizieren.

Eine Möglichkeit besteht darin, Melanomzellen durch den *Einbau eines Zytokin-Gens* zu Signalzellen zu machen, die Immunzellen anlocken und gleichsam das Immunsystem anlernen, gezielt gegen die Melanom-assoziierten Antigene an der Zellmembran vorzugehen. Klinische Versuche wurden mit autologen und allogenen Zellen, die mit einem Interleukin-2-Gen transfiziert worden sind, durchgeführt.

Eine weitere Möglichkeit wurde unter Nutzung der *dendritischen Zellen* beschritten. Dendritische Zellen sind Antigen-präsentierende Zellen, die gezielt T-Lymphozyten stimulieren und eine spezifische Immunantwort in Gang setzen können. Man versucht nun, körpereigene dendritische Zellen von Melanompatienten mit Melanom-assoziierten Antigenen zu beladen und den Patienten zu reinjizieren. Erste klinische Ergebnisse zeigten Teil- und Vollremissionen in einzelnen Metastasenregionen, sodass dieser Ansatz derzeit intensiv weiter bearbeitet wird.

1.9.5 Immuntoleranzinduktion bei Autoimmunkrankheiten

Den chronischen Autoimmunerkrankungen liegt eine »Fleißaufgabe« des Immunsystems zugrunde. Bei der Auseinandersetzung mit einem bestimmten körpereigenen Antigen – etwa dem Desmoglein 3 beim Pemphigus vulgaris – kommt es ausnahmsweise zu einem Überwiegen der Allergie-induzierenden Signale anstelle der physiologischen Toleranz-induzierenden Signale, sodass die natürliche Toleranz gegen diese körpereigene Substanz aufgehoben wird. Es gibt nun Subpopulationen von Antigen-präsentierenden dendritischen Zellen, die nicht eine Zell-vermittelte Immunreaktion, sondern im Gegenteil eine *Immuntoleranz* zu induzieren vermögen. Derzeit laufen Versuche, Autoimmunerkrankungen zu behandeln, indem man tolerogene dendritische Zellen mit dem auslösenden körpereigenen Antigen belädt, reinjiziert und damit wieder die physiologische Toleranz herzustellen versucht.

1.9.6 Antimikrobielle Peptide

Die Forschungen hinsichtlich der Körperabwehr haben sich in den vergangenen Jahrzehnten fast ausschließlich mit den zellulären und humoralen Vorgängen des Immunsystems befasst, das über B- und T-Lymphozyten mediiert wird. Dabei wurde lange Zeit übersehen, dass dieses spezifische, adaptive Immunsystem phylogenetisch relativ neu ist – es kommt erst mit der Entwicklung der Wirbeltiere zur Ausbildung – während Pflanzen und niedere Tiere sich dagegen auf ein angeborenes, nicht adaptives, *natürliches Abwehrsystem* verlassen müssen, das auch beim Menschen eine Rolle spielt.

Dabei handelt es sich um direkt gegen Mikroorganismen wirkende antimikrobielle Peptide, die von verschiedenen Zelltypen – Epithelzellen ebenso wie Blutzellen – nach Kontakt mit entsprechenden Krankheitserregern sezerniert werden. Gegenüber dem äußerst flexiblen Immunsystem besteht zwar der Nachteil, dass keine Adaptation an neue Antigene möglich ist, dagegen aber der Vorteil der sofortigen Verfügbarkeit und direkten Wirkung.

Bei der menschlichen Haut wurde dieses natürliche Abwehrsystem aufgrund einer klinischen Beobachtung entdeckt. Es war seit langem bekannt, dass es bei der Psoriasis kaum je zu einer bakteriellen Superinfektion kommt, obwohl die stark schuppenden Hautläsionen immer wieder asymptomatisch von verschiedenen Bakterienstämmen besiedelt werden. Detaillierte chemische Untersuchungen der Psoriasisschuppen haben eine Peptidfraktion zutage gefördert, die an gramnegative Keime bindet und auch tatsächlich antibakteriell wirksam ist.

Vergleichende Untersuchungen mit dem Tierreich haben ergeben, dass diese Substanz große Ähnlichkeit mit Verbindungen in der Haut des Frosches aufweist und dort für die gute Wundheilung, auch in hochgradig kontaminiertem Wasser, verantwortlich ist. Dieses »Skin-derived antimicrobial peptide 1« trägt nun den Namen »humanes β-Defensin 2« und ist einer der wichtigsten Vertreter der *Defensine*, einer Unterklasse der antimikrobiellen Peptide.

Inzwischen wurden antimikrobielle Peptide unterschiedlichen Aufbaus in verschiedenen menschlichen Zellen und Geweben nachgewiesen. Möglicherweise sind bestimmte Formen der Infektanfälligkeit nicht – wie bisher angenommen – ausschließlich immer in Störungen des Immunsystems, sondern in angeborenen Varianten in der Ausstattung mit natürlichen Abwehrstoffen zu suchen.

1.9.7
Gentherapie bei Erbkrankheiten

Viele Hautkrankheiten sind auf angeborene Defekte einzelner Moleküle zurückzuführen. So fehlt etwa bei der *Epidermolysis bullosa hereditaria junctionalis letalis* das Laminin-5-Molekül. Es wäre daher naheliegend, Keratinozyten eines betroffenen Patienten in vitro zu züchten, mit dem fehlenden Gen zu transfizieren und die solcherart transfizierten Keratinozyten wieder zu retransplantieren.

Obwohl das Einbringen eines Gens in eine somatische Zelle technisch keine besonderen Schwierigkeiten bereitet, ergeben sich andere Probleme. Einerseits muss gewährleistet werden, dass das Gen auch aktiv transkribiert wird, d.h. im Anschluss an eine Promotorsequenz platziert wird, die die Transkription auch verlässlich startet. Weiters ist zu berücksichtigen, dass eine generelle Expression des fehlenden Moleküls zwar in der Basalzellschichte der Epidermis wünschenswert ist, dass die – unphysiologische – Synthese des gleichen Moleküls in höheren Epidermislagen aber zu einer Störung der ordnungsgemäßen Stratifizierung führen kann. Nicht zuletzt besteht auch die Gefahr, dass mit der Neueinbringung eines Moleküls, das dem Organismus bisher nicht zur Verfügung gestanden hat, eine Autoimmunreaktion genau gegen dieses Molekül in Gang gesetzt wird.

Derzeit laufen Versuche, diese Schwierigkeiten zu überwinden. Es besteht die Hoffnung, dass in Hinkunft einige der gravierenden Genodermatosen tatsächlich auf die genannte Art »repariert« werden könnten.

1.9.8 Teledermatologie

Die rasche Entwicklung auf dem Sektor der Telekommunikation, insbesondere der Bildübertragung, hat zur Einführung telemedizinischer Methoden geführt. Damit ist grundsätzlich gemeint, dass Daten eines Patienten – vorzugsweise Bilddaten – über große Distanzen zu einem Experten übertragen werden und daher weder der Patient zum Experten noch der Experte zum Patienten kommen muss.

Bildaufnahme, Speicherung und Übertragung sind für Standbilder bereits heute gelöst, für bewegte Videobilder wahrscheinlich in den nächsten Jahren. Es genügt ein einfacher Internetanschluss, um einzelne statische Bilder in guter Qualität zu übertragen. Nachdem in der Dermatologie der morphologische Aspekt einer Krankheit diagnostisch von besonderer Bedeutung ist, werden gerade in der Dermatologie telemedizinische Techniken mit großem Enthusiasmus getestet.

Tatsächlich konnte in einzelnen Ansätzen gezeigt werden, dass die Konsultierung eines Experten via einer telemedizinische Einrichtung die Qualität der Versorgung verbessern kann und gegenüber der direkten Untersuchung durch einen Experten nicht allzu sehr abfallen muss. Es gibt auch Situationen, in denen die Übertragung eines klinischen Bildes zusätzlich zur Zusendung von Untersuchungsmaterial hilfreich ist. Dies gilt insbesondere für die Dermatopathologie: Für eine klinisch relevante und verlässliche Diagnose ist es oft von entscheidender und qualitätsverbessernder Bedeutung, dass der Befunder des histologischen Präparates zusätzlich das klinische Bild sehen kann.

Im Übrigen ist hinsichtlich telemedizinischer Techniken jedoch darauf hinzuweisen, dass das direkte Gespräch zwischen Patient und Experten, die zwischenmenschliche Kommunikation, das Einfühlen in die Situation des Betroffenen – einfach jede nicht-digitalisierbare Dimension der Arzt-Patienten-Beziehung – verloren geht. Aus diesem Grunde werden die Patienten wohl auch in Zukunft allen Datenhighways zum Trotz das Bedürfnis nach direkter ärztlicher Betreuung haben und die Telemedizin allenfalls als Ergänzung, keineswegs aber als Ersatz dafür akzeptieren.

2 Die Fälle – klassifiziert nach Symptomen, Symptomgruppen und Krankheitsbildern

2.1 Herpes-simplex- und Varizella-zoster-Erkrankungen

Die Erkrankungen durch das Herpes-simplex-Virus und durch das Varizella-zoster-Virus haben einiges gemeinsam: Im Zuge des *Erstkontakts*, der meist in der Kindheit erfolgt, kann es zu einer Allgemeinerkrankung kommen. Anschließend verbleibt das Virus latent in den Ganglienzellen der Spinalnerven. Im späteren Leben kann es dort *reaktiviert* werden und dann zu Hautveränderungen führen.

Es gibt jedoch auch grundlegende Unterschiede zwischen den beiden Erkrankungsgruppen: Die Erstinfektion mit dem *Herpes-simplex-Virus* verläuft oft inapparent oder als uncharakteristischer grippaler Infekt, während die Erstinfektion mit dem *Varizella-zoster-Virus* in der Mehrzahl der betroffenen Kinder die klassischen *Varizellen* auslöst. Reaktivierungen wiederum treten beim Herpes simplex sehr häufig, oft sogar in monatlichen Intervallen und stets an derselben Stelle auf. Beim Varizella-zoster-Virus führt dagegen die Reaktivierung zu einem streng segmental ausgebreiteten Herpes zoster, der fast immer nur einmal im Leben auftritt und dann nie mehr rezidiviert.

> **Merke**
> **Der Herpes simplex äußert sich im typischen Fall mit häufigen Rezidiven an der stets gleichen Stelle, der Herpes zoster tritt dagegen fast immer nur ein einziges Mal im Leben auf.**

Die Erkrankungen durch Herpes-simplex- und Varizella-zoster-Virus sind den Patienten i. Allg. geläufig. Sie sind gut behandelbar und in der Regel harmlos. Die Klassifikation gelingt meist auf Anhieb als Bild einer Krankheit.

In Ausnahmefällen können die Krankheiten jedoch einen gravierenden Verlauf nehmen oder Ausdruck einer ernsten Grunderkrankung sein. Den Patienten quälen dagegen oft Sorgen über Ansteckungsgefahren – insbesondere beim Herpes genitalis – oder betreffend eine »Abwehrschwäche« – insbesondere beim rezidivierenden Herpes simplex und beim Herpes zoster.

Der Herpes simplex kommt am häufigsten im Gesicht – hier wiederum perioral – sowie am Genitale vor. Meist liegen den beiden Manifestationen Infektionen mit zwei verschiedenen Varianten des Virus (Typ 1 und Typ 2) zugrunde. Aufgrund der unterschiedlichen klinischen Implikationen werden die beiden Krankheitsbilder gesondert besprochen.

2.1.1 Herpes simplex labialis

Bild der Krankheit

Fall 28 *»Was haben Sie da an der Lippe?«*

Die 53-jährige Patientin kommt regelmäßig zur Blutdruck- und Blutzuckerkontrolle. Dabei sehen Sie zufällig eine Kruste an der Oberlippe. Auf Befragen gibt die Patientin an, dass sie in mehrjährigen Intervallen bereits öfters solche »Fieberblasen« gehabt habe. Bei dieser Gelegenheit fragt sie gleich, ob für ihren 6-jährigen Enkel eine Ansteckungsgefahr bestehe. Sie können sie diesbezüglich beruhigen.

Kommentar. In den meisten Fällen hat ein Herpes simplex labialis recidivans für den Patienten keinen besonderen Krankheitswert. Er lässt die Läsionen entweder unbehandelt oder wendet irgend ein Externum, vorzugsweise in Puder- oder Pastenform, an. »Herpes« als Problem wird allenfalls bewusst, wenn von anderen die Frage der Ansteckung, insbesondere im Hinblick auf Kinder, gestellt wird. Vorsicht ist hier lediglich im 1. Lebensjahr geboten, später ist ohnehin mit einer hohen Durchseuchung zu rechnen.

Stichwort. *Herpes simplex labialis.*

! Der Herpes simplex labialis beruht meist auf einer Reaktivierung des Herpes simplex-Typ-I-Virus und äußert sich mit gruppierten Bläschen und Erosionen.

Neben diesen Fällen, in denen der Herpes labialis als unbedeutender Zufallsbefund angesehen werden kann, gibt es die Situation, dass – insbesondere beim ersten Auftreten – die Patienten in großer Sorge sind. Sie sind überrascht, fragen sich nach der Möglichkeit einer Ansteckung oder halten den Herpes für ein Zeichen von Abwehrschwäche. Schließlich gibt es Menschen, die in mehr oder weniger regelmäßigen Abständen von einem Herpes simplex betroffen sind und damit souverän umgehen. Selten einmal ist ein Herpes simplex labialis derart hartnäckig rezidivierend, dass die Lebensqualität darunter leidet und der Arzt wegen einer effektiven Therapie aufgesucht wird.

Initial äußert sich ein Herpes simplex für den Patienten mit diskretem Brennen an der entsprechenden Hautstelle, manchmal auch mit Berührempfindlichkeit. Im Anschluss an dieses Prodromalstadium kommt es innerhalb eines Tages zu Rötung mit Bläschenbildung. Diese Bläschen sind gruppiert angeordnet und weisen nach wenigen Stunden ein eingesunkenes Zentrum auf (gedelltes Bläschen oder genabeltes Bläschen). Diese zentrale Delle kommt durch die Zerstörung von Epithelzellen durch das Virus zustande und ist beinahe pathognomonisch für jegliche Art von Virusbläschen (Abb. 2-1; Abb. 2-2). Nachdem diese frühe Entwicklung der

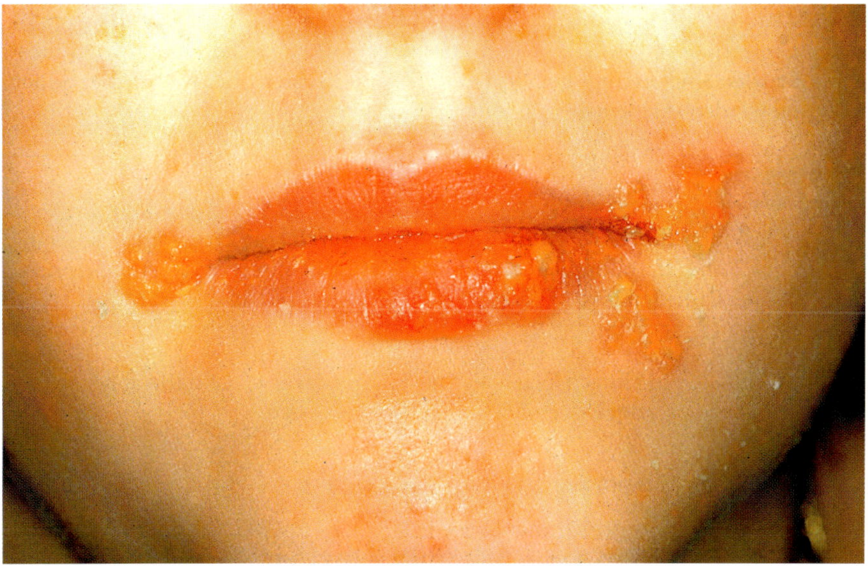

Abb. 2-1. Beim Herpes simplex kommt es oft schon nach einem Tag zur eitrigen Eintrübung der Bläschen

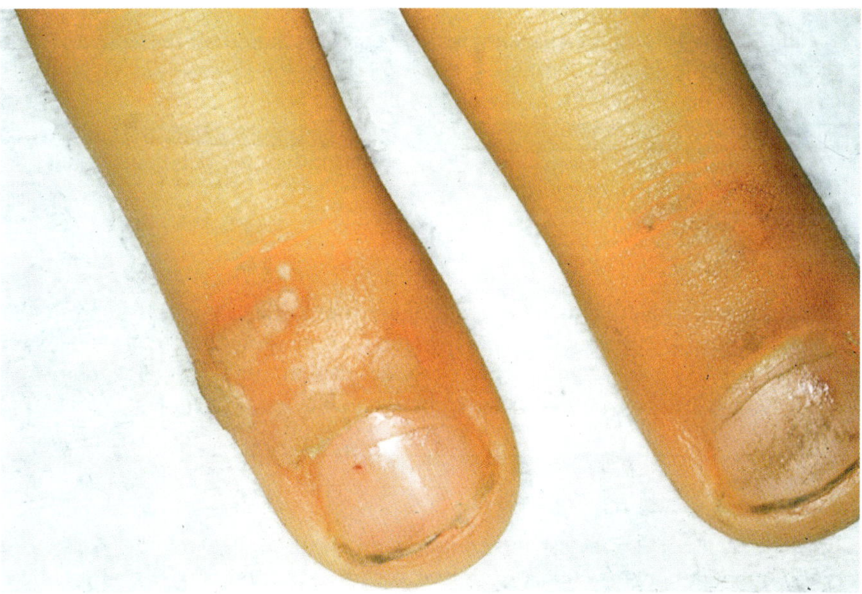

Abb. 2-2. Ungewöhnliche Bilder kann ein Herpes simplex an den Akren machen. Verwechslungen mit Paronychie kommen vor

Herpesläsion sehr rasch erfolgt, bekommt man als Arzt meistens erst das nachfolgende Erosivstadium oder – noch etwas später – das Krustenstadium zu Gesicht. Diese Krusten sind anfangs gelblich-weiß (seröse Krusten), bei bakterieller Superinfektion werden sie intensiv gelb (eitrige Krusten).

Beachte

Herpesläsionen sind auch im Krustenstadium durch eine kleinbogige Begrenzung am Rand charakterisiert, was ihre Herkunft aus gruppiert stehenden Bläschen erschließen lässt.

Die Krusten fallen in einigen Tagen ab. Das Epithel darunter ist dann abgeheilt, ein Resterythem bleibt jedoch noch für wenige Tage bestehen.

Checkliste: Herpes simplex

- *Bevorzugte Personengruppe:* Erwachsene.
- *Vorgeschichte:* Wiederholt an gleicher Stelle aufgetreten.
- *Hauptbeschwerden:* Brennen und Missempfindungen.
- *Allgemeinsymptome:* Keine.
- *Bevorzugte Lokalisation:* Perioralregion.
- *Bevorzugte Anordnung:* Gruppiert.
- *Typische Morphologie:* Gedellte Bläschen und polyzyklisch begrenzte Erosionen und Krusten.

Unbehandelt klingt ein Herpes simplex labialis etwa innerhalb einer Woche ab. Allerdings wird nicht bei jeder einzelnen Herpes-simplex-Episode das Vollbild mit Bläschen und nachfolgenden Krusten entwickelt. Es wird geschätzt, dass etwa bei $1/4$ der Eruptionen die Veränderungen nicht über die prodromalen Schmerzen und das Erythemstadium hinausgehen. Dies ist insbesondere bei der Beurteilung von »Behandlungserfolgen« zu beachten.

Behandlung

Die Therapieentscheidung hängt in erster Linie vom Leidensdruck des Betroffenen ab. Es gibt keinen zwingenden Grund, bei einem immungesunden Menschen einen Herpes simplex labialis zu behandeln. Wenn der Patient mit einem der zahlreichen Hausmittel zufrieden ist, so soll er durchaus dabei bleiben.

Beachte

Eine differente Therapie ist angezeigt, wenn die Läsionen mit der Lebensqualität des Patienten interferieren und vom Betroffenen eine wirkungsvolle Therapie gewünscht wird.

Eine virustatische Therapie ist nur wirkungsvoll, wenn sie im Prodromalstadium oder ganz am Beginn des Bläschenstadiums einsetzt. In jedem späteren Entwicklungsstadium wird der aktuelle Schub durch Virustatika nicht mehr beeinflusst. Stattdessen ist dann die externe Therapie mit einer antibakteriellen Creme zum Schutz gegen eine Superinfektion angezeigt. Vorzugsweise werden Gentamycin, Fusidinsäure oder Mupirocin, die alle gut gegen Staphylokokken wirksam sind, verwendet.

Wird der Herpes simplex ganz früh erkannt – bei beständig rezidivierenden Läsionen entwickelt der Patient einen untrügerischen Instinkt für den Beginn eines neuen Schubes –, so wird virustatisch behandelt. Die topische Therapie mit Acyclovir oder Famcyclovir muss mehrmals täglich – am besten 5-mal – und äußerst konsequent durchgeführt werden. Dann kommt es zumindest bei einem Teil der Patienten zu einer etwas verkürzten Dauer der Eruptionen.

Verhilft die topische Therapie einem Patienten nicht zur Besserung, so kann für die nächste Episode eine orale Therapie versucht werden. Auch hier ist der frühzeitige Beginn die entscheidende Voraussetzung für den Erfolg. Die Behandlungsdauer für die einzelne Episode beläuft sich auf 5 Tage.

TIPP

Bei häufig rezidivierendem Herpes simplex empfiehlt es sich, einem Patienten, der mit dem aktuellen Schub für eine virustatische Therapie bereits zu spät kommt, die Therapie bereits jetzt für den nächsten Schub zu verordnen, damit sie dann ohne Verzögerung begonnen werden kann.

Nicht selten trifft man Patienten, die fast regelhaft im Anschluss an eine Sonnenbestrahlung einen Herpes labialis entwickeln. In diesen Fällen kann eine *Kurzzeitsuppressionstherapie* versucht werden. Damit ist eine niedrige Dosierung eines oralen Virustatikums gemeint, das für die Dauer der Gabe eine neuerliche Herpeseruption fast sicher unterdrückt. Man beginnt einen Tag vor der voraussichtlichen Exposition und führt die Suppression während der gesamten Dauer – z. B. während des ganzen 2-wöchigen Schiurlaubes – durch.

Eine *Dauersuppressionstherapie* über Monate oder Jahre kommt beim Herpes simplex labialis nur in Ausnahmefällen in Betracht. Sie ist hier weniger wirksam als beim Herpes genitalis, und der Herpes labialis verursacht auch kaum je einen solchen Leidensdruck, dass eine Dauermedikamenteneinnahme indiziert erscheint.

Abwendbar gefährliche Verläufe

Augenbeteiligung

Tritt ein Herpesrezidiv wiederholt im Bereich der Augenlider auf, so kann es zu einer Mitbeteiligung der Hornhaut und der Iris kommen. Die Überweisung zum Augenarzt zur Spaltlampenuntersuchung ist angezeigt.

Eczema herpeticatum

Patienten mit florider Neurodermitis können eine ausgedehnte Herpeseruption entwickeln, die sich über weite Teile des Integumentes erstreckt, meist aber Gesicht und oberen Stamm bevorzugt. Was zuerst wie eine plötzliche Verschlechterung der Neurodermitis imponieren kann, entwickelt im Verlauf gedellte Bläschen, die sowohl gruppiert – typisch für Herpes – als auch einzeln disseminiert – eher ungewöhnlich für eine Herpesmanifestation – stehen.

Stets ist die Indikation zur oralen Therapie gegeben, die – im Gegensatz zur 5-tägigen Applikation für einen unkomplizierten Herpes simplex – über 14 Tage gegeben werden soll. Handelt es sich eindeutig um eine Rezidivmanifestation des Herpes – d. h. dass dem Patienten bereits frühere Herpesepisoden erinnerlich sind –, so ist das Eczema herpeticatum nicht bedrohlich. Sollte es sich jedoch um eine Erstinfektion mit Herpes simplex – d. h. um eine generalisierte Infektion bei noch nicht ausgebildeter spezifischer Immunität – handeln, so ist die stationäre Einweisung zur parenteralen Therapie angezeigt.

Herpes-simplex-Erstinfektion

Die Erstinfektion mit Herpes simplex verläuft oft inapparent oder als unspezifischer katarrhalischer Infekt. Sie kann sich jedoch initial auch wie eine gewöhnliche Rezidivmanifestation zeigen, ist aber auf der Haut dann ausgedehnter, geht mit allgemeinem Krankheitsgefühl und regionärer Lymphknotenschwellung einher und zeigt ein gegenüber einer Rezidivmanifestation deutlich verlangsamtes Abklingen über etwa 2 Wochen. In seltenen Fällen kann primär die Mundschleimhaut (Gingivostomatitis herpetica) betroffen sein. Letzteres ist ein schweres Krankheitsbild, das unbehandelt etwa 3 Wochen andauert. Bei Verdacht auf Erstinfektion ist stets eine orale virustatische Therapie indiziert.

> **Beachte**
>
> **Nachdem der Erstkontakt oft inapparent oder uncharakteristisch verläuft, sind die meisten erstmaligen Manifestationen eines Herpes simplex keine echten Erstinfektionen (»true primaries«), sondern sog. »non-primary first episodes«.**

Persistierender Herpes simplex

Manchmal will ein Herpes simplex nicht und nicht abheilen. Im Laufe von Wochen entsteht eine polyzyklisch begrenzte, peripher fortschreitende Ulzeration. In einem solchen Fall handelt es sich um einen persistierenden Herpes simplex. Im Gegensatz zu einem rezidivierenden Herpes ist der persistierende stets ein Zeichen einer immunsupprimierenden Grunderkrankung. Unter anderem ist an eine chronische lymphatische Leukämie oder an eine HIV-Infektion zu denken.

Postherpetisches Erythema exsudativum multiforme

Fall 29 *»Plötzlich ist dieser Ausschlag auf den Händen gekommen!«*

An den Handflächen und Handrücken, vereinzelt auch am Stamm und im Gesicht sieht man münzgroße diskret rötliche, kreisrunde Plaques, die im Zentrum livide verfärbt und blasig sind und insgesamt durch den konzentrischen Aufbau an eine Schießscheibe erinnern. Sie klassifizieren als Bild eines Erythema multiforme und fragen gezielt nach einem vorangegangenen Herpes. »Vor 2 Wochen hatte ich Fieberblasen, aber die sind inzwischen längst abgeheilt!«

Kommentar. Im Anschluss an einen Herpes simplex kann es zu einer infektallergischen Reaktion in Form von Kokardenläsionen, v.a. an den distalen Extremitäten und im Gesicht kommen.

Stichwörter. *Herpes simplex; Erythema multiforme.*

Diese infektallergische Reaktion ist sehr häufig Folge eines Herpes-simplex-Rezidivs, wobei dieses klinisch nicht immer manifest gewesen sein muss (Abb. 2-3). In schweren Fällen kann das Erythema multiforme zu großflächigen Erosionen in der Mundschleimhaut führen, die für 1–2 Wochen die Nahrungsaufnahme behindern. Bei Verdacht auf postherpetisches Erythema multiforme ist ein Versuch mit einer Dauersuppressionstherapie mit Virustatika angezeigt.

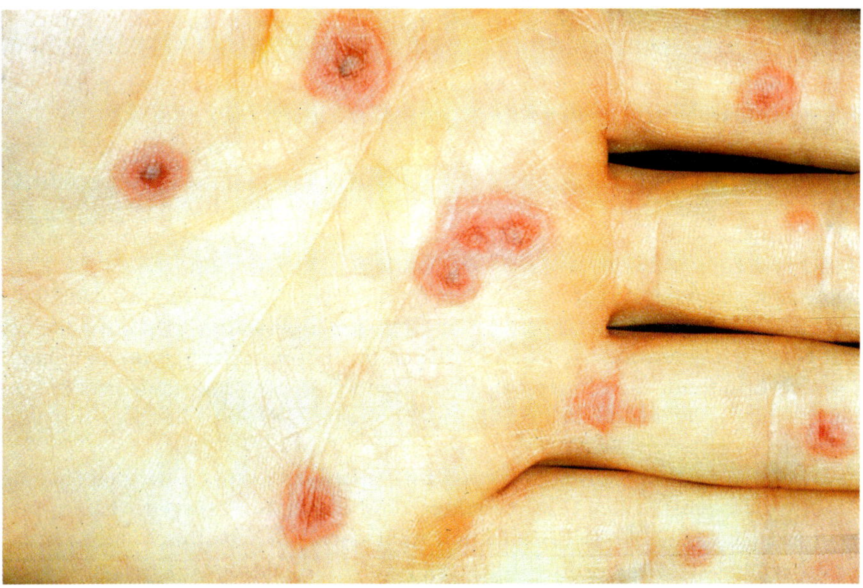

Abb. 2-3. Als infektallergische Reaktion kann es im Anschluss nach einer Herpes-simplex-Manifestation zu einem Erythema exsudativum multiforme mit typischen Kokardenläsionen kommen

Akutes allergisches Kontaktekzem

Nicht selten entwickeln Patienten eine Kontaktallergie auf Lokaltherapeutika, die sie gewohnheitsmäßig bei Herpes-simplex-Läsionen anwenden. Obwohl bei den modernen Virustatika vergleichsweise selten, wurde dies bei älteren (Tromantadin) sehr oft gesehen. Im typischen Fall kommt es etwa 3 Tage nach Beginn der Anwendung scheinbar zu einer dramatischen Verschlechterung der Läsionen, worauf oft mit einer Intensivierung der Lokaltherapie reagiert wird. Anstelle der gedellten Bläschen oder entsprechenden Krusten findet man nun ein sich in die Umgebung ausbreitendes massives Ödem mit Erythem und stecknadelkopfgroßen Papeln und Bläschen, subjektiv von starkem Juckreiz begleitet. Die Klassifikation ist bei typischem Bild und einschlägiger Anamnese einfach.

> **Merke**
> **Plötzliche Verschlechterung eines Herpes simplex mit Ausbreitung und Juckreiz ist stets auf eine Kontaktallergie verdächtig.**

Zur Therapie können ohne Bedenken topische Steroidpräparate verwendet werden, obwohl ansonsten floride Virusinfektionen als Kontraindikationen aufgeführt werden.

Impetigo contagiosa

Die Impetigo contagiosa ist eine bakterielle oberflächliche Infektion mit Eitererregern. Gemeinsam mit dem Herpes simplex sind die häufig periorale Lokalisation und das Auftreten gelber Krusten. Im Gegensatz zum Herpes simplex fehlen jedoch die initialen gedellten Bläschen ebenso wie die polyzyklische Begrenzung der Krusten. Diese sind dagegen rundlich und breiten sich peripher aus. Gefahr besteht insofern, als die Impetigo contagiosa für Kleinkinder höchst ansteckend ist und – wenn als Herpes fehlklassifiziert und nicht antibiotisch behandelt – in Kindergärten wahrhaft epidemische Ausmaße annehmen kann.

Fragen und Ratschläge

Gelegentlich wird die Sorge geäußert, dass ein rezidivierender Herpes simplex Ausdruck einer *Abwehrschwäche* sein könnte. Moderne pathogenetische Konzepte gehen von der Annahme aus, dass die Neigung zu Rezidiven mit der Intensität der immunologischen Reaktion im Zuge des Erstkontakts und diese wieder mit genetisch determinierten Gewichtungen im Immunsystem zusammenhängt. Diese interindividuellen Unterschiede sind jedoch so gering, dass sie im Übrigen keine Rolle spielen und keine wie immer geartete Abwehrschwäche mit sich bringen.

Die Frage nach der *Ansteckungsgefahr* ist situationsbedingt unterschiedlich zu beantworten. Jenseits des 1. Lebensjahres kann davon ausgegangen werden, dass eine nunmehr eintretende Erstinfektion wahrscheinlich subklinisch oder zumindest harmlos verlaufen würde. Irgendwann tritt sie fast unweigerlich ein – die Durchseuchungsrate im Erwachsenenalter ist über 90%, und wenn ein Erstkontakt ohnehin bereits stattgefunden hatte, ist ein neuerlicher Kontakt bedeutungslos.

Anders ist die Situation bei *Säuglingen.* Hier kann der Erstkontakt zu einem gravierenden Krankheitsbild führen. Es empfiehlt sich daher, im Falle einer frischen Herpes-labialis-Läsion den körperlichen Kontakt zu einem Säugling zu meiden. Lässt sich das jedoch nicht verwirklichen – etwa weil die Mutter oder eine andere fixe Betreuungsperson betroffen ist – so soll diejenige für die Zeit der Eruption einen Mundschutz tragen und insbesondere auf eine gründliche Händedesinfektion achten, weil die meisten Übertragungen nicht durch den direkten Kontakt mit der Läsion selbst, sondern über die Hände erfolgen.

Besondere Vorsicht ist naturgemäß bei Kontakt mit immunsupprimierten Personen geboten.

Zur Vermeidung einer Herpes-simplex-Affektion sollten bekannte Auslöser – etwa *UV-Bestrahlung* – vermieden werden. Bei fieberhaften Infekten ist es fraglich, ob durch frühzeitige antipyretische und antiphlogistische Therapie eine Herpeseruption verhindert werden kann. Nachdem die Reaktivierung des Herpesvirus in den Ganglienzellen durch Prostaglandine erfolgen soll, wäre ein Schutz durch Antiphlogistika zumindest denkbar. Auf jeden Fall sollte man immer wieder bekräftigen, dass bei einem grippalen Infekt – mit oder ohne Herpes simplex – körperliche Schonung und richtiges »Auskurieren« stets einzuhalten sind.

Wie weit *Stress* in Beruf und Familie einen Herpesschub auslösen kann, ist ungewiss. Ziemlich sicher ist jedoch, dass man durch zwanghafte Stressvermeidung einen rezidivierenden Herpes simplex nicht verhindern wird können und dass man daher eine diesbezügliche Verunsicherung des Patienten tunlichst vermeiden sollte.

Die Frage nach der *Heilbarkeit* des rezidivierenden Herpes simplex ist mit ja zu beantworten, im zeitlichen Horizont für den Einzelnen aber nicht vorhersagbar. Man kann jedoch ohne Übertreibung sagen, dass gerade der Herpes labialis sicher nicht lebenslang eine dominierende gesundheitliche Beeinträchtigung darstellen wird und Phasen verstärkter Aktivität sicher wieder lange erscheinungsfreie Perioden folgen werden.

Ein Herpes simplex labialis recidivans in der *Schwangerschaft* ist mit Sicherheit für den Fetus bedeutungslos. Es handelt sich um eine rein lokale Virusaktivierung ohne Virämie bei gleichzeitig vorliegendem systemischem Immunschutz von Seiten der Mutter. Eine Erstinfektion in der Schwangerschaft kann allerdings mit einem – geringen – Missbildungsrisiko einhergehen, ohne eine Indikation zur Interruptio darzustellen.

2.1.2 Herpes simplex genitalis

Bild der Krankheit

Fall 30 *»Ist das eine Geschlechtskrankheit?«*

Ein 26-jähriger Mann, sichtlich äußerst beunruhigt, zeigt ohne lange Vorrede Läsionen am Penis: Polyzyklisch begrenzte Erosionen an der Glans und am Präputium, die sehr schmerzhaft sind. Die Veränderungen seien zum ersten Mal aufgetreten. Lymphknotenschwellung oder Allgemeinsymptome sind nicht vorhanden. Die Läsionen werden als Bild eines Herpes genitalis klassifiziert. Es werden antiseptische Gliedbäder und eine antibakterielle Creme für einige Tage verordnet. Nach Aussprache mit dem Patienten wird eine serologische Untersuchung auf Syphilis und HIV-Infektion veranlasst und der Patient zur Befundbesprechung wiederbestellt.

Kommentar. Der Herpes genitalis ist in der westlichen Welt mit Abstand die häufigste Ursache genitaler Erosionen oder Ulzerationen. Die Übertragung erfolgt durch sexuellen Kontakt. Damit signalisiert ein Herpes genitalis ein Verhalten, das auch das Risiko anderer sexuell übertragbarer Erkrankungen in sich birgt und damit Anlass zu einem ernsthaften Gespräch über Risikoverhalten sein sollte.

Stichwörter. *Herpes genitalis; sexuell übertragbare Erkrankungen; epidemiologische Synergie.*

! Der Herpes genitalis ist eine Erst- oder Rezidivmanifestation der Infektion mit dem Herpes-simplex-Typ-2-Virus und äußert sich mit gruppierten Bläschen und Erosionen am Genitale oder in der Glutäalregion.

Beim Herpes genitalis führen die starken Schmerzen, die an den erosiven Übergangsschleimhäuten entstehen, die Patienten fast regelhaft zum Arzt. Die Patienten sind nicht nur durch die Schmerzen, sondern auch durch zahlreiche mit genitalen Läsionen assoziierte Befürchtungen betroffen. Die Frage nach einer klassischen Geschlechtskrankheit, Möglichkeiten der Ansteckung und insbesondere Fragen der partnerschaftlichen Treue, verbunden mit persönlichen Vorhaltungen, können das eigentliche medizinische Problem in den Hintergrund treten lassen.

Zwar entstehen primär auch Bläschen wie beim Herpes labialis, aufgrund der Intertrigoverhältnisse im Präputialraum bzw. an der Vulva platzt die Blasendecke jedoch sehr rasch, sodass man fast immer nur konfluierende, polyzyklisch begrenzte Erosionen findet (Abb. 2-4). Die Intertrigoverhältnisse sind auch dafür verantwortlich, dass sich keine nennenswerten Krusten ausbilden können.

Nicht selten ist der Herpes genitalis Ausdruck einer Erstinfektion. Dann bestehen zusätzlich Lymphknotenschwellung und allgemeines Krankheitsgefühl.

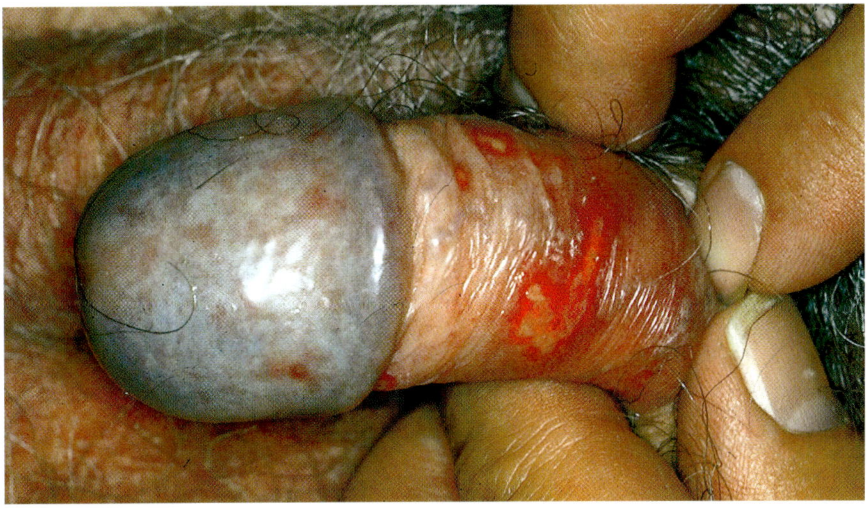

Abb. 2-4. Beim Herpes genitalis sind oft keine frischen Bläschen, sondern nur mehr charakteristische polyzyklisch begrenzte Erosionen zu sehen

Rezidivmanifestationen sind im Gegensatz zum Herpes labialis außerordentlich schmerzhaft. Fallweise tritt auch eine segmentale Ausbreitung der Schmerzen auf, insbesondere wenn die Glutäal- oder Präsakralregion vom Herpes betroffen ist.

Rezidivmanifestationen können beim Herpes genitalis außerordentlich häufig sein und sogar monatlich, manchmal assoziiert mit der Menstruation, auftreten. Aufgrund der starken Schmerzen und der verzögerten Abheilung kann somit ein rezidivierender Herpes genitalis zu einer deutlichen Einschränkung der Lebensqualität und insbesondere der sexuellen Erlebnisfähigkeit führen kann.

Checkliste: Herpes genitalis

- *Bevorzugte Personengruppe:* Erwachsene.
- *Vorgeschichte:* Keine oder frühere Episoden an der gleichen Stelle.
- *Hauptbeschwerden:* Starke lokalisierte Schmerzen.
- *Allgemeinsymptome:* Keine.
- *Bevorzugte Lokalisation:* Glans, Präputium, Vulva.
- *Bevorzugte Anordnung:* Gruppiert.
- *Typische Morphologie:* Meist keine Bläschen; polyzyklisch begrenzte Erosionen.

Behandlung

Wenn der Beginn der Läsionen bereits mehr als 2 Tage zurückliegt, gilt die Therapie der Verhinderung einer bakteriellen Superinfektion.

Beachte

Antibiotische Cremen dürfen im Präputialraum nur für wenige Tage angewendet werden, weil sie sonst die physiologische Flora zerstören und zu schwerer Balanoposthitis führen können.

Zur Nachbehandlung empfiehlt sich eine Pflegecreme mit saurem pH-Wert, die ein physiologisches, keimabweisendes Milieu wieder herzustellen hilft. Bei ganz frischen Läsionen ist eine orale virustatische Therapie für 5 Tage indiziert. Eine virustatische Lokaltherapie gilt beim Herpes genitalis als unwirksam.

Im Falle häufiger und besonders quälender Rezidive stellt sich die Frage nach einer *Dauersuppressionstherapie*. Hierzu wird eine niedrige Dosis eines Virustatikums 2- oder 1-mal täglich verabreicht. Solange die Therapie durchgeführt wird, treten kaum Rezidive auf. Patienten, die ohne Therapie bis zu 12-mal im Jahr eine Episode erlitten, sind unter der Therapie höchstens noch 1-mal pro Jahr betroffen. Die Dauersuppressionstherapie ist gut verträglich. Es liegt bereits Erfahrung über eine mehrjährige kontinuierliche Anwendung vor.

Unseres Erachtens ist es sinnvoll, eine Dauersuppressionstherapie zunächst für 6 Monate anzuberaumen und in diesem Zeitraum regelmäßige Kontrollen von Blutbild und Leberfunktion durchzuführen. Wenn die Therapie wirksam ist, steht einer weiteren Verlängerung nichts entgegen. Resistenzentwicklung unter Dauersuppressionstherapie wurden bisher nicht berichtet.

Natürlich handelt es sich dabei nicht um eine Behandlung, die man einem Patienten um jeden Preis einzureden versuchen wird. Bei entsprechendem Leidensdruck muss der Patient jedoch unbedingt auf diese Therapiemöglichkeit hingewiesen werden. Oft ist es für den Betroffenen psychisch ein eindrucksvolles, entlastendes Erlebnis, wenn er merkt, dass er zumindest für die Dauer der Therapie von den quälenden Herpesmanifestationen befreit ist. Wie sich der Herpes simplex nach Absetzen der Therapie verhält, ist für den Einzelnen nicht vorhersehbar. Man nimmt an, dass der Langzeitverlauf durch die Therapie nicht beeinflusst wird.

Abwendbar gefährliche Verläufe

Erstmanifestation

Schwerer Verlauf mit Lymphknotenschwellung und Allgemeinsymptomen und leere Anamnese machen eine Erstmanifestation wahrscheinlich. Eine orale virustatische Therapie ist auf jeden Fall indiziert, auch wenn der Beginn der Erkrankung bereits mehrere Tage zurückliegt. Extrem starke Schmerzen können bei der primären Vulvovaginitis herpetica sogar zur Harnsperre führen.

Peripartale Infektion

Wirklich gefährlich für das Kind ist die extrem seltene Situation, dass die Mutter unmittelbar präpartal eine Erstmanifestation eines Herpes simplex genitalis erleidet. Dann gilt der Grundsatz, dass bei unmittelbar bei Geburtsbeginn sichtbaren Herpesläsionen im Geburtskanal eine Sectio indiziert ist.

Syphilis

Herpes ist zwar die häufigste Ursache genitaler Erosionen in den westlichen Industrieländern, aber nicht die einzige. Der Syphilisprimäraffekt kann als einfache Erosion erscheinen. Man sollte beim geringsten Zweifel eine Syphilisserologie sofort und nach etwa 4 Wochen durchführen. Sollte dies nicht geschehen sein, so muss dies spätestens dann nachgeholt werden, wenn ein Patient einige Wochen nach einer Genitalläsion mit einem uncharakteristischen Exanthem vorstellig wird. Nachdem auch andere Geschlechtskrankheiten durch verändertes Sozialverhalten bei uns eingeschleppt werden können, empfiehlt sich die Abklärung beim Facharzt.

Epidemiologische Synergie

Dieser abstrakt erscheinende Begriff hat große praktische Bedeutung. Syphilis und andere sexuell übertragbare Erkrankungen sind bei jenen Patienten häufiger, bei denen bereits eine andere derartige Erkrankung diagnostiziert wurde. Einerseits ist das auf das Risikoverhalten zurückzuführen – wenn man eine Geschlechtskrankheit akquiriert hat, kann man mit dem gleichen Verhalten ebenso leicht eine andere akquirieren –, andererseits auf den pathogenetischen Mechanismus: Herpes genitalis und andere sexuell übertragbare Erkrankungen führen zu Schleimhautläsionen, die die Infektionsbarriere verringern und das Angehen anderer Infektionen begünstigen. Eine aufklärendes Gespräch über die verbundenen Gefahren kann für den einzelnen Patienten einen wesentlichen prophylaktischen Wert haben.

Fragen und Ratschläge

Während florider genitaler Manifestationen ist *Geschlechtsverkehr* zu vermeiden. Ein einigermaßen verlässlicher Schutz gegen Übertragung ist durch die Benutzung von Kondomen gegeben. Es ist zu beachten, dass es auch in den erscheinungsfreien Intervallen zur Virusausscheidung kommt, sodass es auch beim Fehlen jeglicher Schleimhautläsionen zur Übertragung kommen kann. Dieses Faktum erklärt auch die rasche Ausbreitung und den relativ hohen Durchseuchungsgrad (20–30% bei Erwachsenen) mit Herpes genitalis: Bei floriden Läsionen ist die sexuelle Aktivität schmerzbedingt nämlich ohnehin eingeschränkt, sodass kaum Übertragungen stattfinden.

Es wird geschätzt, dass 80% aller Ansteckungen im erscheinungsfreien Intervall erfolgen. Besonders häufig ist die asymptomatische Virusausscheidung innerhalb des 1. Jahres nach Erstinfektion und nimmt danach deutlich ab. Patienten mit Dauersuppressionstherapie mit einem Virustatikum müssen über den Umstand aufgeklärt werden, dass es auch unter der Behandlung zur Virusausscheidung kommen kann und daher die Übertragungsgefahr nicht völlig gebannt ist.

Aufklärung betreffend die *Prophylaxe* der Erstmanifestation betrifft in erster Linie das Sexualverhalten. Bezüglich Rezidivmanifestationen gibt es keine wirksamen allgemeinen Maßnahmen der Lebensführung, die diese verlässlich verhindern könnten.

Besorgnis kann die Koinzidenz von *Herpes genitalis und Schwangerschaft* hervorrufen. Bedenklich ist hierbei eine Erstinfektion der Mutter während der Schwangerschaft. Als Risikopaare sind jene einzustufen, bei denen beim Mann ein

Herpes genitalis bekannt ist, bei der Frau jedoch noch nie eine Manifestation aufgetreten ist. In dieser Situation ist bei der Frau eine Herpes-Typ-spezifische serologische Untersuchung angezeigt, die zeigen kann, ob bereits ein Kontakt mit Herpes genitalis stattgefunden hat. Bezüglich der weiteren Beratung sei an die einschlägigen Fachärzte und Mutter-Kind-Untersuchungsstellen verwiesen.

2.1.3 Varizellen

Bild der Krankheit

Fall 31 *»Zuerst habe ich gedacht, es sind Mückenstiche ...«*

Aber dann sind es bei der 4-jährigen Tochter doch zu viele Läsionen geworden. Vor allem am Stamm finden sich zahlreiche, nur wenige Millimeter große rote Flecke, kleine Papeln und Bläschen. Die beiden Stellen, die die Mutter zuerst für Insektenstiche gehalten hatte, bestehen nun lediglich aus kleinen runden Krusten. Insgesamt scheint sich das Kind nicht ganz wohl zu fühlen, Fieber besteht allerdings nicht. Sie überzeugen sich, dass auch ähnliche Hautläsionen am Kapillitium zu finden sind und klassifizieren als Bild von Varizellen. Körperliche Schonung, eine Zinkschüttelmixtur und ein Antihistaminikum werden verordnet.

Kommentar. Varizellen verlaufen bei Kindern i. Allg. harmlos. Eine virustatische Therapie ist nicht erforderlich, es sei denn, es liegen spezielle Risikofaktoren vor. Allerdings kann mit einer rasch einsetzenden Therapie das Ausmaß des Exanthems deutlich verringert werden.

Stichwort. *Varizellen.*

! Varizellen stellen die Erstmanifestation einer Infektion mit dem Varizella-zoster-Virus dar. Es tritt ein Exanthem aus Papeln, Bläschen und Krusten auf.

Im Gegensatz zum Herpes simplex ist die Erstinfektion nur selten inapparent, sondern bietet zumindest in 2/3 aller Fälle das typische Bild von Varizellen. Die Erkrankung ist hoch kontagiös. Eintrittspforte sind Konjunktiven und Nasen-Rachen-Raum. Die Virusreplikation erfolgt zunächst in den regionären Lymphknoten, anschließend durch hämatogene Streuung in inneren Organen einschließlich Leber und erst zuletzt in der Haut. Aufgrund dieses langwierigen pathogenetischen Prozesses ist die Inkubationszeit zwischen Infektion und Auftreten des Exanthems ungewöhnlich lang, nämlich 2–3 Wochen.

Nachdem Prodromalerscheinungen bei Varizellen fehlen oder ganz milde ausfallen, treten die ersten Hautläsionen meist völlig überraschend auf und werden häufig – solange erst einige wenige vorhanden sind – als Insektenstichreaktionen fehlgedeutet. Innerhalb von Stunden nehmen sie jedoch an Zahl zu, breiten sich v.a. über Stamm und Gesicht aus und befallen auch regelmäßig das Kapillitium. Auch Schleimhautbeteiligung kommt vor. In voller Ausprägung bereitet die korrekte Klassifikation keine Schwierigkeiten und stützt sich v. a. auf die metachrone Polymorphie – d. h. das Nebeneinander von Flecken, Papeln, Bläschen, Krusten und allenfalls kleinen Nekrosen.

Häufig treten Varizellen in Form kleiner Epidemien auf, die etwa alle 3–4 Jahre – dem Alter des Kindergarteneintritts – größere Ausmaße einnehmen können.

Das Allgemeinbefinden ist bei kleinen Kindern zunächst kaum beeinträchtigt. An subjektiven Beschwerden stellt sich jedoch oft Juckreiz ein, der quälend sein und Anlass zu intensivem Kratzen geben kann. Anders ist die Situation bei Kindern über 12 Jahre und bei Erwachsenen, bei denen Varizellen oft mit hohem Fieber und allgemeinem Krankheitsgefühl verlaufen.

Checkliste: Varizellen

- *Bevorzugte Personengruppe:* Kinder.
- *Vorgeschichte:* Oft Kontaktfälle in der Umgebung.
- *Hauptbeschwerden:* Anfangs diskretes Exanthem.
- *Allgemeinsymptome:* Eventuell leichtes Fieber und Krankheitsgefühl.
- *Bevorzugte Lokalisation:* Stamm, Gesicht, Kapillitium.
- *Bevorzugte Anordnung:* Disseminiert.
- *Typische Morphologie:* Nebeneinander von Flecken, Papeln, Bläschen, Krusten und Exkoriationen.

Die Hautläsionen heilen innerhalb von etwa 10 Tagen ab, wobei das letzte Stadium durch eine diskrete weißliche Schuppung gekennzeichnet ist. An exkoriierten und superinfizierten Stellen, insbesondere im Gesicht, können kleine, wie ausgestanzt imponierende Närbchen zurückbleiben.

Die Infektiosität beginnt etwa 1 Tag vor Ausbruch des Exanthems und dauert zumindest bis 1 Woche nach Ausbruch des Exanthems.

Behandlung

Bei ansonsten gesunden Kindern gilt eine virustatische Therapie als nicht indiziert. Als Indikationen für eine virustatische Therapie gelten Kinder mit Neurodermitis, Asthma, laufender systemischer oder inhalativer Kortisontherapie sowie laufender Aspirintherapie. Weiters sollen Kinder über 12 Jahre und Erwachsene virustatisch behandelt werden. Eine absolute Indikation ist jede Form der Immunsuppression, bei denen früher eine Varizelleninfektion häufig zum Tod geführt hat.

Beginnt man mit dem Virustatikum bei einem ansonsten gesunden Kind bereits beim Auftreten der ersten Läsionen, so kann wahrscheinlich die Gesamtzahl der Läsionen und damit die subjektive Beeinträchtigung deutlich verringert werden. Gibt man das Virustatikum in der Inkubationszeit – etwa bei einem jüngeren Geschwister, wenn die Krankheit bei einem älteren gerade ausgebrochen ist – so kann man die klinische Manifestation möglicherweise ganz verhindern. In letzterer

Situation bildet sich immer noch bei mehr als 2/3 aller Kinder eine systemische Immunität aus.

Zur symptomatischen Behandlung empfiehlt sich äußerlich eine Schüttelmixtur, die auf jede einzelne Läsion aufgetragen wird. Sie lindert den Juckreiz und bringt die Bläschen zum Abtrocknen. Bei starkem Juckreiz, der zu Exkoriationen führt, können Antihistaminika in ausreichend hoher, d.h. in bereits leicht sedierender Dosierung gegeben werden. Kommt es zur Superinfektion, die sich durch gelbe Krusten und evtl. Fieber äußert, kann in seltenen Fällen ein orales Antibiotikum indiziert sein.

Varizella-zoster-Hyperimmunglobulin kann in den ersten Tagen nach Exposition bei schwer Immunsupprimierten und Schwangeren gegeben werden.

Abwendbar gefährliche Verläufe

Bullöse und gangränöse Varizellen

Bei Immunsuppression kann es zu bullösen Verläufen oder zu einer bakteriellen Superinfektion mit tiefreichenden Nekrosen kommen. Wann immer es zu einer massiven Verschlechterung der Hautveränderungen, insbesondere mit großen und untypischen Einzelläsionen kommt, soll umgehend eine Einweisung in eine Spezialabteilung veranlasst werden.

Beteiligung des Zentralnervensystems

Als ganz seltene Komplikation kann es zur Zerebellitis mit extrapyramidalen Bewegungsstörungen kommen. Es handelt sich um eine Rarität, über die man die Eltern a priori nicht aufzuklären braucht, an deren Möglichkeit man jedoch im Falle eines ungewöhnlichen Verlaufes denken sollte.

Peripartale Infektion

Infektion der Mutter in der Gravidität beinhaltet ein relativ geringes Missbildungsrisiko. Bei Schwangeren, die noch nie Varizellen durchgemacht haben, sollte daher eine Exposition vermieden werden. Ob bei manifesten Varizellen in der Schwangerschaft das Risiko durch eine virustatische Therapie reduziert werden kann, ist noch nicht bekannt. Vorsicht ist geboten, wenn bei der Mutter Varizellen unmittelbar vor der Geburt ausbrechen, weil dann das Kind mit florider Virämie und noch ohne spezifischem mütterlichen Antikörperschutz zur Welt gebracht wird. Die Geburt sollte in einer solchen Situation wenn möglich um einige Tage verzögert bzw. beim Neugeborenen eine virustatische Behandlung eingeleitet werden.

Fragen und Ratschläge

Eine *Ansteckungsprophylaxe* durch Kontaktvermeidung kann während des 1. Lebensjahres sinnvoll sein. In den ersten Monaten besteht zwar noch ein Immunschutz durch von der Mutter übertragene Antikörper, nachdem aber zunehmend Varizellenfälle erst im Erwachsenenalter beobachtet werden, wird es auch eine zunehmende Zahl von Säuglingen ohne Immunschutz geben. Im Kleinkind- und Schulalter tritt jedoch eine Infektion fast unvermeidlich ein, sodass bewusste Schutzmaßnahmen wie etwa Verbot des Kindergarten- oder Schulbesuchs, weil ein Varizellenfall aufgetreten ist, wenig sinnvoll erscheinen.

Wenn eines von mehreren *Geschwistern* betroffen ist, so ist eine Übertragung unvermeidlich. Manchmal kommt es aufgrund der starken quantitativen Virusbelastung durch den engen familiären Kontakt bei den folgenden Geschwistern zu besonders starken Verläufen, sodass bei Geschwisterinfektionen eine virustatische Therapie auch bei fehlender Grundkrankheit ernsthaft in Betracht zu ziehen ist.

Eine *Impfung* gegen Varizellen gibt es, sie wird in der westlichen Welt jedoch nicht generell empfohlen und nur ganz vereinzelt angewendet. Aufgrund des harmlosen Verlaufs der Krankheit ist – im Gegensatz zu Masern – eine Impfung nicht notwendig.

Manchmal tritt die Frage auf, ob man *Varizellen* auch *zweimal bekommen könne*, insbesondere wenn man die Diagnose bei einem Kind stellt, das bereits Varizellen gehabt haben soll. Varizellen gibt es tatsächlich nur einmal im Leben. Allerdings können andere virale Infekte, insbesondere Coxsackievirusinfektionen, in Einzelfällen mit einer Bläscheneruption einhergehen, die mit Varizellen verwechselt werden kann. Das Ausmaß des Exanthems ist jedoch stets geringer als bei den echten Varizellen.

2.1.4 Herpes zoster

Bild der Krankheit

Fall 32 *»Seit 3 Tagen habe ich solche Kopfschmerzen!«*

Eine 60-jährige Patientin klagt über stirnbetonte, überwiegend rechtsseitige Kopfschmerzen. Einen Tag nach deren Beginn sei es auch zu einer Schwellung am Augenlid gekommen. Die Inspektion zeigt ein deutliches Ödem und Erythem am rechten Ober- und Unterlid. Am Oberlid und unterhalb der Stirn-Haar-Grenze sieht man 2 fingernagelgroße, polyzyklisch begrenzte oberflächliche Nekrosen. Aufgrund der Klassifikation als Bild eines Herpes zoster wird eine orale virustatische Therapie eingeleitet. Die Lokaltherapie besteht aus einer antibiotischen Creme. Zur Behandlung der Schmerzen wird initial ein Antiphlogistikum verordnet. Eine Vorstellung beim Augenarzt zum Ausschluss einer Hornhaut- oder Irisbeteiligung wird veranlasst und die Patientin in 2 Tagen wiederbestellt.

Kommentar. Ein Herpes zoster im Bereich des 1. Trigeminusastes zeigt manchmal nur diskrete oberflächliche Nekrosen, während Ödem, Erythem und v. a. bohrende Schmerzen im Vordergrund stehen.

Stichwort. *Herpes zoster ophthalmicus.*

! Der Herpes zoster ist die Rezidivmanifestation der Infektion mit dem Varizella zoster Virus. Man findet gruppierte Bläschen im Bereich eines Dermatoms.

Im Gegensatz zum Herpes simplex tritt jedoch ein Herpes zoster *fast immer nur einmal im Leben* auf. Wenn es selten einmal nach vielen Jahren zu einem weiteren Zoster kommt, so tritt dieser immer an irgend einer anderen Körperstelle auf.

Die meisten Patienten verspüren einige Tage lang Missempfindungen, Berührempfindlichkeit oder Schmerzen im betroffenen Segment, die als Muskelverspannungen, banale Kopfschmerzen, Pleurareizung oder abdominelle Erkrankung fehlgedeutet werden. Allgemeine Müdigkeit und evtl. leichtes Fieber können zusätzlich auftreten.

Ein typischer Herpes zoster entwickelt innerhalb von 2–3 Tagen gruppiert stehende gedellte Bläschen auf geröteten Plaques, die sich weitgehend an das Ausbreitungsgebiet eines Nervensegmentes halten. Am häufigsten ist der Stamm betroffen, am zweithäufigsten das Gesicht und hier wiederum der 1. Trigeminusast. Die einzelnen Plaques entstehen nicht zugleich, sondern sukzessive, wobei manchmal eine Ausbreitung von dorsal nach ventral beobachtet wird.

Im Gegensatz zum Herpes simplex wird der Bläscheninhalt oft hämorrhagisch und unterhalb der Bläschen entwickeln sich Nekrosen. Nach dem Platzen der Bläschen liegen diese hämorrhagischen Nekrosen unter dem Niveau der Haut – wiederum im Gegensatz zum Herpes simplex, bei dem serös-eitrige Krusten über dem Niveau der Haut charakteristisch sind. Gar nicht selten kommt es zu großflächig konfluierenden Nekrosen, die unter Hinterlassung von Narben abheilen.

Bei Befall des 2. oder 3. Trigeminusastes kommt es auch zur Beteiligung der Mundschleimhaut in Form von mehrere Millimeter großen Aphthen auf der betroffenen Seite.

Während der Herpes zoster bei jungen Menschen (Abb. 2-5) oft ohne nennenswerte Schmerzen abläuft, stehen bei älteren Personen oft quälende Schmerzen von Beginn an im Vordergrund. Manchmal sind sogar ganz diskrete Hautveränderun-

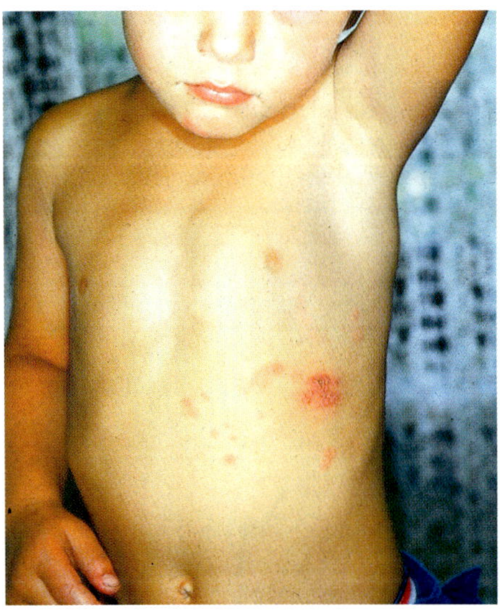

Abb. 2-5. Ein Herpes zoster kann ausnahmsweise auch bei Kindern vorkommen, insbesondere, wenn sie sehr früh (gegen Ende des 1. Lebensjahres) Varizellen durchgemacht haben

gen mit besonders massiven Schmerzen assoziiert. Gelegentlich nehmen die Schmerzen während der Heilungsphase noch zu und können nach Abklingen der Hautveränderungen über Monate oder Jahre persistieren.

Checkliste: Herpes zoster

- *Bevorzugte Personengruppe:* Erwachsene, insbesondere ältere.
- *Vorgeschichte:* Seit einigen Tagen segmentale Schmerzen.
- *Hauptbeschwerden:* Oft starke segmentale Schmerzen und Hyperästhesien.
- *Allgemeinsymptome:* Krankheitsgefühl, evtl. Fieber.
- *Bevorzugte Lokalisation:* Thorax und Gesicht.
- *Bevorzugte Anordnung:* Gruppierte Läsionen in halbseitiger, segmentaler Anordnung.
- *Typische Morphologie:* Gruppierte Bläschen auf geröteten Plaques, später oft hämorrhagische Nekrosen.

Behandlung

Der Herpes zoster ist jenseits des 50. Lebensjahres eine unbedingte Indikation zur virustatischen Therapie. Einerseits wird die Abheilung der Hautveränderungen dadurch beschleunigt. Viel wichtiger ist aber die Tatsache, dass das Risiko für die Entwicklung einer postzosterischen Neuralgie durch eine frühzeitige virustatische Therapie um etwa die Hälfte reduziert wird. Nachdem die Frequenz postzosterischer Neuralgien mit dem Alter des Patienten drastisch steigt, ist die virustatische Therapie umso wichtiger, je älter der Betroffene ist.

Die Behandlung sollte möglichst frühzeitig begonnen werden. Sinnvoll scheint ein Therapiebeginn immer noch zu sein, solange frische Läsionen auftreten. Die Therapie erfolgt beim unkomplizierten Herpes zoster oral mit Valacyclovir oder Famcyclovir und wird für 7 Tage durchgeführt.

Als Lokaltherapie werden austrocknende antibiotische Puder angewendet. Nur im Gesicht wird eine Creme vorgezogen, weil Puderpartikel nicht in das Auge gelangen sollen. Wichtig ist auch Schutz der betroffenen Hautregion vor Kälte und mechanischer Reizung, sodass am besten ein dicker, weicher Watteschutzverband appliziert wird.

Entscheidend ist auch die frühzeitige Therapie der zoster-assoziierten Schmerzen. Als 1. Stufe werden nicht-steroidale Antiphlogistika verabreicht, evtl. kombiniert mit Tramadol oder Codein. Bei letzteren Medikamenten soll von Anfang an Metoclopramid zur Vermeidung von Übelkeit dazu gegeben werden. Bei persistierenden Neuralgien nach Abheilung der Hautveränderungen ist die weitere Therapie in Zusammenarbeit mit einem einschlägigen Facharzt (Dermatologie oder Neurologie) zu planen. In Betracht kommen Carbamazepin bei lanzinierenden, neuralgiformen Schmerzen sowie Antidepressiva in niedriger Dosierung bei jeder Schmerzform.

Zur Verhinderung postzosterischer Neuralgien ist eine frühzeitige, effiziente Behandlung des Akutschmerzes ebenso wichtig wie eine gute umfassende Betreuung des betroffenen Patienten. Postzosterische Neuralgien entwickeln sich bevorzugt bei Patienten, die ängstlich und sozial isoliert sind.

Die früher fallweise geübte Therapie mit oralen Kortikosteroiden gilt heute als überholt, nachdem sie sich zur Prophylaxe postzosterischer Neuralgien als unwirksam erwiesen hat.

Abwendbar gefährliche Verläufe

Generalisierter Herpes zoster

In manchen Fällen bleibt der Herpes zoster nicht streng auf ein Nervensegment beschränkt, sondern zeigt disseminierte Streuläsionen am übrigen Körper. Daher muss man bei jedem Zosterpatienten stets das gesamte Integument bei der Erstuntersuchung und nach einigen Tagen inspizieren. Eine massive Generalisierung mit dicht stehenden, großen, nekrotisierenden Läsionen ist oft ein Hinweis auf eine Abwehrschwäche infolge einer Grunderkrankung. In solchen Fällen ist eine parenterale virustatische Therapie einer oralen vorzuziehen, sodass unbedingt eine Einweisung in eine dermatologische Abteilung erfolgen soll.

Nerven- und Organbeteiligungen

Augenbeteiligung (Konjunktivitis, Keratitis, Iritis) sind bei Befall des 1. Trigeminusastes nicht selten. Insbesondere ist mit einer Augenbeteiligung zu rechnen, wenn auch der Nasenrücken (Ausbreitungsgebiet des N. nasociliaris) betroffen ist. Nicht selten ist eine meningeale Beteiligung. Daher sollte stets auch auf Nackensteifigkeit geprüft und beim geringsten Verdacht eine stationäre Einweisung veranlasst werden. Innenohrbeteiligung, reflektorischer Ileus und Blasenlähmung sind extrem selten.

Postzosterische Neuralgien

Risikofaktoren sind hohes Alter, starke Prodromal- und Akutschmerzen sowie Unterlassung einer virustatischen Therapie. Bei Versagen der Schmerztherapie in der Akutphase ist umgehend fachärztliche Hilfe beizuziehen.

Erysipel

Gerade im Gesicht stehen bei einem Zoster manchmal Erythem und Ödem im Vordergrund, sodass das Bild initial dem eines Erysipels ähneln kann. Zu achten ist auf hohes Fieber, nicht-segmentale Ausbreitung, Beteiligung beider Gesichtshälften und Lymphknotenschwellung. Schwierigkeiten entstehen oft dadurch, dass Rötung und Schwellung beim Zoster nicht streng auf das befallene Segment beschränkt bleiben, sondern sich gerade in der Periorbitalregion diffus in die Umgebung ausbreiten (z. B. Schwellung des Unterlides bei Befall des 1. Trigeminusastes).

Grundkrankheiten

Ein Herpes zoster kann Ausdruck einer Grunderkrankung sein, die eine Abwehrschwäche verursacht. Dies gilt insbesondere für einen generalisierten oder nekrotisierenden Herpes zoster. Bei älteren Menschen ist u. a. an eine chronische lymphatische Leukämie zu denken. Bei jüngeren Patienten kann ein Zoster auch Ausdruck einer HIV-Infektion sein. Entsprechende abklärende Untersuchungen sind in solchen Situationen angezeigt, wobei aber keineswegs jeder beliebige Zosterpatient einer »Tumorsuche« unterzogen werden soll.

Fragen und Ratschläge

In der akuten Krankheitsphase ist den Patienten unbedingt *Schonung* anzuraten, auch wenn sie sich selbst nicht richtig krank fühlen. Weiters ist konsequenter Schutz gegen Kälteexposition der betroffenen Hautareale wichtig. Insbesondere ist vor kaltem Zug sowie vor mechanischer Irritation zu schützen.

Bezüglich *Ansteckungsgefahr* kann man die Betroffenen hinsichtlich der Umgebung beruhigen, soweit diese Personen bereits Varizellen hinter sich haben. Ein Zoster durch exogene Infektion von einem anderen Zosterpatienten ist sehr selten. Menschen, die noch nicht Varizellen durchgemacht haben, können natürlich über einen Zosterpatienten angesteckt werden. Allerdings ist dazu direkter körperlicher Kontakt nötig. Aufenthalt im gleichen Zimmer, wie es für die Ansteckung von einem Varizellenpatienten genügt, scheint keine Ansteckungsgefahr zu beinhalten.

Ein Herpes zoster kann auch bei *Kindern* auftreten (Abb. 2-5). Er ist dann in den seltensten Fällen mit einer Grundkrankheit assoziiert. Als besonderer Aspekt ergibt sich lediglich, dass diese Kinder Varizellen bereits sehr früh, etwa gegen Ende des 1. Lebensjahres, durchgemacht haben.

2.2 Warzen

Als »warzig« oder »verrukös« werden Papeln bezeichnet, die eine stark hyperkeratotische und dabei zerklüftete Oberfläche aufweisen. Im Wesentlichen spielen 2 Gruppen dieser Warzen praktisch eine Rolle: Die große Gruppe der durch humane Papillomviren (HPV) hervorgerufenen Läsionen – unter ihnen v.a. die Verrucae vulgares, plantares, planae und die Condylomata acuminata – sowie die sog. Alterswarzen (seborrhoische Warzen, Verrucae seborrhoicae). Letztere sind Differenzierungsstörungen der Epidermis, die keine virale Genese haben. Darüber hinaus können unter ähnlichem Bild auch die Dellwarzen (Mollusca contagiosa) auftreten, die durch ein Virus der Pockengruppe hervorgerufen werden.

Die klinischen Merkmale sind i. Allg. derart charakteristisch, dass als Bild der jeweiligen Krankheit klassifiziert werden kann. Dies erfolgt in dem Bewusstsein, dass damit auch eine ätiologische Zuordnung, wiewohl ohne direkten Erregernachweis, stattfindet.

2.2.1 Verrucae vulgares

Bild der Krankheit

Fall 33 ***»Jetzt hat er diese Warzen schon seit 2 Monaten!«***

Ein 12-jähriger Bub hat insgesamt 10 Warzen über die Finger beider Hände verteilt. Die Einzelläsionen sind bis zu 5 mm groß, hautfarben, hyperkeratotisch und zerklüftet. Innerhalb der Warzen sieht man stecknadelspitzgroße schwarze Punkte. Die übrige Haut, insbesondere die Fußsohlen, sind frei von Veränderungen. Es wird als Bild von Verrucae vulgares klassifiziert und eine Therapie mit einem keratolytischen Warzenkollodium für 6 Wochen verordnet.

Kommentar. Verrucae vulgares bei Kindern verlaufen i. Allg. innerhalb von 1–2 Jahren selbstlimitiert. Daher sollte jede Therapie, die zur Narbenbildung führen könnte, vermieden werden. Beim Versagen der konservativen Behandlung kommt als nächster Schritt eine Kryotherapie mit flüssigem Stickstoff in Betracht. Bei fehlendem Leidensdruck kann auf eine Behandlung aber auch überhaupt verzichtet werden.

Stichwörter. *Verrucae vulgares; Warzenkollodium.*

! Verrucae vulgares sind keratotische Papeln, die durch eine Infektion mit humanen Papillomviren verursacht werden.

Humane Papillomviren sind weit verbreitet. Oft kommt es im Kindesalter zur Ansteckung. Die Latenzzeit beträgt mehrere Monate, sodass eine Kontaktperson kaum je eruiert werden kann.

Meist handelt es sich um Kinder im Schulalter. Bei Erwachsenen sind Verrucae vulgares eher selten. Anfangs imponieren Verrucae vulgares als kleine, runde, hautfarbene bis rötliche, flache, nur gering keratotische Papeln. Erst im Laufe einiger Wochen tritt das typische Bild von scharf begrenzten Läsionen mit hyperkeratotischer und zerklüfteter Oberfläche auf. Sie können zu großen Beeten konfluieren. Sie sind in der Regel nicht schmerzhaft, es sei denn, dass ihre zerklüftete Oberfläche durch Minimaltraumata immer wieder eingerissen wird.

Häufig sind Verrucae vulgares akral lokalisiert, insbesondere im Bereich des Nagelfalzes. Die akrale Lokalisation wird manchmal durch eine Akrozyanose – eine livide Verfärbung von Händen und Füßen zusammen mit Hyperhidrose und erniedrigter Hauttemperatur – begünstigt. Diese Akrozyanose kann konstitutionell bedingt sein und durch Zigarettenrauchen verstärkt sein.

Nicht selten sieht man innerhalb der weißen keratotischen Warzen stecknadelspitzgroße braunschwarze Pünktchen. Hierbei handelt es sich nicht um Melaninpigment, sondern um kleine kapilläre Thromben, die durch die Hornschicht ausgeschleust werden.

Beachte

Kleine schwarze Pünktchen innerhalb von Warzen können ein Hinweis auf eine beginnende spontane Rückbildung sein.

Checkliste: Verrucae vulgares

- *Bevorzugte Personengruppe:* Kinder im Schulalter.
- *Vorgeschichte:* Hautveränderungen seit Wochen oder Monaten.
- *Hauptbeschwerden:* Keine.
- *Allgemeinsymptome:* Keine.
- *Bevorzugte Lokalisation:* Hände.
- *Bevorzugte Anordnung:* Aggregiert.
- *Typische Morphologie:* Papeln mit hyperkeratotischer, zerklüfteter Oberfläche.

Behandlung

Bei Viruswarzen tritt sehr oft eine Spontanremission ein. Diese ist insbesondere dann wahrscheinlich, wenn es sich um Kinder handelt, die mit Verrucae vulgares oder Verrucae planae iuveniles befallen sind. Weniger wahrscheinlich ist die Spontanremission bei Erwachsenen sowie bei Verrucae plantares und Condylomata acuminata.

Sind die Kriterien für eine Spontanremission günstig und besteht kein Leidensdruck, so zahlt es sich durchaus aus, die Betroffenen und ggf. deren Eltern davon zu überzeugen, dass Abwarten am günstigsten ist und eine differente Therapie derzeit nicht erforderlich ist.

Wenn eine Therapie gewünscht wird, dann kommt als erstes eine 6-wöchige Therapie mit einem keratolytischen Warzenkollodium in Betracht, das u. a. Salizylsäure und Milchsäure in hoher Konzentration enthält.

Rezept für Warzenkollodium

Rp.

• Acidum salicylicum	
• Acidum lacticum	
• Acidum acet. glac. aa	3,0
• Collodium elasticum ad	20,0

Entscheidend für den Erfolg ist die richtige Anwendung: Jeden Abend wird die betroffene Stelle mit Schichtseife gewaschen. Mazeriertes Hornmaterial wird mit einem Hornhauthobel vorsichtig entfernt, wobei jede Verletzung der Umgebung tunlichst vermieden werden muss. Anschließend wird die Umgebung der Warze mit einer schützende Paste abgedeckt und das Warzenkollodium unmittelbar auf die Warze getropft. Abschließend wird ein Heftpflasterstreifen darüber geklebt und bis zum nächsten Abend belassen. Innerhalb weniger Wochen werden auf diese Art die Warzen flacher und können z. T. auch völlig verschwinden. Wenn es zu Erosionen kommt, so soll die Behandlung für einige Tage unterbrochen werden.

Sind nach der Behandlung mit dem Kollodium noch Restläsionen vorhanden – was sehr oft der Fall ist –, so wird als nächstes eine Kryotherapie mit flüssigem Stickstoff durchgeführt. Hierzu wird die Warze einschließlich eines 1 mm breiten Randsaumes 2-mal hintereinander durchgefroren. Anschließend wird ein Schutzverband mit einem antibiotischen Puder appliziert. Die Therapie kann im Abstand von einigen Wochen wiederholt werden. Der Vorteil der Kryotherapie liegt darin, dass sie ohne Anästhesie durchgeführt werden kann und weniger Narbenbildung als die Elektrokoagulation hervorruft.

Die Elektrokoagulation und die Laserkoagulation mit einem Infrarotlaser sind Alternativen zur Kryotherapie, die in der Hand des Geübten durchaus gute Ergebnisse liefern können.

Merke

Strikt zu vermeiden ist die Totalexzision einer Warze mit anschließender Naht, weil dadurch eine unnotwendige Narbe gesetzt wird und Rezidive im Stichkanal fast unvermeidlich sind.

Weitere therapeutische Optionen für Sonderfälle in der Hand des Spezialisten sind topische und intraläsionelle zytostatische Therapie sowie orale Retinoide.

Abwendbar gefährliche Verläufe

Spinozelluläres Karzinom

Insbesondere bei älteren Menschen kann ein spinozelluläres Karzinom, wenn es stark verhornt ist, an eine Verruca vulgaris erinnern.

Amelanotisches Melanom

Ein unpigmentiertes Melanom kann beinahe jeden Aspekt annehmen, darunter auch den einer Verruca vulgaris. Nachdem man allein aufgrund der klinischen Inspektion vor einem derartigen Irrtum nie 100%ig sicher sein kann, empfiehlt es sich in jedem Fall, in dem eine mutmaßliche Warze etwa durch Abtragung entfernt wird, eine histologische Untersuchung zu veranlassen.

Immunschwäche

Manchmal finden sich multiple Verrucae vulgares in untypischem Alter, d.h. in mittleren oder fortgeschrittenen Lebensjahren. In solchen Fällen ist an eine angeborene (selten) oder erworbene (häufiger) Immunschwäche zu denken. Typische Beispiele sind die HIV-Infektion sowie eine immunsuppressive Therapie nach Organtransplantation.

Maligne Entartung

Sehr selten können Verrucae vulgares Ausgangspunkt für ein Plattenepithelkarzinom sein. Am ehesten kommt das bei multiplen Läsionen bei immunsupprimierten Patienten an lichtexponierten Hautarealen vor. Daher ist in solchen Fällen – gerade wenn eine nachhaltige Beseitigung der Warzen nicht gelingt – ein gewissenhafter Lichtschutz anzustreben, damit wenigstens die maligne Transformation verhindert wird.

Fragen und Ratschläge

Die Ansteckung erfolgt durch direkten Kontakt und evtl. auch durch Gegenstände (Fußmatten), begünstigt durch oberflächliche Erosionen und Exkoriationen. Ebenso werden Warzen durch Autoinokulation von einer Körperstelle auf die andere übertragen. Wesentliche prophylaktische Maßnahmen gegen die Infektion und noch mehr gegen die Ausbreitung sind gute Hautpflege und Vermeidung von Minimaltraumata. Eine spezieller lokalisatorischer Faktor ist das gewohnheitsmäßige Nägelkauen, das eine Ursache für periunguale Warzen sein kann.

Nachdem eine Akrozyanose das Angehen und Persistieren von Warzen begünstigt, sollte Zigarettenrauchen strikt vermieden werden. Die funktionelle Durchblutungsstörung kann durch Wechselbäder günstig beeinflusst werden.

Im Übrigen ist stets auf die Möglichkeit der Spontanremission hinzuweisen. Dies ist auch ein Grund dafür, dass zahlreiche Hausmittel, z. T. von wahrhaft mystischem Charakter, für diese Krankheit existieren. Neben der Spontanheilung dürfte evtl. auch die Induktion einer Remission über psychische Mechanismen möglich sein.

2.2.2 Verrucae plantares, Verrucae planae, Condylomata acuminata

Bild der Krankheit

Fall 34 *»Hühneraugen« oder »Warzen«?*

Eine 30-jährige Patientin konsultiert den Hausarzt wegen »Hühneraugen« an der linken Fußsohle. Auf dem Großzehenballen findet man mehrere flache, keratotische Papeln, die beim Gehen nach Angaben der Patientin äußerst schmerzhaft sind. Die Läsionen sind polygonal und scharf begrenzt, die Hautleisten brechen am Rand der Läsionen ab und die Oberfläche der Läsionen erscheint unregelmäßig zerklüftet. Es wird als Bild von Verrucae plantares klassifiziert. Es wird ein Warzenkollodium rezeptiert und die Anpassung von Schuheinlagen veranlasst. Die Patientin wird in 6 Wochen wiederbestellt.

Kommentar. Plantarwarzen und Klavi (»Hühneraugen«) können beide Beschwerden beim Gehen verursachen. Während bei Klavi die Druckentlastung genügt, ist für Plantarwarzen eine weitere Behandlung erforderlich. Wesentliches Unterscheidungsmerkmal ist das Verhalten der Hautleisten am Rand der Läsionen.

Stichwörter. *Verruca plantaris; Klavus.*

! Verrucae plantares treten an den Fußsohlen, Verrucae planae iuveniles vorwiegend im Gesicht und Condylomata acuminata am Genitale auf. Allesamt sind durch bestimmte Typen der humanen Papillomviren verursacht.

Während vulgäre Warzen vorzugsweise bei Schulkindern vorkommen, kommen Plantarwarzen v. a. bei Jugendlichen und jüngeren Erwachsenen vor. Im Vordergrund stehen meist Schmerzen beim Gehen. Man sieht absolut scharf begrenzte Läsionen, die kaum über das Hautniveau vorragen, sondern in die Tiefe gedrückt erscheinen. Die Oberfläche ist zerklüftet und weist keine Papillarleisten auf. Diese brechen am Rande der Läsionen ab.

Merke

Bei plantaren Warzen findet man niemals Papillarleisten innerhalb der Läsion, im Gegensatz zu Klavi, bei denen die Papillarleisten in die Läsion hineinziehen und im Zentrum der Läsion abgehobelt erscheinen.

Bevorzugt sind Ferse und Fußballen, wobei die Druckbelastung einen gewissen Lokalisationsfaktor darstellt. Die plantaren Warzen sind entweder beetartig ausgebreitet – sog. *Mosaikwarzen* – oder sind klein, aber tiefreichend – sog. *Dornwarzen*. Aufgrund der verschiedenen Subtypen der Papillomviren sind Mosaikwarzen oft mit vulgären Warzen vergesellschaftet, während Dornwarzen isoliert sind und ohne vulgäre Warzen vorkommen.

Plantarwarzen persistieren oft sehr hartnäckig. Eine Spontanheilung kann zwar eintreten, ist aber weniger wahrscheinlich und lässt länger auf sich warten als bei vulgären Warzen.

Checkliste: Verrucae plantares

- *Bevorzugte Personengruppe:* Jugendliche und junge Erwachsene.
- *Vorgeschichte:* Seit Monaten oder Jahren.
- *Hauptbeschwerden:* Schmerzen beim Gehen.
- *Allgemeinsymptome:* Keine.
- *Bevorzugte Lokalisation:* Fußballen und Ferse.
- *Bevorzugte Anordnung:* Beetartig aggregiert.
- *Typische Morphologie:* Tiefreichende, polygonal begrenzte keratotische Papeln mit Unterbrechung des Papillarleistenmusters.

Plane Warzen treten zu Dutzenden im Gesicht von Jugendlichen auf. Auf die Entfernung imponieren sie als »unreine Haut«, sodass von den Betroffenen manchmal zuerst an eine Akne gedacht wird. Die Inspektion zeigt charakteristische, nur wenige Millimeter große, ganz flache, diskret keratotische, hautfarbene oder gelbe Papelchen v.a. an den Wangen und am Kinn (Abb. 2-6). Sie treten oft innerhalb weniger Wochen auf. Ebenso rasch, wie sie gekommen sind, können sie wieder verschwinden. Oft kündigt sich die spontane Rückbildung, die fast immer innerhalb einiger Monate eintritt, durch eine Inflammation der Warzen an.

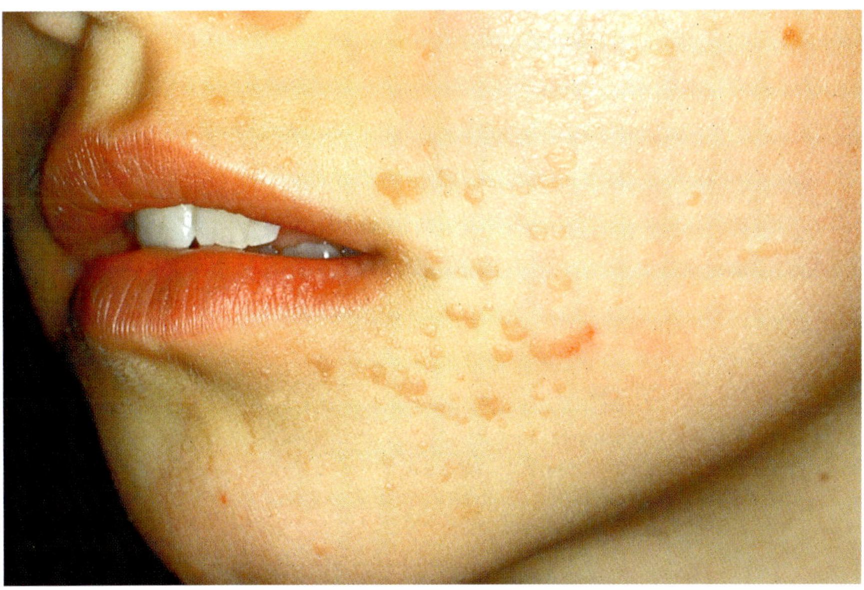

Abb. 2-6. Verrucae planae juveniles im Gesicht. Fast in jedem Fall kommt es zur narbenlosen Spontanheilung, sodass operative Maßnahmen kontraindiziert sind

Checkliste: Verrucae planae iuveniles

- *Bevorzugte Personengruppe:* Kinder und Jugendliche.
- *Vorgeschichte:* Seit Wochen.
- *Hauptbeschwerden:* »Unreine Haut«.
- *Allgemeinsymptome:* Keine.
- *Bevorzugte Lokalisation:* Gesicht.
- *Bevorzugte Anordnung:* Disseminiert.
- *Typische Morphologie:* Unscheinbare, kleine, flache, gering keratotische Papeln.

Condylomata acuminata werden in der Allgemeinpraxis eher selten präsentiert. Man findet spitzkegelige, aggregiert stehende Papeln ohne Hyperkeratose. Bevorzugte Lokalisationen sind die Glans, das Präputium, die Perianalregion und bei Frauen die Vulva (Abb. 2-7). Die Übertragung erfolgt meist auf sexuellem Wege. Eine Spontanheilung tritt selten ein.

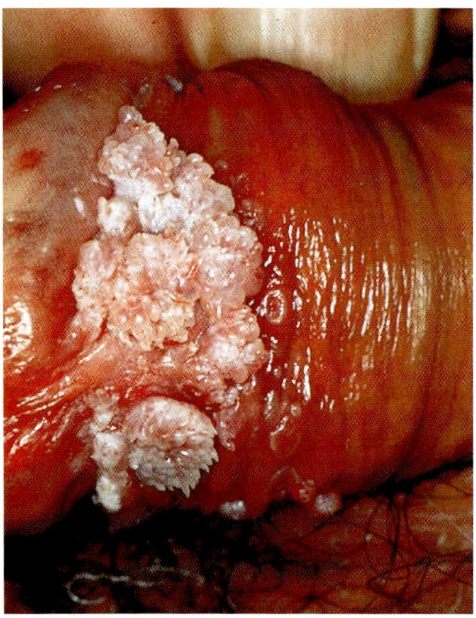

Abb. 2-7. Condylomata acuminata durch HPV-Infektion im Genitalbereich. Eine operative Abtragung ist oft unvermeidlich

Checkliste: Condylomata acuminata

- *Bevorzugte Personengruppe:* Erwachsene.
- *Vorgeschichte:* Seit Wochen oder Monaten.
- *Hauptbeschwerden:* Eventuell Juckreiz.
- *Allgemeinsymptome:* Keine.
- *Bevorzugte Lokalisation:* Glans, Präputium, Perianalregion, Vulva.
- *Bevorzugte Anordnung:* Aggregiert.
- *Typische Morphologie:* Spitzkegelige, weiße, nicht keratotische Papeln.

Behandlung

Die erste Maßnahme bei Plantarwarzen ist die Verordnung von Maßeinlagen, die zu einer Druckentlastung der betroffenen Stellen führen. Erst dann kann eine Therapie realistische Aussicht auf Erfolg haben. Wie bei vulgären Warzen wird zuerst für einige Wochen ein Warzenkollodium verordnet. Wenn damit die Warzen auch nicht restlos verschwinden, erreicht man zumindest, dass sie flacher werden und damit einer nachfolgenden Kryotherapie besser zugänglich werden. Bringt auch die Kryotherapie keinen Erfolg, so kommen Abtragung und Elektrokoagulation bzw. Lasertherapie in Betracht.

Bei planen Warzen kann im Prinzip von jeder Therapie Abstand genommen werden. Abgesehen von ganz seltenen Ausnahmefällen verschwinden plane Warzen von selbst, ohne Narben zu hinterlassen. Somit ist auf jeden Fall jede Therapie zu vermeiden, die Narben hinterlässt (Abtragung, Elektrokoagulation und Laserablation). Es genügt, eine pflegende Gesichtscreme zu verordnen, damit es nicht zur Austrocknung mit Rhagaden und damit einer weiteren Ausbreitung der planen Warzen kommt. Die gelegentlich empfohlene Anwendung von topischen Retinoiden ist nicht anzuraten, weil der Erfolg bei den Warzen äußerst fraglich ist, dagegen regelhaft Hauttrockenheit und Schuppung auftreten.

Bei Condylomata acuminata ist nicht mit einer Spontanheilung zu rechnen. Es kommen die gleichen operativen Therapiemaßnahmen, die für andere Papillomvirusinfektionen genannt worden sind, in Betracht.

Wenn nur einige wenige Kondylome vorhanden sind, kann eine konservative topische Therapie mit Podophyllin versucht werden. Es handelt sich um ein lokal wirksames Zytostatikum, das sehr vorsichtig angewendet werden muss. Die Applikation erfolgt an 3 aufeinanderfolgenden Tagen pro Woche genau auf die Läsionen, nachdem die Umgebung gut abgedeckt worden ist. Bei unsachgemäßer Anwendung kann es zu äußerst schmerzhaften Ulzerationen kommen. Daher soll die Behandlung durch den Patienten nur nach eingehender Aufklärung oder – besser – durch den Arzt in der Ordination durchgeführt werden. Neuerdings kommt auch das topische Immunstimulans Imiquimod zur Anwendung.

Bei der operativen Therapie der Kondylome ist zu beachten, dass sie auch die hautnahen Schleimhäute befallen können. Dies trifft insbesondere auf das Rektum zu, wenn die Perianalregion betroffen ist, auf Vagina und Zervix, wenn der Scheideneingang betroffen ist, und auf die Urethra, wenn das Orificium befallen ist. Einschlägige endoskopische Untersuchungen (Proktoskopie, Spekulumuntersuchung, Urethroskopie) sind daher vor oder spätestens während des operativen Eingriffs durchzuführen.

Abwendbar gefährliche Verläufe

Maligne Entartung

Eine solche kann in seltenen Fällen bei Riesenkondylomen vorkommen. Die Behandlung soll daher in keinem Fall verschleppt werden, sondern es muss rasch eine Überweisung zu einem Spezialisten durchgeführt werden. Die Gefahr der Entartung kann durch eine – obsolete – Strahlentherapie erhöht werden.

Knochenusurierung bei plantaren Warzen

Auch das ist eine seltene Komplikation. Bei besonders langwierigen, tiefreichenden Läsionen kann ein Knochenröntgen vor einer therapeutischen Intervention indiziert sein.

Geschlechtskrankheiten

Sexuell übertragbare Krankheiten mit Urethral- oder Vaginalausfluss können das Angehen und Persistieren von Condylomata acuminata begünstigen. Daher ist beim geringsten Verdacht in diese Richtung eine Abklärung beim Facharzt – wiederum vor einer weiteren Therapie – in die Wege zu leiten.

Fragen und Ratschläge

Bei plantaren Warzen ist der wichtigste Ratschlag die konsequente Druckentlastung bzw. gleichmäßige Druckverteilung. Weiters sollen starkes Schwitzen und okklusives Schuhwerk vermieden werden.

Bei planen Warzen wiederum muss an die Geduld der Betroffenen apelliert werden und in erster Linie von jeder differenten Behandlung abgeraten werden. Gegen Suggestivtherapien, sofern sie für den Patienten keine große finanzielle Belastung darstellen, ist nichts einzuwenden.

Bei Condylomata acuminata soll die STD-Problematik angesprochen werden und auf die Notwendigkeit einer Therapie hingewiesen werden. Bezüglich einer etwaigen Krebsangst im Zusammenhang mit Papillomvirusinfektionen des Genitale sollte evtl. der Zusammenhang mit dem Zervixkarzinom angesprochen werden. Bei diesem Tumor sind fallweise Papillomvirustypen gefunden worden, die auch Condylomata acuminata verursachen können. Es ist daher sinnvoll, bei Frauen mit Kondylomen – auch bei Partnerinnen von Männern mit Kondylomen – auf eine gynäkologische Vorsorgeuntersuchung zu drängen. Eine Therapie ist bei Frauen aber nur dann erforderlich, wenn klinisch manifeste Läsionen an der Zervix gefunden werden. Im Übrigen ist der Zusammenhang zwischen Papillomvirusinfektion und Zervixkarzinom eher ein loser statistischer, sodass im Einzelfall kein Anlass zu besonderen Befürchtungen besteht und die Betroffenen eher beruhigt werden können.

2.2.3 Mollusca contagiosa

Bild der Krankheit

Fall 35 ***»Warum treten bei meinem Kind die Warzen ausgerechnet in den Ellbeugen auf?«***

Tatsächlich findet man bei dem 5-jährigen Buben in der linken Ellenbeuge rund 10 stecknadelkopf- bis reiskorngroße, hautfarbene, runde, scharf begrenzte Papeln. Die Oberfläche ist nicht verrukös zerklüftet, sondern eher glatt und im Zentrum gedellt. Letzteres Kriterium ermöglicht die Klassifikation als Bild von Mollusca contagiosa (Dellwarzen). Die Haut in beiden Ellenbeugen ist diffus gerötet, lichenifiziert und zeigt stellenweise Exkoriationen, entsprechend dem Bild einer Neurodermitis constitutionalis mit Beugenekzemen. Es wird eine Behandlung des Ekzems eingeleitet und die Möglichkeit der Entfernung der Mollusca in Okklusionsanästhesie besprochen.

Kommentar. Mollusca contagiosa treten v. a. bei Kleinkindern auf und bevorzugen Hautareale, die von einem atopischen Ekzem befallen sind. Sie sind selbstlimitiert, die Entfernung ist aber nach Okklusionsanästhesie schmerzlos und einfach möglich.

Stichwörter. *Molluscum contagiosum; Neurodermitis.*

! Mollusca contagiosa sind durch ein Poxvirus hervorgerufene gedellte Papeln.

Häufig handelt es sich um Vorschulkinder mit atopischer Diathese oder diskreten Zeichen einer atopischen Dermatitis. Mollusca siedeln sich bevorzugt in trockener oder ekzematös veränderter Haut an und werden durch Schmierinfektion inokuliert bzw. autoinokuliert. Meist beschränken sie sich auf eine oder wenige Körperregionen.

Auf den ersten Blick können Mollusca contagiosa aufgrund der glatten und evtl. gedellten Oberfläche an Bläschen gemahnen – die Palpation zeigt jedoch sofort die solide Konsistenz (Abb. 2-8).

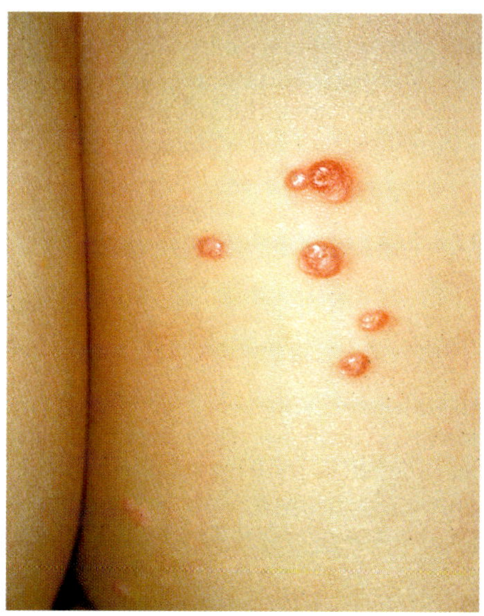

Abb. 2-8. Mollusca contagiosa mit deutlicher zentraler Delle

Mollusca contagiosa sind stets selbstlimitiert und bilden sich meist innerhalb von Jahresfrist zurück. Der Rückbildung geht manchmal eine Molluscumdermatitis, d. h. eine Inflammation in der Umgebung der Mollusca, voraus.

Checkliste: Mollusca contagiosa

- *Bevorzugte Personengruppe:* Kinder im Vorschulalter.
- *Vorgeschichte:* Seit Wochen; oft Atopieanamnese.
- *Hauptbeschwerden:* Keine.
- *Allgemeinsymptome:* Keine.
- *Bevorzugte Lokalisation:* Gelenkbeugen, Gesäß, ekzematisierte Hautregionen.
- *Bevorzugte Anordnung:* Regionär.
- *Typische Morphologie:* Hautfarbene kleine Papeln mit glatter oder gedellter Oberfläche.

Behandlung

Aufgrund der Selbstheilungstendenz kann auf eine Therapie ohne Bedenken verzichtet werden. Wenn jedoch eine Therapie erwünscht ist, so wird am besten die Abtragung mit dem scharfen Löffel unter Okklusionsanästhesie durchgeführt. Dazu wird EMLA-Creme dick auf die betroffene Region aufgetragen und mit einer Okklusivfolie für $1\frac{1}{2}$ h abgedeckt. Anschließend können die Mollusca völlig schmerzlos mit einem scharfen Löffel entfernt werden.

Als Alternative wird oft die Stichinzision mit anschließendem Ausdrücken des Molluscumbreis angeführt. Sofern man in dieser Technik nicht sehr gut geübt ist, ist dieser Vorgang schmerzhaft und birgt die Gefahr, dass durch den Molluscumbrei, der Millionen von infektiösen Viruspartikeln enthält, eine Aussaat in die Umgebung stattfindet.

Von der früher manchmal geübten Praxis, die Entfernung in Allgemeinanästhesie durchzuführen, sollte Abstand genommen werden. Eine absolut gutartige, selbstlimitierte Erkrankung rechtfertigt keine Vollnarkose.

Eine herkömmliche Lokaltherapie ist bei Mollusca contagiosa wirkungslos. Die Empfehlung, ein topisches Retinoid zu verwenden, um damit eine Abstoßung der Mollusca zu induzieren, hat sich nicht bewährt. Stattdessen kommt es oft zur Irritation mit Rötung, Schuppung und Rhagadenbildung, die das Angehen weiterer Läsionen begünstigt. Neuerdings scheint das Virustatikum Cidofovir wirksam zu sein.

Abwendbar gefährliche Verläufe

HIV-Infektion

Mollusca contagiosa treten typischerweise im Kleinkindesalter auf und sind harmlos. Kommt es jedoch zu Mollusca bei Erwachsenen, so ist die Möglichkeit einer immunsuppressiven Grunderkrankung in Betracht zu ziehen. Insbesondere gilt dies bei besonders großen (bis 1 cm) Läsionen im Gesicht.

Beachte

Ungewöhnlich große Mollusca contagiosa im Gesicht bei Erwachsenen können ein Hinweis auf eine HIV-Infektion sein.

Fragen und Ratschläge

Die beste Prophylaxe besteht in einer guten Hautpflege, sodass möglichst keine Rhagaden auftreten. Bei Kindern mit Neurodermitis sollte diese effizient behandelt werden, damit Exkoriationen als potentielle Eintrittspforte minimiert werden.

Um eine Ansteckung zu vermeiden, sollte kein enger körperlicher Kontakt zwischen Kindern mit Mollusca contagiosa und anderen erfolgen. Insbesondere ist dabei an das kindliche »Balgen« zu denken.

Der wichtigste Appell ist wiederum der an die Geduld, damit dem Kind unnötige und belastende Untersuchungen und Therapien erspart bleiben. Fallweise ist es auch wichtig, die Eltern darauf hinzuweisen, dass Mollusca nichts mit sonstigen »Warzen« zu tun haben und daher auch nicht die Ansteckung von einem »Warzenträger« erfolgt sein kann.

2.2.4 Verrucae seborrhoicae

Bild der Krankheit

Fall 36 *»Ich sehe so entsetzlich alt aus!«*

Diese Aussage einer 63-jährigen Dame stützt sich v. a. auf unzählige hell- bis dunkelbraune Flecke im Gesicht sowie eine große Zahl von braunen, keratotischen Papeln am Stamm, die bis zu 3 cm groß sind. Alle Läsionen sind absolut scharf begrenzt und zeigen eine hyperkeratotische oder eine glatte, fette Oberfläche. Die Hautveränderungen werden als Bild von Verrucae seborrhoicae klassifiziert. Die Patientin wird über die Harmlosigkeit der Läsionen und über therapeutische Optionen aufgeklärt: Bezüglich der makulösen Hautveränderungen im Gesicht kommt eine Lasertherapie in Betracht, von den verrukösen Hautveränderungen können die kosmetisch am meisten störenden in Lokalanästhesie mit dem scharfen Löffel entfernt werden.

Kommentar. Verrucae seborrhoicae treten bei prädisponierten Personen oft in sehr großer Zahl auf. Sie sind absolut harmlos und entarten nie, können aber kosmetisch sehr belastend sein.

Stichwort. *Verrucae seborrhoicae.*

! Verrucae seborrhoicae (seborrhoische Warzen, seborrhoische Keratosen, »Alterswarzen«) sind absolut gutartige Hautveränderungen, die bei Menschen im mittleren und v. a. im höheren Alter auftreten und nicht viral bedingt sind.

Sie bevorzugen Stamm und Gesicht und können in sehr großer Zahl auftreten. Ursächlich dürfte es sich um eine genetisch bedingte Neigung handeln, da oft familiäre Häufung zu erfragen ist. Viren, insbesondere Papillomviren, sind an der Pathogenese nicht beteiligt.

Die Betroffenen sind meist wegen ihrer kosmetischen Erscheinung besorgt, oft aber auch führt sie die Angst vor einem Melanom oder einem anderen bösartigen Hauttumor in die Sprechstunde. Gelegentlich steht Juckreiz bei einigen Läsionen im Vordergrund.

Das klinische Bild der Verrucae seborrhoicae kann sehr vielgestaltig sein. Initial handelt es sich oft nur um fingernagelgroße, scharf begrenzte, hellbraune Flecke. Diese Läsionen sieht man v. a. im Gesicht und evtl. am Handrücken. Sie werden oft als Altersflecken bezeichnet. Sie können an Zahl und Ausdehnung zunehmen und bis zu mehreren Zentimetern groß werden. Die meisten Verrucae seborrhoicae imponieren jedoch als erhabene Effloreszenzen, die stets durch einen scharfen, im Profil »eingezogenen« Rand gekennzeichnet sind.

Merke

Der scharfe, eingezogene Rand – d.h. dass die Läsion sich pilzförmig über die Umgebung erhebt – ist ein diagnostisches Hauptmerkmal der Verruca seborrhoica und hilft bei der Unterscheidung von einem melanozytären Tumor.

Die Oberfläche einer Verruca seborrhoica kann tatsächlich verrukös erscheinen, ist jedoch i. Allg. weniger zerklüftet als die Oberfläche vulgärer Warzen. Derartige verruköse Läsionen sind niemals dunkelbraun, sondern meist nur hellbraun oder gar nicht pigmentiert. In anderen Fällen wiederum ist die Oberfläche der Verruca seborrhoica glatt und fettglänzend – daher das Adjektiv »seborrhoica«. In die Oberfläche sind kleine, stecknadelspitzgroße Poren eingelassen, die an Follikelöffnungen erinnern (gepunzte Oberfläche). Daneben sieht man kleine, gelbweiße Pünktchen durch die Oberfläche durchschimmern, die eingeschlossenen Hornzysten entsprechen.

Beachte

Eine gepunzte Oberfläche und Hornzysten sind wichtige klassifikatorische Merkmale der seborrhoischen Warzen und kommen praktisch nie beim Melanom vor.

Die Läsionen entwickeln sich langsam über viele Jahre und Jahrzehnte. Einzelne Läsionen werden manchmal durch Kratzen vom Patienten selbst entfernt oder scheinen sich spontan abzustoßen. In der Regel nimmt jedoch die Zahl mit dem Alter kontinuierlich zu, bis sie insbesondere am Stamm dichtstehend entlang der Hautspaltlinien angeordnet sind.

Checkliste: Verruca seborrhoica

- *Bevorzugte Personengruppe:* Ältere Menschen.
- *Vorgeschichte:* Sukzessive Entwicklung über Jahre; oft war ein Elternteil ebenfalls betroffen.
- *Hauptbeschwerden:* Fallweise mäßiger Juckreiz bei einzelnen Läsionen.
- *Allgemeinsymptome:* Keine.
- *Bevorzugte Lokalisation:* Gesicht und Stamm.
- *Bevorzugte Anordnung:* Manchmal entlang der Hautspaltlinien.
- *Typische Morphologie:* Braune Flecke oder flache Papeln mit diskret verruköser oder gepunzter Oberfläche.

Behandlung

Nachdem Verrucae seborrhoicae gutartig sind, ist aus medizinischer Sicht eine Behandlung nicht notwendig. Aufgrund der großen Zahl ist sie flächendeckend auch gar nicht möglich.

Bei kosmetisch besonders störenden oder bei juckenden Läsionen ist die einfachste und wirksamste Behandlung die Abtragung mit dem scharfen Löffel in Lokalanästhesie. Manchmal kann es an der gleichen Stelle zu Rezidiven kommen, regelmäßig treten aber in den nächsten Jahren weitere Läsionen an anderen Stellen auf.

Makulöse, hyperpigmentierte Läsionen können auch mit speziellen Lasertherapiemethoden (z. B. Rubinlaser oder ultragepulster CO_2-Laser) behandelt werden.

Abwendbar gefährliche Verläufe

Lentigo maligna

Makulöse Läsionen im Gesicht können klinisch einer Lentigo maligna, d. h. einer speziellen Form des Melanoma in situ, das im Gesicht von alten Menschen auftritt, zum Verwechseln ähnlich sehen. Die Lentigo maligna ist oft größer, dunkler und unregelmäßiger als eine flache Verruca seborrhoica. Nachdem aber klinisch eine Unterscheidung oft nicht möglich ist, sollte man großzügig von der Möglichkeit der Entnahme einer Stanzbiopsie Gebrauch machen. Erst nach Vorliegen des histologischen Ergebnisses können dann – falls es sich tatsächlich nur um eine Verruca seborrhoica handelt – eine Abtragung oder eine Lasertherapie durchgeführt werden.

Melanom

Pigmentierte Verrucae seborrhoicae können klinisch einem Melanom ähnlich sehen. Der scharfe, eingezogene Rand, die gepunzte Oberfläche und die kleinen Hornzysten sollen vor Verwechslungen weitgehend schützen. Nichtsdestotrotz ist jede Verruca seborrhoica, die man operativ entfernt, einer histologischen Untersuchung zuzuführen. Ein besonderer Fallstrick besteht bei Patienten mit unzähligen

Verrucae seborrhoicae, unter denen sich ein einzelnes Melanom verbirgt und das bei einer »Blickdiagnose« auf größere Distanz leicht übersehen werden kann.

Karzinom innerer Organe

Angeblich können Verrucae seborrhoicae exanthemartig innerhalb weniger Monate als paraneoplastisches Syndrom bei einem Karzinom innerer Organe auftreten. Dabei dürfte es sich um ein extrem seltenes Ereignis handeln, das hier nur der Vollständigkeit halber erwähnt wird. Unzählige Verrucae seborrhoicae, die nach und nach innerhalb vieler Jahre entstanden sind, haben mit Sicherheit nichts mit einem systemischen Malignom zu tun.

Fragen und Ratschläge

Die häufige Frage nach der Ursache multipler Verrucae seborrhoicae kann nicht schlüssig beantwortet werden. Manchmal ist es für den Patienten hilfreich, wenn man ihn bezüglich seiner Eltern befragt. Oft erinnert man sich dann, dass auch ein Elternteil im höheren Alter davon betroffen war. Wichtig ist es, die Patienten darauf hinzuweisen, dass diese pigmentierten Hautläsionen nichts mit einem Muttermal zu tun haben und auch nie Ausgangspunkt eines Melanoms sein können, nachdem in Folge verschiedener Aufklärungsaktionen diese Sorge mittlerweile weit verbreitet ist.

In kosmetischer Hinsicht kann man die Patienten ermuntern, besonders störende und optisch auffällige Läsionen entfernen zu lassen. Oft genügt es den Betroffenen, wenn aktuell 1–2 seborrhoische Warzen abgetragen werden und sie wissen, dass sie zu weiteren Maßnahmen jederzeit wieder kommen können.

2.3 Erysipel, Impetigo und abszedierende Entzündungen

2.3.1 Erysipel

Bild der Krankheit

Fall 37 *»Zuerst die Grippe, und dann auch noch das mit dem Bein!«*

Gestern habe die 63-jährige Patientin gedacht, dass sie eine Grippe bekäme. Sie fühlte sich unwohl, fröstelte und hatte gegen Abend 38,5°C. Ein vorrätig gehaltenes Antipyretikum zeigte nur eine vorübergehende Entfieberung. In der Früh bemerkte die Patientin eine Rötung am linken Unterschenkel. Das Erythem ist insgesamt flammend rot, reicht nach distal bis zum Knöchel, nach proximal bis zum Knie und zeigt hier hellrote, zungenförmige Ausläufer. In der Leistenbeuge sind druckschmerzhafte Lymphknoten zu tasten. Es wird als Bild eines akuten Erysipels klassifiziert und ein orales Penicillin für 3 Wochen verordnet, die Patientin jedoch in einigen Tagen zur Kontrolle wiederbestellt.

Kommentar. Ein Erysipel beginnt oft akut mit Fieber und auch Schüttelfrost, bevor noch Hautveränderungen zu sehen sind, sodass initial an einen viralen Infekt gedacht wird.

Stichwort. *Erysipel*

! Das *Erysipel* ist eine akute Entzündung der Dermis, die durch Streptokokken ausgelöst wird.

Das Erysipel ist bei Kindern sehr selten und eher eine typische Erkrankung des Erwachsenenalters. Bei jüngeren Erwachsenen scheint das Gesicht bevorzugt zu sein, bei älteren Menschen dagegen die Unterschenkel. Nach axillärer Lymphadenektomie wegen eines Mammakarzinoms sind oft Arm oder Brust befallen. Die Betroffenen klagen über Fieber, oft auch über Hitzegefühl und Brennen an den betroffenen Hautarealen.

Streptokokken können die gesunde Haut nicht durchdringen, sodass stets eine Eintrittspforte erforderlich ist – auch wenn diese nicht in jedem Fall klinisch auffällig ist. Typisch sind Rhagaden an Naseneingang, Mundwinkel oder am Ohrläppchen als Eintrittspforte für ein Gesichtserysipel sowie Zwischenzehenrhagaden bei Interdigitalmykose für ein Unterschenkelerysipel. Insektenstiche können in allen Körperregionen Ausgangspunkt für ein Erysipel sein. Zusätzlich spielen prädisponierende Faktoren, wie etwa ein chronische venöse Insuffizienz oder ein Diabetes mellitus, eine Rolle.

Fieber kann den Hautveränderungen einen ganzen Tag voraus gehen.

Beachte

Bei plötzlich auftretendem Fieber ohne zusätzliche Symptome ist stets auf die Möglichkeit eines Erysipels (Gesicht, Unterschenkel) zu achten.

Die Hautveränderungen sind durch eine helle, flammende Rötung gekennzeichnet, dazu auch durch ein mäßiges oder – etwa im Bereich der Augenlider – auch starkes Ödem. Die Begrenzung der Rötung ist initial scharf und oft zungenförmig, wobei die Rötung über den Bereich des Ödems hinausreicht (Abb. 2-9). Die Palpation zeigt eine deutliche Überwärmung, die aber beim fiebernden Patienten nur durch Vergleich mit der Gegenseite diagnostisch hilfreich ist.

Manchmal kann die Unterscheidung zwischen einer starken Insektenstichreaktion und einem Erysipel schwierig sein.

Merke

Bei einer massiven Insektenstichreaktion steht die Schwellung im Vordergrund, die Rötung ist auf ein Areal innerhalb der Ödemzone beschränkt. Beim Erysipel dagegen erstreckt sich die Rötung flächenhaft über das ödematöse Areal hinaus.

Ein Erysipel ist fast immer mit einer regionären Lymphadenitis kombiniert. Inguinal findet man oft eine Rötung über den involvierten Lymphknoten, manchmal zusammen mit einer streifigen Rötung entlang des Verlaufs der V. saphena magna im Sinne einer Lymphangitis.

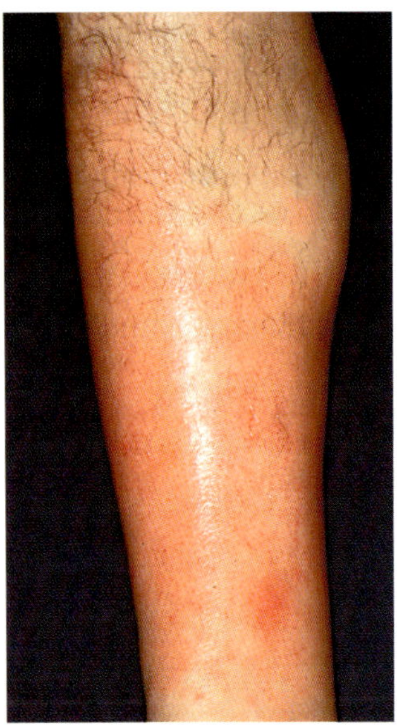

Abb. 2-9. Das akute Erysipel geht mit Fieber und Allgemeinsymptomen einher. Die Rötung ist nach proximal scharf, oft zungenförmig begrenzt

Ein schweres Erysipel kann innerhalb weniger Tage Hämorrhagien, Blasen und Nekrosen entwickeln.

Erysipele neigen zu Rezidiven. Nachdem ein Lymphödem ein prädisponierender Faktor für das Angehen eines Erysipels darstellt und ein Erysipel wiederum zu einer Verödung der Lymphbahnen führen kann, entwickelt sich ein Circulus vitiosus. Rezidiverysipele unterscheiden sich von Ersterysipelen oft durch einen mitigierten, fieberfreien, »subakuten«, dafür aber umso langwierigeren Verlauf.

Checkliste: Erysipel

- *Bevorzugte Personengruppe:* Erwachsene.
- *Vorgeschichte:* Eventuell chronisch-venöse Insuffizienz, Lymphödem oder vorangegangene Erysipele.
- *Hauptbeschwerden:* Fieber, Schmerzen, Hitzegefühl.
- *Allgemeinsymptome:* Fieber, Abgeschlagenheit.
- *Bevorzugte Lokalisation:* Gesicht, Unterschenkel, Arm und Brust (nach axillärer Lymphadenektomie).
- *Bevorzugte Anordnung:* Solitäre Läsion mit zungenförmigen Ausläufern.
- *Typische Morphologie:* Flammendrotes, scharf und zungenförmig begrenztes Erythem.

Behandlung

Nachdem die Erreger praktisch immer Streptokokken sind, kommt für die antibiotische Therapie in erster Linie Penizillin in Betracht. Bei einem akuten, unkomplizierten Erysipel ist eine orale Behandlung möglich. Bei Lokalkomplikationen (Hämorrhagien, Blasen, Nekrosen) und bei rezidivierendem oder protrahiertem Verlauf ist eine parenterale Behandlung, bei Verdacht auf staphylogene Superinfektion auch mit einem Breitbandantibiotikum, erforderlich. Bei Penizillinunverträglichkeit werden in erster Linie moderne Makrolide (z. B. Roxithromycin) oder Clindamycin gegeben.

Die betroffene Körperregion soll hochgelagert werden, was insbesondere beim Unterschenkelerysipel und auch beim Gesichtserysipel zur Reduktion des oft massiven Lidödems besonders angezeigt ist. Im Übrigen ist in der akuten Krankheitsphase weitgehend Bettruhe einzuhalten, bei Gesichtserysipel empfiehlt sich auch flüssig-breiige Nahrung und »Sprechverbot« für die ersten Tage.

Eine Lokaltherapie ist beim unkomplizierten Erysipel nicht unbedingt erforderlich, sollte aber zur Verhinderung einer Superinfektion in Form eine antiseptischen oder antibiotischen Creme durchgeführt werden. Bei Blasen und Erosionen werden Gittertüllverbände in Form von Fettgaze, bei Nekrosen und Ulzera antibiotische Puderverbände bevorzugt.

Bei schwerem Verlauf mit hohem Fieber kann zusätzlich für einige Tage ein orales Antiphlogistikum verordnet werden.

Abwendbar gefährliche Verläufe

Kompliziertes Erysipel

Wenn auf die anfängliche orale Penizillinbehandlung keine Besserung eintritt, sondern Lokalkomplikationen hinzutreten, so ist eine stationäre parenterale Therapie mit einem breiteren Spektrum notwendig. Insbesondere ist auf die Entwicklung fluktuierender Infiltrate *(abszedierendes Erysipel)* zu achten, die evtl. eine Spaltung notwendig machen können.

Nekrotisierende Fasziitis

Bei abwehrgeschwächten Menschen können Streptokokken oder eine Mischflora nach dem anfänglichen Bild eines Erysipels zu einer bis in die Muskulatur reichenden, nekrotisierenden Entzündung führen. Dies ist nicht so selten am Unterarm in der Folge intravenöser Infusionen zu sehen. Sofortige Einweisung in eine dermatologische oder chirurgische Klinik ist angezeigt.

Fournier-Gangrän

Zuerst imponiert die Krankheit als Bild eines Erysipels am Skrotum. Innerhalb eines Tages kommt es zur flächenhaften Nekrose der Skrotalhaut. Führender Hinweis auf diese Komplikation sind massiver Verfall des Allgemeinzustandes. Rasche chirurgische Nekrektomie zusammen mit parenteraler antibiotischer Therapie sind vital indiziert.

Gasbrand

Dies ist eine in Mitteleuropa extrem seltene Manifestation, die hier jedoch wegen der Notwendigkeit einer raschen Diagnose erwähnt wird. Im Anschluss an ein massives Trauma treten plötzlich massive Schmerzen, dazu eine bronzene Verfärbung der Haut und Entleerung eines übelriechendes, wässrigen Sekretes auf. Der Allgemeinzustand verfällt innerhalb von Stunden, die Verfärbung schreitet sichtbar weiter fort. Lebensrettend sind hyperbare Oxygenation und Nekrektomie, evtl. Amputation.

Merke

Ein Gasbrand wird manchmal verkannt, weil das Fehlen von massiver Rötung, Fieber, Eiter und Leukozytose gegen eine ernste Komplikation zu sprechen scheinen.

Pseudoerysipel bei diabetischem Fuß

Bei Diabetikern entwickelt sich oft zusammen mit einer Osteomyelitis eine diffuse, livide, stark ödematöse Rötung im Bereich der Zehen und des Vorfußes, die auf den Unterschenkel fortschreiten kann. Der Beginn ist schleichend, Fieber ist meist nicht vorhanden und die Begrenzung ist unscharf. Weiters ist die Verteilung diagnostisch hilfreich.

TIPP

Das *Pseudoerysipel* beim diabetischen Fuß involviert die Zehen einschließlich der Zehenkuppen, während das *echte Erysipel* die Zehen stets freilässt und erst in der Mitte des Fußrückens oder im Bereich der Knöchel beginnt.

Pseudoerysipel bei Herzinsuffizienz

Eine Rechtsherzdekompensation kann nicht nur zu Unterschenkelödemen, sondern auch zu massiver Rötung und Blasenbildung in diesem Bereich führen. Manchmal wird dann fälschlich als beidseitiges Beinerysipel klassifiziert.

Merke

Ein beidseitiges Unterschenkelerysipel ist extrem selten. Symmetrisches Ödem, Rötung und Bildung von Stauungsblasen in Folge einer Rechtsherzdekompensation sind dagegen relativ häufig.

Tiefe Phlebothrombose

Gemeinsam mit dem Erysipel ist die Unterschenkelschwellung. Rötung ist nur gering ausgeprägt oder fehlend, die Temperaturen sind allenfalls subfebril. Schwierigkeiten in der Abgrenzung können sich v. a. beim subakuten Erysipel ergeben. Beim geringsten Zweifel soll eine Abklärung mit einem bildgebenden Verfahren (farbkodierte Duplexsonographie oder aszendierende Pressphlebographie) veranlasst werden.

Karzinommetastasen

Diese spezielle Gefahr besteht beim Bild des Erysipels an der Brust nach Mammaresektion oder -amputation. Die Metastasierung kann entlang der Lymphspalten der Dermis erfolgen und dabei ein flächenhaftes, lividrotes, scharf begrenztes Erythem bieten (Abb. 2-10). Wenn ein Erysipel an der Mamma unter antibiotischer Therapie nicht innerhalb von 2 Wochen abheilt, ist eine ausreichend tiefe Hautbiopsie zur histologischen Abklärung notwendig.

Akutes allergisches Kontaktekzem

Insbesondere in der Periorbitalregion kann ein akutes allergisches Kontaktekzem als pures Ödem, ggf. auch mit Überwärmung, imponieren und damit unter dem Bild eines Erysipels auftreten. Juckreiz einerseits und Fehlen von Fieber und Lymphadenitis andererseits sind hilfreiche Hinweise.

Herpes zoster

Wenn bei einem ganz frischen Zoster ophthalmicus Erythem und Ödem im Vordergrund stehen, so kann initial ein Erysipel imitiert werden. Nach längstens 1 Tag sollten aber die typischen gedellten Bläschen auftreten und damit die Klassifikation klären.

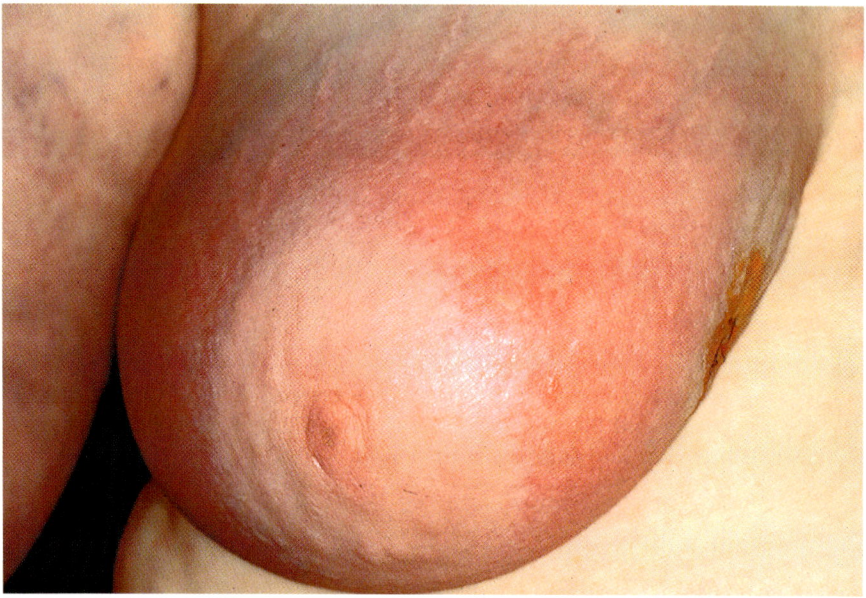

Abb. 2-10. Ein Mammakarzinom kann das Bild eines Erysipels imitieren (Carcinoma erysipeloides). Spricht ein mutmaßliches Mammaerysipel auf die antibiotische Therapie nicht an, ist umgehend eine Hautbiopsie zum diagnostischen Ausschluss einer Mammakarzinom-Metastasierung erforderlich

Arzneimittelexanthem

Im Rahmen der Therapie eines Erysipels kommt es nicht selten zum Auftreten eines makulopapulösen Arzneimittelexanthems. Dies ist v. a. bei parenteraler Therapie mit Breitspektrumpenizillinen und der Kombination mit einem Antiphlogistikum zu erwarten. Der häufigste Zeitpunkt des Auftretens ist bei 8–10 Tagen. Ein Arzneimittelexanthem verlangt den sofortigen Wechsel auf Antibiotika einer anderen Substanzklasse.

Fragen und Ratschläge

Beim akuten Erysipel muss auf die Notwendigkeit körperlicher Schonung und einer ausreichend langen, d. h. 3 Wochen dauernden antibiotischen Therapie hingewiesen werden.

Als Prophylaxe sollten Minimaltraumata, insbesondere Reibung durch enge Schuhe, Exkoriationen oder das Auspressen von Follikulitiden vermieden werden. Beim Vorliegen einer Epidermomycosis pedum muss diese konsequent behandelt werden.

Bei rezidivierenden Erysipelen am Unterschenkel kommt der Entstauung durch Kompression und ggf. durch manuelle Lymphdrainage zentrale Bedeutung zu. Treten trotz allem laufend Rezidive auf, so kommt eine niedrig dosierte Penizillin-Dauerprophylaxe in Betracht.

2.3.2 Impetigo contagiosa

Bild der Krankheit

Fall 38 ***»Nach dem Schnupfen breiten sich auf einmal die Fieberblasen aus!«***

Der 5-jährige Bub zeigt keine Blasen oder Bläschen, sondern lediglich runde, konfluierende, gelbbraune, dicke Krusten perinasal und perioral. Zusätzliche gleichartige Läsionen finden sich am Hals, am Kapillitium und am Stamm. Begonnen habe alles mit einem Schnupfen, der sich über 2 Wochen hingezogen habe. Anschließend seien die ersten Läsionen am Naseneingang aufgetreten, die von den Eltern für »Fieberblasen« gehalten worden sind. »In den letzten Tagen hat sich der Ausschlag aber weiter ausgebreitet, und die 3-jährige Schwester bekommt es auch schon!«. Es liegt das Bild einer Impetigo contagiosa vor. Sie verordnen einen Cephalosporin-Saft für 10 Tage, eine antibiotische Creme und eine antiseptische Waschlösung. Die jüngere Schwester hat nur eine solitäre Läsion, bei der vorerst nur die Lokaltherapie empfohlen wird. Die Kinder werden in 3 Wochen zur Harnabgabe nochmals einbestellt.

Kommentar. Die Impetigo contagiosa tritt oft im Gesicht im Anschluss an eine bakterielle Rhinitis auf. Sie wird durch Kratzen auf weitere Körperstellen und auch auf andere Kinder übertragen. Es kann im Anschluss an eine Impetigo zu einer Glomerulonephritis kommen, sodass ein Harnstreifentest nach 3 Wochen angezeigt ist.

Stichwörter. *Impetigo contagiosa; postinfektiöse Glomerulonephritis.*

! Die Impetigo contagiosa ist eine durch Streptokokken oder Staphylokokken hervorgerufene oberflächliche epidermale Entzündung, die sich meist durch dicke, honiggelbe Krustenauflagerungen äußert.

Sie ist eine Erkrankung des Kindesalters, die im Wesentlichen unter 2 Bildern auftritt.

Im Winter ist die sog. kleinblasige Impetigo häufig, die im Gesicht im Anschluss an einen Infekt des oberen Respirationstrakts auftritt. Die initialen kleinen Pusteln rupturieren so rasch, dass praktisch nur die typischen Krusten zu sehen sind (Abb. 2-11).

Im Sommer dominiert die sog. großblasige Impetigo, die die Extremitäten bevorzugt und bei der gut münzgroße Eiterblasen oder randständige, zirzinäre Krusten im Bereich von Resten des Blasendachs entstehen.

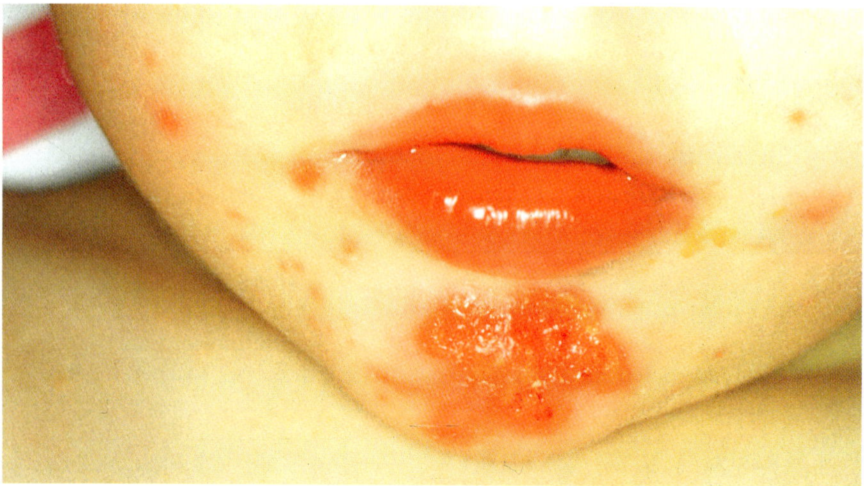

Abb. 2-11. Impetigo contagiosa mit typischen honiggelben Krusten in der Perioralregion

> **Beachte**
>
> **Ein typisches Verlaufsmerkmal der Impetigo besteht darin, dass sie an einer Körperstelle beginnt und im Laufe von Tagen nach und nach an anderen Stellen auftritt.**

Unbehandelt verläuft die Erkrankung über Wochen und ist für Kleinkinder hochinfektiös. Fallweise kommt es zur regionären Lymphadenitis.

Checkliste: Impetigo contagiosa

- *Bevorzugte Personengruppe:* Kinder.
- *Vorgeschichte:* Oft vorausgehende Rhinitis oder Pharyngitis.
- *Hauptbeschwerden:* Krustöse Hautveränderungen.
- *Allgemeinsymptome:* Keine.
- *Bevorzugte Lokalisation:* Gesicht oder Extremitäten.
- *Bevorzugte Anordnung:* Konfluierend.
- *Typische Morphologie:* Dicke gelbe Krustenauflagerungen, fallweise Eiterblasen und zirzinäre Schuppenkrusten.

Behandlung

Weder klinisch noch durch einen bakteriologischen Abstrichbefund kann sichergestellt werden, ob es sich um eine streptogene oder eine staphylogene Infektion handelt. Daher ist ein Abstrichbefund auch überflüssig. Man muss von vornherein ein Antibiotikum wählen, das beide Keime erfasst. Am besten sind Cephalosporine der älteren Generation, Breitspektrum-Penizilline und neuere Makrolide geeignet.

Die Lokaltherapie muss die Krusten entfernen und antibiotisch wirken. Geeignet sind Gentamycin-, Fusidinsäure- und Mupirocin-haltige Externa mit hydrophiler Grundlage. Wichtig ist die tägliche Reinigung der befallenen Hautstellen mit einem sauren Syndet. Im Anschluss an die Lokaltherapie sollen die Stellen mit einem Verband abgedeckt werden.

Wenn nur 1–2 Läsionen vorhanden sind, kann man versuchen, mit einer Lokaltherapie das Auslangen zu finden. In allen anderen Fällen muss lokal und systemisch behandelt werden.

Abwendbar gefährliche Verläufe

Glomerulonephritis

Bei streptogener Impetigo kann es zu einer postinfektiösen Glomerulonephritis, allerdings nicht zu einem rheumatischen Fieber, kommen. Es gilt daher die Empfehlung, etwa nach 3 Wochen einen Harnstreifentest zum Ausschluss einer Hämaturie oder Proteinurie durchzuführen.

Epidemische Ausbreitung

Wird eine Impetigo contagiosa nicht als solche klassifiziert, sondern z. B. als Herpes simplex fehlgedeutet, kann es gerade in Kindergärten und Grundschulen zur epidemischen Ausbreitung kommen. Kindergarten- und Schulbesuch sollten erst nach einigen Tagen antibiotischer Therapie wieder erlaubt werden.

Fragen und Ratschläge

Bei der Behandlung muss man die Betroffenen auf die Notwendigkeit einer gründlichen Reinigung hinweisen. Insbesondere ist darauf zu achten, dass die Krusten täglich soweit als möglich, ggf. nach Aufweichen mit einem Babyöl, entfernt werden. Andernfalls können sich aus Sekret und Resten von Lokaltherapeutika dicke Pomadenkrusten bilden, die wiederum einen idealen Nährboden für Bakterien darstellen und die Krankheit perpetuieren.

Ansteckung wird am besten verhindert, wenn enger körperlicher Kontakt zwischen dem befallenen Kind und anderen vermieden wird. Die Läsionen sollen auch möglichst mit Verbandsmaterial abgedeckt werden. Direkt auf der Haut soll nur auskochbare Wäsche getragen werden.

Kommt es zu wiederholten Rezidiven, so ist nach einem Reservoir zu fahnden. Dies kann beim Kind selbst in der Nase, im Rachen oder perineal zu finden sein, kann aber auch bei einer – beschwerdefreien – erwachsenen Kontaktperson in den gleichen Regionen vorliegen. Nicht zuletzt sind als Infektionsquelle Salbentiegel in Betracht zu ziehen. Dies gilt insbesondere für Magistraliter-Rezepturen in größerer Menge, die über längere Zeit verwendet werden. Grundsätzlich sollte man auch die Patienten dazu anhalten, Lokaltherapeutika nie mit der bloßen Hand zu entnehmen, sondern stets einen Holzspatel oder Einmalhandschuhe zu verwenden, sodass die Präparate nicht durch Hautkeime kontaminiert werden.

2.3.3 Fistel

Bild der Krankheit

Fall 39 *»Das Beingeschwür bricht immer wieder auf!«*

Seit Jahren versucht ein 72-jähriger Patient, einen prätibialen Hautdefekt am rechten Unterschenkel zur Abheilung zu bringen. Diverse Lokaltherapeutika zeigen keinen Erfolg. Nach vorübergehender scheinbarer Abheilung bricht die Haut immer wieder auf und es entleert sich eitriges Sekret. Die Haut in der Umgebung des Defektes ist gerötet und stellenweise erosiv. Hinweise auf eine arterielle Durchblutungsstörung oder eine chronisch-venöse Insuffizienz fehlen. Eine Sondierung des Defektes zeigt eine Kommunikation in die Tiefe. Es wird als Bild einer Fistel mit Verdacht auf Osteomyelitis klassifiziert. Der Patient wird zur weiteren Abklärung mittels Röntgenuntersuchung und Skelettszintigraphie an ein Zentralkrankenhaus mit orthopädischer und plastisch-chirurgischer Abteilung überwiesen. Die Diagnose wird erhärtet. Nach antibiotischer Vorbehandlung wird eine chirurgische Sanierung mittels plastischer Deckung des Defekts über einen myokutanen Lappen durchgeführt.

Kommentar. Substanzdefekte, aus denen sich über lange Zeit immer wieder Sekret entleert, sollen den Verdacht auf eine Fistel lenken und mittels Sonde vorsichtig nach Verbindungen in die Tiefe abgetastet werden. Die Therapie ist meist operativ und wird je nach Lokalisation von verschiedenen Fachdisziplinen durchgeführt.

Stichwörter. *Fistel; Osteomyelitis.*

! Eine *Fistel* der Haut ist als gangartige Verbindung von der Hautoberfläche zu tiefer gelegenen Strukturen definiert. Sie kann durch Epithel ausgekleidet sein.

Den Patienten imponiert eine Fistel meist als langwieriger Substanzdefekt, aus dem sich laufend seröses oder eitriges Sekret entleert. Der Zusammenhang mit tieferen Strukturen wird vom Patienten selbst oft nicht wahrgenommen.

Stets liegt einer Fistel eine Veränderung in tiefer gelegenen Strukturen zugrunde. Häufig sind Analfisteln bei Entzündungen im Enddarm und Fisteln infolge einer Osteomyelitis. Seltenere Ursachen sind dentogene Fisteln im Kieferbereich, die durch Fortleitung eines periapikalen Abszesses entstehen, sowie angeborene Fehlbildungen.

Eine Sonderstellung nehmen Fisteln ein, die auf Haut und Subkutis beschränkt sind und z. B. im Rahmen einer schweren Akne auftreten können.

Checkliste: Fistel

- *Bevorzugte Personengruppe:* Keine.
- *Vorgeschichte:* Meist langdauernd.
- *Hauptbeschwerden:* Sekretion.
- *Allgemeinsymptome:* Meist keine; manchmal Fieber oder Zeichen einer konsumierenden Erkrankung.
- *Bevorzugte Lokalisation:* Perianalregion, Gesicht, Hals, untere Extremität.
- *Bevorzugte Anordnung:* Keine.
- *Typische Morphologie:* Umschriebener Hautdefekt mit beständiger Sekretion sowie Mazeration und oft Erosion der umgebenden Haut.

Behandlung

Eine Fistel kann nur dann dauerhaft abheilen, wenn die Kommunikation zur tieferliegenden Struktur wirksam operativ unterbrochen wird. Manchmal ist eine antibiotische Vorbehandlung nötig, bevor der operative Eingriff auf einer Fachklinik durchgeführt wird.

Die hausärztliche Tätigkeit besteht darin, die Haut in der Umgebung der Fistel zu schützen und allfällige Hautveränderungen zur Abheilung zu bringen. Zum Schutz der umgebenden Haut eignen sich v. a. Pasten. Aufgrund der Mazeration kann es leicht zur mikrobiellen Superinfektion kommen, sodass austrocknende Externa mit Antibiotika- oder Antimykotika-Zusatz hilfreich sein können. Fallweise ist die Haut in der Umgebung einer Fistel auch ekzematisiert, sodass kurzfristig topische Steroide, evtl. in Kombination mit einer antimikrobiellen Substanz, verordnet werden können.

Bei Fisteln innerhalb der Haut im Rahmen schwerer Hautkrankheiten, insbesondere bei Gesichtsdermatosen, ist frühzeitig eine effektive fachärztliche Behandlung anzustreben, weil sonst beinahe irreversible kosmetische Defekte auftreten können. Je nach Krankheit können fistulierende akneiforme Erkrankungen manchmal durch orale Retinoide oder kurzfristig orale Steroide zum Stillstand gebracht oder verhindert werden.

Abwendbar gefährliche Verläufe

Osteomyelitis

Wenn man bei der Sondierung einer Fistel direkt auf Knochen stößt, ist das Vorliegen einer Osteomyelitis praktisch bewiesen.

Verbindungen zu tiefer gelegenen Organen

Im Gesichts- und Halsbereich, insbesondere in einer Linie vom Ohr zum Mundwinkel und entlang des Vorderrandes des M. sternocleidomastoideus ist mit Fehlbildungen im Rahmen der Kiemenspaltenentwicklung zu rechnen. Das impliziert die Möglichkeit einer Verbindung von außen bis zum Rachenraum, sodass operative Eingriffe erst nach Abklärung der gesamten Fistelausdehnung (Darstellung durch Röntgenkontrastmittel) erfolgen sollen. Andauerndes Nässen im Nabel wiederum kann auf persistierende Fisteln mit Verbindung zu Darm oder Blase zurückgehen.

Beachte

Bei »Hautoperationen« am Nabel gelangt man manchmal schneller in den Peritonealraum als man für möglich hält!

Fragen und Ratschläge

Für den Patienten imponiert eine Fistel oft initial als bloßes Hautproblem. Wichtig ist es, den Betroffenen auf die Notwendigkeit einer weiteren Abklärung und wenn nötig auf die Gefahren eines diesbezüglichen Versäumnisses hinzuweisen. Der Patient soll zu guter Hygiene und konsequenter Lokaltherapie ermuntert werden, aber zugleich darauf aufmerksam gemacht werden, dass das Problem sich dadurch allein nicht lösen lässt.

2.3.4 Abszess

Bild der Krankheit

Fall 40 *»Es tut so schrecklich weh, ich kann gar nicht sitzen!«*

Die Angabe des 30-jährigen LKW-Fahrers ist durchaus glaubhaft. Am Gesäß findet sich ein fast hühnereigroßer, fluktuierender, druckschmerzhafter Knoten mit erythematöser, überwärmter Oberfläche. Aufgrund der Klassifikation als Bild eines Abszesses wird eine Stichinzision in Lokalanästhesie durchgeführt, wobei sich massenhaft Eiter entleert. Es wird eine Lasche eingelegt. Tägliche Verbandswechsel werden vereinbart und ein Breitbandantibiotikum für 10 Tage verordnet.

Kommentar. Abszesse können nach kleinen Verletzungen, oft unter schlechten hygienischen Bedingungen, entstehen. Sie sind sehr schmerzhaft, wobei der Schmerz nach operativer oder spontaner Entleerung sofort abklingt.

Stichwort. *Abszess.*

! Ein *Abszess* ist ein eitergefüllter Hohlraum, meist infolge einer bakteriellen Infektion.

Abszesse betreffen vorwiegend jüngere Erwachsene. Hautstellen mit eng anliegender Kleidung, an denen Schmutzpartikel in die Haut einmassiert werden, sowie Intertrigoregionen sind bevorzugt befallen. Stets stehen Spontan- und Druckschmerz in Vordergrund. Eine Fluktuation ist bei prall gefüllten Abszessen nicht unbedingt zu tasten.

Checkliste: Abszess

- *Bevorzugte Personengruppe:* Jüngere Erwachsene.
- *Vorgeschichte:* Rasche Entwicklung innerhalb weniger Tage.
- *Hauptbeschwerden:* Spontan- und Druckschmerz.
- *Allgemeinsymptome:* Selten Fieber.
- *Bevorzugte Lokalisation:* Stellen mit eng anliegender Kleidung und Intertrigoregionen.
- *Bevorzugte Anordnung:* Meist solitär.
- *Typische Morphologie:* Praller Knoten mit epifokalem und perifokalem Erythem und Ödem.

Behandlung

Die Entlastung erfolgt durch Stichinzision mit einer spitzen Skalpellklinge. Die oberflächlichen Hautschichten können mit einem Kältespray oder mit einem Lokalanästhetikum betäubt werden. Die entzündete Umgebung eines Abszesses selbst lässt sich kaum anästhesieren, sodass die Inzision rasch und beherzt durchgeführt werden muss. Die Öffnung wird mittels Lasche oder Mullstreifen einige Tage offengehalten. Verbandswechsel erfolgen täglich, wobei die Abszesshöhle mit einer antiseptischen oder antibiotischen Lösung gespült wird. Wasserstoffsuperoxid gilt als obsolet, weil die Gasbildung die Gewebsspalten erweitert und die Ausbreitung der Erreger begünstigen kann.

Oft genügt die Entlastung allein. Bei starker perifokaler Entzündung sowie bei Fieber oder Lymphknotenschwellung ist zusätzlich eine orale antibiotische Therapie mit einem Antibiotikum, das Staphylokokken erfasst, notwendig. Bei starken Schmerzen sind Antiphlogistika einfachen Analgetika vorzuziehen.

Abwendbar gefährliche Verläufe

Sepsis

Eine Sepsis ist eine extrem seltene Komplikation. Wann immer es unter der laufenden Therapie zu Fieberschüben kommt, ist jedoch daran zu denken und eine stationäre Einweisung zur parenteralen Therapie und weiteren Abklärung einzuleiten. Vorteilhaft ist auch die zeitgerechte Abnahme einer bakteriellen Blutkultur am besten am Beginn einer neuen Fieberzacke, sodass ohne Verzögerung eine gezielte antibiotische Therapie beginnen kann.

Inflammierte Epidermiszyste

Manchmal ergibt die Anamnese, dass der Patient bereits seit Monaten oder Jahren ein »Knötchen« oder eine Zyste an der Stelle der jetzigen Inflammation gehabt habe. Dann drängt sich der Verdacht auf, dass es sich nicht um einen Abszess, sondern um eine akute Inflammation einer präexistenten Epidermiszyste handeln könnte. Die praktische Bedeutung dieser Erwägung liegt darin, dass im Falle einer Zyste im entzündungsfreien Intervall eine Exzision durchgeführt werden sollte, weil es sonst an der gleichen Stelle immer wieder zu akuten Exazerbationen kommen kann.

Kommunikation zu tiefgelegenen Strukturen (Zysten, Fisteln)

Wie bei den Fisteln ausgeführt, kann eine Entzündung, die als Abszess erscheint, eine anlagebedingte Zyste – etwa im HNO-Bereich – oder eine Fistel zu tiefer gelegenen Strukturen sein. An den genannten Lokalisationen ist diese Möglichkeit zu bedenken, wenn trotz Inzision die Sekretion anhält und immer wieder neue Entzündungsschübe auftreten.

Tuberkulose

Die Tuberkulose ist in den letzten Jahren weniger selten als sie in den vergangenen Jahrzehnten war. Abszesse im Bereich von Lymphknotenstationen, insbesondere bei relativ geringer Inflammation, sollen an diese Möglichkeit denken lassen.

Immundefekte

Bei immer wiederkehrenden Abszessen in verschiedenen Lokalisationen kann in Ausnahmefällen ein angeborener oder erworbener Immundefekt zugrunde liegen.

Fragen und Ratschläge

Wenn bei einem Patienten immer wieder Abszesse auftreten, so ist an die Möglichkeiten mangelnder Hygiene oder der Trägerschaft eines relevanten Keimes zu denken. Auskochbare Unterwäsche, Vermeidung von Schmutz- und Staubarbeit, häufiger Wechsel des Arbeitsgewandes und großzügige Verwendung saurer Syndets sind zu empfehlen.

Patienten fragen oft, ob nicht die Anwendung einer »Zugsalbe«, womit meistens Ichthyolpräparate gemeint sind, hilfreich sein könnte. Möglicherweise können solche Präparate die Spontanperforation etwas beschleunigen. Eine solche kann abgewartet werden, wenn die Schmerzen für den Patienten erträglich sind und wenn weder regionäre Lymphadenitis noch Fieber vorliegen. Anderenfalls muss man dem Patienten die Notwendigkeit einer Inzision und ggf. einer antibiotischen Therapie auseinandersetzen.

2.3.5 Follikulitis, Furunkel, Karbunkel

Bild der Krankheit

Fall 41 ***»Seit 3 Tagen habe ich eine Pustel im Gesicht, aber es kommt kein Eiter heraus!«***

Die Wange einer 18-jährigen Patientin ist gerötet und massiv geschwollen, sodass auf der betroffenen Seite die Lidspalte verengt erscheint. Im Zentrum der Läsion sieht man einen Substanzdefekt mit gelbem Grund. Nach Angaben der Patientin habe dort zuerst ein »Wimmerl« bestanden, das sie versucht habe, mit den Fingernägeln auszudrücken. Tags darauf sei es zur massiven Entzündung gekommen. Sie habe zuerst gehofft, wenn der Eiter sich einmal entleert, würde alles vorbei sein. Allerdings habe sich der Eiter bislang nicht entleert – trotz wiederholter Pressversuche. Es liegt das Bild eines Furunkels vor. Der zentrale gelbe Nekrosepfropf wird mit einer kleinen chirurgischen Pinzette gefasst und entfernt. Anschließend werden eine antibiotische Lokaltherapie und ein orales Antibiotikum verordnet.

Kommentar. Bei einem Furunkel kommt es zu einer gelblichen Nekrose eines Haarfollikels und des umgebenden Bindegewebes. Diese Nekrose imponiert auf den ersten Blick wie Eiter, ist aber fest und kann daher nicht abfließen. Sobald die Nekrose demarkiert ist, kann der Pfropf entfernt werden, was die Abheilung beschleunigt.

Stichwörter. *Furunkel; Nekrosepfropf.*

!

- Eine *Follikulitis* ist eine eitrige Entzündung eines Haarfollikels.
- Ein *Furunkel* führt zusätzlich zu einer Nekrose des Haarfollikels und des umgebenden dermalen Gewebes.
- Ein *Karbunkel* führt zu einer ausgedehnten Inflammation und Nekrose zahlreicher benachbarter Haarfollikel und geht mit Allgemeinsymptomen einher.

Follikuläre bakterielle Entzündungen durch Staphylokokken sind außerordentlich häufig. Meist sind Jugendliche und jüngere Erwachsene betroffen. Eine Ausnahme ist der Karbunkel, der bevorzugt bei alten Männern im Nacken auftritt.

Prädisponierende Faktoren sind mangelnde Hygiene, Keimträgerschaft und eng anliegende Kleidung. Furunkel im Gesicht treten bevorzugt bei Personen mit Akne auf. Follikulitiden können insbesondere auch unter Okklusivbedingungen, z. B. unter einem für längere Zeit applizierten Heftpflaster, entstehen.

Leitsymptom der follikulären bakteriellen Entzündungen ist die follikuläre Pustel.

Merke

***Follikuläre Pusteln* kann man entweder am Härchen erkennen, das aus dem Zentrum der Pustel herausragt, oder an der regelmäßigen Anordnung von wenigen mm Abstand, die dem Abstand und der Anordnung der Haarfollikel in der jeweiligen Körperregion entsprechen.**

Ein Furunkel unterscheidet sich von einer einfachen Follikulitis durch die Nekrose des Follikels und der unmittelbaren Umgebung sowie durch eine oft beträchtliche kollaterale Entzündungsreaktion, die im Extremfall etwa zur Schwellung einer Gesichtshälfte führen kann. Oft entwickelt sich ein Furunkel aus einer Follikulitis, insbesondere infolge unsachgemäßer mechanischer Manipulationen.

Treten immer wieder Furunkel in verschiedenen Körperstellen auf, liegt das Bild einer Furunkulose vor, die auf Keimträgerschaft, mangelnde Hygiene oder eine Abwehrschwäche zurückgehen kann.

Während Follikulitis und Furunkel ein pathogenetisches Kontinuum darstellen, ist der Karbunkel ein eigenständiges und vergleichsweise selteneres Krankheitsbild. Er tritt bevorzugt im Nacken älterer Männer, oft bei Diabetikern mit reduziertem Allgemeinzustand, auf. Fieber, Verschlechterung des Allgemeinzustandes und ein hühnereigroßer, extrem druckschmerzhafter geröteter Knoten führen die Betroffenen zum Arzt. Der Knoten zeigt multiple Pusteln oder gelbe Nekroseherde.

Beachte

Viel häufiger als ein echter Karbunkel ist das Bild von 2 oder mehreren, dicht beieinander stehenden Furunkeln. Ein eleganter Ausdruck kann einem dabei aus einer klassifikatorischen Verlegenheit helfen: Es liegt ein *Furunculus compositus* vor.

Checkliste: Furunkel

- *Bevorzugte Personengruppe:* Jugendliche und jüngere Erwachsene.
- *Vorgeschichte:* Eventuell Follikulitiden; mechanische Manipulation.
- *Hauptbeschwerden:* Lokale Rötung, Schwellung und Schmerzen.
- *Allgemeinsymptome:* Keine.
- *Bevorzugte Lokalisation:* Gesicht, Stellen mit eng anliegender Kleidung.
- *Bevorzugte Anordnung:* Solitär oder disseminiert, fallweise aggregiert.
- *Typische Morphologie:* Zentrale gelbe Nekrose mit geröteter und ödematöser Umgebung.

Behandlung

Bei Follikulitiden und Furunkeln wird lokal ein Antibiotikum mit guter Wirksamkeit gegen Staphylokokken angewendet, z. B. Fusidinsäure. Bei ausgeprägtem kollateralen Ödem bei einem Furunkel oder bei besonders gehäuftem Auftreten erfolgt zusätzlich eine orale antibiotische Therapie mit einem Breitspektrumpenizillin, einem Cephalosporin, einem Makrolid oder mit Clindamycin.

Beim Furunkel wird die Abheilung beschleunigt, wenn zum gegebenen Zeitpunkt der Nekrosepfropf mit einer kleinen chirurgischen Pinzette entfernt ist. Wenn die Demarkation bereits erfolgt ist, dann ist der Pinzettengriff in die Nekrosezone schmerzlos und die schnell durchgeführte Extraktion zwar für einen Moment unangenehm, nimmt dem Patienten aber rasch das Spannungsgefühl und beschleunigt die Abheilung.

Bei Karbunkeln kann die chirugische Spaltung mit Nekrektomie notwendig werden.

Abwendbar gefährliche Verläufe

Sinus-cavernosus-Thrombose

Gesichtsfurunkel oberhalb der Oberlippe drainieren über die V. angularis und die V. orbitalis inferior in den Sinus cavernosus. Vor der Antibiotikaära war die septische Sinus-cavernosus-Thrombose eine gefürchtete Komplikation, nunmehr ist sie eine extreme Rarität. Sie ist jedoch immer noch der Grund, warum bei Gesichtsfurunkeln »Sprechverbot« erteilt und flüssig-breiige Nahrung verordnet wird.

Narbenbildung

Furunkel heilen narbig ab. Treten rezidivierende Furunkel im Gesicht auf, kann das zur kosmetischen Entstellung führen. Daher sollte in solchen Fällen rasch eine fachärztliche Abklärung eingeleitet werden.

Schwere Akneformen

Dem Bild rezidivierender Gesichtsfurunkel können schwere Akneformen zugrunde liegen. Diese sind durch die zusätzlichen Symptome von Komedonen, follikulären Papulopusteln, Abszessen und eingezogenen Narben gekennzeichnet. Die Diagnose sollte vom Dermatologen gestellt und von ihm ggf. eine orale Retinoidtherapie eingeleitet werden.

Tiefe Trichophytie

Im Bartbereich bei Männern und – häufiger – am Kapillitium von Kindern kann es zu einer tiefen Infektion der Haarfollikel mit Fadenpilzen (v. a. Trichophyten) kommen. Es bildet sich ein bis zu faustgroßer Knoten mit multiplen Pusteln und Fistelgängen aus, der oft prima vista als bakterielle Hautaffektion fehlklassifiziert wird. Die Dringlichkeit einer rechtzeitigen Erkennung liegt darin, dass die Krankheit eine irreversible narbige Alopezie hinterlässt und damit ein Kind für den Rest seines Lebens kosmetisch wesentlich beeinträchtigen kann. Oft wird die richtige Behandlung durch eine fehlindizierte und wirkungslose antibiotische Therapie verzögert. Fachärztliche Betreuung und rasche Einleitung einer systemischen antimykotischen Therapie – die Lokaltherapie ist hierbei unzureichend – sind essentiell.

Fragen und Ratschläge

Gute Körperhygiene mit der Verwendung eines sauren Syndets sind geeignet, um Autoinokulation und rezidivierende Verläufe zu unterbinden. Die Kleidung sollte luftig und auskochbar sein.

Mechanische Manipulationen sind tunlichst zu vermeiden. Insbesondere im Gesicht wird dadurch die Narbenbildung verstärkt. Auch Ausbreitung in die Umgebung kann Folge von »Auspressversuchen« sein.

Bei rezidivierenden Verläufen sind Staub und Schmutz, insbesondere an Stellen, an denen die Kleidung dicht der Haut anliegt und reibt, auszuschalten. Weiters sind dann bakterielle Abstrichuntersuchungen von den Hautläsionen sowie von Nase, Rachen und Perineum notwendig. Bei positivem Befund ist eine gezielte antibiotische Therapie angezeigt. Bei isoliertem Keimnachweis in der Nase kann auch eine einwöchige Therapie mit Mupirocin-Nasensalbe zur Sanierung ausreichen.

Bezüglich engen Kontaktpersonen besteht eine gewisse Kontagiosität. Einerseits können Familienmitglieder, die keine Furunkel haben, Keimträger in den genannten Regionen sein. Andererseits können durch Staphylokokken in einem Furunkel eines Erwachsenen bei einem Kind eine Impetigo ausgelöst werden. Die Notwendigkeit eigener Toilettenartikel für jedes Familienmitglied und die Verwendung auskochbarer Handtücher müssen betont werden.

2.3.6 Hidradenitis suppurativa

Bild der Krankheit

Fall 42 *»Ich habe solche Schmerzen in der Achselhöhle, obwohl man nicht viel sieht!«*

Auf Palpation entdecken Sie bei einem 30-jährigen Patienten einen kirschgroßen, kutan-subkutan gelegenen, extrem druckschmerzhaften Knoten in der rechten Achselhöhle. Die Haut darüber ist diskret gerötet. Daneben sieht man eine eingezogene Narbe mit einem Narbenkomedo. Die Anamnese ergibt, dass der Patient bereits mehrmals »Abszesse« in der Achselhöhle gehabt habe. Sie klassifizieren als Bild einer apokrinen Hidradenitis suppurativa und verordnen ein orales Antibiotikum gegen Staphylokokken zusammen mit einem Antiphlogistikum. Außerdem untersuchen Sie Gesicht, Rücken und Inguinalregion auf Zeichen einer Akne. Eine Wiedervorstellung wird für den Fall der Persistenz oder eines Rezidivs vereinbart.

Kommentar. Die Hidradenitis suppurativa der apokrinen Achselschweißdrüsen ist ein relativ häufiges Krankheitsbild. Einerseits handelt es sich um eine bakterielle Entzündung, andererseits scheint zusätzlich eine genetische Disposition, oft in Zusammenhang mit einer Acne conglobata, vorzuliegen.

Stichwörter. *Hidradenitis suppurativa; Acne conglobata.*

! Die *Hidradenitis suppurativa* ist eine abszedierende Entzündung apokriner Schweißdrüsen vorzugsweise der Axillarregion.

Meist sind jüngere Männer betroffen. Prädilektionsstellen sind die Axillen, seltener ist die Inguinalregion befallen (Abb. 2-12).

Die Patienten klagen über Bewegungsschmerz beim Anlegen des Armes sowie über Druckschmerz und gelegentlich auch Spontanschmerz. Der entzündliche Knoten liegt tief in der Haut bzw. Subkutis und ist besser zu tasten als zu sehen. An der Oberfläche besteht oft nur ein diskretes Erythem.

Bei prädisponierten Personen kann ein extrem chronisch-rezidivierender Verlauf eintreten. Es kommt zu narbigen Einziehungen, die wiederum das Angehen von Infektionen begünstigen. Im Extremfall kann die Axillar- oder Inguinalhaut in eine derbe, infiltrierte und vernarbte Platte mit Narbenkomedonen und eitrigen Fisteln umgewandelt sein.

! Unter *Narbenkomedonen* versteht man tief eingezogene Zipfelnarben, in deren Tiefe ein schwarzbrauner Hornpfropf steckt.

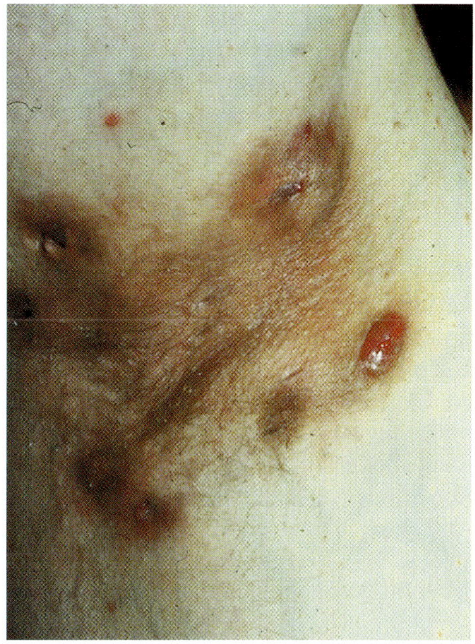

Abb. 2-12. Axilläre Schweißdrüsenabszesse

Checkliste: Hidradenitis suppurativa

- *Bevorzugte Personengruppe:* Jüngere Männer.
- *Vorgeschichte:* Oft rezidivierender Verlauf und positive Familienanamnese.
- *Hauptbeschwerden:* Bewegungs-, Druck- und Spontanschmerz.
- *Allgemeinsymptome:* Keine.
- *Bevorzugte Lokalisation:* Axillarregion, weniger Inguinalregion.
- *Bevorzugte Anordnung:* Solitär oder gruppiert und konfluierend.
- *Typische Morphologie:* Tiefliegender schmerzhafter Knoten mit epifokalem Erythem, bei rezidivierendem Verlauf unregelmäßige Vernarbung mit Narbenkomedonen.

Eine eitrige Entzündung der *ekkrinen* Schweißdrüsen kommt lediglich als seltenes Ereignis in der Neugeborenenperiode vor. Beim älteren Kind und beim Erwachsenen hat sie keine Bedeutung.

Behandlung

Initial werden orale Tetrazykline, zuerst in hoher (antibiotischer) Dosierung, im weiteren Verlauf in niedriger (antiinflammatorischer) Dosierung verordnet. Bei Nichtansprechen kommen die üblichen Antibiotika gegen Staphylokokken in Betracht. Allgemeine Hygienemaßnahmen werden wie bei anderen bakteriellen Hautaffektionen empfohlen. Weiters soll Schwitzen vermieden werden.

Bei Persistenz und eitriger Einschmelzung kommt die chirurgische Entlastung in Betracht.

Abwendbar gefährliche Verläufe

Chronisch-rezidivierender Verlauf

Jede Hidradenitis hinterlässt eine Narbe, die wieder eine neuerliche Exazerbation begünstigen kann. Daher ist eine frühzeitige effiziente Therapie besonders wichtig. Sollten sich dennoch Rezidive einstellen, kann eine Exzision des gesamten betroffenen Hautareals mit anschließender plastischer Deckung notwendig werden.

Acne conglobata

Rezidivierende Hidradenitiden in der Axillar- oder Inguinalregion können Ausdruck einer Acne conglobata sein. Anschaulich spricht man von einem »follikulären Okklusionssyndrom«, bei dem eine schwere Akne im Gesicht, am Rücken, an der Brust und am Gesäß auftreten kann und zusätzlich eine eitrige Zyste präsakral, die genannten Schweißdrüsenabszesse und chronische Entzündungen im Nacken oder am Kapillitium zusammenkommen können. Hinweisend darauf sind Komedonen außerhalb der üblichen Akneregionen, weswegen insbesondere Gesäß, Axillen und Leistenbeugen dahingehend inspiziert werden müssen. Bei Verdacht erfolgt die Überweisung zum Facharzt, der bei Bestätigung der Vermutung wahrscheinlich eine orale Retinoidtherapie erwägen wird.

Fragen und Ratschläge

Neben den bereits bei den anderen bakteriellen Hautinfektionen genannten allgemeinen Ratschlägen ist bei einer Hidradenitis insbesondere auf eine Vermeidung von schweißtreibenden Tätigkeiten und Genussmitteln (Tee, Kaffee, Alkohol) zu achten. Die Achselhöhlen sollen sauber und trocken gehalten werden. Letzeres wird durch lockere Kleidung und häufiges bewusstes Abspreizen der Arme in Ruhelage unterstützt.

Liegt eine Hidradenitis im Rahmen einer Acne conglobata vor, muss man den Patienten dringend darauf hinweisen, dass ein dauerhafter Erfolg nur durch eine konsequente systemische Aknetherapie (Tetrazykline, Retinoide) zu erwarten sein wird.

2.4 Epidermomykosen, Trichophytien und ähnliche Erkrankungen

2.4.1 Tinea corporis

Bild der Krankheit

Fall 43 *»Ist das ein Pilz?«*

Das 16-jährige Mädchen bietet über den Stamm und das Gesicht verteilt 6 kreisrunde, bis zu mehrere Zentimeter große, randbetonte Erytheme mit kleinen Papeln und Schuppen am Rand. Ausnahmsweise kann der Hausarzt die so häufige Frage nach einem Pilz bejahen und als Bild einer Tinea corporis klassifizieren. Die Befragung ergibt, dass die Patientin seit einigen Wochen eine zugelaufene Hauskatze hält. Ein Pilznachweis wird veranlasst. Nach Vorliegen des positiven Ergebnisses erfolgt eine 2-wöchige Behandlung mit einem oralen Antimykotikum und anschließend wiederum ein Pilznachweis zur Therapiekontrolle. Tierärztliche Untersuchung und ggf. Behandlung der Hauskatze werden empfohlen.

Kommentar. Eine Tinea corporis mit deutlich entzündlichen Reaktionen wird meist von einem Tier auf den Menschen übertragen.

Stichwort. *Tinea corporis.*

! Die Tinea corporis ist eine durch Fadenpilze (Trichophyten, Dermatophyten oder Microsporon) verursachte Infektion der Hornschicht und der oberflächlichen Anteile der Haarfollikel.

Patienten kommen oft mit der Vermutung, sie hätten »einen Pilz«. Bei einer Tinea corporis haben sie damit ausnahmsweise Recht. Jedes Lebensalter kann betroffen sein. Typisch sind exquisit randbetonte, kreisrunde Läsionen mit randständiger Rötung, Schuppung, kleinen follikulären Papeln und fallweise auch kleinen follikulären Pusteln (Abb. 2-13).

Merke

Die Randbetonung mit Abheilung im Zentrum hilft wesentlich bei der Unterscheidung einer Tinea corporis gegenüber einem Ekzem, das stets das Maximum der Veränderungen im Zentrum zeigt und sich nach der Peripherie zu abschwächt.

Für den Verlauf ist es charakteristisch, dass die einzelnen Herde sich langsam über Tage und Wochen peripher ausdehnen und dass nach und nach neue kleine Herde entstehen.

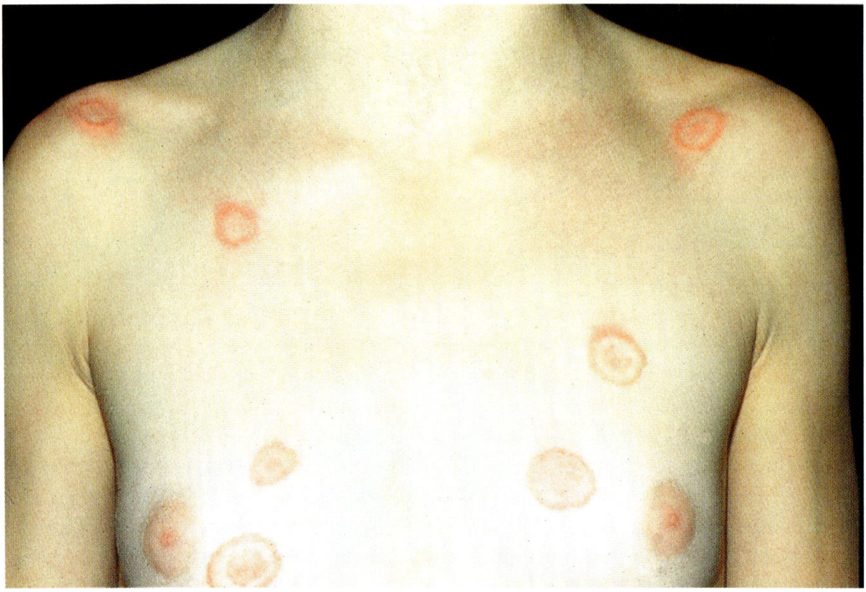

Abb. 2-13. Tinea corporis mit randbetonten, randständig schuppenden Herden am Stamm. Die Ansteckung erfolgt meist über Tiere (Katzen, Hunde oder Kälber)

Die starke Entzündungsreaktion zeigt, dass es sich um einen wenig an den Menschen adaptierten Pilz handelt, d.h. um einen Pilz, den der Mensch »nicht gewohnt« ist. Die Übertragung erfolgt daher in der Regel auch nicht von Mensch zu Mensch, sondern fast immer vom Tier zum Menschen. In Betracht kommen v.a. Katzen, Meerschweinchen, Kaninchen, Hunde und Kälber, wobei direkter körperlicher Kontakt erforderlich ist. Die betroffenen Tiere selbst haben oft nur äußerst diskrete Krankheitszeichen, die jedoch dem Tierarzt durchaus geläufig sind.

Checkliste: Tinea corporis

- *Bevorzugte Personengruppe:* Keine.
- *Vorgeschichte:* Oft unmittelbarer Kontakt mit Tieren.
- *Hauptbeschwerden:* Manchmal etwas Juckreiz.
- *Allgemeinsymptome:* Keine.
- *Bevorzugte Lokalisation:* Stamm und Gesicht.
- *Bevorzugte Anordnung:* Disseminiert.
- *Typische Morphologie:* Kreisförmige Erytheme, Papeln und Schuppen mit exquisiter Randbetonung.

Eine andere Form des Pilzbefalls der Körperhaut ist die Besiedelung intertriginöser Hautregionen durch Candida- (Spross-)Pilze (Abb. 2-14). Meist handelt es sich um ältere Menschen mit Abwehrschwäche. Bevorzugt sind die Submammärfalten befallen.

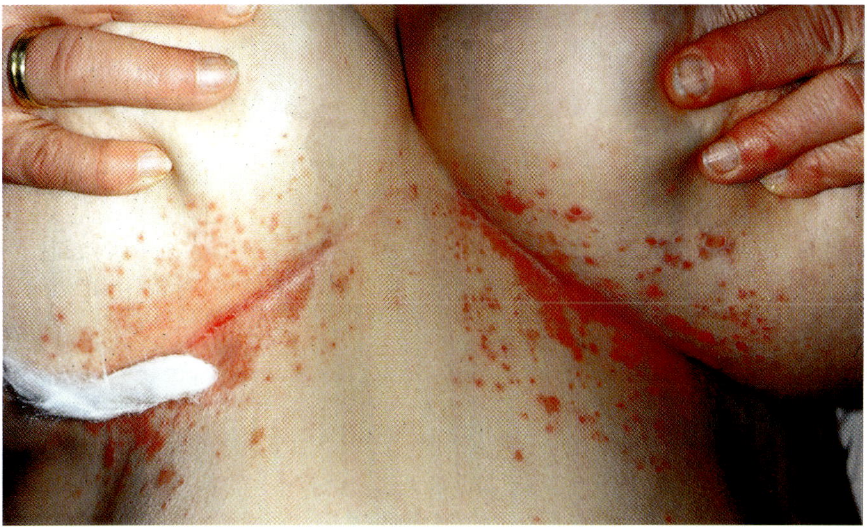

Abb. 2-14. Intertriginöse Dermatitis mit Superinfektion durch Candida albicans

Behandlung

Wenn nur 1–2 Herde vorhanden sind, kann evtl. eine topische Therapie mit einem Imidazolderivat über 6 Wochen versucht werden. Ansonsten wird mit einem systemischen Antimykotikum (Itraconazol, Terbinafin) für mindestens 2 Wochen unter Kontrolle der Leberfunktion behandelt. Es empfiehlt sich eine diagnostische Sicherung mit direktem Pilznachweis oder Pilzkultur vor Therapiebeginn und eine Verlaufskontrolle nach 2 Wochen. Die Behandlung darf nur dann abgesetzt werden, wenn der Pilzbefund negativ geworden ist.

Abwendbar gefährliche Verläufe

Impetigo contagiosa

Die staphylogene Impetigo kann zirzinäre Formen am Stamm bilden. Orale Therapie mit einem Breitspektrumantibiotikum ist notwendig. Die Unterscheidung erfolgt klinisch, evtl. unterstützt durch einen negativen Pilzbefund. Ein bakteriologischer Abstrichbefund ist überflüssig, weil er auch bei einer Pilzerkrankung durch Superinfektion positiv ausfallen kann.

Fragen und Ratschläge

Tiere, die als Infektionsquellen in Betracht kommen, sollen umgehend vom Tierarzt untersucht werden, auch wenn die betroffenen Personen selbst keine Hautveränderungen beim Tier feststellen können.

2.4.2 Tinea pedum

Bild der Krankheit

Fall 44 *»Das habe ich mir im Schwimmbad geholt!«*

Es handelt sich bei dem 60-jährigen Patienten um Mazerationen in den Zehenzwischenräumen mit Rhagaden, Rötung, Schuppung und etwas Juckreiz. Aufgrund der Klassifikation als Bild einer Epidermomycosis (Tinea) pedum erfolgt eine antimykotische Lokaltherapie mit einer Creme für 6 Wochen. Sorgfältiges Abtrocknen der Zehenzwischenräume und nicht-okklusives Schuhwerk werden empfohlen. Eine Kontrolle der Fußpulse ergibt das Fehlen des A.-dorsalis-pedis-Pulses links, sodass eine angiologische Abklärung veranlasst wird.

Kommentar. Die Tinea pedum wird durch gut an den Menschen adaptierte Fadenpilze verursacht, macht nur eine geringe entzündliche Reaktion und wird von Mensch zu Mensch, auch indirekt, übertragen. Eine Lokaltherapie ist ausreichend, muss aber konsequent durchgeführt werden. Als Risikofaktor kommt u. a. eine arterielle Durchblutungsstörung in Betracht.

Stichwort. *Tinea pedum.*

! Die Tinea pedum ist eine Infektion durch Fadenpilze an den Füßen, die meist Mazeration, Rötung und Schuppung zeigt.

Schuppung und Mazeration mit weißlicher, gequollener Hornschicht in den Zehenzwischenräumen sind für die Betroffenen oft schon selbstverständlich geworden, und erst das Auftreten von Juckreiz oder von schmerzhaften Rhagaden führen zum Arzt. Es kann jedes Lebensalter ab der Jugend betroffen sein. Bei Kindern kommt eine Tinea pedum kaum je vor. Befallen ist insbesondere der 4. Interdigitalraum, seltener auch die Fußsohle oder gar der Fußrücken. An den Fußsohlen können zusätzlich Pusteln und Hyperkeratosen auftreten (Abb. 2-15 und 2-16).

Als auslösende Faktoren kommen bei jungen Leuten intensiver Sport mit Schwitzen in okklusiven Schuhen, bei älteren Menschen Diabetes mellitus und arterielle Durchblutungsstörung in Betracht.

Checkliste: Tinea pedum

- *Bevorzugte Personengruppe:* Erwachsene; zunehmende Häufigkeit mit zunehmendem Alter.
- *Vorgeschichte:* Keine.
- *Hauptbeschwerden:* Fallweise geringer Juckreiz.
- *Allgemeinsymptome:* Keine.
- *Bevorzugte Lokalisation:* 4. Zehenzwischenraum.

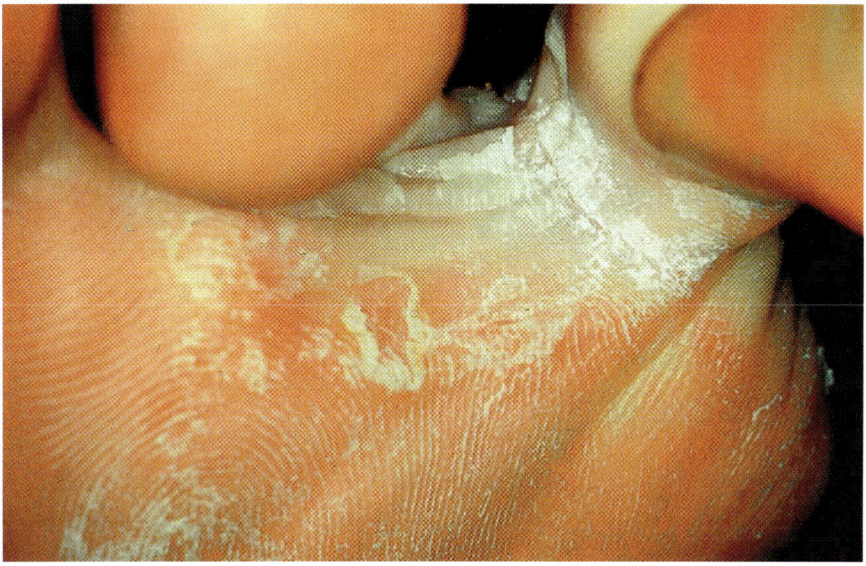

Abb. 2-15. Tinea pedum: Mazeration und Rhagaden in den Interdigitalräumen

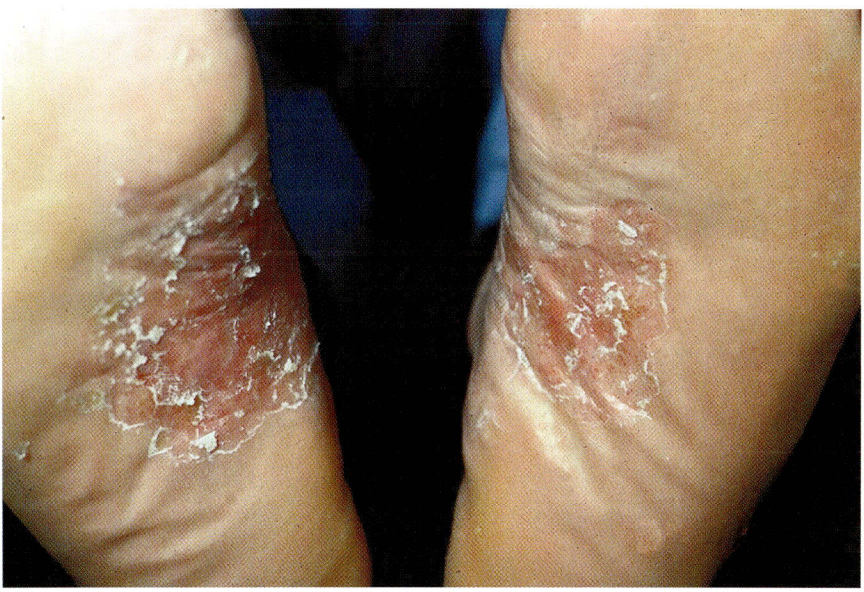

Abb. 2-16. Tinea pedum: Rötung und Schuppung des Fußgewölbes

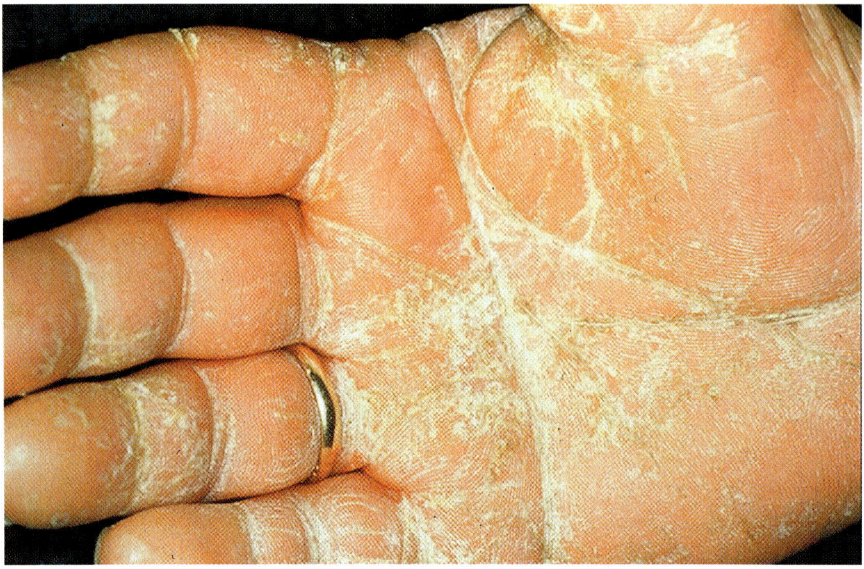

Abb. 2-17. Die Tinea manuum ist meist einseitig und zeigt eine charakteristische feine Schuppung entlang der Handlinien

- *Bevorzugte Anordnung:* Keine.
- *Typische Morphologie:* Mazeration, Schuppen, Rhagaden, fallweise Pusteln.

Ein Pilzbefall der Handflächen (Tinea manuum) ist vergleichsweise selten und in der Regel einseitig (Abb. 2-17), während eine Fußpilzerkrankung stets doppelseitig auftritt.

Behandlung

Die Tinea pedum ist eine klassische Indikation zur topischen antimykotischen Therapie mit einer austrocknenden Grundlage (Creme, Gel oder Lösung). Auch können eine alkoholische Lösung (morgens zur Austrocknung) und eine antimykotische Creme (abends als spezifische Therapie) kombiniert werden. Die Therapie muss konsequent über 6 Wochen durchgeführt werden.

Bei Befall größerer Teile der Fußsohle kann eine orale Therapie erforderlich werden.

Abwendbar gefährliche Verläufe

Tatsächliche Gefahren sind mit einer Tinea pedum nicht verbunden, es gibt jedoch einige mögliche Folgen, die zumindest unangenehm sein können:

Zehennagelmykose

Nach lange bestehender Epidermomykose kann zusätzlich eine Onychomykose auftreten. Nachdem deren Behandlung langwierig und denkbar unsicher ist, empfiehlt sich dagegen die rechtzeitige Behandlung der Epidermomykose vor dem Übergreifen auf den Nagelapparat.

Erysipel
Zwischenzehenrhagaden bei Tinea pedum können Eintrittspforten für ein Erysipel sein.

Gramnegativer Fußinfekt
Dieser äußert sich ebenfalls durch Mazeration und sehr schmerzhafte Erosionen in den Zehenzwischenräumen und wird oft fälschlich als Tinea pedum klassifiziert. Konsequent austrocknende Therapie und evtl. ein orales Antibiotikum gegen gramnegative Keime (z. B. Chinolone) sind hilfreich. Fachärztliches Konsil und fallweise stationäre Behandlung können notwendig werden.

Kontaktekzem
Ein Kontaktekzem kann auf diverse Allergene, fallweise aber auch infolge einer Unverträglichkeit einer antimykotischen Lokaltherapie auftreten. Pilzbefund zum Ausschluss einer Mykose und Überweisung zu einem allergologisch versierten Facharzt sind notwendig.

Psoriasis
Vor allem bei Befall der Fußsohlen mit Schuppen oder Pusteln könnte es sich anstelle einer Pilzinfektion um eine Manifestation der Psoriasis handeln. Inspektion hinsichtlich anderer Prädilektionsstellen (Ellbogenstreckseiten, Kapillitium) kann zur korrekten Klassifikation führen.

Fragen und Ratschläge

Offene Schuhe, gute Fußhygiene mit sorgfältigem Abtrocknen sowie Vermeiden von schweißtreibenden Tätigkeiten entziehen dem Pilz die Existenzgrundlage. Insbesondere körperliche Arbeit in Gummistiefeln – ein klassischer Auslöser schwerer Manifestationen von Tinea pedum – ist tunlichst zu unterlassen.

2.4.3 Tinea inguinalis

Bild der Krankheit

Fall 45 *»Seit das warme Wetter begonnen hat, juckt es in der Leiste!«*

Bei dem 65-jährigen Patienten sieht man an der Innenseite beider Oberschenkel jeweils eine handflächengroße Rötung mit randbetonter Schuppung und randständigen Papeln. Die Klassifikation erfolgt als Bild einer Tinea inguinalis. Eine topische antimykotische Therapie wird für 6 Wochen verordnet. Luftige Kleidung und Vermeiden schweißtreibender Tätigkeiten werden empfohlen.

Kommentar. Eine Tinea inguinalis bleibt bei vielen Patienten unbemerkt, bis es einmal durch verstärktes Schwitzen bei heißem Wetter oder fieberhaften Erkrankungen mit Bettlägrigkeit zur Exazerbation und zu Juckreiz kommt. Eine Lokalbehandlung ist ausreichend.

Stichwort. Tinea inguinalis.

! Die Tinea inguinalis betrifft die Innenseite der proximalen Oberschenkel, wird durch Fadenpilze hervorgerufen und tritt nur bei Erwachsenen auf.

Die Infektion kann subjektiv symptomlos bleiben und wird oft zufällig entdeckt, wenn die Leistenregion aus anderen Gründen untersucht wird. Fallweise tritt Juckreiz auf. Wie bei anderen Tineamanifestationen ist die ringförmige Anordnung mit Randbetonung typisch. Verschlechterung tritt bei Hitze, insbesondere auch bei Bettlägrigkeit etwa im Anschluss an eine Operation, auf.

Die Läsionen können auf das Gesäß übergreifen. Manchmal findet man anstelle einer ringförmigen Läsion nur einzelne follikuläre, schuppende Papeln in annulärer Anordnung.

Merke

Bei annulär angeordneten, schuppenden Hautveränderungen ist stets eine Tinea in Betracht zu ziehen.

Checkliste: Tinea inguinalis

- *Bevorzugte Personengruppe:* Erwachsene.
- *Vorgeschichte:* Keine.
- *Hauptbeschwerden:* Keine oder fallweise Juckreiz.
- *Allgemeinsymptome:* Keine.
- *Bevorzugte Lokalisation:* Innenseite der proximalen Oberschenkel.
- *Bevorzugte Anordnung:* Randbetonung.
- *Typische Morphologie:* Rötung mit randständiger Schuppung und kleinen follikulären Papeln.

Behandlung

Eine topische Therapie über 6 Wochen ist in der Regel ausreichend. Zusätzlich sollte die Haut evtl. durch eine alkoholische Tinktur oder einen Puderstreifen trocken gehalten werden.

Abwendbar gefährliche Verläufe

Keine.

Fragen und Ratschläge

Neben den üblichen Maßnahmen (trocken halten, Schwitzen vermeiden) sollten bei adipösen Patienten die Vorteile einer Gewichtsreduktion angesprochen werden, die neben der Verbesserung der metabolischen Situation auch die intertriginösen Verhältnisse in der Leistenregion verringern kann.

2.4.4 Erythrasma

Bild der Krankheit

Fall 46 ***»Eigentlich stört mich das überhaupt nicht.«***

Bei einem adipösen 55-jährigen Patienten entdecken Sie zufällig bei einer Routineuntersuchung der Prostata je einen braunroten, homogenen Fleck beidseits an der Innenseite der proximalen Oberschenkel. Sie klassifizieren als Bild eines Erythrasma und empfehlen ein topisches Antimykotikum für 6 Wochen.

Kommentar. Das Erythrasma zeigt im Gegensatz zur Tinea inguinalis keine Randbetonung. Obwohl durch ein Bakterium hervorgerufen, spricht es gut auf topische Imidazol-Antimykotika an.

Stichwort. *Erythrasma.*

! Das Erythrasma ist eine durch Corynebacterium minutissimum hervorgerufene braunrote Verfärbung in Intertrigoregionen.

Das Erythrasma kommt ab dem Jugendalter vor. Bevorzugt ist die Genitofemoralregion, seltener sind die Axilla (Abb. 2-18) oder die Submammärregion befallen. Die Läsion imponiert als braunroter Fleck ohne Randbetonung, fallweise mit diskreter Schuppung. Zumeist bestehen keine Beschwerden.

Merke **Die Tinea inguinalis wird durch Fadenpilze hervorgerufen und zeigt eine Randbetonung, das Erythrasma wird durch Korynebakterien verursacht und erscheint homogen.**

Checkliste: Erythrasma

- *Bevorzugte Personengruppe:* Jugendliche und Erwachsene.
- *Vorgeschichte:* Keine.
- *Hauptbeschwerden:* Keine.

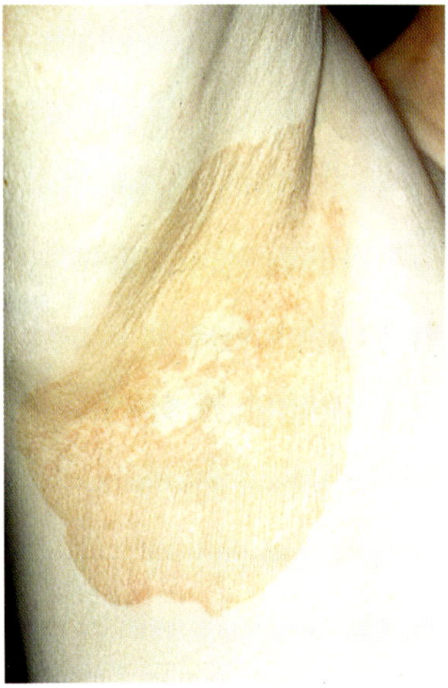

Abb. 2-18. Das Erythrasma tritt axillär und inguinal als homogen braunroter Fleck auf

- *Allgemeinsymptome:* Keine.
- *Bevorzugte Lokalisation:* Genitofemoralregion, evtl. andere Intertrigostellen.
- *Bevorzugte Anordnung:* Keine.
- *Typische Morphologie:* Homogener braunroter Fleck, fallweise mit diskreter Schuppung.

Behandlung

Das Erythrasma spricht gut auf topische Imidazol-Antimykotika an. Empfehlenswert ist die zusätzliche Verordnung einer alkoholischen Lösung zur Austrocknung.

Abwendbar gefährliche Verläufe

Morbus Bowen

Bei alten Menschen muss – wie bei jeder anderen erythematosquamösen Läsion – im Falle der Therapieresistenz an ein Carcinoma in situ (M. Bowen) gedacht werden.

Fragen und Ratschläge

Auch hier gelten trocken halten und gute Hygiene als unterstützende Maßnahme.

2.4.5
Pityriasis versicolor

Bild der Krankheit

Fall 47 *»Seit letztem Sommer habe ich weiße Flecke am Rücken!«*

Eine stark gebräunte 35-jährige Patientin zeigt runde, scharf begrenzte, z. T. konfluierende hypopigmentierte Flecke am Rücken. Durch einen kräftigen Strich mit einem Holzspatel lässt sich eine feine, kleieförmige Schuppung aus lösen. Gesicht, Handrücken und Perigenitalregion sind nicht betroffen. Die Klassifikation erfolgt als Bild einer Pityriasis versicolor. Die Verordnung eines austrocknenden Spiritus und eines antimykotischen Shampoos wird durch den Hinweis ergänzt, dass eine Repigmentierung erst in der nächsten Sonnensaison zu erwarten sein wird.

Kommentar. Die Pityriasis versicolor wird oft mit einer Vitiligo verwechselt. Sie ist durch einen saprophytären Pilz hervorgerufen und spricht gut auf die Behandlung an, neigt jedoch zu Rezidiven.

Stichwort. *Pityriasis versicolor.*

! Die Pityriasis versicolor ist eine durch einen saprophytären Pilz (Pityrosporon ovale) hervorgerufene oberflächliche Pilzinfektion, die je nach Pigmentierung der umgebenden Haut mit hellbraunen oder hypopigmentierten Flecken in Erscheinung tritt.

Die Betroffenen sind wegen der hellen Flecke oft sehr beunruhigt und befürchten, an der Weißfleckenkrankheit (Vitiligo) zu leiden, bei Hellhäutigen erscheinen die Flecke dagegen etwas dunkler als die Umgebung (Abb. 2-19). Die Erkrankung ist durch das Überwuchern eines bereits normalerweise bei jedem Menschen in den Haarfollikeln vorkommenden Pilzes hervorgerufen. Dieses Überhandnehmen scheint mit einer spezifischen Lipidzusammensetzung der Hornschicht zusammenzuhängen und tritt daher erst nach der Pubertät und nur bei bestimmten Personen auf.

Beachte

Der Name »versicolor« rührt daher, dass die Läsionen je nach Kontrast zur Umgebung die Farbe zu ändern scheinen: Bei heller Hautfarbe verursachen die Pilzrasen eine diskrete hellbraune Verfärbung der Hornschicht, bei dunklem Hautkolorit macht sich ein hemmender Einfluss der Pilze auf die Melanozyten bemerkbar, sodass die betroffenen Stellen heller als die Umgebung imponieren.

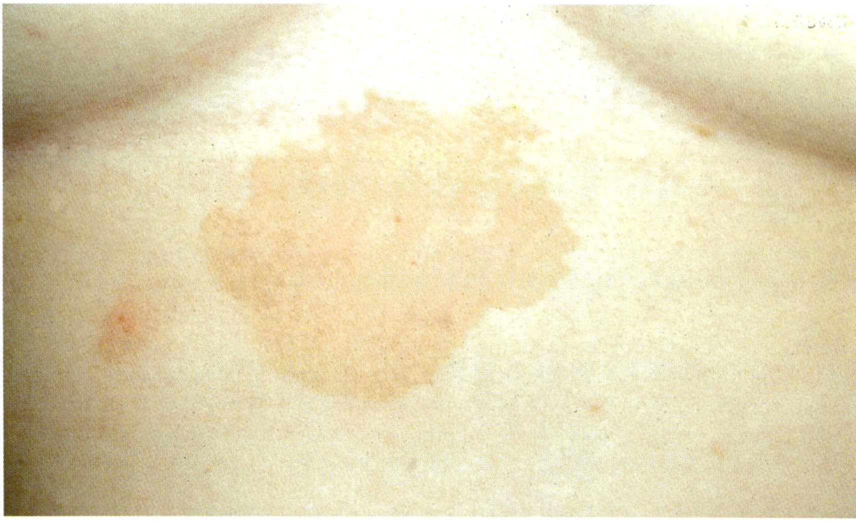

Abb. 2-19. Die Pityriasis versicolor äußert sich als diskret-bräunliche Flecke auf heller Haut

Für die Klassifikation hilfreich sind die durch oberflächliches Kratzen auslösbare Schuppung sowie ein typischer Aspekt beim direkten Pilznachweis (dicke, kurze Hyphen untermischt mit Sporen).

Checkliste: Pityriasis versicolor

- *Bevorzugte Personengruppe:* Jugendliche ab der Pubertät und Erwachsene.
- *Vorgeschichte:* Keine.
- *Hauptbeschwerden:* Keine.
- *Allgemeinsymptome:* Keine.
- *Bevorzugte Lokalisation:* Oberer Rücken.
- *Bevorzugte Anordnung:* Konfluierend.
- *Typische Morphologie:* Runde, hellbraun oder hypopigmentiert erscheinende Flecke mit durch Kratzen auslösbarer feiner Schuppung.

Behandlung

Nachdem eine Eradikation des Erregers angesichts seiner physiologischen Ubiquität nicht möglich ist, zielt die Behandlung auf eine Reduktion der Keimzahl ab. Eine topische Therapie muss über mindestens 6 Wochen durchgeführt werden und darf sich nicht auf die befallenen Stellen beschränken, sondern muss vom Hals bis zu den Oberschenkeln durchgeführt werden. Hierfür ist ein Shampoo oft am praktikabelsten. Besonders wichtig sind weiters austrocknende Lokalmaßnahmen. In hartnäckigen Fällen kann eine einwöchige orale antimykotische Therapie durchgeführt werden.

Abwendbar gefährliche Verläufe

Vitiligo

Die Vitiligo (Weißfleckenkrankheit) ist zwar nicht gefährlich, wegen der Progredienz, der Therapieresistenz und der oft starken kosmetischen Beeinträchtigung jedoch sehr unangenehm. Vitiligo-Herde sind meist bizarr begrenzt, lassen keine Schuppung auslösen und zeigen andere Prädilektionsstellen als die Pityriasis versicolor.

TIPP

Zum Nachweis oder Ausschluss einer Vitiligo empfiehlt es sich, deren Prädilektionsstellen (Periorbitalregion, Perioralregion, Hand- und Fingerrücken, Genitoanalregion) zu inspizieren.

Fragen und Ratschläge

Nachdem der auslösende Keim ubiquitär vorkommt, ist eine Ansteckungsprophylaxe sinnlos und unnotwendig. Jeder trägt den Pilz, und nur bei prädisponierten Personen verursacht er Hauterscheinungen. Mehr als bei den meisten anderen Pilzerkrankungen scheint Schwitzen die Disposition zu verstärken.

2.5 Skabies, Pedikulose und andere Arthropodenreaktionen

Reaktionen auf Arthorpodenstiche gehören zu den sehr häufigen Ereignissen, die aber den Betroffenen nicht unbedingt zum Arzt führen müssen. Das Spektrum reicht von harmlosen, selbstlimitierten Reaktionen auf Mückenstiche bis hin zu anaphylaktoiden Reaktionen auf Bienen- oder Wespenstiche, beinhaltet aber auch die Krätze (Skabies) und den Lausbefall (Pedikulose) und – im »übertragenen« Sinne – auch die Borrelieninfektionen der Haut.

2.5.1 Skabies

Bild der Krankheit

Fall 48 ***»Ich habe mich schon ganz durchuntersuchen lassen – niemand kann mir sagen, woher mein Juckreiz kommt!«***

Die mitgebrachten Befunde der 54-jährigen Patientin sind tatsächlich bereits sehr umfangreich. Leber- und Nierenwerte, Sonographie, Blutbild, Glukosetoleranztest, Untersuchung auf Darmparasiten – alles ohne Ergebnis. Und es juckt – tags und abends, besonders abends im Bett. Eine genaue Inspektion der Haut zeigt einige wenige stecknadelkopfgroße exkoriierte Papeln an den Händen und in der Leiste, weiters einzelne strichförmige Exkoriationen. Der Juckreiz ist nicht auf die Läsionen beschränkt, sondern beinahe generalisiert. Es wird als Bild einer gepflegten Skabies klassifiziert. Nach der sachgerechten Anwendung eines Antiskabiosums und einer 3-wöchigen Nachbehandlung mit steroidhältigen Cremen ist der Juckreiz verschwunden.

Kommentar. Die sog. gepflegte Skabies ist derzeit die häufigste Skabiesform. Man findet nur wenige, unauffällige Läsionen. Eine Milbensuche verläuft oft negativ.

Stichwörter. *Juckreiz; Skabies.*

! Die Skabies (Krätze) ist eine stark juckende, durch Befall mit der Skabiesmilbe hervorgerufene Hautkrankheit.

Die Skabies wird in den vergangenen Jahren zunehmend häufiger, und zwar bei Menschen aller Altersgruppen, wobei Altenpflegeheime gar nicht selten beinahe endemisch betroffen sind.

Das führende Symptom ist der Juckreiz, der insbesondere abends in der Bettwärme quälend wird. Objektiv sieht man exkoriierte Papeln und strichförmige

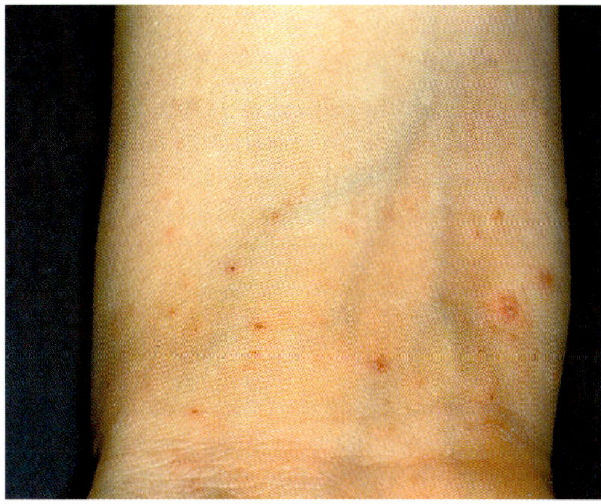

Abb. 2-20. Die klassische Prädilektionsstelle der Skabies ist die Beugeseite des Handgelenks

Exkoriationen, eher selten die klassischen Milbengänge. Bevorzugt befallen sind Fingerzwischenräume, die Beugeseite des Handgelenks (Abb. 2-20), Achselgruben, Gesäß und Perimamillärregion. Beim Erwachsenen sind Kopf und Palmoplantarregion immer frei, während beim Säugling die Fußsohlen bevorzugt betroffen sind.

Angesichts der heute oft sehr hohen Hygienestandards sieht man nicht selten das Bild der sog. »gepflegten« Skabies: Juckreiz und einige Exkoriationen sowie vereinzelte rötliche Papeln als alleinige Symptome.

Die diagnostische Sicherung erfolgt durch den Nachweis der Milben oder deren Eier. Die Milbensuche erfordert ausreichende praktische Erfahrung und ist nicht immer von Erfolg gekrönt.

TIPP
Eine negative Milbensuche schließt eine Skabies nicht aus.

Checkliste: Skabies

- *Bevorzugte Personengruppe:* Jede Altersgruppe.
- *Vorgeschichte:* Meist mehrwöchige Vorgeschichte.
- *Hauptbeschwerden:* Quälender, v. a. nächtlicher Juckreiz.
- *Allgemeinsymptome:* Keine.
- *Bevorzugte Lokalisation:* Hände, Achselgruben, Gesäß, Perimamillärregion.
- *Bevorzugte Anordnung:* Disseminiert.
- *Typische Morphologie:* Kleine exkoriierte Papeln und fallweise Milbengänge in der Hornschicht.

Beachte

Ein ähnliches Bild mit exkoriierten Papeln und Juckreiz, jedoch ohne Milbengänge kann durch Tier- und Pflanzenmilben hervorgerufen werden. Die Milben sind jedoch auf der menschlichen Haut nicht lebensfähig (Anflugmilben), sodass die Krankheit selbstlimitiert ist.

Behandlung

Die äußere Behandlung darf nicht auf die sichtbar befallenen Regionen beschränkt bleiben, sondern muss vom Kinn bis zu den Füßen, bei Kindern sogar unter Einbeziehung von Kopf und Fußsohlen durchgeführt werden. Bevorzugt werden Hexachlorcyclohexan und Permethrin, wobei Anwendungseinschränkungen bei Kindern zu beachten sind. Crotamiton kann dagegen unbedenklich bei Kindern und Schwangeren gegeben werden, wird aber subjektiv weniger gut vertragen. Speziell für Kinder kommen auch Magistraliter-Rezepturen mit Benzylbenzoat in Betracht.

Benzylbenzoat-Salbe für Kinder

Rp.

Tween 80	0,5
Benzylbenzoat	10,0
Vaselinum album ad	50,0

S. 2-mal täglich äußerlich für 3 Tage, dazwischen nicht abbaden

Abwendbar gefährliche Verläufe

Übertragung

Wird eine Skabies nicht erkannt, besteht die Gefahr der unbemerkten Übertragung auf Kontaktpersonen. Insbesondere die gepflegte Skabies wird oft übersehen und der Juckreiz systemischen Ursachen zugeschrieben. Ein beredtes Beispiel ist ein 3-monatiger Säugling mit massiver Skabies, dessen Mutter bereits im letzten Trimenon der Gravidität wegen eines vermeintlichen Schwangerschaftspruritus behandelt worden war.

Fragen und Ratschläge

Skabiesmilben benötigen Körperwärme zum Überleben, daher erfolgt eine Ansteckung stets durch engen körperlichen Kontakt und praktisch nie über kontaminierte Gegenstände. Aufgrund des Wärmebedarfs der Milben ist auch keine Desinfektion von Bettwäsche und Gebrauchsgegenständen nötig. Es genügt völlig, die Wäschestücke während einer kalten Nacht im Freien zu lassen oder sie einige Tage nicht zu benützen.

Die lokale Skabiestherapie führt oft zu einer gewissen Irritation der Haut, die der Patient als Verschlechterung empfindet. Es handelt sich dabei um ein vorhersehbares Phänomen, auf das man den Patienten aufmerksam machen soll und das einen nicht von der Diagnose abbringen sollte. Gleiches gilt für den Juckreiz, der aufgrund der in der Haut verbliebenen Reste der abgestorbenen Milben und des Milbenkots noch einige Wochen lang persistieren kann.

Ist einmal bekannt, dass ein Patient an einer Skabies leidet, so stellt sich in der Umgebung bald die Angst vor Ansteckung ein und manch einer empfindet Juckreiz. Nachdem der Juckreiz bei Skabies Folge der Sensibilisierung gegen die Milbenbestandteile ist, dauert es ab dem Zeitpunkt der Infektion etwa 2–3 Wochen, bis die ersten Symptome auftreten.

Beachte

Verspüren Sie oder ihre Sprechstundehilfe Juckreiz unmittelbar, nachdem Sie einem Skabiespatienten die Hand gegeben haben, so handelt es sich wahrscheinlich um einen rein psychogenen Pruritus.

2.5.2 Pedikulose

Bild der Krankheit

Fall 49 *»Sie kratzt sich beständig hinter den Ohren!«*

Das 8-jährige Mädchen kratzt sich nicht hinter den Ohren, sondern eigentlich am Hinterkopf, wie Sie noch während des Gesprächs mit der Mutter beobachten können. Auf den ersten Blick fallen hämorrhagische Krusten auf, erst bei genauem Hinsehen findet man stecknadelspitzgroße, graue und weiße, fest am Haar haftende Nissen. Die Klassifikation als Pediculosis capitis wird durch die mikroskopische Untersuchung eines Haares mit Nissen bestätigt. Abgesehen von der Verordnung eines Läuseshampoos werden entsprechende Ratschläge zur Sanierung der Umgebung gegeben.

Kommentar. Kopflausbefall imponiert auf den ersten Blick oft als Ekzem der behaarten Kopfhaut, und erst die genaue Inspektion führt zur richtigen Klassifikation.

Stichwörter. *Kopfläuse; Pediculosis capitis.*

! Pediculosis capitis (Kopflausbefall) ist eine häufige Infestation und bevorzugt die Okzipitalregion.

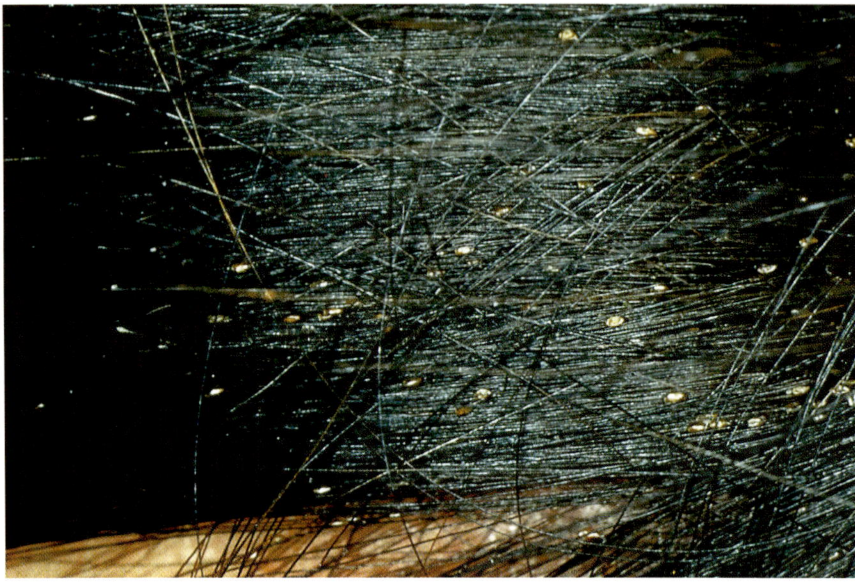

Abb. 2-21. Die Nissen bei Kopflausbefall haften fest an den Haaren und sind im Gegensatz zu Schuppen nicht abstreifbar

Die Betroffenen äußern oft Beschwerden über Juckreiz und über Krusten am Kopf. Bevorzugt befallen sind Kinder sowie Erwachsene, die beruflich viel mit Kindern zu tun haben.

Leitmerkmal sind die Eier der Läuse, die in Form von kleinen, ovalen Nissen in schrägem Winkel an die Haarschäfte geklebt werden. Bevor die Läuse geschlüpft sind, erscheinen die Nissen grau und sind schwer zu sehen. Nach dem Schlüpfen sind sie lufthaltig und erscheinen weiß, was zur Verwechslung mit Schuppen führen kann.

Merke

Nissen haben alle die gleiche Größe und haften dem Haarschaft unverschieblich an. Schuppen sind unterschiedlich groß und lassen sich leicht abwischen (Abb. 2-21).

Die erwachsenen Läuse setzen die Milben stets knapp über der Kopfhaut ab. Finden sich Nissen an den Haarschäften in einigen Zentimetern Entfernung von der Kopfhaut, so kann bereits auf eine mehrwöchige Befallsdauer geschlossen werden.

Checkliste: Pedikulose

- *Bevorzugte Personengruppe:* Kinder und Kinderbetreuungspersonen.
- *Vorgeschichte:* Oft Fälle in der Umgebung.
- *Hauptbeschwerden:* Juckreiz.
- *Allgemeinsymptome:* Keine.

- *Bevorzugte Lokalisation:* Hinterkopf.
- *Bevorzugte Anordnung:* Keine.
- *Typische Morphologie:* Krusten und Nissen, fallweise adulte Läuse.

Seltener ist der Befall mit Filzläusen. Bevorzugt betroffen sind die Schamgegend und die Achselgruben, bei Kindern fallweise die Wimpern. Kleiderläuse sind derzeit extrem selten und kommen nur bei regelrechter Verwahrlosung vor, wenn ein und dieselbe Kleidung wochenlang ohne Unterbrechung getragen wird.

Behandlung

Es gibt eine breite Palette gut wirksamer Haarshampoos. Wichtig ist die vorschriftsmäßige Anwendung. Zusätzlich zur Abtötung der Läuse wird oft aus kosmetischen Gründen eine Entfernung der Nissen gewünscht. Nach gründlichem Waschen mit Essigwasser (1 Esslöffel Essig auf 1 l Wasser) lassen sie sich mit einem Nissenkamm entfernen.

Die Läuseshampoos sollen auch dazu verwendet werden, dem Hals und dem Kopf anliegende Kleidung zu reinigen. Ein normaler Waschmaschinengang ist hierzu nämlich ungeeignet, weil eine Abtötung der Nissen nur nach $1^1/_2$-stündigem Kochen erfolgt.

Textilien, die nicht mit Shampoo gewaschen werden können, werden zusammen mit Stofftieren und Bettwäsche in einem Zimmer aufgelegt und bei geschlossenem Fenster gründlich mit Insektenspray eingesprüht. Nach 15 min Einwirkzeit wird intensiv gelüftet.

Abwendbar gefährliche Verläufe

Endemie

Nichterkennen kann zur endemischen Ausbreitung führen.

Andere Infektionen

Filzläuse zählen zu den sexuell übertragbaren Erkrankungen. Daher ist der Patient über das Risiko allfälliger anderer Infektionen, die aufgrund seines Verhaltens akquiriert werden können, aufzuklären.

Fragen und Ratschläge

Eine sichere Infektionsprophylaxe gibt es nicht, nachdem Kopflausbefall immer wieder in Schulen und Kindergärten auftritt. Es empfiehlt sich, des öfteren Nachschau zu halten und insbesondere dann, wenn sich ein Kind am Kopf kratzt, bewusst nach Nissen zu suchen. Wenn ein Familienmitglied nachweislich betroffen ist, so empfiehlt sich die Mitbehandlung der übrigen bei geringstem Verdacht.

2.5.3 Insektenstichreaktionen

Bild der Krankheit

Fall 50 *»Man hört ja so vieles – ich habe gedacht, am besten gehe ich gleich zum Arzt!«*

Die Entschuldigung der 43-jährigen Patientin, die Sie in den frühen Morgenstunden aufsucht, gibt Ihnen Ihre gestörte Nachtruhe auch nicht wieder. An den Beinen sieht man mehrere münzgroße urtikarielle Papeln, von denen einige im Zentrum ein kleines rotes Pünktchen aufweisen. Sie empfehlen Umschläge mit kaltem Wasser und klären die Patientin darüber auf, dass bedrohliche Reaktionen auf Insektenstiche selten sind und wenn, dann stets in der ersten Stunde nach dem Stich auftreten.

Kommentar. Intensive »Aufklärungstätigkeit« in den Medien hat dazu geführt, dass harmlose, alltägliche, selbstlimitierte Insektenstichreaktionen von manchen Menschen als bedrohliche Krankheiten empfunden werden, vor deren unabsehbaren Folgen nur ein sofortiger Arztbesuch schützen kann.

Stichwort. *Arthropodenreaktion.*

! Unter Insektenstichreaktion (Arthropodenreaktion) versteht man lokalisierte Hautveränderungen, die infolge einer toxisch-pharmakologischen oder immunologischen Reaktion nach Insektenstich auftreten.

Gemeinsam ist den verschiedenen Ausprägungen der Arthropodenreaktion der Juckreiz und oft auch eine stecknadelspitzgroße zentrale Hämorrhagie. Ansonsten können die Stiche urtikariell, papulös oder exkoriiert sein. Selten gibt es ausgeprägte hämorrhagische Läsionen – sie sollen an Spinnenstiche oder im Extremfall an Schlangenbisse denken lassen – sowie bullöse Reaktionen, die stets am Unterschenkel auftreten und völlig harmlos sind.

Besondere Manifestationen können Wanzen machen (mehrere Stiche in linearer Anordnung), Flöhe (große Quaddeln mit zentralem roten Pünktchen) sowie Bienen und Wespen (massive Ödeme). Zeckenstiche äußern sich meist durch Papeln, die einige Tage persistieren.

Checkliste: Arthropodenreaktion

- *Bevorzugte Personengruppe:* Keine.
- *Vorgeschichte:* Keine.
- *Hauptbeschwerden:* Lokalisierter Juckreiz.
- *Allgemeinsymptome:* Meist keine.
- *Bevorzugte Lokalisation:* Frei getragene Körperstellen.
- *Bevorzugte Anordnung:* Disseminiert.

- *Typische Morphologie:* Quaddeln, Papeln, Exkoriationen, selten Hämorrhagien oder Blasen.

Ähnlich einer Insektenstichreaktion kann eine Quallendermatitis beim Baden in Mittelmeer oder im Atlantik empfunden werden. Unmittelbar bei Kontakt kommt es zu brennenden Schmerzen, im Verlauf eines Tages kann sich eine oberflächliche Hautnekrose einstellen.

Behandlung

Arthropodenreaktionen sind in der Regel harmlos und heilen spontan innerhalb weniger Tage ab. Frühzeitig applizierte Umschläge mit kaltem Wasser können den Juckreiz lindern und die Schwellung hemmen. Bei Bienen- und Wespenstichen kann das Ödem durch kaltes Fließwasser über 10–15 min oft völlig verhindert werden. Topische Antihistaminika sind kaum wirksam, es sei denn aufgrund der kühlenden Gelgrundlage. Eine Steroidcreme kann bei hartnäckigeren Läsionen den Juckreiz lindern und den Verlauf abkürzen.

Abwendbar gefährliche Verläufe

Erysipel
Ein Insektenstich kann die Eintrittspforte für ein Erysipel darstellen. Kennzeichnend sind Fieber sowie eine flammende Rötung, die über die Stichstelle und die ursprüngliche Arthropodenreaktion hinausreicht.

Borreliose
Persistierende Läsionen werden von den Patienten oft mit einer Borreliose in Verbindung gebracht. Typisch für eine Borreliose ist, dass die ursprüngliche Zeckenstichreaktion längst abgeheilt ist, bis sich die weitgehend symptomlose, ringförmige Rötung des Erythema migrans entwickelt.

Anaphylaktoide Reaktion
Speziell bei Bienen- und Wespenstichen kann es bei sensibilisierten Patienten zu anaphylaktoiden Reaktionen bis hin zum Schock kommen. Die Anamnese zeigt manchmal, dass die Intensität der Reaktionen im Laufe von Jahren von Stich zu Stich zugenommen hat. Lebensbedrohende Reaktionen treten fast immer innerhalb von wenigen Minuten nach dem Stich auf. Adäquate Schockbehandlung, evtl. Anlegen einer Staubinde an der betroffenen Extremität sowie Verabreichung von Adrenalin fraktioniert i.v. und rascher Notarzttransport ins Krankenhaus können notwendig werden. Die weitere allergologische Abklärung und die Indikation zu einer Hyposensibilisierung gehören in die Hand des Spezialisten.

Fragen und Ratschläge

Unter den zahlreichen Hausmitteln, die für Insektenstichreaktionen empfohlen werden, sind Umschläge mit kaltem Wasser oder kaltes Fließwasser am wirksamsten und praktikabelsten.

2.5.4 Borreliose

Bild der Krankheit

Fall 51 ***»Ich habe gar nicht mehr an den Zeckenstich gedacht – ich werde ja so oft gestochen – aber jetzt ist das Knie auf einmal rot geworden!«***

Bei der 23-jährigen Patientin sieht man eine die Kniekehle umgebende ringförmige, nicht elevierte Rötung ohne Schuppen oder andere sekundäre Veränderungen. Sie klassifizieren als Bild einer Borreliose (Erythema migrans) und verordnen ein Penizillinpräparat für 3 Wochen. Die Notwendigkeit der 3-wöchigen Einnahme wird der Patientin besonders eingeschärft.

Kommentar. Im typischen Fall tritt ein Erythema chronicum migrans erst Wochen bis Monate nach einem Insektenstich auf. Rötung und Schwellung innerhalb der ersten Stunden und Tage sind dagegen immer pharmakologisch-toxisch oder allergisch bedingt und nicht Ausdruck einer Borrelieninfektion.

Stichwörter. *Borreliose; Erythema migrans.*

! Borrelien werden durch Zeckenstich übertragen und rufen an der Haut das Erythema migrans sowie – selten – ein Lymphozytom oder als Spätkomplikation eine Acrodermatitis chronica atrophicans hervor.

Die Gefahren der Borreliose – Spätkomplikationen wie zerebrale und kardiale Manifestationen – sind der Bevölkerung nicht unbekannt. Sehr oft suchen daher Patienten innerhalb der ersten Tage nach einem Insekten- bzw. Zeckenstich den Arzt auf, weil sie sich Sorgen wegen einer Borreliose machen.

Die klassische Akutmanifestation einer Borreliose tritt jedoch nicht unmittelbar nach dem Stich, sondern Wochen oder Monate später auf (Abb. 2-22).

Bevorzugt sind Körperbeugen, weil das auch die klassischen Stellen für einen Zeckenstich sind. Meist handelt es sich um ein kreisförmiges, randbetontes, nicht eleviertes Erythem, das im Laufe von Tagen langsam an Größe zunimmt. Fallweise gibt es Nerven- oder Gelenkschmerzen im betroffenen Gebiet oder milde Allgemeinsymptome.

Das Lymphozytom als seltenere Manifestation bevorzugt Nase, Ohrläppchen und Mamille und imponiert als kirschgroßer, kalottenförmiger roter Knoten.

Die Klassifikation erfolgt klinisch. Die serologische Untersuchung auf Borrelienantikörper ist wertlos, weil sie die ersten Monate nach Infektion oft negativ bleibt.

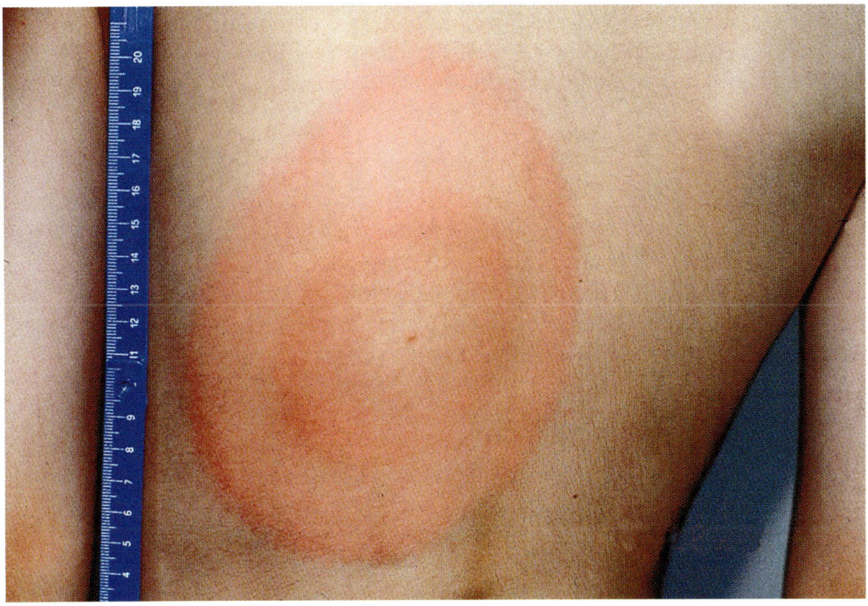

Abb. 2-22. Randbetontes Erythem bei Borreliose. Eine Borreliose tritt meist erst Wochen bis Monate nach einem Zeckenstich auf, wenn die ursprüngliche Zeckenstichreaktion längst abgeklungen ist

Checkliste: Erythema migrans

- *Bevorzugte Personengruppe:* Kinder und junge Erwachsene.
- *Vorgeschichte:* Keine.
- *Hauptbeschwerden:* Fallweise neuralgiforme Schmerzen.
- *Allgemeinsymptome:* Selten Abgeschlagenheit oder leichtes Fieber.
- *Bevorzugte Lokalisation:* Körperbeugen.
- *Bevorzugte Anordnung:* Keine.
- *Typische Morphologie:* Ringförmiges, relativ diskretes Erythem.

Behandlung

Es erfolgt eine orale antibiotische Therapie mit Penizillin, Amoxycillin oder einem Tetrazyklin. Wichtiger als die Wahl eines speziellen Antibiotikums ist eine Therapiedauer von 3 Wochen, damit die Borrelien sicher eradiziert und Spätkomplikationen verhindert werden.

Merke

Der Patient ist von vornherein auf die notwendige Therapiedauer von 3 Wochen hinzuweisen, insbesondere weil das Erythema chronicum migrans bereits nach wenigen Tagen verschwindet.

Bei einem Lymphozytom ist unter Antibiotika die Abheilung nicht im gleichen Ausmaß verlässlich. Bei Persistenz ist fachärztliche Untersuchung und ggf. eine Biopsie zur histologischen Untersuchung notwendig.

Abwendbar gefährliche Verläufe

Spätkomplikationen

Eine Borreliose kann – in sehr seltenen Fällen – nach Jahren zu Spätkomplikationen führen (neurologische, kardiale, artikuläre oder kutane Manifestationen). In Mitteleuropa ist die kutane Manifestation mit anfänglicher Schwellung und Rötung, im weiteren Verlauf mit kutaner Atrophie, meist an einem Bein lokalisiert, noch am häufigsten (sog. Acrodermatitis chronica atrophicans).

Fragen und Ratschläge

Zumeist ist die Sorge der Patienten betreffend Borrelieninfektionen unbegründet oder zumindest übertrieben. Die beste Prophylaxe ist die möglichst rasche sachgerechte Entfernung einer Zecke: Man fasst sie mit einer spitzen Pinzette und zieht sie unter leichten Drehbewegungen langsam heraus. Der Trick dabei besteht in der richtigen Dosierung der Kraft. Greift man zu fest zu, zerdrückt man die Zecke. Zieht man zu fest an, reißt man den Körper ab, während die Stechwerkzeuge in der Haut verbleiben. Letzteres ist für das Borrelien- oder FSME-Infektionsrisiko allerdings bedeutungslos.

Merke

Zur Infektionsprophylaxe ist es besser, den Zeckenkörper rasch zu entfernen, als aus Angst, die Stechwerkzeuge in der Haut zurückzulassen, auf einen Entfernungsversuch zu verzichten.

Eine prophylaktische antibiotische Therapie bei einem Zeckenstich ist nicht indiziert.

2.6 Erkrankungen durch physikalische Einflüsse

Die folgenden Erkrankungen werden wegen ihrer unmittelbar äußerlichen Auslösung zusammen abgehandelt. Physikalische Schädigungen umfassen mechanische Traumata ebenso wie Hitze- und Kälteeinwirkung und UV-bedingte Hautveränderungen.

2.6.1 Hämatome

Bild der Krankheit

Fall 52 *»Jetzt ist es auf einmal aufgebrochen!«*

Bei einer 73-jährigen Patientin findet sich ein 3×4 cm großes, tiefreichendes Ulkus mit schwarz-nekrotischem Grund am linken Unterschenkel prätibial. Anamnestisch gibt die Patientin an, dass sie sich 3 Wochen zuvor beim Einsteigen in die Straßenbahn an dieser Stelle gestoßen hätte. Zuerst hätte sie die Verletzung nicht beachtet, in der Folge sei eine Schwellung aufgetreten, die sie mit einer »Venensalbe« behandelt habe. Seit 2 Tagen sei die Stelle »offen«.

Das Ulkus wird als Substanzdefekt im Anschluss an ein subkutanes Hämatom interpretiert und eine entsprechende Lokaltherapie mit einem Hydrokolloidverband eingeleitet.

Kommentar. Obwohl sich die meisten Hämatome spontan resorbieren, können sie einschmelzen, nekrotisieren und nach außen durchbrechen, wobei sie ein tiefreichendes Ulkus hinterlassen. Im Gegensatz zu Ulzera aufgrund venöser oder arterieller Durchblutungsstörung heilen diese Defekte rasch ab.

Stichwörter. *Hämatom; Ulcus cruris.*

! Ein Hämatom ist ein großes, tiefliegendes Extravasat.

Bei einem ansonsten gesunden Menschen treten Hämatome nur nach entsprechenden Traumata auf. Sie imponieren initial als bläuliche oder – bei sehr tiefem Sitz – hautfarbene oder rötliche, unscharfe Schwellung. Im weiteren Verlauf wird der blaue Farbton intensiver, wenn das Blut in Richtung Hautoberfläche diffundiert, später gelblich. Bevorzugt sind exponierte Körperstellen an den Extremitäten und über Knochenvorsprüngen.

Checkliste: Hämatom

- *Bevorzugte Personengruppe:* Keine.
- *Vorgeschichte:* Trauma unterschiedlichen Ausmaßes.
- *Hauptbeschwerden:* Mäßiger Druckschmerz.
- *Allgemeinsymptome:* Keine.
- *Bevorzugte Lokalisation:* Exponierte Körperareale.
- *Bevorzugte Anordnung:* Keine.
- *Typische Morphologie:* Tiefliegender, bläulich-gelber Knoten.

Behandlung

Bei einfachen Hämatomen genügt Schonung der betroffenen Körperstelle. Von Heparinoid-hältigen topischen Präparaten erwartet man eine raschere Resorption des Hämatoms.

Abwendbar gefährliche Verläufe

Grunderkrankung mit Gerinnungsstörung

Bei rezidivierenden Hämatomen ohne adäquate Traumata ist an eine Grunderkrankung mit Gerinnungsstörung (Leberfunktionsstörung, myeloproliferative Erkrankung) zu denken und eine entsprechende Abklärung zu veranlassen.

Einschmelzung, Abszedierung und Nekrotisierung

Vor allem bei älteren Menschen können Hämatome verflüssigen, vereitern oder in toto nekrotisch werden. In ersteren Fällen kann eine Inzision notwendig werden, im Falle einer Nekrotisierung ist eine anfangs trockene Lokaltherapie, nach Abstoßung des Schorfes eine feuchte Wundbehandlung angezeigt.

Kompartmentsyndrom

Subfasziale Hämatome am Unterschenkel können zu massivem Ödem der Muskellogen mit konsekutiver Ischämie führen. Extreme Schmerzen, Bewegungsunfähigkeit und Verlust der Fußpulse sind wegweisend und verlangen umgehend eine fachärztlich-chirurgische Versorgung.

Signifikanter Blutverlust

Insbesondere Hämatome am Oberschenkel können bis zu 1 l Blut aufnehmen und zur Hypovolämie führen.

Weitere Verletzungen

Stets ist klinisch-physikalisch auf weitere Verletzungen (z. B. Frakturen) zu achten. Außerdem sei darauf hingewiesen, dass Hämatome an weichen Körperpartien – etwa am Bauch – nur durch massive stumpfe Traumata zustande kommen können und damit auch ein beträchtliches Risiko der Verletzung innerer Organe besteht.

Misshandlung

Wiederholte Arztbesuche wegen Hämatomen, mehr aber noch das Nebeneinander frischer und älterer Läsionen sollen an die Möglichkeit einer Misshandlung – insbesondere bei Kindern – denken lassen. Dabei ist auch die Lokalisation zu beachten: Rezidivierende Hämatome an den Unterschenkeln sind bei aktiven Kindern mit großem Bewegungsdrang normal, Hämatome an den Armen, am Kopf oder am Stamm dagegen weniger. Hinweisend auf eine Misshandlung kann auch eine inkonklusive Anamnese sein.

TIPP
Stets sollte man sich den Unfallhergang genau schildern lassen. Diskrepanz zwischen angeschuldigtem Trauma und dem objektiven Befund sprechen gegen ein banales Hämatom und sollen die Aufmerksamkeit auf eine Grunderkrankung oder eine Misshandlung lenken.

Fragen und Ratschläge

Schonen der betroffenen Körperstelle und ggf. Hochlagern sind die wichtigsten Maßnahmen. Eine Wiedervorstellung sollte für den Fall zunehmender Schwellung und Schmerzen oder für den Fall neuer Hämatome vereinbart werden.

2.6.2 Schwiele und Klavus

Bild der Krankheit

Fall 53 *»Solche Schmerzen – ich kann keinen Schritt gehen!«*

Bei der 66-jährigen Dame sieht man eine etwa 8 mm große, weiße Hyperkeratose dorsolateral an der Kleinzehe des rechten Fußes. Im Zentrum ist die Läsion dicker, scheint in die Tiefe zu reichen und ist extrem druckschmerzhaft. Die Klassifikation erfolgt als Bild eines Klavus. Es wird ein keratolytisches Externum verordnet. Weiters wird das Tragen von Schuhen, die die betroffene Körperstelle entlasten, dringend empfohlen. Gelegentlich soll eine Blutzuckerbestimmung durchgeführt werden.

Kommentar. Ein Klavus (Hühnerauge) kommt durch chronischen Druck und Reibung (Scherkräfte) zustande. Durch die Hyperkeratose wird der Druck immer größer (Circulus vitiosus). Druckentlastung führt zur Abheilung. Gefährlich kann die Ulzeration eines Klavus bei Diabetes mellitus werden.

Stichwörter. *Klavus; Hühnerauge; Diabetes mellitus.*

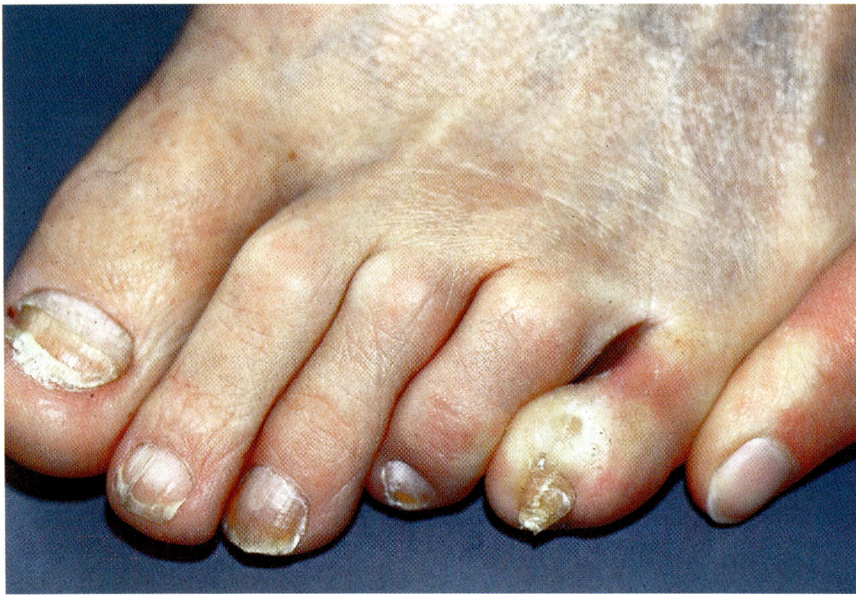

Abb. 2-23. Der Klavus (Hühnerauge) hat einen in die Tiefe reichenden Hornzapfen und ist äußerst druckschmerzhaft (im Bild: Interdigitalklavus V)

! Ein Kallus (Schwiele) ist eine flache Verdickung der Hornschicht durch chronischen Druck, eine Klavus (Hühnerauge) zeigt zusätzlich einen tiefreichenden zentralen Dorn und ist durch Druck- plus Scherbelastung bedingt.

Meist sind es Schmerzen beim Gehen, die die Patienten zum Arzt führen. Klavi finden sich bevorzugt an den Füßen und hängen ursächlich mit ungeeignetem Schuhwerk oder mit pathologischen Veränderungen der Fußmechanik zusammen (Abb. 2-23).

Schwielen können im Prinzip an jeder Körperregion, die einer Druckbelastung ausgesetzt ist, auftreten. Außer den Füßen sind oft die Hände, fallweise auch Knie oder Stirne (z. B. als sog. Betschwielen), betroffen. Der zentrale Dorn fehlt. Schwielen sind in der Regel nicht schmerzhaft.

Beachte

Kallus und Klavus sind stets unscharf begrenzt. Treten sie an Handflächen oder Fußsohlen auf, weisen sie im Gegensatz zu Viruswarzen stets am Rand ein erhaltenes Papillarleistenmuster auf.

Checkliste: Klavus

- *Bevorzugte Personengruppe:* Ältere Menschen.
- *Vorgeschichte:* Keine.
- *Hauptbeschwerden:* Schmerzen bei Druck.
- *Allgemeinsymptome:* Keine.
- *Bevorzugte Lokalisation:* Füße, v. a. Zehenrücken, Fußsohlen und Interdigitalräume.
- *Bevorzugte Anordnung:* Keine.
- *Typische Morphologie:* Unscharf begrenzte Hyperkeratose mit zentralem, tiefreichendem Dorn.

Behandlung

Bei Klavi ist das Ziel die Vermeidung jeglichen Drucks. Dazu versucht man, das überschüssige Hornmaterial durch Keratolytika zu entfernen (z. B. Warzenkollodium). Die Anwendung kann in gleicher Weise erfolgen wie für Warzen beschrieben. In ausgeprägten Fällen kann die Unterstützung einer Fußpflegerin sinnvoll sein.

Beachte

Es darf bei der mechanischen Manipulation nur Hornmaterial entfernt werden. Das ist schmerzlos und unblutig. Es darf niemals bluten, weil sonst die Gefahr einer Infektion besteht.

Bei Fehlstellung des Fußes sind Einlagen, bei Diabetes mellitus unter Berücksichtigung einer dynamischen Pedographie, erforderlich.

Bei Schwielen genügt meist die Erhebung der Ursache und die Vermeidung derselben.

Abwendbar gefährliche Verläufe

Ulzeration, Osteomyelitis

Insbesondere bei Diabetikern mit Klavi an der Planta kann es, bedingt durch die diabetische Neuropathie und Angiopathie, zu schmerzlosen Ulzerationen kommen, die rasch eine Osteomyelitis und im Extremfall den Verlust des Vorfußes nach sich ziehen können (Abb. 2-24). Daher sollte bei Klavi an den Füßen stets ein Diabetes ausgeschlossen werden und die arterielle Durchblutung durch Palpation der Fußpulse überprüft werden.

Fragen und Ratschläge

Oberstes Gebot ist die Vermeidung von Druck- und Scherbelastung. Im einfachsten Fall ist der Kauf anderer Fußbekleidung, etwa von Sandalen oder Pantoffeln, ausreichend. Auch Barfußgehen, sooft als möglich, kann nutzbringend sein.

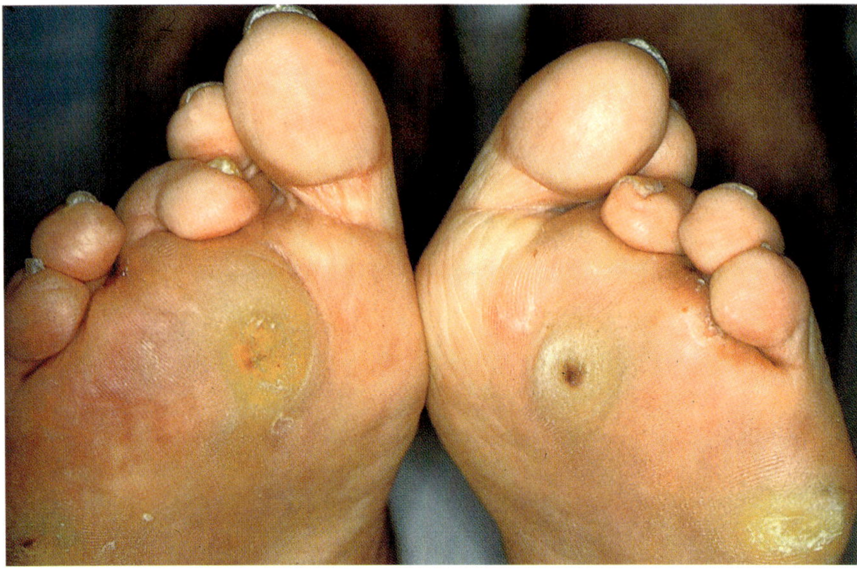

Abb. 2-24. Bei diabetischer Neuropathie können Klavi an den Fußsohlen zu Ulzeration und letztlich zu Osteomyelitis führen. Exakte orthopädische Versorgung nach dynamischer Pedographie ist zur Erhaltung des Fußes unerlässlich

Wichtig ist die klare Beratung hinsichtlich der mechanischen Entfernung der Hyperkeratosen. Wiewohl bei ansonsten Gesunden dies durch den Patienten selbst erfolgen kann und soll, gehört der diabetische Fuß ungedingt in geschulte Hände.

2.6.3 Dekubitus

Bild der Krankheit

Fall 54 *»Sie sitzt halt den ganzen Tag in ihrem Sessel.«*

Bei einer adipösen, 78-jährigen Patientin stellen Sie bei einem Hausbesuch handflächengroße, tiefreichende Ulzera über beiden Oberschenkeltrochanteren fest. Die Ränder sind unterminiert, die Haut der Umgebung ist gerötet und zeigt Schuppung und einzelne stecknadelkopfgroße Pusteln. Die Ulzera werden als Dekubitalulzera klassifiziert. Ursächlich kommt die weitgehende Immobilität der Patientin bei Hüft- und Kniearthrosen, Übergewicht und einem Insult vor 3 Monaten in Betracht, der eine diskrete Hemiparese hinterlassen hat.

Die Schuppung und Pustulation im Randbereich entspricht dem Bild einer Candida-Dermatitis. Angesichts guter familiärer Verhältnisse kann die Patientin in häuslicher Pflege verbleiben. Das Ausleihen einer Spezialmatratze mit automatisch gesteuerten pneumatischen Zellen sowie Hauskrankenpflegehilfe werden veranlasst. Gelegentlich wird eine Vorstellung auf einer plastisch-chirurgischen Abteilung wegen allfälliger Defektdeckung vorgeschlagen. Die Lokaltherapie erfolgt mit einem Creme-Gaze-Verband.

Kommentar. Dekubitalulzera entstehen stets bei Immobilisation infolge einer Grundkrankheit. Die physikalische Druckentlastung, am besten mit mechanisch-pneumatischen Matratzen, ist die wichtigste Therapiemaßnahme.

Stichwörter. *Dekubitus; Insult.*

! Ein Dekubitalulkus entsteht durch Nekrose von Haut und Subkutis infolge einer druckbedingten Ischämie.

Stets handelt es sich um allgemein kranke Menschen, die aufgrund von Bewegungseinschränkung nicht von sich aus zu beständigem natürlichem Lagewechsel beim Liegen und Sitzen imstande sind (Abb. 2-25). Bei jungen Menschen kommen Querschnittslähmung oder andere schwere Traumata in Betracht, meist handelt es sich jedoch um ältere Patienten mit allgemeiner Schwäche oder insbesondere neurologischen Defekten nach Schlaganfall. Hinsichtlich des Ernährungszustandes kommen sowohl Adipositas (Bewegungseinschränkung) als auch Marasmus (fehlende subkutane Polster über den Knochenvorsprüngen) ätiologisch in Betracht.

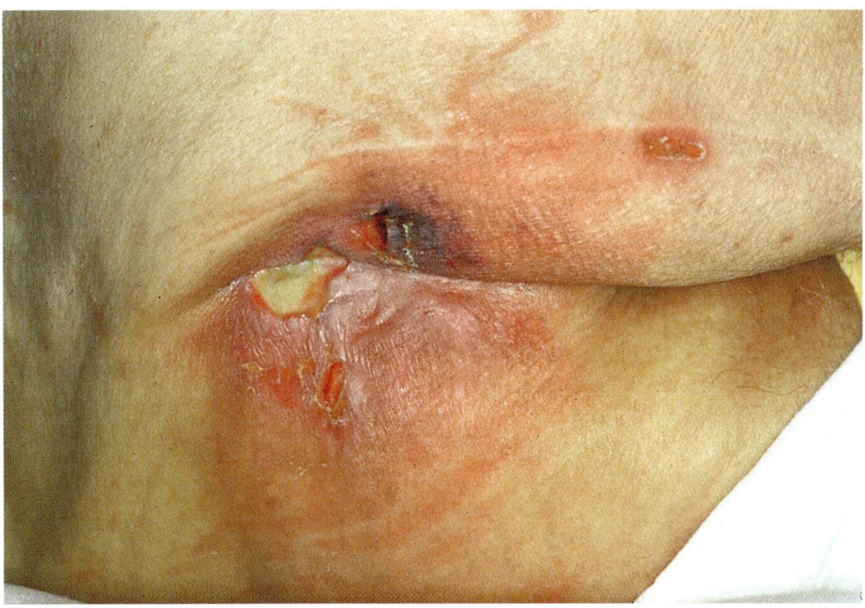

Abb. 2-25. Dekubitalulkus bei einem marantischen Patienten

Bevorzugt betroffen sind die Präsakralregion, die Trochanteren, die Außenknöchel und die Fersen. Arterielle Mangeldurchblutung wirkt v. a. bei letzteren Lokalisationen prädisponierend.

> **Merke**
> **Bei alten Menschen ist auch bei nur kurz dauernder Bettruhe auf eine Prophylaxe eines Fersendekubitus, am einfachsten durch einen unter die Beine gelegten Polster, zu achten.**

Am Beginn eines Dekubitus – der meist übersehen wird – steht eine Rötung mit subkutanem Infiltrat, weil die Subkutis auf Druck am empfindlichsten reagiert und zuerst nekrotisch wird. Nach wenigen Tagen entstehen tiefe Ulzera mit schmierigem Grund und unterminierten Rändern.

Checkliste: Dekubitus

- *Bevorzugte Personengruppe:* Alte und Schwerkranke.
- *Vorgeschichte:* Längerdauernde Bewegungseinschränkung.
- *Hauptbeschwerden:* Schmerzen.
- *Allgemeinsymptome:* Meist reduzierter Allgemeinzustand.
- *Bevorzugte Lokalisation:* Präsakral, über den Trochanteren, Ferse, Knöchel.
- *Bevorzugte Anordnung:* Keine.
- *Typische Morphologie:* Schmierig belegte, tiefreichende Ulzera mit Taschen unter die umgebende Haut.

Behandlung

Im Vordergrund steht die mechanische Druckentlastung bzw. die laufende Druckverlagerung. Handelt es sich um Verwahrlosung bzw. einen Fall ungenügender Pflege, so kann bereits eine intensivierte konventionelle Betreuung, etwa in einem gut geführten Pflegeheim, zur Besserung führen. Tritt ein Dekubitus jedoch trotz sachgerechter Pflege auf, so müssen ungünstige Grundvoraussetzungen angenommen werden. In einer solchen Situation kann ein Therapieerfolg nur von einer mechanisch-pneumatischen Lagerungseinrichtung erwartet werden. Bei diesen Spezialmatratzen, die gekauft oder gemietet werden können, wird durch ein angeschlossenes Aggregat Luft in wechselndem Ausmaß in einzelne Luftkammern gepumpt, sodass über die Zeit hin eine möglichst gleichmäßige Druckverteilung erzielt wird.

Gegenüber dieser physikalischen Maßnahme tritt die medikamentöse Therapie in den Hintergrund: Reinigung mit einer antiseptischen Lösung, evtl. proteolytische Präparate, Verband mit einer Creme-Gaze oder mit einer Hydrokolloidauflage. Fallweise können systemische Antibiotika oder lokale Antimykotika notwendig werden. In schweren Fällen und bei entsprechender Lebenserwartung kommt eine plastisch-chirugische Intervention (Nekrektomie, Defektdeckung mit myokutanem Lappen) in Betracht.

Abwendbar gefährliche Verläufe

Verwahrlosung
Wenn der Allgemeinzustand des Patienten das Auftreten eines Dekubitus nicht erklärt, ist an die Möglichkeit der Verwahrlosung zu denken und umgehend die Fürsorge einzuschalten.

Grunderkrankung
Ein Dekubitus entsteht nie aus heiterem Himmel. Ist keine Grundkrankheit bekannt, ist eine stationäre Abklärung angezeigt.

Fragen und Ratschläge

Die wichtigste pflegerische Maßnahme ist der häufige Lagewechsel, insbesondere auch nachts. Weiters ist auf ausreichende Ernährung zu achten, in manchen Fällen evtl. über Anlegen eines Gastrostomas. Bei Progredienz ist rasch eine Spezialversorgung anzustreben. Davon soll man sich auch durch eine insgesamt infauste Prognose nicht abhalten lassen, weil schmerzhafte Dekubitalulzera den letzten Lebenswochen die verbliebene Lebensqualität rauben können.

Man muss allerdings auch zur Kenntnis nehmen, dass bei fortschreitender Grundkrankheit auch beste Pflege manchmal die Progredienz von Dekubitalulzera nicht verhindern kann.

2.6.4 Verbrennung und Verbrühung

Bild der Krankheit

Fall 55 ***»Zuerst hat es gar nicht so schlimm ausgesehen!«***

Zumindest war das vor 2 Tagen der Fall, als sich die 38-jährige Patientin versehentlich einen Topf mit heißer Suppe über die Oberschenkel gegossen hatte. Zuerst sei die Haut nur rot gewesen. Sie habe sofort eine Wundsalbe aufgetragen. Nunmehr sieht man jedoch bis handflächengroße Blasen, z. T. auch nur mehr Reste des Blasendachs, am Blasengrund gelbliche Nekrosen und in der Umgebung ein flächenhaftes Erythem. Innerhalb der Nekrosen sieht man regelmäßig angeordnete rote Pünktchen. Die Läsionen werden als Ambustio oberflächlich 3. Grades klassifiziert. Nach Abtragen der Blasenreste wird ein Gittertüllverband appliziert. Tägliche Verbandswechsel sind vorgesehen. Zum nächsten Besuch muss die Patientin den Impfpass mit Nachweis des ausreichenden Tetanusschutzes mitbringen.

Kommentar. Verbrennungen und Verbrühungen zeigen oft erst nach 24–48 h die endgültige Tiefenausdehnung und werden anfangs unterschätzt. Sind bei einer drittgradigen Verbrennung die Haarfollikel (sichtbar in Form regelmäßig angeordneter roter Pünktchen) noch erhalten, so regeneriert das Oberflächenepithel oft rasch aus diesen Strukturen, sodass sich eine plastische Deckung erübrigt.

Stichwörter. *Verbrühung; Ambustio.*

! Eine Verbrennung (Combustio) ist eine Gewebsschädigung durch Flammen oder heiße Gegenstände, eine Verbrühung (Ambustio) durch heiße Flüssigkeiten.

Am häufigsten kommen Verbrühungen im Haushalt durch heißes Wasser oder – noch schwerwiegender – heißes Fett beim Kochen zustande. Verbrennungen durch Stichflammen entstehen oft beim Entzünden von Grillgeräten oder beim Abbrennen von Holz. Heiße Gegenstände als Verbrennungsursache sind u. a. Bügeleisen und Bügelmaschinen, Kochplatten und Kraftfahrzeugbestandteile.

Gradeinteilung von Verbrennung bzw. Verbrühung

- *Grad 1:* Erythem
- *Grad 2:* Blasenbildung
- *Grad 3:* Nekrose; oberflächlich mit gelbem nekrotischem Belag, erhaltenen Haarfollikeln und erhaltener Sensibilität, tief mit braunschwarzen Nekrosen, Verlust der Haarfollikel und Anästhesie.

Bei oberflächlich drittgradigen Läsionen erfolgt die Regeneration aus den Haarfollikeln, sodass eine Epithelialisierung innerhalb weniger Tage möglich sein kann. Tief drittgradige Läsionen können nur vom Rand her mit einer Geschwindigkeit von maximal 1 mm pro Tag epithelialsieren, sodass hier meist eine plastische Deckung notwendig ist.

Stichflammen verursachen oft nur ganz oberflächliche Läsionen, während Wasser, noch mehr aber Fett und heiße Gegenstände zu tiefen Läsionen Anlass geben können. Besonders ausgedehnte und tiefreichende Verbrennungen entstehen, wenn die Kleidung Feuer gefangen hat.

Bei ausgedehnten Verbrennungen kommt es zu Allgemeinreaktionen mit Schock (anfangs neurogen, im Verlauf hypovolämisch und toxisch bedingt).

Die flächenhafte Ausdehnung wird nach der Neunerregel geschätzt (Kopf 9%, obere Extremitäten je 9%, untere Extremitäten je 18%, Stamm vorne und hinten je 18%, Genitale 1%). Für Kinder ist je nach Lebensalter der Kopf stärker zu gewichten. Die flächenhafte Ausdehnung einer Verbrennung wird meistens überschätzt. So wird etwa eine »große« Verbrennung am Oberschenkel oft mit 9% (»halbe untere Extremität«) geschätzt, während die genaue Inspektion zeigt, dass erstens nur die Vorderseite des Oberschenkels und diese auch nur zur Hälfte betroffen ist, sodass 3% realistisch sind.

TIPP
Als »Faustregel« für kleine Verbrennungen bewährt sich der Vergleich mit der Hand des Patienten. Sie entspricht (einschließlich Fingern) etwa 1% der Körperoberfläche.

Merke

Allgemeinsymptome sind ab 10% zweitgradig betroffener Körperoberfläche zu erwarten.

Checkliste: Verbrennung und Verbrühung

- *Bevorzugte Personengruppe:* Keine.
- *Vorgeschichte:* Eindeutige Anamnese.
- *Hauptbeschwerden:* Starke Schmerzen.
- *Allgemeinsymptome:* Schock.
- *Bevorzugte Lokalisation:* Keine.
- *Bevorzugte Anordnung:* Keine.
- *Typische Morphologie:* Rötung, Blasen, Erosionen, oberflächliche Nekrosen, tiefe Nekrosen.

Behandlung

Erste Hilfe erfolgt durch Kühlen mit kaltem Wasser für mindestens 15 min, was das Ausmaß der Verbrennung vermindert und gut analgetisch wirkt. Bei kleinen Verbrennungen wird für den 1. Tag eine Steroid-Antibiotikum-Creme appliziert, für die folgenden Tage ein antibiotischer Creme-Gaze-Verband.

TIPP
Ganz frische Blasen werden nicht abgetragen, weil sie vorerst die darunterliegende Haut schützen. Sind die Blasen prall gespannt, werden sie steril abpunktiert. Ist die Blase zerrissen und bildet das Blasendach graue, nekrotische Epidermisfetzen, dann kommen diese als Nährboden für Keime in Betracht und werden daher entfernt.

Bei großflächigen Verbrennungen (über 10%, bei Kindern und alten Menschen bereits bei 5%) erfolgt die Erstversorgung mit einer rasch infundierten kristalloiden Lösung und einer parenteralen Analgetikatherapie sowie umgehendem Transport in das nächste Krankenhaus.

Kleine Verbrennungen sind dann in eine Klinik zu überweisen, wenn sie über den Gelenken sitzen und mehr als zweitgradig sind. Eine allfällige Nekrektomie sollte dann möglichst innerhalb der 1. Woche angestrebt werden.

Grundsätzlich kommt eine plastische Deckung bei ausgedehnten und bei sehr tiefen drittgradigen Verbrennungen in Betracht.

Abwendbar gefährliche Verläufe

Verbrennungskrankheit, Schock

Auch wenn die Patienten initial stabil erscheinen, sollten nach oben genannten Grundsätzen eine parenterale Therapie und eine stationäre Einweisung erfolgen. Bei ausgedehnten Verbrennungen kommt der Erstversorgung mit ausreichender und rascher Flüssigkeitszufuhr und einer effizienten Schmerztherapie große Bedeutung zu.

Tetanus

Stets ist der Nachweis des vorliegenden Impfschutzes zu verlangen. Ist der Nachweis nicht möglich, soll simultan aktiv und passiv immunisiert werden.

Kontrakturen

Werden drittgradige Läsionen nicht zeitgerecht chirurgisch versorgt, können Kontrakturen mit kosmetischer und funktioneller Beeinträchtigung zurückbleiben, die später oft nicht mehr zufriedenstellend zu korrigieren sind.

Hypertrophische Narben und Keloide

Sie sind auch bei sachgerechter Therapie nicht unbedingt zu verhindern. Ihre weitere Behandlung gehört in die Hand des Spezialisten.

Fragen und Ratschläge

Erste Hilfe erfolgt mit kaltem Wasser – alle übrigen Hausmittel sind weniger wirksam, ggf. sogar schädlich und verschmutzen das Verbrennungsareal.

Nachdem viele Verbrennungen und Verbrühungen im Haushalt, und hier wiederum bei Kindern, passieren, sollte man derartige Vorfälle zum Anlass nehmen, wieder verstärkt Vorbeugung, etwa durch Auflegen einschlägiger Broschüren im Wartezimmer, zu betreiben.

Bei drittgradigen Verbrennungen kann die Narbenbildung durch das mehrmonatige Tragen einer individuell angemessenen Bandage (sog. Jobst-Bandage) verringert werden.

2.6.5 Sonnenbrand

Bild der Krankheit

Fall 56 *»Mich fröstelt, aber ich halte keine Kleidung auf der Haut aus.«*

Die Haut des 30-jährigen Patienten ist – v. a. an der Vorderseite – »krebsrot«. Tags zuvor ist er bei einem Sonnenbad im Freibad eingeschlafen. Es liegt eine Dermatitis solaris 1. Grades vor. Aufgrund der großflächigen Ausdehnung wird eine Steroidcreme in Verbindung mit einer eintägigen Azetylsalizylsäuretherapie verordnet.

Kommentar. Ein »gewöhnlicher« Sonnenbrand ist nicht medizinisch behandlungsbedürftig. Hier genügen einfache kühlende Externa einschließlich gängiger Hausmittel. In schweren Fällen lässt sich durch externe Steroide und interne Azetylsalizylsäure (Prostaglandinsynthesehemmung) eine dramatische Besserung erzielen.

Stichwort. *Dermatitis solaris.*

! Ein Sonnenbrand (Dermatitis solaris) kommt durch eine Überdosierung von UV-Licht in Relation zum vorhandenen Pigmentschutz zustande.

Berührempfindlichkeit und Schmerzen treten noch während des Sonnenbads oder wenige Stunden danach auf, ebenso Rötung und Ödem (Abb. 2-26). Das Maximum wird nach 12 h erreicht und kann mit Blasenbildung einhergehen. Trotz der oft großen flächenhaften Ausdehnung bleiben die Allgemeinreaktionen – im Gegensatz zu einer gleich großen Verbrennung – meist harmlos. Die Abheilung erfolgt mit trockener Schuppung.

Checkliste: Dermatitis solaris

- *Bevorzugte Personengruppe:* Keine.
- *Vorgeschichte:* Inadäquate UV-Exposition, eindeutige Anamnese.
- *Hauptbeschwerden:* Spontanschmerz und Hyperästhesie.
- *Allgemeinsymptome:* Eventuell Fieber und Kopfschmerzen.
- *Bevorzugte Lokalisation:* Keine.
- *Bevorzugte Anordnung:* Keine.
- *Typische Morphologie:* Rötung, Blasen.

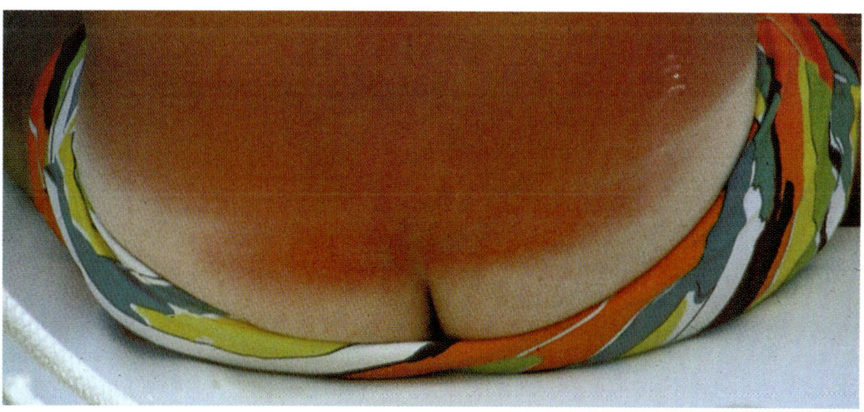

Abb. 2-26. Dermatitis solaris (Sonnenbrand)

Behandlung

Bei geringem Sonnenbrand kann der Spontanverlauf abgewartet werden. Lindernd wirken kühlende Externa, insbesondere Gels, in den ersten 2 Tagen. Danach steht die Austrocknung im Vordergrund, sodass auf fettere Pflege umgestellt werden muss.

Bei schwerer Dermatitis solaris bewähren sich topische Steroide – möglichst ein potentes Steroid in Creme-Grundlage und keine milde, verdünnte »Milch« – zusammen mit Azetylsalizylsäure 3-mal 1 g für 1 Tag. Damit klingt der Sonnenbrand in der Regel innerhalb von 24 h ab.

Abwendbar gefährliche Verläufe

Photodynamische Reaktion

Wenn die Anamnese keine Erklärung für eine ausreichend starke Sonnenexposition zeigt – z. B. lediglich Aufenthalt im Schatten oder bei bewölktem Himmel – so ist anstelle der einfachen toxischen UV-Wirkung an eine photodynamische Reaktion infolge eines Lichtsensibilisators zu denken. In Betracht kommen v. a. Medikamente, aber auch Naturheilmittel (viele Pflanzen enthalten Photosensibilisatoren).

Wiesengräserdermatitis

Sie entsteht durch äußerlichen Kontakt mit feuchten Gräsern, die Lichtsensibilisatoren enthalten, und anschließender Sonnenexposition. Im Gegensatz zur Dermati-

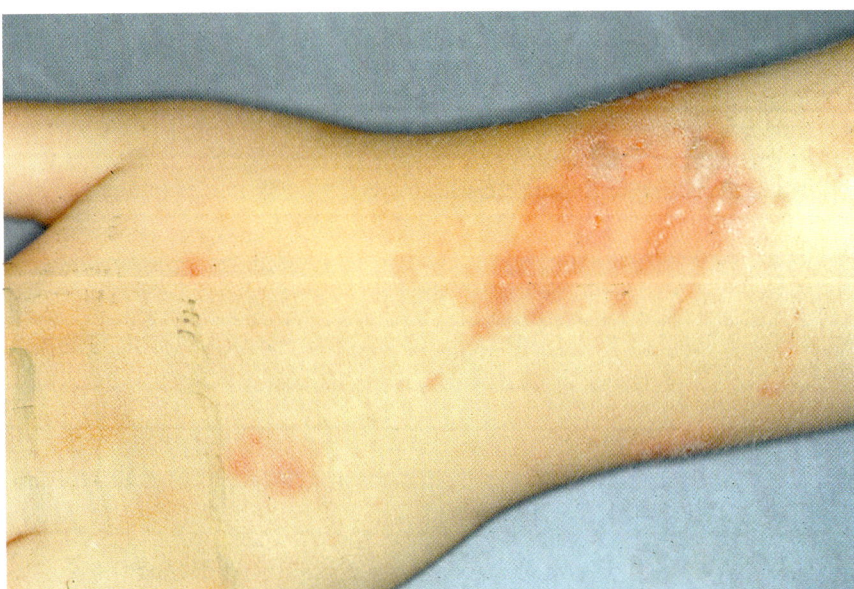

Abb. 2-27. Bestimmte Gräser können bei direktem Kontakt und Einwirken von Feuchtigkeit und Sonnenlicht zu einer photoallergischen Reaktion führen (Dermatitis bullosa striata pratensis, Wiesengräserdermatitis)

tis solaris sind die Läsionen bizarr konfiguriert – entsprechend dem Abdruck der Pflanzen auf der Haut – und neigen zu Bläschenbildung und bräunlicher Hyperpigmentierung (Abb. 2-27). Die subjektiven Symptome werden rasch durch topische Steroide gelindert, die Residualpigmentierung bleibt aber meist für den Rest der Saison erhalten. Ähnliche Läsionen können auch durch Sonnenbestrahlung im Anschluss an die äußerliche Anwendung von Parfums auftreten und zeigen dann oft charakteristische Abrinnspuren.

Keratoconjunctivitis photoelectrica

Insbesondere bei Sonnenexposition im Hochgebirge und auf Schneefeldern kann es mit einer typischen Latenz von 12 h zu Augenbrennen mit konjunktivaler und ziliarer Injektion kommen. Vorstellung beim Augenarzt ist angezeigt.

Sonnenbrände, insbesondere in der Kindheit, stellen einen Risikofaktor für die Entwicklung eines Melanoms im späteren Leben dar *(Karzinogenese)*.

Fragen und Ratschläge

Die auf den Sonnenschutzpräparaten angegebenen Sonnenschutzfaktoren wurden unter optimaler Anwendung unter Laborbedingungen ermittelt. Im täglichen Leben wird dieser Idealzustand jedoch nicht immer erreicht (ungleichmäßiges Auftragen, Abrieb, Wasserexposition). Besonders unterschätzt wird die Wirkung bei relativ kühlem Wetter, etwa an einem windigen Tag am Strand oder im Frühjahr im Hochgebirge.

2.6.6 Polymorphe Lichtdermatose und sog. »Sonnenallergie«

Bild der Krankheit

Fall 57 ***»Früher habe ich die Sonne so gut vertragen – und jetzt bekomme ich immer diesen Ausschlag!«***

Bei der 28-jährigen Patientin treten seit einigen Jahren stets am Beginn der Sonnensaison Ausschläge auf, die im Laufe des Sommers nachlassen. Ein Schub kommt etwa 1 Tag nach Sonnenexposition und klingt dann im Verlauf mehrerer Tage ab. Derzeit finden sich diskrete, rötliche, urtikarielle Plaques an den Armen und am Dekolleté. Es liegt das Bild einer polymorphen Lichtdermatose vor. Es wird ein potenter Lichtschutz gegen UVB und UVA verordnet und eine weitere Abklärung beim Spezialisten veranlasst.

Kommentar. Die polymorphe Lichtdermatose – im Volksmund »Sonnenallergie« genannt – ist wahrscheinlich auf einen endogenen, noch nicht definierten Photosensibilisator zurückzuführen. Das auslösende Spektrum ist meist UVA-Licht.

Stichwörter. *Polymorphe Lichtdermatose; »Sonnenallergie«.*

! Die polymorphe Lichtdermatose äußert sich durch Flecke und urtikarielle Plaques nach Sonnenbestrahlung.

Die Beschwerden treten erstmals um das 20. Lebensjahr, bevorzugt bei Frauen, auf. Typisch sind der Verlauf und die Verteilung: Erster Schub am Beginn der Sommersaison; die Intensität weiterer Schübe lässt im Laufe des Sommers meistens nach. Von Jahr zu Jahr können die Beschwerden zunehmen. Befallen sind v. a. jene Körperregionen, die nicht immer, sondern nur gelegentlich der Sonne ausgesetzt sind. Dementsprechend bleibt das Gesicht oft frei. Am häufigsten finden sich Flecke und flache Plaques.

Ursächlich wird ein noch nicht identifizierter endogener Lichtsensibilisator diskutiert.

Checkliste: Polymorphe Lichtdermatose

- *Bevorzugte Personengruppe:* Frauen in jüngeren und mittleren Lebensjahren.
- *Vorgeschichte:* Stets am Beginn der Sonnensaison.
- *Hauptbeschwerden:* Juckreiz.
- *Allgemeinsymptome:* Keine.
- *Bevorzugte Lokalisation:* Brustausschnitt und Arme.
- *Bevorzugte Anordnung:* Disseminiert.
- *Typische Morphologie:* Erythematöse Flecke oder Plaques.

Behandlung

Der akute Ausschlag kann mit topischen Steroidpräparaten behandelt werden. Zur Prophylaxe ist Lichtschutz gegen UVA, evtl. auch gegen sichtbares Licht erforderlich, auch wenn damit keine sichere Verhinderung möglich ist. β-Karoten kann als orale Prophylaxe versucht werden. Am wirksamsten ist eine Vorbräunung mittels Psoralen-UVA- (PUVA-)Therapie oder mit 311-nm-UVB-Bestrahlung. Diese muss zeitig im Frühjahr durchgeführt werden, sodass auf eine rechtzeitige Überweisung zum Dermatologen geachtet werden muss.

Abwendbar gefährliche Verläufe

Lupus erythematodes

Es bestehen pathogenetische Beziehungen zum Lupus erythematodes, sodass eine diesbezüglich serologische Abklärung (Autoantikörper) erfolgen muss.

Photodynamische Reaktion und Lichturtikaria

Exakte Fahndung nach einem topisch (Sonnencremen!) oder systemisch (Medikamente, Tees) zugeführten möglichen Photosensibilisator ist notwendig. Die Lichturtikaria unterscheidet sich von der polymorphen Lichtdermatose dadurch, dass sie innerhalb weniger Minuten nach Beginn der Sonnenbestrahlung auftritt und eine massive Ausdehnung aufweisen kann.

Fragen und Ratschläge

Sonnenschutzmittel können hilfreich sein, können an sich aber auch zu einer Lichtunverträglichkeit beitragen. Am besten sind Sonnenschutzmittel mit anorganischen Mikropigmenten geeignet. Den besten Schutz bietet allerdings die Kleidung.

2.7 Urtikaria

Bild der Krankheit

Fall 58 ***»Plötzlich ist dieser Ausschlag gekommen – dabei habe ich gar nichts Besonderes gegessen!«***

In der Früh seien nur wenige Flecke zu sehen gewesen, erklärt die 25-jährige Patientin, nun aber sei der ganze Körper voll davon. Und es juckt! An Stamm und Extremitäten findet man unzählige, z. T. groß konfluierende, teils rötliche, teils abgeblasste Quaddeln. Die Oberlippe ist diskret ödematös, die Uvula unauffällig. Die Anamnese ergibt den Besuch eines chinesischen Restaurants am Vortag. Außerdem habe sich die Patientin seit einigen Tagen nicht recht wohl gefühlt und wegen Kopf- und Halsschmerzen eine Aspirintablette eingenommen. Es wird als Bild einer kurzfristigen, akuten Urtikaria, in erster Linie gastrointestinal bedingt, klassifiziert. Die Behandlung besteht aus Teepause für 24 h, einem milden Laxans sowie oralen Antihistaminika. Im Falle einer Zunahme der Lippenschwellung oder Auftreten von Lidschwellung oder Atemnot sollte umgehend eine Wiedervorstellung erfolgen.

Kommentar. Eine Urtikaria entsteht nur selten unmittelbar allergisch auf ein bestimmtes Nahrungsmittel. Viel häufiger handelt es sich um die Kombination mehrerer Faktoren, wie etwa Nahrungsmittel, Medikamente und ein banaler Infekt. Eine allergologische Abklärung ist nur bei Rezidiven sinnvoll.

Stichwörter. *Urtikaria; Nahrungsmittel; Medikamente; Infekte.*

! Eine Urtikaria ist durch das generalisierte Auftreten multipler Quaddeln (Urticae) charakterisiert.

Für den Betroffenen stehen Juckreiz und ein auffallend wechselndes Erscheinungsbild im Vordergrund. Die Urtikaria ist die einzige Erkrankung, bei der Läsionen und Juckreiz innerhalb eines Tages dramatisch Intensität und Lokalisation ändern können.

Klassische Quaddeln sind gerötete, oberflächliche Ödeme. Zentrales Abklingen und pripheres Fortschreiten können zu figurierten Quaddeln führen. Maximales Ödem im Zentrum kann zur Abblassung bei erhaltenem rötlichem Randsaum führen. Beteiligung tieferer Hautschichten kann zu tiefen Ödemen an Lidern, Lippen, Händen und Füßen führen (sog. Urticaria profunda). Dabei kann es – extrem selten – auch zum Larynxödem kommen.

TIPP
Ein Ödem der Uvula kann erstes Anzeichen für die Mitbeteiligung der oberen Luftwege im Rahmen einer Urtikaria sein.

Verlauf und Ursachen sind äußerst variabel. Für eine erste Einschätzung hat sich folgendes Schema bewährt:

- Dauer
  Kurzfristig: weniger als 6 Wochen, langfristig: Länger als 6 Wochen.
- Rhythmus
  Rezidivierend: Schübe getrennt durch mehrtätige oder längere freie Intervalle; kontinuierlich: praktisch täglich Läsionen vorhanden.
- Intensität
  »Akuter Typ«: Große, konfluierende Quaddeln, Urticaria profunda
  »chronischer Typ«: Kleine, disseminierte Quaddeln.

Die häufigsten Formen sind die langfristige, akut-rezidivierende Urtikaria, die oft auf Nahrungsmittelunverträglichkeit zurückgeht, und die langfristige, chronisch-kontinuierliche Urtikaria, die meist »vegetativ« bedingt und allergologisch unergiebig ist.

Eine Sonderstellung nehmen physikalische Urtikariaformen ein, bei denen man zwar den Auslöser (Kälte, Wärme, Druck, UV-Licht, Schwitzen), die Ursache aber ebenso wenig kennt (Abb. 2-28).

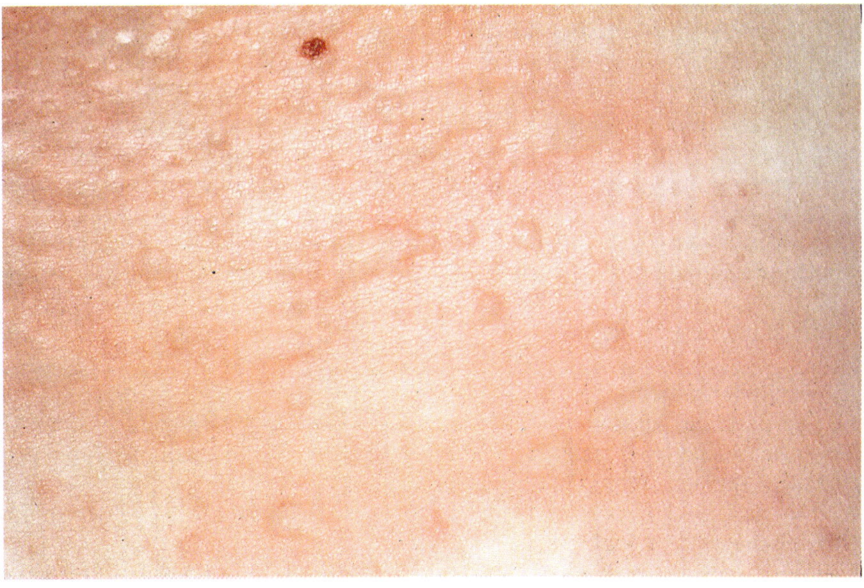

Abb. 2-28. Hautfarbene Quaddeln bei einer Schwitzurtikaria

Grundsätzlich ist ein ursächlicher Faktor sehr oft nicht zu eruieren. Bei einem einmaligen Ereignis oder einer kurzfristigen Urtikaria kommen oft mehrere Umstände – Infekt, Nahrungsmittel, evtl. Medikament – zusammen, wobei eine weitere Abklärung nicht notwendig erscheint. Bei langfristigen Verläufen ist eine fachärztliche Abklärung angezeigt.

Checkliste: Urtikaria

- *Bevorzugte Personengruppe:* Keine.
- *Vorgeschichte:* Fallweise ungewöhnliche Nahrungsmittel, Infekte, Magen-Darm-Beschwerden, Medikamente.
- *Hauptbeschwerden:* Juckreiz.
- *Allgemeinsymptome:* Nur bei ganz akuten Fällen evtl. Zeichen einer anaphylaktoiden Reaktion.
- *Bevorzugte Lokalisation:* Keine.
- *Bevorzugte Anordnung:* Konfluierend.
- *Typische Morphologie:* Quaddeln, fallweise im Zentrum abgeblasst, fallweise Lippen- und Lidschwellung.

Behandlung

Bei akuter Urtikaria kann Teepause für 1 Tag zusammen mit einem kristallinen Laxans verordnet werden. Antihistaminika werden p.o. oder in schweren Fällen i.v. gegeben. Bei massiver Ausprägung, insbesondere bei Profunda-Symptomatik, werden 250 mg Prednisolon i.v. zusätzlich verabreicht. Wenn Allgemeinsymptome (Dyspnoe, Übelkeit, Diarrhö, Blutdruckabfall, Tachykardie) auftreten, ist nach der Erstversorgung unbedingt eine stationäre Einweisung angezeigt.

Bei langfristiger, chronisch-kontinuierlicher Urtikaria kommen in erster Linie Antihistaminika in ausreichend hoher Dosierung in Betracht. Ältere, sedierende Antihistaminika wirken oft besser als neuere, nicht sedierende. Fallweise kann die Therapie um orale Steroide (kurzfristig), H_2-Antihistaminika, Doxepin, Ketotifen oder Cyclosporin in der Hand des erfahrenen Spezialisten erweitert werden.

Eine strikte Allergenvermeidung ist bei gesicherter Nahrungsmittelallergie sinnvoll. Ansonsten sollen Tee, Kaffee und Alkohol gemieden werden, weil sie Juckreiz steigern und Mastzellen degranulieren können. Als diätetische Unterstützung können eine histaminarme Diät und eine Additiva-freie Diät versucht werden.

Abwendbar gefährliche Verläufe

Arzneimittelexanthem

Im Gegensatz zur klassischen Urtikaria, bei der die einzelnen Quaddeln kaum je länger als 24 h bestehen, zeigt das urtikarielle Arzneimittelexanthem persistierende Quaddeln, die sich meist kraniokaudal ausbreiten.

Systemische anaphylaktoide Reaktion

Selten einmal kann es zu systemischen Reaktionen kommen. Am ehesten tritt dies im Zusammenhang mit Bienen- oder Wespenstich, parenteraler Medikamentengabe oder bei Nahrungsmittelallergie auf. Schwere Reaktionen treten meist innerhalb der ersten halben Stunde nach der Allergenzufuhr ein. Nichtsdestotrotz sollte man jeden Urtikariapatienten darauf hinweisen, dass beim Auftreten systemischer Beschwerden sofort ein Arzt oder ein Krankenhaus aufzusuchen sind.

Hereditäres Angioödem

Das hereditäre Angioödem ist eine relativ seltene angeborene Erkrankung, die sich durch schwere, steroidresistente, lebensbedrohliche Urticaria-profunda-Anfälle äußert. Der Nachweis des entsprechenden Defektes (C1-Esterase-Inhibitor-Mangel) gehört zum Standardrepertoire der Urtikariaabklärung.

Grundkrankheiten

Eine Urtikaria kann Ausdruck einen Grunderkrankung (Hepatitis, Lupus erythematodes) sein. Protrahierter Verlauf und allgemeine Krankheitszeichen sollen Anlass zu intensiver Abklärung sein. Insbesondere ist auch an parasitäre Erkrankungen (Darm- oder Gewebsparasiten) zu denken und eine entsprechende Reiseanamnese zu erheben.

Fragen und Ratschläge

Häufig werden von den Patienten Nahrungsmittel und die Psyche als Auslöser verdächtigt. Tatsache ist, dass eindeutige Nahrungsmittelallergien vergleichsweise selten sind und die Psyche oft als Lückenbüßer dafür herhalten muss, wenn wir andere Ursachen nicht nachweisen können.

Eine allergologische Abklärung soll bei langfristigen Fällen durchgeführt werden. Bleibt die Ursache verborgen, dann kann lediglich eine symptomatische Antihistaminika-Therapie, diese allerdings konsequent und hoch genug dosiert, durchgeführt werden. Im Übrigen kann eine Urtikaria auch nach Jahren oft ebenso ungeklärt, wie sie gekommen ist, wieder verschwinden.

2.8 Pruritus

Pruritus (Juckreiz) ist ein häufiges Begleitsymptom diverser Hautkrankheiten. Im Folgenden soll jedoch von Zuständen gesprochen werden, bei denen Juckreiz allein im Vordergrund steht und keine ursächliche Dermatose fassbar ist.

Bild der Krankheit

Fall 59 *»Jedesmal nach dem Duschen ist der Juckreiz unerträglich!«*

Auf den 1. Blick zeigt die Haut des 63-jährigen Patienten nichts Ungewöhnliches. Erst genaue Inspektion und Palpation lassen erkennen, dass die Haut insgesamt trocken imponiert und eine feine Schuppung aufweist. Es wird als Pruritus, wahrscheinlich im Zuge einer latenten Austrocknung der Haut, klassifiziert. Es wird eine rückfettende, harnstoffhaltige Pflegesalbe verordnet. Bei Gelegenheit werden Blutzucker, Leberwerte und Blutbild überprüft.

Kommentar. Ein Juckreiz ohne Hautkrankheit kann durch latente Hautveränderungen, durch innere Erkrankungen sowie psychogen bedingt sein. Am häufigsten ist eine diskrete Austrocknung der Hornschicht.

Stichwörter. *Pruritus sine materia; Exsikkation.*

! Pruritus bedeutet Juckreiz. Liegt Juckreiz ohne fassbare Hautveränderungen vor, spricht man von einem Pruritus sine materia.

Der Juckreiz kann generalisiert oder lokalisiert sein, und er kann dauernd oder nur phasenweise auftreten. Als sekundäre Veränderungen durch Kratzen können Exkoriationen, exkoriierte Prurigoknoten und lichenifizierte Plaques entstehen.

Ursächlich kommen diskrete Hautkrankheiten (Austrocknung, Photosensibilisierung, gepflegte Skabies), innere Erkrankungen (z. B. Leberparenchymschaden, evtl. Diabetes mellitus, Eisenmangel, Herzinsuffizienz, Niereninsuffizienz, Hämoblastosen), Medikamente (z. B. Morphine) und psychische Erkrankungen (z. B. Depression) in Betracht.

Beachte

Die Tatsache, dass man im Moment für einen Juckreiz keine dermatologische oder internistische Ursache findet, bedeutet nicht zwangsläufig, dass eine psychische Erkrankung vorliegt!

Bei persistierendem, quälendem Juckreiz ist eine intensive fachärztliche Abklärung angezeigt, auch wenn sie nicht immer von Erfolg gekrönt sein wird.

Checkliste: Pruritus

- *Bevorzugte Personengruppe:* Patienten im mittleren und höheren Lebensalter.
- *Vorgeschichte:* Schleichender Beginn.
- *Hauptbeschwerden:* Juckreiz.
- *Allgemeinsymptome:* Schlaflosigkeit, Nervosität.
- *Bevorzugte Lokalisation:* Rücken, Beine, Arme.
- *Bevorzugte Anordnung:* Keine.
- *Typische Morphologie:* Keine Hautveränderungen oder aber sekundäre Kratzeffekte.

Behandlung

Die erste Maßnahme besteht in rückfettenden Externa. In zweiter Linie werden juckreizstillende Externa angewendet, zu denen Harnstoff, Thesit und Steroide zählen. Orale Antihistaminika können versucht werden. In verzweifelten Fällen können Psychotherapie und Psychopharmaka notwendig werden. Insgesamt ist die Therapie jedoch reichlich undankbar.

Abwendbar gefährliche Verläufe

Maligne Erkrankungen
Insbesondere der M. Hodgkin kann sich mit massiver Prurigo äußern. Bei Polyzythämie wiederum steht aquagener Pruritus im Vordergrund.

Psychiatrische Erkrankungen
Juckreiz kann Ausdruck einer larvierten Depression sein. Kommt es jedoch zu tiefreichenden Exkoriationen unter dem Bedürfnis, Hautunreinheiten oder gar vermeintliche Parasiten zu entfernen, so kann eine Psychose (z. B. Dermatozoenwahn) vorliegen.

Skabies
Die gepflegte Skabies kann als Pruritus (fast) sine materia imponieren.

Fragen und Ratschläge

Heiße Bäder, Kaffee, Tee und Alkohol sollten vermieden werden. Die Medikamentenliste ist sorgfältig zu durchforsten. So können etwa Kontrazeptiva durch eine latente Cholestase zu Juckreiz führen. Bei persistierendem Verlauf ist der Patient von der Notwendigkeit einer Durchuntersuchung zu überzeugen.

2.9 Ekzemerkrankungen

Ekzemerkrankungen sind subjektiv durch Juckreiz, objektiv durch ein Nebeneinander von mehreren Effloreszenzen (Erytheme, Papeln, Bläschen, Erosionen, Krusten, Schuppen und Infiltration) gekennzeichnet. Sie stellen somit ein komplexes Reaktionsmuster der Haut dar, das durch innerliche Einflüsse oder durch äußere Einwirkungen ausgelöst werden kann. Zu den »endogenen« Ekzemen zählen Neurodermitis und seborrhoische Dermatitis, zu den »exogenen« dagegen die große Gruppe der Kontaktekzeme.

Im Folgenden werden zuerst Neurodermitis, seborrhoische Dermatitis und Kontaktdermatitis getrennt besprochen. Anschließend werden einige häufige Ekzempräsentationen, die polyätiologisch bedingt, im Erscheinungsbild aber sehr ähnlich sein können, herausgegriffen. Hierzu zählen Handekzeme, im speziellen dyshidrotische Ekzeme, Unterschenkelekzeme und Gesichtsekzeme.

2.9.1 Neurodermitis

Die Neurodermitis ist derzeit zwar nicht die wichtigste, mit Sicherheit aber die populärste Hautkrankheit.

Bild der Krankheit

Fall 60 *»Hoffentlich ist das nicht Neurodermitis!«*

Es ist sichtlich Angst, was aus dieser Frage der Mutter eines 4-jährigen Buben spricht. Dieser zeigt Rötung, Schuppung und diskrete Lichenifikation in den Ellenbeugen, die seit mehreren Monaten in wechselndem Ausmaß bestehen. Diverse Therapieversuche haben einmal mehr, einmal weniger Erfolg gebracht, Kortison wurde natürlich nicht verwendet.

Es liegt das klassische Bild einer Neurodermitis im Kindesalter vor. Die Mutter wird über den i. Allg. günstigen Verlauf und über die notwendigen Pflegemaßnahmen aufgeklärt. Eine topische Steroidtherapie ist derzeit nicht erforderlich, weil das Kind in seinen täglichen Tätigkeiten und in der Nachtruhe nicht gestört ist.

Kommentar. Atopische Manifestationen in Form einer diskreten Neurodermitis sind sehr häufig. Ganz zu Unrecht sind die Eltern oft verunsichert und befürchten Schlimmes. Die wichtigste Aufgabe des Hausarztes – neben einer wirkungsvollen Pflege – ist die Aufklärung über die Harmlosigkeit der Hautveränderungen.

Stichwort. *Neurodermitis.*

! Die Neurodermitis ist eine endogene Ekzemreaktion im Rahmen der atopischen Diathese.

Die Neurodermitis ist am häufigsten im Kindesalter – manche Schätzungen sprechen von einer Prävalenz von 20%. Im Erwachsenenalter ist sie weitaus seltener. Grundlage ist eine genetisch bedingte abnorme Reagibilität des Immunsystems (Atopie). Daher kommt auch eine familiäre Häufung mit allergischer Rhinokonjunktivitis (Heuschnupfen) und Asthma vor (sog. atopische Manifestationen). Entgegen landläufigen Glaubens liegt keine Immunschwäche vor.

Je nach Alter des Betroffenen äußert sich die Neurodermitis in verschiedenen Formen:

- Säugling: Ab dem 3. Lebensmonat Schuppen und Krusten am Kopf (sog. Milchschorf), Ekzemherde an den Streckseiten der Extremitäten.
- Klein- und Schulkinder: Ekzemherde und Lichenifikation in den Ellenbeugen und Kniekehlen, evtl. Mitbeteiligung von Gesicht und Händen.
- Erwachsene: Lichenifizierte Herde in den Beugen. Hand- und Gesichtsekzeme. Prurigoknoten.

Der Verlauf der Neurodermitis ist langfristig, rezidivierend und undulierend. Diagnostische Hinweise für eine Neurodermitis sind neben dem juckenden, rezidivierenden Ekzem eine ansonsten trockene Haut, andere atopische Manifestationen, Beginn in den ersten 2 Lebensjahren, Hauttrockenheit und v. a. der Beugenbefall – entweder aktuell oder in der Anamnese.

Weiters gibt es eine Reihe diskreter Hautveränderungen, die als Stigmata der Neurodermitis gelten und diagnostisch hilfreich sein können (Abb. 2-29):

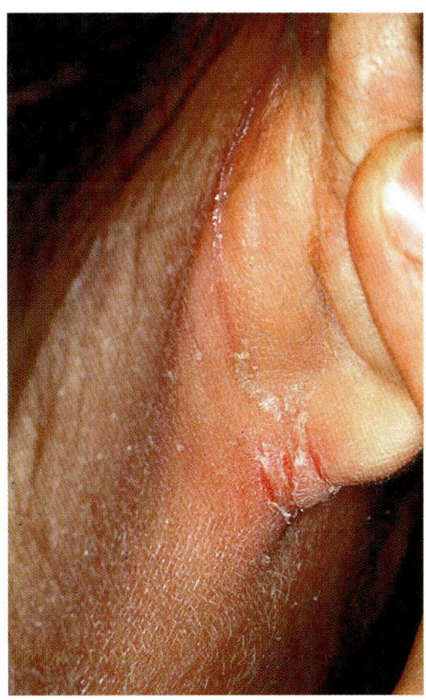

Abb. 2-29. Retroaurikuläre Rhagaden können Hinweis auf eine atopische Diathese sein

Stigmata der Neurodermitis

- Retroaurikuläre Rhagaden
- Gedoppelte Unterlidfalte
- Schüttere laterale Augenbrauen
- Pelzmützenartiger Haaransatz
- Verstärkte Handlinienzeichnung
- Pityriasis alba
- Weißer Dermographismus

Aufgrund der Popularität der Erkrankung besteht in den letzten Jahren einerseits die Gefahr, dass die Neurodermitis überdiagnostiziert wird, andererseits aber auch, dass sie bei richtiger Diagnose überbewertet wird.

Beachte

Nicht jede unklare Hautveränderung beim Kind ist eine Neurodermitis!

Obwohl die Grundlage der Neurodermitis eine genetische ist, spielen Umweltfaktoren ebenfalls eine Rolle. Im Einzelfall sind die Noxen schwer zu eruieren. Manchmal können aber Morphologie und Verteilung gewisse Hinweise auf Triggerfaktoren geben:

Neurodermitisbild und mögliche Triggerfaktoren

- *Beginn eines Schubes mit urtikariellen Läsionen:* Mögliche Auslösung durch Nahrungsmittel.
- *Beginn eines Schubes mit Kratzattacken:* Möglicherweise psychosomatische Auslösung.
- *Bevorzugung frei getragener Körperstellen:* Topischer Kontakt mit Aeroallergenen, z. B. Pollen.
- *Bevorzugung von Gesicht, Nacken und Schultern:* Eventuell Propagation durch Pityrosporon-Pilze.
- *Bevorzugung des Gesichts, insbesondere der Lider:* Volatile Irritanzien, z. B. Zigarettenrauch.
- *Handekzem:* Irritierende Reinigungsmittel, Koinzidenz mit Nickelallergie.
- *Auffallend gelbliche Schuppenkrusten und nässende Erosionen:* Bakterielle Superinfektion bzw. Triggerfunktion durch Keimbesiedelung.
- *Verschlechterung im Winterhalbjahr:* Austrocknung.
- *Bevorzugung des Stammes:* Wäsche als Triggerfaktor, z. B. Schafwoll- oder Synthetikkleidung.

Diese Assoziationen sind nicht zwingend oder beweisend, können aber helfen, das Beratungsgespräch zu strukturieren und Schwerpunkte zu setzen.

Checkliste: Neurodermitis

- *Bevorzugte Personengruppe:* Kinder.
- *Vorgeschichte:* Rezidivierender Verlauf.
- *Hauptbeschwerden:* Juckreiz.
- *Allgemeinsymptome:* Eventuell Schlaflosigkeit.
- *Bevorzugte Lokalisation:* Kopf und Streckseiten bei Babys, Knie- und Ellenbeugen bei Schulkindern, Gesicht und Hände bei Erwachsenen.
- *Bevorzugte Anordnung:* Konfluierend.
- *Typische Morphologie:* Erythem, Infiltration, Lichenifikation, Schuppung, Exkoriationen.

Zur diagnostischen Abklärung dienen die Bestimmung des Gesamt-IgE im Serum als Hinweis auf eine atopische Diathese. Bei Hinweisen auf Pollinose oder Nahrungsmittelallergie sollte ein Pricktest, bei Verdacht auf eine Pollen-bedingte Aggravation des Ekzems ein Atopie-Patch-Test (Epikutantest mit Aeroallergenen) veranlasst werden. Eine Epikutantestung ist bei Verdacht auf zusätzliche kontaktallergische Auslösung, etwa auf diverse Externa, angezeigt.

Behandlung

Nachdem bei der Neurodermitis fast generell eine Austrocknung der Hornschicht vorliegt, kommt einer entsprechenden Pflege besondere Bedeutung zu. Die tägliche Reinigung sollte in einem ganz kurzen, lauwarmem Vollbad unter Zusatz eines spreitenden, nicht emulgierenden Badeöles oder eines medizinischen Badesalzes erfolgen. Anschließend wird eine rückfettende Lokaltherapie appliziert. Auf nichtentzündlicher, trockener Haut wird eine reine Fettsalbe dünn und nur 1-mal täglich aufgetragen, auf entzündeter Haut werden dagegen lipophile Cremen bevorzugt. Harnstoff unterstützt die Wasserbindung der Hornschicht und soll gleichzeitig eine juckreizlindernde Wirkung haben. Letzteres gilt auch für Thesit (Polydocanol).

Die Indikation für topische Steroide richtet sich nach der subjektiven Beeinträchtigung des Betroffenen und nicht nach dem Wunsch der Umgebung.

Beachte

Topische Steroide sind bei Neurodermitis immer dann indiziert, wenn Juckreiz und Kratzattacken die täglichen Aktivitäten und die Nachtruhe des Patienten beeinträchtigen.

Die Anwendung erfolgt in Form eines Intervallschemas (z. B. 3 Tage hintereinander Steroid, 4 Tage reine Pflege; s. Abschn. 1.8.2, S. 84).

TIPP
Wenn eine Steroidtherapie indiziert ist, sollte man sie stets in wirkungsvoller Konzentration und Stärke dosieren. Wenn die Patienten schon unter ängstlichem Vorbehalt einer Therapie zustimmen, dann sollte sie auch effektvoll sein. Eine zögerliche und ineffektive Steroidtherapie vermindert die Kortisonangst des Patienten nicht, untergräbt aber sein Vertrauen und bringt die Behandlung in Misskredit.

Öfter als bisher gepflogen sind topische oder orale Antibiotika indiziert. Bakterien spielen nicht nur in Form einer sichtbaren Superfinfektion (Impetiginisierung), sondern auch als Triggerfaktoren bei physiologischer Besiedelung eine Rolle.

Orale Antihistaminika können vorübergehend den Juckreiz lindern, oft scheint aber nur die sedierende Wirkkomponente zum Tragen zu kommen. Als Basistherapie oder Ersatz für eine topische Steroidtherapie, wenn eine solche indiziert ist, kommen Antihistaminika jedoch nicht in Betracht.

In besonders schweren Fällen können in der Hand des Spezialisten Verhaltenstherapie, Cyclosporin, Azathioprin oder γ-Interferon hilfreich sein. Als erfreulicher Ausblick lassen die nächsten Jahre die Einführung neuer topischer Immunsuppressiva (z. B. Tacrolimus) erwarten, die den Steroiden in der Wirkung gleichwertig zu sein scheinen, jedoch einen Teil ihrer Probleme nicht aufweisen.

Abwendbar gefährliche Verläufe

Eczema herpeticatum

Ein Herpes simplex kann sich auf Neurodermitishaut massiv ausbreiten, insbesondere im Gesicht und am Stamm und ein beinahe varizelliformes Bild bieten. Parenterale antivirale Therapie ist angezeigt.

Sekundäre Kontaktallergie

Gelegentlich kommt es zur Sensibilisierung gegen Externabestandteile, wobei insbesondere Wollwachs, Bufexamac, Propolis und pflanzliche Allergene in Betracht kommen.

Entwicklungsrückstand

Schwere Neurodermitis im Kleinkindesalter kann zu Gedeihstörungen und Entwicklungsrückstand führen. Ursache hierfür ist eine zu zögerliche Therapie bei schwerem erythrodermatischem Zustandsbild. Einseitige Diäten können ein Übriges beitragen.

Beachte

Vielen Menschen sind zwar die möglichen Nebenwirkungen der topischen Steroide bewusst, nicht jedoch die möglichen Folgen der Nichtbehandlung!

Bakterielle Superinfektion

Die Gefahr der bakteriellen Superinfektion ist gerade bei florider, schlecht behandelter Neurodermitis groß.

Soziale Isolation

Überbewertung der Symptome durch die Umgebung und überflüssige Restriktionen im täglichen Leben (Diät, Spielverhalten) können ein Neurodermitiskind in die soziale Isolation treiben.

Fragen und Ratschläge

Nahrungsmittelallergien als Auslöser der Neurodermitis sind selten und kommen fast nur bei ganz kleinen Kindern mit sehr schwerer Neurodermitis vor. Bezüglich der diagnostischen Abklärung gilt das in Abschn. 1.6.3 Gesagte. Ex juvantibus kann eine empirische Eliminationsdiät unter Weglassung der häufigsten Allergene (Kuhmilch, Fisch, Ei, Nüsse, evtl. auch bei der stillenden Mutter), versucht werden.

Die Hautpflege soll eine Austrocknung der Haut verhindern und die Abheilung fördern. Wichtig ist, dass nicht lange und heiß gebadet wird. Schaumbäder und auch manche emulgierende Ölbäder können die Haut zusätzlich austrocknen, sodass spreitende Badeöle vorzuziehen sind.

Die Hautpflege sollte so bland und allergenarm wie möglich erfolgen. Insbesondere sollte auf überflüssige vermeintlich therapeutische Bestandteile aus der Pharmako- und Phytotherapie verzichtet werden, weil der fraglichen Heilwirkung ein gesichertes Allergiepotential gegenübersteht.

Wenn die Ausprägung der Neurodermitis den Verdacht auf bestimmte Triggerfaktoren legt, so sollten diese konsequent ausgeschaltet werden. Bei Verdacht der Beeinflussung durch Pollenflug sollten die Betroffenen die Morgen- und Abendstunden im Haus verbringen, nach Aufenthalt im Freien die Wäsche wechseln und ggf. die Haare waschen sowie die Schlafräume tagsüber geschlossen halten.

Ein genereller Triggerfaktor sind interkurrente Infekte, die bei Neurodermitikern fast regelhaft einen neuen Schub, der allerdings meist gut remittiert, auslöst, ein Umstand, auf den die Betroffenen hingewiesen werden sollen.

Die Kleidung soll luftig, weich und vorzugsweise aus Baumwolle sein. Kunststoffe können okklusiv und Schafwollprodukte irritativ wirken.

Bei hochgradiger Sensibilisierung gegen Hausstaubmilben sollte eine staubarme Umgebung mit allergendichten Matratzen- und Polsterüberzügen angestrebt werden. Als Test kann auch ein Hochgebirgsurlaub dienen, weil die Hausstaubmilbenbelastung über 1000 m Seehöhe drastisch abnimmt.

Besonderes Augenmerk ist der Gestaltung des Urlaubs beizumessen. Meeresaufenthalt kann ebenso wirksam sein wie ein Bergurlaub. Voraussetzung für einen Erfolg ist in jedem Fall jedoch eine ausreichende Dauer, wobei 3 Wochen als Mindestmaß anzusetzen sind. Fallweise können auch Kuraufenthalte, stets verbunden mit Klimawechsel, hilfreich und indiziert sein.

Zur Prophylaxe wird im Säuglingsalter Stillen über 6 Monate empfohlen. Damit können nach heutiger Erkenntnis die Atopiemanifestationen verzögert werden. Weiters wird ein »rauchfreies« Elternhaus – bereits während der Schwangerschaft – empfohlen.

In besonderen Situationen kommen psychische Beratung und verhaltensmedizinische Ansätze in Betracht. Stets sollte man aber bedenken, dass eine fehlgeleitete Überbetonung psychosozialer Aspekte bei der Mutter (»Mein Verhalten ist schuld an der Neurodermitis meines Kindes!«) zusätzliche Schuldgefühle hervorrufen kann.

Immer wieder wird der Wunsch nach Allergietests herangetragen. Gut erfassen lassen sich zusätzliche Kontaktsensibilisierungen mittels Epikutantest sowie inhalative Allergien mittels Prick-Test und spezifischem IgE-Nachweis. Auch wenn zurzeit keine inhalative Symptomatik vorliegt, zeigen diese Tests das potentielle Risiko an, in den nächsten Jahren derartige Manifestationen zu entwickeln. Weniger verlässlich und aussagekräftig sind die Tests hinsichtlich Nahrungsmittelallergien. Auch ein positiver Prick- oder IgE-Test impliziert noch keinen pathogenetischen Zusammenhang mit der Neurodermitis und ist besonders in der Kindheit oft nur ein genereller Atopieindikator.

Gerade bei der Neurodermitis besteht vielfach ein Bedürfnis nach alternativen Behandlungsverfahren. Umgekehrt entdeckt auch fast jede neu auftauchende Alternativtherapie sehr rasch die Neurodermitis als lohnendes Betätigungsfeld. Beides liegt in der Natur dieser Erkrankung: Einerseits ist sie aufgrund der Pathogenese einer psychischen Beeinflussung zugänglich, andererseits – und das ist der wichtigere Aspekt – verläuft sie in unvorhersagbaren Schüben und Remissionen, wobei sich meistens langfristig eine generelle Besserungstendenz einstellt.

Hat man als Therapeut das Glück, einen Neurodermitiker am Höhepunkt seines Schubes in Behandlung nehmen zu können, so darf man sich gemeinsam mit dem Patienten über die nachfolgende Besserung (»Therapieerfolg«) freuen und hat wieder einen neuen Freund der jeweiligen Behandlungsmodalität gewonnen. Somit gibt es praktisch keine noch so wirkungslose Maßnahme, über die nicht – bei ausreichender Anwendungsfrequenz – »positive Erfahrungen« zu berichten wären.

Bei der Neurodermitis – insbesondere bei Kindern – sollte man sich vor jeder Dramatisierung hüten. Die entscheidende Nebenwirkung allzu vieler allzu gut gemeinter Ratschläge und Therapieversuche liegt darin, dass das betroffene Kind und die gesamte Familie auf den Hautzustand fixiert wird und letztlich die Gefahr besteht, dass aus einem fröhlichen, gesunden, atopischen Kind, eine missmutige, gestresste Neurodermitikerfamilie wird.

Man sollte daher von Anfang an darauf hinweisen, dass der Verlauf meistens harmlos ist, dass unnotwendige Maßnahmen vermieden werden sollten und dass im Falle einer Exazerbation eine kurzfristige, effiziente Therapie ohne Scheu angewendet werden kann. Insbesondere soll man den Eltern betroffener Kinder die Angst nehmen, dass nur eine intensive Behandlung der ersten, minimalen Manifestationen einen schlimmen Verlauf verhindern könnte. Manchmal hat man den Eindruck, dass gerade das Gegenteil wahr ist. Entspannend wirkt es manchmal, wenn man über die Großelterngeneration in Erfahrung bringt, dass Mutter oder Vater des heutigen Atopiekindes in der Kindheit ähnliche Hautläsionen hatten und man das damals einfach – ignoriert hat.

TIPP

Bei der Behandlung der Neurodermitis gilt oft: Je weniger, desto besser.

2.9.2 Seborrhoische Dermatitis

Bild der Krankheit

Fall 61 *»Nach dieser Nacht sieht es wieder besonders schlimm aus!«*

Die Krankheit ist zwar nicht schlimm – das weiß auch der betroffene 30-jährige Patient – aber schön sieht es nicht aus: Hautrötung im Bereich der Augenbrauen, der Glabella, am Stirnhaaransatz, in den Nasolabialfalten, dazu unästhetische, gelbliche, fette Schuppen. Die Erkrankung ist seit Jahren in wechselndem Ausmaß vorhanden, in Zeiten besonderer Arbeitsbelastung oder nach einem ausgedehnten nächtlichen Stadtbummel – wie diesmal – besonders akzentuiert. Es liegt das Bild einer seborrhoischen Dermatitis vor. Die Behandlung erfolgt mit Kleie-Umschlägen, einer mittelfetten Pflegecreme und einer antimykotischen Zubereitung.

Kommentar. Die seborrhoische Dermatitis ist möglicherweise durch das Überwuchern eines saprophytären Hautpilzes mitbedingt und spricht deshalb oft gut auf eine topische antimyzetische Therapie an.

Stichwort. *Seborrhoische Dermatitis.*

! Die seborrhoische Dermatitis ist eine Ekzemform der talgdrüsenreichen Hautareale und des Kapillitiums.

Erste Anzeichen für eine Neigung zu seborrhoischer Dermatitis sind meist rasch fettende Haare, Kopfschuppen und eine ölige Gesichtshaut in der Pubertät. Die eigentliche Dermatitis tritt dann um das 20. Lebensjahr mit Rötung und gelblichen, fetten Schuppen auf. Juckreiz besteht kaum, allenfalls am Kapillitium oder bei starkem Schwitzen.

Bevorzugt sind das Mittelgesicht und der mittlere Stamm, hier wiederum v. a. die Glabella, die Augenbrauen und die Nasolabialfalten (Abb. 2-30) sowie die Prästernalregion. Die Beteiligung des Kapillitiums kann bis zu 1 cm über die Stirn-Haar-Grenze hinausreichen. Die diagnostische Zuordnung erfolgt aus dem Gesamtbild und insbesondere aus der Verteilung.

TIPP
Rötung und Schuppung im medialen Augenbrauenbereich sind ein fast untrügliches Zeichen für eine seborrhoische Dermatitis.

Prästernal sind die Herde oft bis handflächengroß, randbetont und konfluierend. Seltener äußert sich eine seborrhoische Dermatitis in Form von numulären Herden, die über den ganzen Stamm verteilt sind.

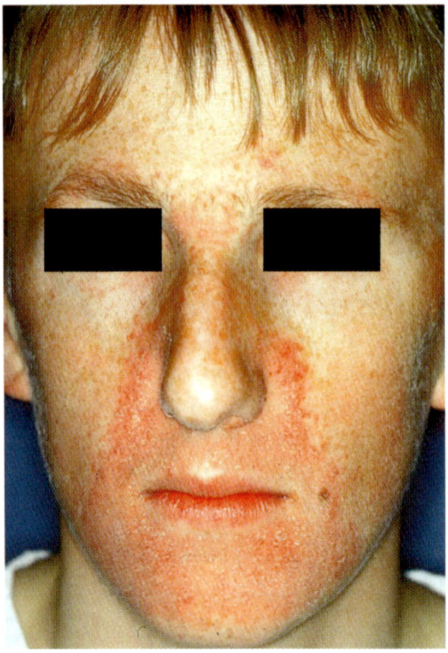

Abb. 2-30. Seborrhoische Dermatitis mit charakteristischem Befall der Augenbrauen und des Mittelgesichts

Ursächlich handelt es sich wahrscheinlich um eine qualitativ veränderte Talgzusammensetzung mit einem hohen Anteil gesättigter Triglyzeride, die wiederum gute Wachstumsbedingungen für den Saprophyten Pityrosporon ovale bilden.

Checkliste: Seborrhoische Dermatitis

- *Bevorzugte Personengruppe:* Jüngere Männer.
- *Vorgeschichte:* Keine.
- *Hauptbeschwerden:* Eventuell milder Juckreiz.
- *Allgemeinsymptome:* Keine.
- *Bevorzugte Lokalisation:* Kapillitium, Mittelgesicht, Prästernalregion.
- *Bevorzugte Anordnung:* Konfluenz.
- *Typische Morphologie:* Erythematöse Flecke mit fetten, gelben Schuppen.

Abgesehen von den typischen Manifestationen im Erwachsenenalter kommt eine seborrhoische Dermatitis auch in den ersten 3 Lebensmonaten in Form von Kopfschuppen und erythematosquamösen Herden der Axillar- und Windelregion vor.

Behandlung

Die Hautpflege erfolgt mit einer dünn aufgetragenen lipophilen Creme. Während zu fette Präparationen kontraindiziert sind, führen zu stark austrocknende Externa wiederum zur Reizung und Verschlechterung. Sofortige Besserung kann mit einem topischen Steroid erzielt werden. Gerade im Gesicht sollte dies jedoch nur in Ausnahmefällen und nur mit Hydrokortison geschehen, weil sich sonst rasch Gewöhnung mit entsprechenden Nebenwirkungen einstellt.

Unbedenklich und oft sehr wirksam ist die Therapie mit einem topischen Antimykotikum, um die Besiedelung mit Pityrosporon ovale zu verringern. Inzwischen hat sich gezeigt, dass verschiedene ältere »antiseborrhoische« Selen- und Cadmiumpräparate eigentlich eine antimykotische Wirkung besitzen. Die Haarwäsche soll mit einem milden Shampoo mit anionischen Tensiden für die tägliche Pflege durchgeführt werden, 1- bis 2-mal wöchentlich hat sich die Anwendung eines antimykotischen Shampoos bewährt.

In hartnäckigen Fällen, insbesondere in prästernaler Manifestation, können topische Vitamin-D-Analoga appliziert werden.

Abwendbar gefährliche Verläufe

Periorale Dermatitis

Behandelt man eine milde seborrhoische Dermatitis fälschlicherweise mit einem potenten topischen Steroid, so können sich lokale Nebenwirkungen bis hin zur hartnäckigen, entstellenden perioralen Dermatitis entwickeln.

Psoriasis

Insbesondere Läsionen am Stamm können Anlass zur Verwechslung mit Psoriasis geben. Die Gesamtverteilung führt am ehesten zur korrekten Klassifikation (Streckseiten der Extremitäten und Präsakralregion bei Psoriasis und praktisch nie bei seborrhoischer Dermatitis befallen).

Fragen und Ratschläge

Durch Schwitzen, unregelmäßigen Lebensrhythmus und Stress scheint eine Verschlechterung der Hautveränderungen möglich. Diätetisch sind die Läsionen kaum zu beeinflussen, allerdings könnten auch exzessive, schwere Mahlzeiten zu vorübergehenden Exazerbationen führen.

2.9.3 Kontaktekzem

Bild der Krankheit

Fall 62 *»Ich vertrage einfach kein Pflaster auf der Haut!«*

An der Stelle, an der 3 Tage zuvor ein Heftpflaster wegen einer traumatischen Exkoriation appliziert worden war, findet man nun bei einem 34-jährigen Patienten dichtstehende Papeln und Vesikel. In die Peripherie hin löst sich die Läsion in einzelstehende Papeln auf. Es besteht exquisiter Juckreiz. Der Patient gibt an, dass er schon früher einmal ein Pflaster »nicht vertragen« habe und auch schon auf Deodorants mit einem »Ausschlag« reagiert habe.

Es liegt das Bild eines akuten allergischen Kontaktekzems vor. Mit einer potenten Steroidcreme heilen die Läsionen innerhalb einer Woche ab. Die Epikutantestung beim dermatologischen Facharzt ergibt ein positives Ergebnis auf Kolophonium und Duftstoffe. Ersteres ist u. a. im Kleber diverser Hautpflaster enthalten.

Kommentar. Für das immunologisch bedingte, allergische Kontaktekzem – im Gegensatz zum toxischen – sind die Latenz von einigen Tagen zwischen Noxe und Auftreten des Ekzems sowie die Streureaktion in der Umgebung der Kontaktstelle typisch.

Stichwörter. *Akutes allergisches Kontaktekzem; Streureaktion.*

! Das Kontaktekzem entsteht durch Einwirkung des auslösenden Agens von außen auf die Haut.

Ein Kontaktekzem ist fast immer durch Juckreiz gekennzeichnet. Klinisch können je nach Genese und Dauer Rötung, Schuppung, Papeln, Bläschen, Erosionen, Blasen, Infiltrate, Hyperkeratosen und Rhagaden in wechselnder Ausprägung vorkommen.

Das Kontaktekzem kann in einfacher Weise nach dem Akuitätsgrad (akut, subakut, chronisch) und nach dem Mechanismus (toxisch, allergisch) klassifiziert werden. Beides ist für das weitere Vorgehen wichtig.

Akuitätsgrad des Kontaktekzems

- *Akut:* Rötung, Papeln, Bläschen, Erosionen.
- *Subakut:* Papeln, Infiltration, Schuppung.
- *Chronisch:* Lichenifikation, Hyperkeratosen, Rhagaden.

Toxisches oder allergisches (akutes) Kontaktekzem

- *Toxisch:* Scharf begrenzt, auf den Ort der Einwirkung beschränkt, Rötung, Blasen, Erosionen.
- *Allergisch:* Unscharf und unregelmäßig begrenzt, Streureaktionen über den Ort der Einwirkung hinaus, Rötung, Papeln, stecknadelkopfgroße Bläschen, punktförmige Erosionen.

Der Begriff »Dermatitis acuta« kann am ehesten einer akuten, toxischen Kontaktdermatitis entsprechen. Im Übrigen handelt es sich jedoch dabei um die Klassifikation nach einem Symptomenkomplex (Rötung, evtl. Bläschen und Erosionen oder Papeln), die ggf. weiter spezifiziert werden sollte.

Toxisches und allergisches Kontaktekzem unterscheiden sich auch nach dem zeitlichen Verlauf. Das akute toxische Kontaktekzem tritt innerhalb weniger Stunden nach Einwirkung auf und klingt dann innerhalb weniger Tage ab (Decrescendo-Reaktion). Das allergische Kontaktekzem dagegen tritt erst mit einer Verzögerung von einigen Tagen auf (es muss ja erst die gesamte T-Zell-vermittelte

Immunkaskade in Gang kommen) und zeigt noch in den nächsten Tagen, auch nach Sistieren der Noxe, ein Zunahme der Intensität (Crescendo-Reaktion).

TIPP
Aufgrund der zeitlichen Verzögerung darf sich die anamnestische Klärung auch nicht auf den Tag des Auftretens der Läsionen beziehen, sondern muss die Tage davor berücksichtigen.

Beim subakuten und mehr noch beim chronischen Ekzem ist die Unterscheidung zwischen einer toxischen und einer allergischen Genese klinisch oft nicht möglich.

Als Auslöser eines toxischen Kontaktekzems kommen alle Arten von Irritanzien, darunter Säuren, Laugen, organische Lösungsmittel, korpuskuläre Noxen, technische Öle und Pflanzenprodukte in Betracht. Klassische Allergene finden sich u. a. in Hautpflegeprodukten, topischen Präparaten, Textilien, Schuhen, Pflanzen, im beruflichen Umfeld und im Zusammenhang mit diversen Hobbies. Die »Hitlisten« der häufigsten Kontaktallergene ändern sich zwar alle paar Jahre, Nickel (Modeschmuck), Duftstoffmix (alle parfümierten Produkte) und Wollwachsalkohole (Bestandteil von Salbegrundlagen) sind allerdings stets im Vorderfeld zu finden.

Zur Auslösung eines allergischen Kontaktekzems ist eine vorangegangene Sensibilisierung nötig, d. h. dass das schuldige Agens bereits Wochen (oder Jahre) vorher Gelegenheit gehabt haben muss, eine Immunreaktion vorzubereiten.

Merke

Die oft geäußerte Behauptung »Dieses Produkt kann nicht schuld sein, denn das verwende ich bereits seit Jahren!« spricht eher für als gegen einen Zusammenhang mit diesem Produkt.

Checkliste: Kontaktekzem

- *Bevorzugte Personengruppe:* Alle Altersgruppen.
- *Vorgeschichte:* Längerfristige Anwendung; frühere Ekzeme.
- *Hauptbeschwerden:* Juckreiz.
- *Allgemeinsymptome:* Keine.
- *Bevorzugte Lokalisation:* Je nach Kontaktstelle.
- *Bevorzugte Anordnung:* Regionär aggregiert.
- *Typische Morphologie:* Rötung, Papeln, Bläschen, Blasen, Erosionen, Schuppung, Infiltration, Hyperkeratosen.

Bei rezidivierenden Ekzemen und bei chronischen Ekzemen ist unbedingt eine allergologische Abklärung mittels Epikutantest angezeigt.

Behandlung

Die Vermeidung des auslösenden Allergens – sofern erkennbar – steht im Vordergrund. Die spezifische Therapie besteht in topischen Steroiden in adäquater Grundlage.

Merke

Beim akuten allergischen Kontaktekzem spricht nichts dagegen, kurzfristig mit einem potenten Steroid bis zur Abheilung zu behandeln.

Die Gefahr von Rezidiven wird nicht nur durch Vermeidung der Exposition, sondern auch durch gute und schonende Hautpflege verringert, weil eine intakte Hornschicht Allergene und Toxine besser abweisen kann.

Abwendbar gefährliche Verläufe

Arzneimittelexanthem

Ein akutes, generalisiertes Kontaktekzem kann zur Verwechslung mit einem Arzneimittelexanthem Anlass geben. Hinweisend für Letzteres ist oft die vollkommene Symmetrie, die bei einer Dermatitis »ab externis« praktisch nie gegeben ist.

Mykose

Irrtümliche Steroidtherapie einer Mykose unter der Fehlklassifikation »Kontaktekzem« verschleiert die Symptome und führt zur Propagation der Pilzinfektion (sog. Tinea incognita).

Fragen und Ratschläge

Die beste Prophylaxe gegen epikutane Sensibilisierungen ist die Vermeidung toxisch-degenerativer Einflüsse, eine regelmäßige Hautpflege und die Vermeidung unnötiger Allergene. Letzteres gilt v. a. für den medizinischen und paramedizinischen Bereich sowie für die Kosmetik. Eine Pflegecreme soll tatsächlich »bland« sein und möglichst keine sog. Wirkstoffe enthalten. Dies ist wiederum v. a. für das Kindesalter zu berücksichtigen, für das eine findige Industrie beständig neue, potentiell allergisierende Produkte zu lancieren versteht. Kosmetika und Parfums für Kinder sind ein besonders krasses Beispiel.

Die Aussagekraft von Allergietests wird vom Patienten – leider auch manchmal vom Arzt – falsch eingeschätzt. Gerade bei chronischen Ekzemen ist die Entdeckung des auslösenden Allergens oft schwierig und eine negative Epikutantestung schließt ein allergisches Geschehen nicht aus.

2.9.4
Hand- und Fußekzem

Hand- und Fußekzeme sind auf den ersten Blick oft schwer nosologisch zuzuordnen, weisen jedoch unabhängig von der Genese stets ähnliche Züge auf.

Bild der Krankheit

Fall 63 *»Im Urlaub wird es immer etwas besser!«*

Die 43-jährige Patientin präsentiert ein klassisches Hausfrauenekzem: Rötung, Schuppung, einzelne Rhagaden, v. a. an den Fingerseitenflächen. Anamnestisch ergeben sich eine Pollinose sowie Ekzemepisoden in der Kindheit. Modeschmuck führt zu örtlichen Ekzemherden.

Die Klassifikation erfolgt als Bild eines Handekzems, wahrscheinlich toxisch-degenerativ im Rahmen einer atopischen Diathese. Topische Steroide für kurze Zeit, Hautpflege und Beratung bezüglich der täglichen Tätigkeiten werden angeboten.

Kommentar. Ein Handekzem ist am häufigsten toxisch-degenerativ bedingt, oft im Rahmen einer atopischen Diathese. Typisch ist die Besserung im Urlaub, wenn die üblichen beruflichen oder häuslichen Noxen wegfallen. Eine allergische Genese ist seltener, allerdings kann sich bei chronisch geschädigter Haut leicht eine zusätzliche Sensibilisierung (Pfropfsensibilisierung) einstellen.

Stichwörter. *Handekzem; atopisches Ekzem; Nickelallergie.*

! Hand- und Fußekzem sind deskriptive Begriffe unabhängig von der Genese.

Der Verlauf eines Handekezems ist meist langfristig, mit schleichendem Beginn. Rötung und Schuppung beginnen oft in den Interdigitalräumen, führen dann zu Papeln und Infiltraten am Handrücken oder zu Hyperkeratosen und Rhagaden an den Handflächen.

Ursächlich ist die gesamte Palette toxischer Einwirkungen, insbesondere von Putzmitteln, Feuchtarbeit oder grobmanueller Tätigkeit zu berücksichtigen. Oft liegt eine erhöhte Empfindlichkeit im Rahmen einer atopischen Diathese vor.

Bei langem Bestand ist eine Epikutantestung angezeigt, auch wenn meist kein relevantes Ergebnis zu erwarten ist. Die relativ häufig anzutreffende Nickelallergie (Unverträglichkeit von Modeschmuck) ist eher als atopisches Stigma und Nickel nicht als unmittelbar anzuschuldigendes Allergen zu sehen.

Beim Fußekzem ist dagegen zu einem hohen Prozentsatz mit einer Kontaktsensibilisierung, insbesondere gegen Bestandteile der Fußbekleidung (Leder- und Gummichemikalien) zu rechnen.

Checkliste: Handekzem

- *Bevorzugte Personengruppe:* Frauen im mittleren Lebensalter.
- *Vorgeschichte:* Lange Vorgeschichte, wellenförmiger Verlauf.
- *Hauptbeschwerden:* Juckreiz, fallweise Schmerzen.
- *Allgemeinsymptome:* Keine.
- *Bevorzugte Lokalisation:* Handflächen, Handrücken und Fingerseitenflächen.
- *Bevorzugte Anordnung:* Disseminiert.
- *Typische Morphologie:* Rötung, Schuppung, Hyperkeratosen, Rhagaden.

Behandlung

Je nach aktuellem Lokalbefund sind Steroide in Form von Cremen, Salben oder Fettsalben anzuwenden, stets in Verbindung mit einer adäquaten Hautpflege. Die Haut der Handflächen ist verhältnismäßig unempfindlich gegen Steroidnebenwirkungen, sodass in dieser Region potente, fluorierte Steroide angewendet werden können.

Abwendbar gefährliche Verläufe

Mykose
Mehr noch als bei anderen Ekzemen gilt es, eine Epidermomykose auszuschließen.

Fragen und Ratschläge

Bei Handekzemen tritt stets die Frage auf, ob man für diverse Tätigkeiten Handschuhe tragen sollte. Handschuhe können tatsächlich vor toxischen Einflüssen schützen, sind jedoch nicht ohne »Nebenwirkungen«. Kurzfristig, z. B. bei der Verwendung aggressiver Reinigungsmittel, sind undurchlässige Gummihandschuhe sicher indiziert. Längerer Gebrauch führt jedoch zum Schwitzen, dadurch zur Mazeration und dadurch wieder zu einer Verschlechterung des Ekzems. Dies kann teilweise – aber nur teilweise – durch Baumwollhandschuhe, die unter den Gummihandschuhen getragen werden, abgefangen werden. Am besten ist jedoch die weitgehende Vermeidung von Feuchtarbeit, schwerer manueller Arbeit sowie von Temperatursprüngen (kaltes Wasser, heißes Geschirr).

2.9.5 Dyshidrose

Die Dyshidrose ist eine besondere Manifestation eines Handekzems.

Bild der Krankheit

Fall 64 *»Ich möchte gar niemandem mehr die Hand geben!«*

Die Handflächen einer 27-jährigen Patientin zeigen diskrete, zirzinär angeordnete, nach innen gerichtete Schuppenkrausen. Diese treten in unterschiedlicher Intensität seit Jahren auf. Verschiedene Pilzsalben an den Händen haben keinen Erfolg gebracht. Aufgrund des Bildes einer Dyshidrosis lamellosa sicca der Hände wird eine harnstoffhaltige Pflegesalbe verordnet. Die Füße werden inspiziert und angesichts diskreter Zwischenzehenrhagaden eine mykologische Untersuchung veranlasst.

Kommentar. Die Dyhidrosis lamellosa sicca entsteht meist reaktiv auf systemische Einflüsse und ist völlig harmlos. Sie ist nie durch einen Pilzbefall der Hände bedingt, kann jedoch eine Mitreaktion der Handflächen bei Pilzbefall der Füße (Mykid) darstellen.

Stichwörter. *Dyshidrosis lamellosa sicca; Mykid.*

! Unter Dyshidrose versteht man eine typische Reaktionsform der Handflächen, die sich entweder durch subkorneale wasserklare Bläschen (klassische Dyshidrose) oder durch große, oberflächliche, girlandenartige Schuppenkrausen (Dyshidrosis lamellosa sicca) manifestiert.

Bei der trockenen Dyshidrose stehen meist subjektive Sorgen im Vordergrund, während die klassische Dyshidrose mit flüssigkeitsgefüllten Blasen durch Juckreiz und Spannungsgefühl sehr unangenehm werden kann (Abb. 2-31).

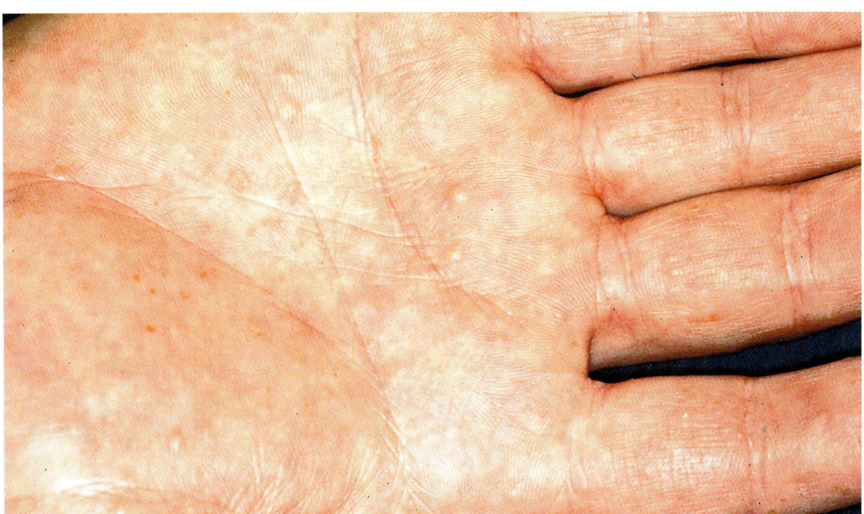

Abb. 2-31. Dyshidrosiformes Handekzem

Nachdem es sich meist um eine Reaktion auf einen systemischen Triggerfaktor bei prädisponierten Personen handelt, ist eine Ursache oft schwer auffindbar. Stets sind jedoch die Füße in Hinblick auf eine mögliche Tinea pedum zu untersuchen.

TIPP
Eine klassische Konstellation ist die Dysihidrose bei Zigaretten-rauchenden Frauen im mittleren Lebensalter. Rauchkarenz kann die Abheilung der Läsionen begünstigen.

Bei hartnäckigen Fällen kommt eine Epikutantestung in Betracht, obwohl auch hier – etwa bei einer nachweisbaren Nickelallergie – die klinische Relevanz fraglich ist.

Checkliste: Dyshidrose

- *Bevorzugte Personengruppe:* Alle Altersgruppen.
- *Vorgeschichte:* Längerer, rezidivierender Verlauf.
- *Hauptbeschwerden:* Juckreiz oder Spannungsgefühl.
- *Allgemeinsymptome:* Keine.
- *Bevorzugte Lokalisation:* Handflächen.
- *Bevorzugte Anordnung:* Einzelstehend.
- *Typische Morphologie:* Dyshidrosiforme Bläschen oder große Schuppenkrausen.

Behandlung

Bei klassischer Dyshidrose mit Bläschen sind zuerst austrocknende steroidhaltige Externa (Lösung, Gel, Aerosol-Spray), und erst nach Sistieren der Bläschenbildung rückfettende Externa (lipophile Cremen oder Salben) anzuwenden. In besonders hartnäckigen Fällen kann sogar die kurzfristige Gabe von oralen Steroiden oder eine Photochemotherapie beim Hautarzt notwendig werden.

Abwendbar gefährliche Verläufe

Mykose
Diese sollte inbesondere bei dyshidrosiformen Reaktionen an den Fußsohlen in Betracht gezogen werden.

Psoriasis pustulosa
Sie kann auf Handflächen und Fußsohlen beschränkt sein. Der wesentliche klinische Unterschied zur Dyshidrose besteht darin, dass bei der Psoriasis a priori gelbbraune Pusteln auftreten, während bei der klassischen Dyshidrose zuerst wasserklare Bläschen zu sehen sind.

Fragen und Ratschläge

Abgesehen von der Notwendigkeit einer konsequenten Therapie ist der Patient davon zu überzeugen, dass es sich um eine harmlose, nicht-infektiöse Hautmanifestation handelt. Die pathogenetische Bedeutung allfälliger positiver Epikutantestreaktionen ist anamnestisch kritisch zu hinterfragen.

2.9.6 Unterschenkelekzem

Bild der Krankheit

Fall 65 ***»Ich habe schon immer mit den Venen zu tun gehabt!«***

Am medialen Unterschenkel zeigt sich ein münzgroßes, granulierendes Ulkus mit sklerosierter, hyperpigmentierter Umgebung. Weiters ist die Haut des Unterschenkels flächenhaft gerötet und zeigt Schuppen und Exkoriationen. Die 73-jährige Patientin gibt an, seit Jahren immer wieder »Venensalben« zu verwenden und verschiedene Präparate für das Unterschenkelgeschwür probiert zu haben. Es wird als Bild eines Unterschenkelekzems bei Ulcus cruris venosum klassifiziert, eine entsprechende Kompressionstherapie mit Hydrokolloidverband und ein topisches wollwachsfreies topisches Steroid verordnet sowie eine Epikutantestung veranlasst. Diese ergibt eine positive Reaktion auf Wollwachsalkohole und Neomycin.

Kommentar. Unterschenkelekzeme sind meist durch topische Medikamente im Rahmen der Venen- oder Ulkusbehandlung bedingt und durch die venöse Stauung aggraviert.

Stichwörter. *Unterschenkelekzem; Kontaktallergie; chronische venöse Insuffizienz.*

! Das Unterschenkelekzem entsteht meist durch Zusammenwirken von Stase bei chronisch-venöser Insuffizienz und einer Kontaktallergie infolge langjähriger Anwendung diverser Lokaltherapeutika.

Die Anamnese reicht oft Jahre zurück und die Liste der angwandten Externa ist lang. Die Patienten klagen über Juckreiz und Schmerzen. Neben den klassischen Zeichen der chronischen venösen Insuffizienz einschließlich Ulzera findet man eine flächenhafte Rötung mit Schuppung und Exkoriationen. Bei massiver Kontaktsensibilisierung kann es zur Generalisierung mit Streuherden an den Oberschenkeln und am Stamm kommen.

In der Umgebung von Ulzera kann das Ekzem zusätzlich durch mikrobielle Besiedelung und Mazeration durch das Wundsekret unterhalten werden.

Merke

Bei Unterschenkelekzemen kommt es oft dadurch zu massiver Ausbreitung, dass die Patienten das nicht erkannte schuldige Agens bei jeder Verschlechterung noch intensiver und noch großflächiger anwenden.

Checkliste: Unterschenkelekzem

- *Bevorzugte Personengruppe:* Ältere Menschen.
- *Vorgeschichte:* Oft jahrelange Venenprobleme.
- *Hauptbeschwerden:* Juckreiz.
- *Allgemeinsymptome:* Keine.
- *Bevorzugte Lokalisation:* Gelegentlich entlang von Varizen.
- *Bevorzugte Anordnung:* Konfluierend.
- *Typische Morphologie:* Rötung, Schuppung, unscharfe Begrenzung.

Behandlung

Allergensuche und -vermeidung und topische Steroidtherapie sind die ersten Maßnahmen. Lassen sich die Allergene vorerst nicht eruieren, so empfiehlt sich am besten eine Pflege mit reiner Vaseline oder mit kalt gepresstem Olivenöl, ein allfälliges Ulkus wird am besten mit einem Hydrokolloidverband oder nur mit Gazetupfern, die mit Kochsalzlösung getränkt wurden, behandelt.

Unterstützend sind phlebologische Abklärung und Kompressionstherapie notwendig.

Abwendbar gefährliche Verläufe

Erysipel

Rötung am Unterschenkel kann auch einem subakuten Erysipel entsprechen. Fieber und Lymphknotenschwellung sprechen für, Symmetrie (beide Beine gleich betroffen) und Juckreiz gegen ein Erysipel.

Mykose

Gerade bei chronischen Unterschenkelkzemen mit intermittierender Steroidtherapie kann eine Epidermomykose verschleiert werden.

Fragen und Ratschläge

Am wichtigsten ist die Aufklärung über den Zusammenhang zwischen Lokaltherapeutikum und Kontaktallergie. Gerade wenn es sich um vermeintlich nebenwirkungsfreie Naturprodukte (Ringelblumen- oder Propolissalbe) handelt, ist oft beträchtliche Überzeugungskraft vonnöten.

2.9.7 Gesichtsekzem

Bild der Krankheit

Fall 66 *»Ich verwende gar nichts im Gesicht! Seit Jahren immer nur die gleiche Pflegeserie.«*

Ober- und Unterlider der 37-jährigen Patientin sind diskret gerötet, ödematös und schuppend. Es findet sich eine positive Atopie-Anamnese, eine bereits vorliegende Epikutantestung brachte kein positives Resultat. Es wird eine blande Pflege mit einem mittelfetten Externum und Schutz vor Staub, Zigarettenrauch und volatilen Noxen (z. B. Nagellackentferner) empfohlen.

Kommentar. Beim subaktuen und chronischen Gesichtsekzem ist die Ursache oft schwer fassbar. Meist dürfte es sich um eine kumulative Wirkung milder toxischer Einflüsse (Kosmetika, Zigarettenrauch, Lackdämpfe, Augentränen etc.) handeln.

Stichwörter. *Gesichtsekzem; Irritation; Lidekzem.*

! Das Gesichtsekzem, insbesondere das Lidekzem ist meist durch kumulativ-toxische Einflüsse bedingt.

Der Verlauf ist längerfristig mit mildem Beginn. Anamnestisch lassen sich oft atopische Manifestationen erheben. Neben den meist diskreten objektiven Zeichen wie Rötung und Schuppung stehen exquisites Spannungs- und Trockenheitsgefühl im Vordergrund.

Neben den kumulativ-toxischen Ursachen kommen seltener auch Kontaktallergien in Betracht (Kosmetika, Augentropfen).

Checkliste: Gesichtsekzem

- *Bevorzugte Personengruppe:* Frauen.
- *Vorgeschichte:* Keine.
- *Hauptbeschwerden:* Spannungsgefühl, Juckreiz, kosmetische Beeinträchtigung.
- *Allgemeinsymptome:* Keine.
- *Bevorzugte Lokalisation:* Augenlider.
- *Bevorzugte Anordnung:* Konfluierend.
- *Typische Morphologie:* Rötung, Schuppung, evtl. Ödem.

Beachte

Das akute allergische Kontaktekzem des Gesichts äußert sich initial oft nur durch Rötung und massives Ödem der Augenlider, sodass Verwechslung mit einem Gesichtserysipel möglich ist.

Behandlung

Die Therapie erfolgt so zurückhaltend wie möglich. Die gängigen Kosmetika sollen vermieden werden und stattdessen nur milde Umschläge mit einer Kleieaufschwemmung und eine Pflegecreme mit mittlerem Fettgehalt angewendet werden. Kortikosteroide sollen, wenn überhaupt, dann nur kurzfristig und nur in Form von Hydrokortison oder allenfalls Methylprednisolonaceponat verordnet werden.

Abwendbar gefährliche Verläufe

Rosazea-artige Dermatitis

Unsachgemäße Steroidanwendung kann beim Gesichtsekzem zum Reboundeffekt und schließlich zur Rosazea-artigen Dermatitis führen.

Erysipel und Urticaria profunda

Nachdem das akute allergische Kontaktekezem des Gesichts sich initial auch nur durch Lidrötung und -schwellung äußern kann, müssen Erysipel und Urtikaria profunda als mögliche Klassifikationen berücksichtigt werden.

Lupus erythematodes

Persistierende Läsionen und/oder Allgemeinsymptome sollen an die Möglichkeit einer Autoimmunkrankheit denken lassen.

Fragen und Ratschläge

Gerade Lid- und Gesichtsekzeme können durch zu intensive Kosmetik – auch mit jahrelang gewohnten und besonders teuren Produkten – in Gang gehalten werden. Die Notwendigkeit einer einfachen, zurückhaltend angewendeten Therapie (»Nur bei Spannungsgefühl einmal dünn auftragen!«) muss überzeugend vermittelt werden.

2.10
Erythematöse Exantheme

Unter diesen Begriff fällt der klassische »Ausschlag« mit disseminierten roten Flecken, Papeln und evtl. zusätzlichen Symptomen. Neben einigen charakteristischen Bildern gibt es sehr häufig uncharakteristische Ausschläge, bei denen eine diagnostische Zuordnung in der Praxis nicht möglich ist. Hier gilt es, auf den positiven Spontanverlauf, der sich fast immer einstellt, zu vertrauen, und dabei die abwendbar gefährlichen Verläufe im Auge zu behalten.

2.10.1
Rubeolen

Bild der Krankheit

Fall 67 *»Ist Ansteckung gefährlich?«*

Das 5-jährige Mädchen zeigt ein diskretes, kleinmakulöses erythematöses Exanthem und bereits auf den ersten Blick sichtbare zervikale Lymphknotenschwellungen. Die Erkrankung hatte kurz zuvor mit Schnupfen und ein wenig Halsschmerzen begonnen. Es liegt das Bild von Röteln (Rubeolen) vor. Die Erkrankung ist selbstlimitiert und harmlos, Sorge besteht wegen der auch unter Laien bekannten Gefahr der Fruchtschädigung in der Schwangerschaft. Die Eltern des Kindes werden darauf hingewiesen, dass Ansteckung lediglich in der Gravidität gefährlich sein kann, sofern die Schwangere selbst noch keine Röteln durchgemacht hat und nicht geimpft worden ist. Im Zweifelsfall bringt eine serologische Titerbestimmung Klärung.

Kommentar. Aufgrund der Aufnahme von Röteln in Mehrfachimpfstoffe für Kleinkinder dürfte die Erkrankung in den kommenden Jahren seltener werden.

Stichwörter. *Röteln; Rötelnembryopathie.*

! Röteln ist eine klassische, fast immer harmlos verlaufende Kinderkrankheit, die allerdings hochgradig teratogen ist.

Röteln treten in kleinen Epidemien bei Kindergarten- und Schulkindern auf. Im Erwachsenenalter sind sie selten und sollten insbesondere bei Frauen, die im Falle einer negativen Serologie längstens bis zu Pubertät geimpft werden, nicht mehr vorkommen.

Die Krankheit beginnt nach einer kurzen Inkubationszeit mit milden Prodromi in Form einer leichten Konjunktivitis und Rhinitis. Charakteristisch sind mäßiges Fieber, ausgeprägte nuchale Lymphknotenschwellungen und ein kleinmakulöses, kraniokaudal sich ausbreitendes Exanthem.

TIPP
Charakteristisch ist das kleinfleckige Exanthem, bei dem die einzelnen Fleckchen isoliert bleiben und nicht konfluieren.

Wird das gleiche Bild durch andere Noxen (Viren, Arzneimittel) imitiert, spricht man von einem »rubeoliformen« Exanthem.

Checkliste: Röteln

- *Bevorzugte Personengruppe:* Kinder.
- *Vorgeschichte:* Kleine Epidemien.
- *Hauptbeschwerden:* Fieber und Exanthem.
- *Allgemeinsymptome:* Fieber und milde katarrhalische Erscheinungen.
- *Bevorzugte Lokalisation:* Kraniokaudales Gefälle.
- *Bevorzugte Anordnung:* Disseminiert, einzelstehend.
- *Typische Morphologie:* Diskrete, kleine, hellrote Maculae.

Behandlung

Bettruhe und allfällige fiebersenkende Maßnahmen sind ausreichend. Eine Therapie des Exanthems ist nicht notwendig.

Abwendbar gefährliche Verläufe

Rötelnembryopathie
Infektion in der Frühschwangerschaft kann zu schweren, komplexen Missbildungen führen.

Fragen und Ratschläge

An Röteln Erkrankte sollen von Schwangeren ferngehalten werden, sofern bei diesen weder eine Impfung noch eine – wenn auch lange zurückliegende – positive Titerbestimmung vorliegt. Allein auf die Aussage, bereits als Kind schon Röteln gehabt zu haben, darf man sich nicht verlassen, weil andere Virusinfektionen ein durchaus ähnliches klinisches Bild bieten können. Gerade jetzt, wo ein Teil der Bevölkerung geimpft ist und ein Teil nicht, kann man nicht mehr wie früher von einer selbstverständlichen hohen Durchseuchungsrate in der Kindheit ausgehen.

2.10.2
Masern

Bild der Krankheit

Fall 68 ***»Diesmal ist er wirklich krank!«***

Die Aussage trifft auf den 6-jährigen Buben tatsächlich zu: Fieber über 39°C, Schnupfen, Konjunktivitis, Lichtscheu, Kopfschmerzen und ein deutlich sichtbares, anfangs kleinfleckiges, im Verlauf konfluierendes Exanthem mit kraniokaudalem Gefälle. Der Rachen ist gerötet, die Ohren sind bland. Meningismus liegt nicht vor. Die Klassifikation erfolgt als Bild von Masern. Es werden Bettruhe und eine antipyretische Therapie verordnet. Kurzfristige Kontrollbesuche werden vereinbart, bei denen auf allfällige Komplikationen geachtet werden soll.

Kommentar. Masern ist die schwerste der klassischen Kinderkrankheiten und am öftesten von Komplikationen gefolgt. Daher ist ein lückenloser Impfschutz anzustreben.

Stichwörter. *Masern; Impfung.*

! Masern ist eine durch Morbilliviren hervorgerufene, mit deutlichen Allgemeinsymptomen und fallweise toxisch-septischen Komplikationen einhergehende Kinderkrankheit.

Im Gegensatz zu banalen Infekten imponiert das Kind ernsthaft krank mit hohem, zweigipfelig verlaufendem Fieber. Der 1. Fiebergipfel stellt sich mit den Prodromalsymptomen, die mit Rhinitis und Konjunktivitis sehr heftig ausfallen können, ein, der 2. mit dem Ausbruch des Exanthems.

Das Exanthem besteht aus bis fingernagelgroßen, intensiv roten bis lividroten, konfluierenden Flecken. Zuvor sind bereits an der Wangenschleimhaut kleine weiße Punkte (Koplik-Flecke), die nekrotischen Epithelregionen infolge direkter Viruseinwirkung entsprechen, nachweisbar.

Beachte

Das Merkmal der Konfluenz ist ein charakteristisches Phänomen des Masernexanthems. Tritt es bei anderen Exanthemen auf, spricht man von einem »morbilliformen« Exanthem.

Checkliste: Masern

- *Bevorzugte Personengruppe:* Kinder.
- *Vorgeschichte:* Ausgeprägte Prodromi.
- *Hauptbeschwerden:* Hohes Fieber und Exanthem.
- *Allgemeinsymptome:* Allgemeines Krankheitsgefühl.
- *Bevorzugte Lokalisation:* Kraniokaudale Ausbreitung.
- *Bevorzugte Anordnung:* Konfluenz.
- *Typische Morphologie:* Intensiv rote bis livid-rote Makulae.

Behandlung

Symptomatische antipyretische Therapie, ausreichende Flüssigkeitszufuhr, Bettruhe und engmaschige Überwachung bezüglich möglicher Komplikationen sind erforderlich.

Abwendbar gefährliche Verläufe

Masernkomplikationen

Während Konjunktivitis und Photophobie häufig und harmlos sind, kann es in Einzelfällen zur Optikusneuritis mit Erblindung kommen. Selten sind Enzephalitiden, häufiger bakterielle Komplikationen infolge der katarrhalischen Erscheinungen und der virusbedingten Abwehrschwäche (Otitis media, Pneumonie).

Fragen und Ratschläge

Angesichts der potentiell gravierenden Folgewirkungen der Maserninfektion ist dringend auf entsprechenden Impfschutz zu drängen. Fallweise kann es infolge der Masernerstimpfung zwar zu leichten Impfmasern kommen, die durch allfällige antipyretische Therapie am 1. und um den 8. Tag nach der Impfung sehr leicht abgefangen werden können.

2.10.3 Scharlach

Scharlach ist die einzige bakterielle Infektion unter den klassischen Kinderkrankheiten.

Bild der Krankheit

Fall 69 ***»Bisher haben die homöopathischen Globuli immer geholfen!«***

Diesmal nicht: Begonnen haben die Beschwerden vor 5 Tagen mit starken Halsschmerzen. Seit 4 Tagen besteht hohes Fieber, abends immer über 39°C. Das Gesicht ist diffus gerötet, nur die Perioralregion ist blass. Die Zunge erscheint gerötet mit granulärer Oberfläche. Am Stamm mit Betonung der Leisten findet sich ein diskretes Exanthem aus stecknadelkopfgroßen, rötlichen Papelchen, die besser tast- als sichtbar sind.

Die Mutter erklärt, dass bei ihrem Kind bei »Halsweh« die homöopathische Hausapotheke immer ausreichend gewesen sei, aber diesmal wolle sich die Besserung einfach nicht einstellen. Sie klassifizieren als Bild des Scharlachs und führen einen Rachenabstrich durch. Ohne das Ergebnis abzuwarten, verordnen sie ein orales Penizillinpräparat, Antipyretika und eine Gurgellösung. Kurzfristige Kontrollbesuche werden vereinbart. Sie weisen ausdrücklich auf die Notwendigkeit einer antibiotischen Therapie und auf die ansonsten möglichen Komplikationen hin.

Kommentar. Bei banalen Virusinfekten tritt fast immer Heilung innerhalb weniger Tage ein – unabhängig von den angewendeten Therapieversuchen. Anders ist die Situation bei Scharlach, bei dem ohne Penizillintherapie nicht nur ein protrahierter Verlauf, sondern auch diverse Folgekrankheiten möglich sind. Somit ist Scharlach ein klassisches Beispiel für die ärztliche Verantwortung, wann man auf Spontanverlauf und Selbstheilungskraft spekulieren darf und wann nicht.

Stichwort. *Scharlach.*

! Scharlach ist eine Streptokokkeninfektion des oberen Respirationstrakts mit toxinbedingtem generalisiertem Exanthem.

Die Erkrankung beginnt meist mit heftigen Halsschmerzen und hohem Fieber, das ohne antibiotische Therapie einige Tage lang persistiert. Oft gibt es kleine Epidemien, wobei aber nur ein Teil der Betroffenen Scharlach, die anderen dagegen nur eine Streptokokken-Tonsillitis entwickeln. Die Inkubationszeit ist kurz, sodass die Ansteckungsmöglichkeit in den letzten 3–5 Tagen gesucht werden muss.

Auffallender als das Exanthem, das in Form von grieseligen Erhabenheiten oft besser tast- als sichtbar ist, erscheint häufig eine Rötung des Gesichts mit perioraler Blässe und die charakteristische Himbeerzunge, die nach Abschilferung des initialen weißen Zungenbelags zutage tritt.

In der Rekonvaleszenzphase tritt an den Handflächen oft eine grob lamellöse Schuppung auf.

Ein positiver Streptokokkennachweis aus einem Rachenabstrich unterstützt die Diagnose, nachdem das Ergebnis aber sehr von der Abstrichtechnik und den Transportbedingungen abhängt, schließt ein negatives Ergebnis einen Scharlach nicht aus.

Beachte

Eine groblamellöse Abschuppung der Handflächen kann nach verschiedenen Infektionskrankheiten auftreten und ist nicht für Scharlach beweisend.

Checkliste: Scharlach

- *Bevorzugte Personengruppe:* Kinder.
- *Vorgeschichte:* Plötzlicher Beginn.
- *Hauptbeschwerden:* Halsschmerzen.
- *Allgemeinsymptome:* Fieber.
- *Bevorzugte Lokalisation:* Inguinalregion.
- *Bevorzugte Anordnung:* Disseminiert.
- *Typische Morphologie:* Stecknadelkopfgroße rötliche Papelchen.

Behandlung

Eine effiziente orale antibiotische Therapie gegen Streptokokken mit Penizillin, Cephalosporin oder Makrolid über 10 Tage ist unabdingbar. Zusätzlich werden symptomatische Maßnahmen bezüglich des Fiebers und der Halsschmerzen verordnet.

Abwendbar gefährliche Verläufe

Septische Komplikationen

Es kann zu Peritonsillarabszess, Sinusitis, Otitis media und Mastoiditis kommen.

Rheumatisches Fieber

Als infektallergische Reaktion ist es früher oft nach rund 3 Wochen zum rheumatischen Fieber mit hohen Temperaturen, flüchtigem Exanthem, Arthritis und v.a. Herzbeteiligung mit nachfolgenden Klappendefekten gekommen. Unter entsprechender antibiotischer Behandlung sollte diese Komplikation heute nicht mehr vorkommen.

Glomerulonephritis

Sie kann ebenfalls als Streptokokken-Nachkrankheit auftreten. Zum Ausschluss empfiehlt sich ein Harnstreifentest (Hämaturie, Albuminurie).

Mononukleose und Arzneimittelexanthem

Bei irrtümlicher Therapie einer Mononukleose mit einem β-Laktam-Antibiotikum kommt es fast regelhaft zu einem schweren Arzneimittelexanthem. Differentialdiagnostisch hilfreich können generalisierte Lymphknotenschwellungen und antibiotikaresistentes Fieber bei Mononukleose sein.

Fragen und Ratschläge

Bei fieberhaften Infekten werden gerne diverse Hausmittel angewendet. Unterstützt wird dieser Trend durch eine diffuse Angst, die viele Patienten vor »richtigen« Medikamenten haben. Bei Scharlachverdacht ist es eine unabdingbare Pflicht des Hausarztes, auf die absolute Notwendigkeit einer antibiotischen Therapie hinzuweisen. Mögliche Folgekrankheiten sind ggf. drastisch vor Augen zu führen.

2.10.4 Arzneimittelexanthem

Bild der Krankheit

Fall 70 *»Mit dem Antibiotikum habe ich schon vor 3 Tagen aufgehört!«*

Somit könne das Präparat an dem vorliegenden Ausschlag nicht schuld sein, meint eine 43-jährige Patientin, die wegen eines Harnwegsinfekts ein Breitspektrumpenizillin genommen hatte. Nunmehr findet man ein makulopapulöses, intensiv rotes, mäßig juckendes Exanthem, das sich innerhalb eines Tages vom Kopf zu den Füßen ausgebreitet hatte. Fieber besteht nicht, Lymphknotenschwellungen fehlen. Das Antibiotikum war 10 Tage zuvor begonnen und für eine Woche eingenommen worden. Die Klassifikation erfolgt als Bild eines Arzneimittelexanthems. Die Behandlung umfasst eine kurzfristige orale Steroidtherapie und eine kühlende Pflegemilch. Die Ausstellung eines vorläufigen Allergieausweises und eine allergologische Abklärung werden veranlasst.

Kommentar. Für Arzneimittelexantheme ist ein Intervall von 8–12 Tagen nach Beginn der Einnahme typisch, wenn erst im Zuge dieser Verabreichung eine Sensibilisierung stattfindet. Hat zuvor bereits eine Sensibilisierung stattgefunden, so tritt das Exanthem bereits innerhalb der ersten 2 Behandlungstage auf.

Stichwörter. *Arzneimittelexanthem; Sensibilisierung.*

! Ein Arzneimittelexanthem ist ein durch Arzneimittelallergie oder -intoleranz verursachter Ausschlag.

Die Patienten führt der meist deutlich bis dramatisch ausgeprägte Ausschlag zum Arzt. Das Exanthem kann urtikariell, makulopapulös, multiformartig, ekzemartig oder erythrodermatisch sein (Abb. 2-32). Juckreiz ist oft vorhanden, steht aber – etwa im Gegensatz zu einem Kontaktekzem – nicht im Vordergrund.

Stets ist eine genaue Anamnese erforderlich. Besonders verdächtig sind Medikamente, die 8–12 oder 1–2 Tage zuvor begonnen worden sind. Weiters ist aber auch an Gelegenheitsmedikationen (z.B. Kopfschmerz- oder Schlaftabletten) und an Präparate, die vom Patienten oft gar nicht als Arzneimittel empfunden werden, zu denken (Phytotherapeutika, Teemischungen).

Klare Beziehungen zwischen dem auslösenden Agens und der Morphologie des Arzneimittelexanthems gibt es nicht, allerdings kommen gewisse Häufungen vor:

Assoziation zwischen Arzneimittel und Exanthemmorphe

- *Penizillin* – urtikariell
- *Ampizillin* – makulopapulös
- *Sulfonamide* – multiformartig
- *Antiepileptika* – ekzemartig und erythrodermatisch

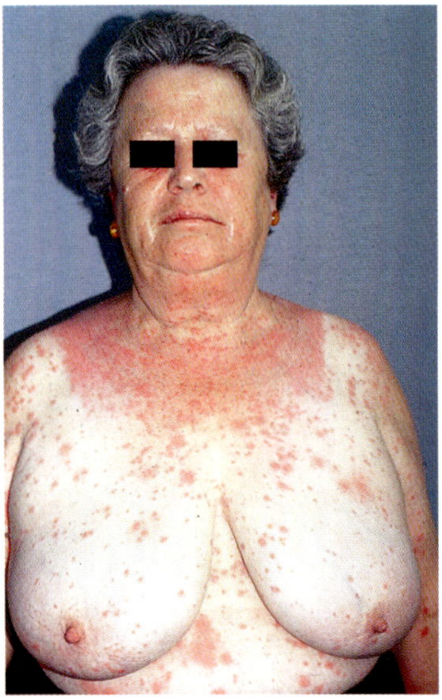

Abb. 2-32. Arzneimittelexanthem, durch Lichteinwirkung aggraviert

Beachte

Besonders hartnäckige, morphologisch atypische Arzneimittelexantheme werden durch Antiepileptika, Goldpräparate und Wachstumsfaktoren (G-CSF u. ä.) hervorgerufen.

Bei Verdacht auf ein Arzneimittelexanthem sollte zum ersten ein vorläufiges Dokument ausgestellt werden, das das mutmaßlich schuldige Agens und die Medikamentengruppe, in der es vorwiegend vorkommt, enthalten muss. Nachdem die Diagnose von nicht unbeträchtlicher Konsequenz für den Patienten ist, empfiehlt sich die Überweisung an einen Dermatologen. Dies nicht so sehr wegen der allergologischen Abklärung – diese ist bei Arzneimittelexanthemen oft wenig ergiebig – sondern v. a. zum Ausschluss einer anderen dermatologischen Erkrankung, die evtl. als Arzneimittelexanthem fehlklassifiziert werden könnte.

Oft gibt es eine Eosinophilie im Blutbild. Der Befund ist jedoch diagnostisch kaum hilfreich.

Checkliste: Arzneimittelexanthem

- *Bevorzugte Personengruppe:* Erwachsene.
- *Vorgeschichte:* Medikamenteneinnahme.
- *Hauptbeschwerden:* Exanthem.
- *Allgemeinsymptome:* Keine.

- *Bevorzugte Lokalisation:* Kraniokaudales Gefälle.
- *Bevorzugte Anordnung:* Oft konfluierend.
- *Typische Morphologie:* Urtikariell, makulopapulös, multiformartig, ekzemartig, erythrodermatisch.

Behandlung

Im Allgemeinen klingt ein Arzneimittelexanthem auch ohne Therapie wieder ab. Bei vitaler Indikation kann sogar in Einzelfällen die Fortführung der Behandlung mit dem angeschuldigten Agens verantwortet werden. Topische Steroide beeinflussen das Exanthem kaum, stattdessen kann eine kurzfristige orale Steroidtherapie (50 mg Prednisolon für einige Tage) die Abheilung beschleunigen. Entscheidend sind die weitere Abklärung und die Information des Patienten.

Abwendbar gefährliche Verläufe

Lyell-Syndrom
Als Maximalvariante kann eine toxische epidermale Nekrolyse (Lyell-Syndrom) entstehen, bei dem sich die Epidermis großflächig ablöst. Daher sollte jedes Mal beim Vorliegen eines Arzneimittelexanthems die Epidermishaftung mit einem kräftigen Strich mit dem Holzspatel überprüft werden. Bei geringstem Verdacht ist die sofortige Einweisung in eine dermatologische Klinik notwendig, weil bei verzögerter Therapie fataler Ausgang immer noch häufig ist.

Virusexanthem
Oft ist die Unterscheidung nicht einfach. Hilfreich sind folgende Punkte:

Virusexanthem
- Blasses, diskretes Exanthem
- Fast immer Fieber
- Katarrhalische Prodromi
- Lymphadenitis
- Kein Juckreiz

Arzneimittelexanthem
- Massives, intensives Exanthem
- Fieber nur bei schwerem Exanthem
- Keine Prodromi
- Keine Lymphadenitis
- Juckreiz

Urtikaria
Eine urtikarielle Arzneireaktion unterscheidet sich von einer klassischen Urtikaria dadurch, dass die einzelnen Läsionen mehrere Tage bestehen bleiben.

Fragen und Ratschläge

Wann immer möglich, sollte das auslösende Präparat abgesetzt werden. Eine vitale Indikation zur Fortführung wird sich allenfalls bei Intensivpatienten mit lebensbedrohenden, insbesondere septischen Komplikationen, kaum jedoch in der Hausarztpraxis, ergeben.

Wichtig ist die Aufklärung des Patienten über den mutmaßlichen Zusammenhang und der Hinweis, den Allergieausweis unaufgefordert jedem Arzt, der etwas verordnen will, vorzuweisen.

Als Arzt sollte man grundsätzlich vor jeder Verordnung nach Unverträglichkeiten fragen. Wird die Frage bejaht, so ist weiter zu fragen, welche Symptome aufgetreten seien und ob es zu einem »Ausschlag« gekommen sei. Sehr oft sprechen Patienten z.B. von einer »Penizillinallergie«, die sich bei näherer Befragung als pharmakologisch bedingte Dyspepsie herausstellt. Sollten aber Zweifel hinsichtlich eines Arzneimittelexanthems in der Anamnese bestehen, so wird am besten ohne Umschweife auf eine andere Substanzgruppe ausgewichen.

TIPP

Beim geringsten Verdacht sollte man sich vergewissern, welche Substanzklasse tatsächlich im vom Patienten angeschuldigten Präparat und in dem, das man nun verordnen will, vorliegt. Es passiert leider gar nicht selten, dass sogar die gleiche Substanz wieder verschrieben wird, bloß weil sie unter verschiedenen Spezialitätennamen im Handel ist.

Besondere Vorsicht ist bei Patienten geboten, die angeben, dass sie »überhaupt nichts vertragen« – meistens steckt jedoch keine Arzneimittelunverträglichkeit, sondern eine grundsätzlich ablehnende Haltung gegenüber Medikamenten, der Medizin im Allgemeinen oder Ihnen im Speziellen dahinter. Andererseits sollte aber auch die plakative Aussage, jemand »vertrage ohnehin alles«, detailliert hinterfragt werden.

2.10.5 Uncharakteristische Exantheme

Bild der Krankheit

Fall 71 ***»Zuerst war ich 2 Tage ein bisschen krank, und jetzt ist noch diese Allergie dazugekommen!«***

Den Krankheitszeichen (geringgradig erhöhte Temperatur, Halsschmerzen) hatte der 33-jährige Patient anfangs gar keine besondere Bedeutung beigemessen. Den Hausarzt sucht er nun auf, weil ein kleinfleckiges erythematöses Exanthem hinzugekommen ist, das der Betroffene für eine »Allergie« hält. Sie klassifizieren als Fieber mit Exanthem und überprüfen, ob das Bild einer klassischen Infektionskrankheit oder eines Arzneimittelexanthems vorliegt. Trifft nichts davon zu, bleibt es bei der Klassifikation »uncharakteristisches Exanthem«. Sie empfehlen körperliche Schonung für einige Tage und Vermeidung von Sonnenbestrahlung. Wiedervorstellung wird für den Fall von Persistenz oder von Verschlechterung – neuerlicher Fieberanstieg, weitere Beschwerden, Verstärkung des Exanthems – vereinbart.

Kommentar. Virusinfektionen verschiedener Genese gehen oft mit einem Exanthem einher, das klinisch keine sichere Zuordnung gestattet. Meist ist der Verlauf selbstlimitiert und serologische Untersuchungen sind in der Praxis entbehrlich.

Stichwörter. *Exanthem; Virusinfektion.*

! Uncharakteristische Exantheme treten meist infolge banaler Virusinfekte auf.

Regelmäßig findet man diskrete allgemeine Krankheitszeichen, die dem Exanthem wenige Tage vorausgehen können. Oft führt erst das Exanthem den Betroffenen zum Arzt. Es kann mehr oder – meist – weniger Ähnlichkeit mit einer klassischen Infektionskrankheit haben (Abb. 2-33). Zu den häufigsten Ursachen zählen wahrscheinlich Adenoviren und Enteroviren.

Checkliste: Uncharakteristisches Exanthem

- *Bevorzugte Personengruppe:* Jüngere Menschen.
- *Vorgeschichte:* Prodromi.
- *Hauptbeschwerden:* Exanthem.

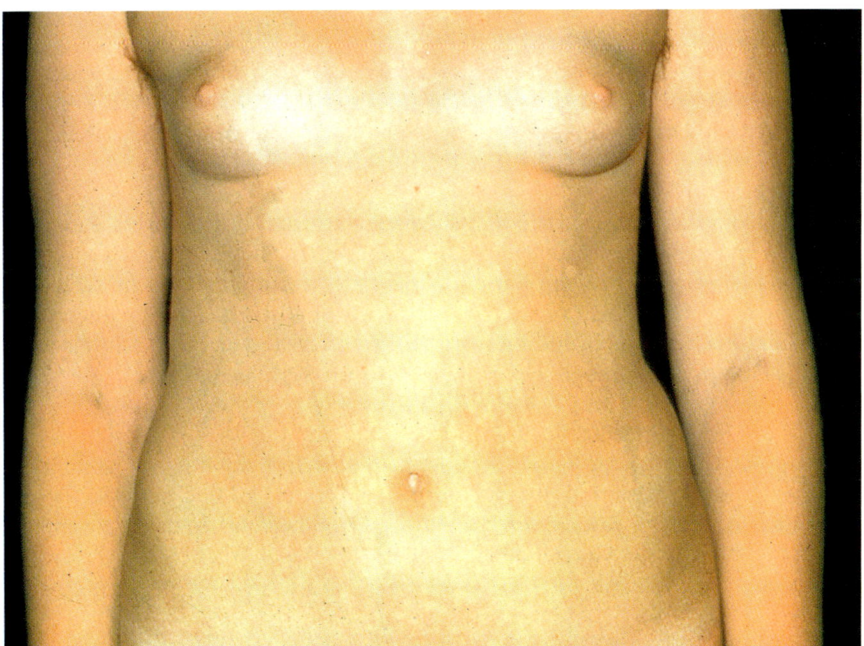

Abb. 2-33. Uncharakteristisches rubeoliformes Exanthem. Ein diskretes Exanthem mit katarrhalischen Symptomen und Fieber spricht für eine virale Genese

- *Allgemeinsymptome:* Erhöhte Temperatur, Halsschmerzen, evtl. Verdauungsbeschwerden.
- *Bevorzugte Lokalisation:* Keine.
- *Bevorzugte Anordnung:* Disseminiert, symmetrisch.
- *Typische Morphologie:* Kleine erythematöse Flecke.

Behandlung

Eine spezielle Behandlung ist nicht erforderlich. Das Exanthem sollte innerhalb von wenigen Tagen spontan abklingen.

Abwendbar gefährliche Verläufe

Mononukleose

Massive Halsschmerzen, intensives Exanthem, generalisierte Lymphadenopathie, Hepatosplenomegalie, schweres allgemeines Krankheitsgefühl, erhöhte Transaminasen und ein lymphomonozytäres Blutbild sind diagnostisch hinweisend.

Akutes HIV-Exanthem

Etwa 1–2 Wochen nach Infektion kann es zu einer akuten HIV-Manifestation kommen, die klinisch einer Mononukleose ähnelt. Bei geringstem Verdacht ist daher die serologische Abklärung, je nach Test mit Wiederholung in 2–6 Wochen, angezeigt.

Kawasaki-Syndrom

Antibiotika-resistentes Fieber mit Halsschmerzen, Exanthem mit Lacklippen und induriertem Ödem der Hände und Füße sollen an diese seltene, durch Koronarangiitis bedrohliche Erkrankung des Vorschul- und Schulalters denken lassen.

Syphilis

Exantheme im Rahmen der Frühsyphilis können anfangs diskret und flüchtig sein und aufgrund der assoziierten Symptome (Halsschmerzen durch Angina specifica, Lymphknotenvergrößerung im Rahmen einer Skleradenitis) mit einem uncharakteristischen Virusexanthem verwechselt werden. Diagnostisch sind Anamnese, evtl. Reste eines Primäraffektes und Rezidivexantheme verwertbar. Der Nachweis ist in diesem Stadium mit serologischen Standardtests für Syphilis möglich.

Ringelröteln (Erythema infectiosum)

Die sog. 5. Krankheit zeichnet sich durch ein Exanthem mit erythematösen, geschwollenen Wangen und girlandenförmigen Figuren an den Streckseiten der Extremitäten aus. Bei Erwachsenen kann die Krankheit mit Arthralgien einhergehen. Infektion in der Gravidität kann innerhalb einiger Wochen zum Fruchttod führen.

Dreitagefieber

Hiebei handelt es sich um eine an sich harmlose Herpesvirus-Typ 6-Infektion im Kleinkindesalter. Etwa 3-tägiges hohes Fieber bei relativ gutem Allgemeinzustand werden plötzlich von einem flüchtigen Exanthem (Exanthema subitum) abgelöst. Für Besorgnis kann manchmal eine mehrwöchige Leukopenie in der Rekonvaleszenz Anlass geben.

Fragen und Ratschläge

Die Klassifikation »uncharakteristisches Exanthem« oder »uncharakteristisches Exanthem mit Fieber« entspricht einem abwartenden Offenlassen. In der Regel klingen Allgemeinbeschwerden und Exanthem innerhalb weniger Tage ab. Angesichts einiger der möglichen gefährlichen Verläufe soll man die Patienten zwar über den i. Allg. zu erwartenden Verlauf aufklären, zugleich aber auf die Notwendigkeit sofortiger Wiedervorstellung bei Persistenz, Verschlechterung oder Rezidiv hinweisen. Im letzteren Fall sind Blutbild, Transaminasen und fallweise spezifische serologische Untersuchungen zu veranlassen.

Körperliche Schonung ist angesichts der systemischen Virusinfektion angezeigt. Sonnenbestrahlung und Temperatursprünge können ein Exanthem unspezifisch verstärken.

2.11 Papulöse und erythematosquamöse Dermatosen

Unter diesem morphologischen Begriff werden Lichen ruber planus, Pityriasis rosea und Psoriasis als häufige Erkrankungen besprochen. Als abwendbar gefährliche Verläufe kommen überwiegend neoplastische Hautaffektionen in Betracht.

2.11.1 Lichen ruber planus

Bild der Krankheit

Fall 72 *»Die Kortisonsalbe hat eigentlich gar nicht geholfen.«*

Trotz 2-wöchiger konsequenter Applikation einer milden Steroidsalbe sind die Hautveränderungen an den Handgelenkbeugeseiten des 28-jährigen Patienten weitgehend unverändert: Mehrere aggregiert stehende, polygonal begrenzte, flache, livid-rote Papeln. Es besteht mäßiger Juckreiz. An der Wangenschleimhaut sieht man beidseits eine farnkrautartige Zeichnung.

Die Klassifikation erfolgt als Bild eines Lichen ruber planus. Es wird eine intraläsionelle Steroidtherapie vorgeschlagen sowie eine serologische Untersuchung auf Hepatitis veranlasst.

Kommentar. Der Lichen ruber planus ist harmlos und selbstlimitierend. Ausgedehnter Befall der Mundschleimhaut kann allerdings mit Hepatitis B oder C assoziiert sein.

Stichwörter. *Lichen ruber planus; Hepatitis.*

! Der Lichen ruber planus ist eine idiopatische entzündliche Hautkrankheit, die die Beugeseiten der Handgelenke bevorzugt.

Meist sind jüngere Erwachsene betroffen. Es sind weniger das Erscheinungsbild, das sehr diskret sein kann, noch die subjektiven Beschwerden – der Juckreiz hält sich meist in Grenzen, sondern die auffallende Persistenz der Hautläsionen, die den Betroffenen zum Arzt führen.

Die typische Betonung der Beugeseiten der Handgelenke sowie die Einzelmorphe – polygonale, an der Oberfläche abgeflachte, livid-rote Papeln (Abb. 2-34) – ermöglichen eine klinische Zuordnung.

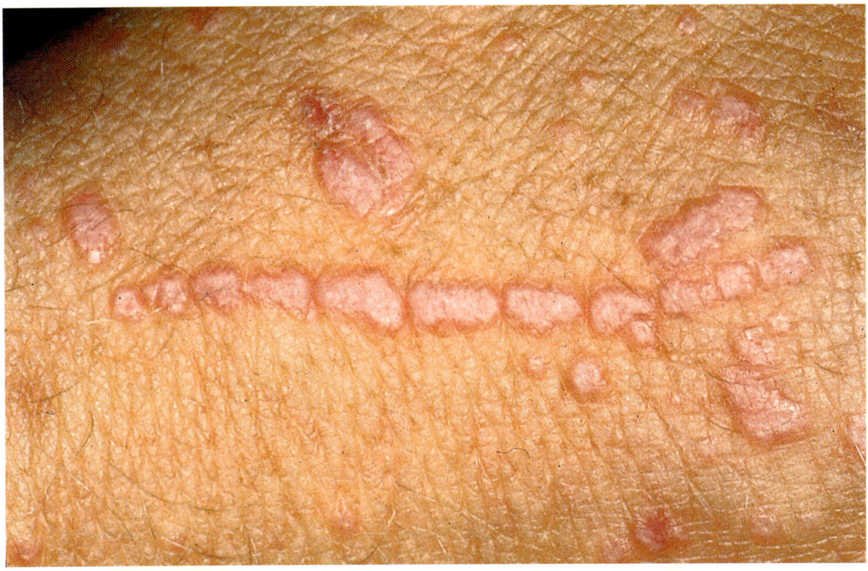

Abb. 2-34. Livide, oberflächlich abgeflachte Papeln bei Lichen ruber planus

TIPP
Nach Auftropfen von Öl zeigt die Oberfläche der Papeln oft eine charakteristische netzartige weiße Zeichnung.

Weitere Manifestationen im Rahmen des Lichen ruber planus sind Mundschleimhautbeteiligung (weißliche, farnkrautartige Zeichnung an der Wangenschleimhaut oder flächige Leukoplakien), Beteiligung des Haarbodens mit Alopezie, Generalisierung mit besonders kleinen Papeln, Beteiligung des Genitale mit anulären Läsionen und verruköse Läsionen v. a. an den unteren Extremitäten.

Checkliste: Lichen ruber planus

- *Bevorzugte Personengruppe:* Jüngere Erwachsene.
- *Vorgeschichte:* Längere Bestandsdauer, Resistenz gegenüber üblichen Lokalmaßnahmen.
- *Hauptbeschwerden:* Mäßiger Juckreiz.
- *Allgemeinsymptome:* Keine.
- *Bevorzugte Lokalisation:* Beugeseiten der Handgelenke.
- *Bevorzugte Anordnung:* Aggregiert.
- *Typische Morphologie:* Polygonale, an der Oberfläche abgeflachte, livid-rote Papeln.

Unbehandelt heilt der Lichen ruber planus nach Monaten oder Jahren spontan ab. Im Zweifelsfall ist eine Stanzbiopsie angezeigt, die in der Regel ein klares Ergebnis bringt.

Behandlung

Aufgrund des dicken dermalen Infiltrats sind herkömmliche Kortisonpräparate kaum wirksam. Will man mit einer topischen Steroidtherapie einen Erfolg erzielen, so muss man potente, halogenierte Steroide unter Okklusion oder mit einem Penetrationsvermittler anwenden. Besser und sicher wirksam ist eine intraläsionelle Therapie mit einer Steroidkristallsuspension, entweder mit einer Intrakutannadel oder mittels Dermojet.

Mundschleimhautveränderungen können mit Steroidhaftsalben behandelt werden. Bei Generalisierung kommen kurzfristig systemische Steroide sowie Lichttherapie in Betracht.

Abwendbar gefährliche Verläufe

Maligne Entartung

Leukoplakie-Manifestationen der Mundschleimhaut können in Karzinome übergehen, sodass ggf. eine wiederholte bioptische Abklärung veranlasst werden muss.

Hepatitis

Ausgedehnte Mundschleimhautveränderungen können hinweisend auf eine Hepatitis B oder C sein, die behandlungsbedürftig sein kann (Abb. 2-35).

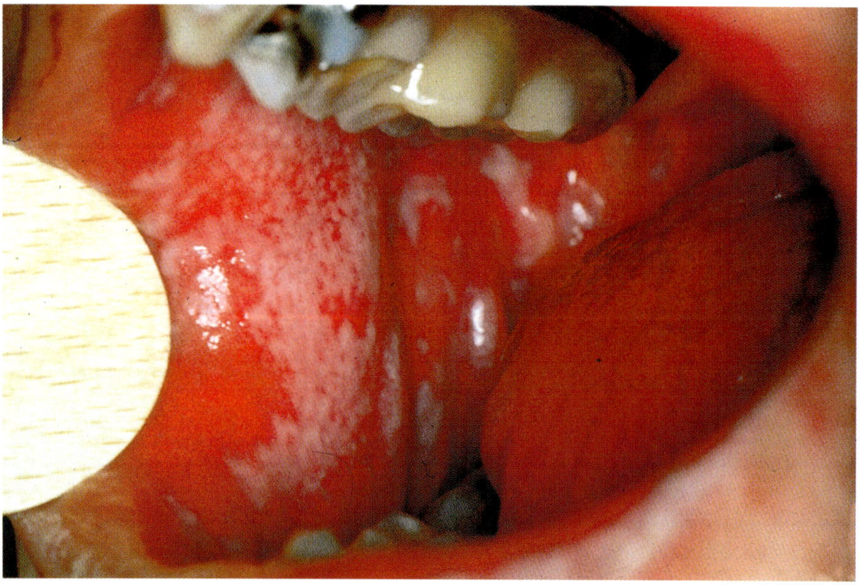

Abb. 2-35. Beteiligung der Wangenschleimhaut mit Leukoplakien bei Lichen ruber planus

Fragen und Ratschläge

Aufklärung über die Harmlosigkeit des Leidens steht im Vordergrund. Eine Therapie ist nicht unbedingt erforderlich und richtet sich ausschließlich nach dem Leidensdruck des Patienten. Zusammenhänge mit Nahrungsmitteln oder besonderen Lebensgewohnheiten haben sich gerade bei dieser Krankheit nicht finden lassen.

2.11.2 Pityriasis rosea

Bild der Krankheit

Fall 73 *»Ist das Schuppenflechte?«*

Die Sorge des 17-jährigen Mädchens erscheint berechtigt. Am Stamm sieht man multiple erythematosquamöse, diskret randbetone Flecke von etwa Fingernagelgröße. Die Läsionen sind entlang der Hautspaltlinien angeordnet. Die Extremitäten und das Gesicht sind frei. Lediglich an der linken Schulter findet sich ein auffallend großer, ansonsten gleichartiger Herd. Dieser Herd sei als erster aufgetaucht, die übrigen Läsionen etwa 10 Tage später entstanden.

Es liegt das Bild einer Pityriasis rosea vor. Es wird eine Steroidcreme verordnet. Zur schonenden Reinigung wird ein Ölbadezusatz empfohlen und eine Abheilung in einigen Wochen in Aussicht gestellt. Sicherheitshalber wird eine Syphilisserologie abgenommen.

Kommentar. Die Pityriasis rosea kann sich durch exogene Irritation, etwa durch heißes Duschen oder heftiges Abfrottieren, verschlechtern und stark juckend und papulös werden (irritierte Pityriasis rosea). Im Übrigen ist mit Spontanheilung innerhalb einiger Wochen zu rechnen.

Stichwort. *Pityriasis rosea.*

! Die Pityriasis rosea ist eine möglicherweise viral bedingte erythematosquamöse Erkrankung, die spontan abheilt.

Adoleszente und junge Erwachsene sind am häufigsten betroffen. Die Erkrankung beginnt mit einem Primärplaque (»Primärmedaillon«), der oft an der Schulter lokalisiert und gut handflächengroß ist. Aufgrund der randbetonten Schuppung wird oft als Epidermomykose fehlklassifiziert. Nach 1–2 Wochen tritt das typische Exanthem in Form zahlreicher, etwa münzgroßer, ovaler, wiederum randbetont schuppender Erytheme hinzu, das im Wesentlichen auf den Stamm beschränkt ist (Abb. 2-36). Die Einzelläsionen sind schräg entlang der Hautspaltlinien angeordnet.

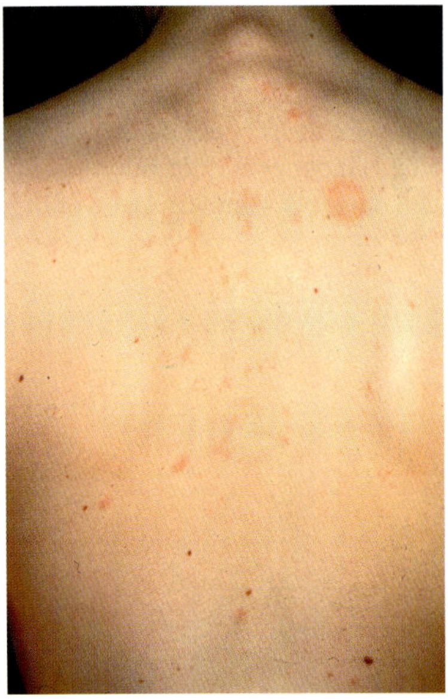

Abb. 2-36. Pityriasis rosea: Großer Primärherd kranial am Rücken, zahlreiche disseminierte rötliche ovaläre Läsionen, die am Stamm entlang der Hautspaltlinien angeordnet sind

TIPP
Für die Pityriasis rosea ist es charakteristisch, dass die Schuppung nicht am äußersten Rand des Erythems, sondern wenige Millimeter innerhalb davon angeordnet ist.

Juckreiz ist anfangs nur gering vorhanden, kann jedoch durch inadäquate Manipulationen (heißes Duschen, Frottieren, kratzige Kleidung, Austrocknung) massiv verstärkt werden. Die Einzelläsionen können auch regelrecht papulös oder gar urtikariell werden.

Checkliste: Pityriasis rosea

- *Bevorzugte Personengruppe:* Junge Menschen.
- *Vorgeschichte:* Erste Läsion 1–2 Wochen vor dem übrigen Exanthem.
- *Hauptbeschwerden:* Variabler Juckreiz.
- *Allgemeinsymptome:* Keine.
- *Bevorzugte Lokalisation:* Stamm.
- *Bevorzugte Anordnung:* Schräg entlang der Hautspaltlinien.
- *Typische Morphologie:* Erythematöse Flecke oder flache Plaques mit randständiger pityriasiformer Schuppung.

Die Pityriasis rosea heilt in der Regel nach wenigen Wochen ab, kann allerdings in Einzelfällen etwas länger persistieren. Es handelt sich meist um ein einmaliges Ereignis, eine 2. Episode nach einigen Jahren ist extrem selten. Ätiologisch besteht möglicherweise eine Reaktivierung von Herpesvirus Typ 7. Auf jeden Fall scheint sich die Erkrankung ähnlich einer Infektionskrankheit zu verhalten (kleine Endemien, Primärläsion und nachfolgendes generalisiertes Exanthem, lebenslange Immunität).

Behandlung

Steroidcreme und rückfettender Badezusatz beschleunigen die Abheilung. Bei starkem Juckreiz kommen orale Antihistaminika in Betracht.

Abwendbar gefährliche Verläufe

Psoriasis

Die akut-exanthematische Psoriasis (Psoriasis guttata) kann zum Verwechseln ähnlich sehen. Klärung bringt manchmal erst der Verlauf, nachdem bei der Psoriasis ein Teil der Läsionen in persistierende Plaques übergeht.

> **TIPP**
> Ist einem die Unterscheidung zwischen Pityriasis rosea und Psoriasis nicht möglich, so sollte zum Facharzt überwiesen werden. Bleibt die Diagnose auch danach offen, so sollte man von einer Pityriasis rosea ausgehen. Für die – gravierendere – Diagnose einer Psoriasis ist auch später noch Zeit.

Syphilis

Frühsyphilitische Exantheme können pityriasiform imponieren. Daher gilt die Empfehlung, bei jeder Pityriasis rosea eine Syphilisserologie zu veranlassen.

Kontaktekzem, seborrhoische Dermatitis, Mycosis fungoides, atypisches Arzneimittelexanthem

Im Falle von Persistenz sind fachärztliche Untersuchung und histologische Abklärung angezeigt.

Fragen und Ratschläge

Am wichtigsten ist es, den Patienten von hautirritierenden Manipulationen abzuhalten. Weiters ist auf die Harmlosigkeit des Leidens, auf das sichere Abheilen und das praktische Fehlen von Rezidiven hinzuweisen. Ansteckungsgefahr scheint nicht zu bestehen oder derart gering zu sein, dass keine diesbezüglichen Konsequenzen notwendig sind.

2.11.3 Psoriasis

Bild der Krankheit

Fall 74 *»Gibt es eine neue Behandlung?«*

Der 54-jährige Patient zeigt mehrere handflächengroße erythematosquamöse Plaques an den Streckseiten der Extremitäten und am Stamm. Insbesondere sind die Ellbogen betroffen. Am Kapillitium finden sich ebenfalls grobe Schuppen auf gerötetem Grund. Mehrere Nägel weisen Tüpfel und Ölflecke auf.

Es liegt das Bild einer Psoriasis vulgaris vor. Der Patient weiß auch seit langem, dass er Schuppenflechte hat. Jahrelang hat er entweder Kortisonsalben, fette Pflegesalben oder gar nichts angewendet. Mehrere Jahre lang hat er keinen Arzt mehr aufgesucht und möchte nun fragen, ob es inzwischen etwas Neues in der Behandlung der Schuppenflechte gibt.

Sie verordnen ein topisches Vitamin-D-Derivat für 12 Wochen und vereinbaren eine Wiedervorstellung.

Kommentar. Bei der Psoriasis vulgaris vom chronisch-stationären Plaquetyp empfiehlt es sich, im Laufe der Jahre sukzessive oder zyklisch verschiedene Therapiemodalitäten anzuwenden.

Stichwörter. *Psoriasis vulgaris; Vitamin-D-Derivate*

! Die Psoriasis ist eine auf genetischer Grundlage basierende, durch Umweltfaktoren getriggerte erythematosquamöse Dermatose.

Die Präsentation der Psoriasis kann äußerst variabel sein. Am häufigsten ist die Psoriasis vulgaris vom chronisch-stationären Plaque-Typ, die den Betroffenen schon über Jahre begleitet. Seltener kommen die akut-exanthematische Form, die erythrodermatische und pustulöse Formen vor.

Klinische Einteilung der Psoriasis

- *Psoriasis vulgaris:* Erythematosquamöse Plaques, je nach Größe als »guttata«, »numularis« oder »geographica« bezeichnet.
- *Psoriasis erythrodermatica:* Gesamtes Integument betroffen.
- *Psoriasis pustulosa palmoplantaris:* Hartnäckige Pusteln an Handflächen und Fußsohlen
- *Psoriasis pustulosa generalisata:* Suberythrodermatisches Bild mit generalisierter Pustelbildung und Allgemeinsymptomen.
- *Psoriasis arthropathica:* Beteiligung von Finger- und Sakroiliakalgelenken.

Die Diagnose ist den Patienten oft schon seit vielen Jahren bekannt. Anlass für den Arztbesuch ist eine Verschlechterung oder die Hoffnung, dass es »etwas Neues« in der Therapie gäbe.

Die häufigste Präsentation ist die Psoriasis vulgaris vom chronisch-stationären Plaquetyp (»geographica«): An den Streckseiten der Extremitäten und präsakral finden sich mehrere handflächengroße ziegelrote Plaques mit intensiver weißer Schuppung. Vorbehandlung kann das Bild modifizieren, und allein eine gute Hautpflege oder keratolytische Externa führen dazu, dass statt der erythematosquamösen Plaques evtl. nur mäßig auffällige rötliche Flecke zu sehen sind.

Typisch sind weiters eine Beteiligung des Kapillitiums mit Rötung und Schuppung ohne Haarausfall. Stets sind die Läsionen scharf begrenzt. Eine länger bestehende Psoriasis führt auch zu Nagelveränderungen mit oberflächlichen Grübchen (»Tüpfel«), bräunlichen Flecken und Abhebung des distalen Nagelanteils vom Nagelbett. Letzteres kann zur Verwechslung mit einer Onychomykose Anlass geben.

TIPP
Die distale Onycholyse bei Psoriasis ist nach proximal stets von einem ein bis mehrere mm breiten gelbbraunen Saum begrenzt, der bei einer Onychomykose fehlt.

Checkliste: Psoriasis vulgaris

- *Bevorzugte Personengruppe:* Meist Erwachsene.
- *Vorgeschichte:* Oft jahrelanger Verlauf.
- *Hauptbeschwerden:* Kosmetische Beeinträchtigung.
- *Allgemeinsymptome:* Keine.
- *Bevorzugte Lokalisation:* Streckseiten der Extremitäten, Präsakralregion und Kapillitium.
- *Bevorzugte Anordnung:* Konfluierend.
- *Typische Morphologie:* Erythematosquamöse Plaques.

Die Erstmanifestation einer Psoriasis vulgaris erfolgt oft exanthematisch in Form kleiner, hellroter, nur gering schuppender Papeln (Psoriasis exanthematica oder Psoriasis guttata; Abb. 2-37). Im weiteren Verlauf entstehen dann größere (numuläre und »Geographica-« Herde).

Seltener ist die erythrodermatische Psoriasis, die unbedingt fachärztliche und ggf. stationäre Betreuung braucht. Gleiches gilt für die Psoriasis pustulosa generalisata, die mit schweren Allgemeinsymptomen einhergeht und fallweise sogar lebensbedrohend werden kann.

Etwas häufiger ist die Psoriasis pustulosa palmoplantaris: Hartnäckige Pusteln sind streng auf Handflächen und Fußsohlen beschränkt. Allgemeinsymptome bestehen nicht, auffallend ist jedoch ein äußerst hartnäckiger, oft therapierefraktärer Verlauf.

Die Psoriasis beginnt meist im frühen Erwachsenenalter, selten bereits in der Kindheit. Im weiteren Verlauf wechseln Therapieerfolge und Spontanremissionen

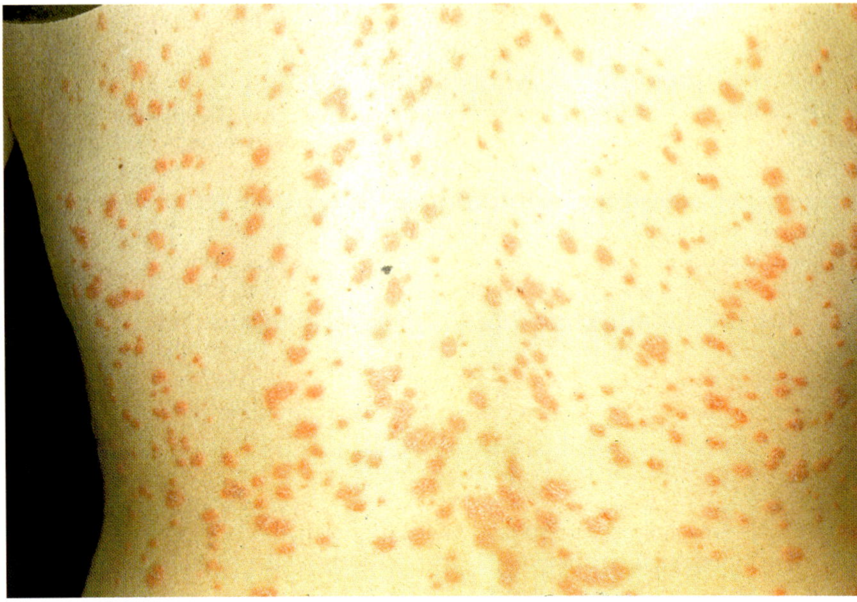

Abb. 2-37. Akut exanthematische Psoriasis (Psoriasis guttata), wie sie oft nach einem Streptokokkeninfekt auftritt

mit neuerlichen Rezidiven ab. Durch unsachgemäße Behandlung kann aus einer an sich harmlosen Psoriasis vulgaris eine erythrodermatische oder pustulöse Variante entstehen.

Behandlung

Der Psoriasis liegen – grob zusammengefasst – Hyperkeratose, Hyperproliferation und Inflammation zugrunde. Dementsprechend müssen Antipsoriatika keratolytisch, antiproliferativ und antiinflammatorisch wirken. Tatsächlich weisen die meisten effizienten Antipsoriatika zumindest 2 dieser Wirkkomponenten auf.

Für den praktischen Arzt steht die Therapie der Psoriasis vulgaris mit limitiertem Befall im Vordergrund, für die in erster Linie eine topische Therapie in Betracht kommt. Am praktikabelsten ist derzeit die Behandlung mit Vitamin-D-Analoga (Calcipotriol oder Tacalcitol). Die Präparate werden 2-mal täglich auf die befallenen Hautstellen aufgetragen. Eine vorherige Abschuppung ist nicht erforderlich. Die Therapie muss konsequent über mindestens 12 Wochen durchgeführt werden. Darunter kommt es zur Rückbildung der Schuppung und zum Zurücksinken des Plaques in das Niveau der umgebenden Haut. Es bleibt allerdings ein Resterythem bestehen, das durch eine 2-wöchige Steroidnachbehandlung oder UV-Exposition zum Verschwinden gebracht werden kann.

Vitamin-D-Derivate sind einfach anzuwenden, führen kaum je zur Hautirritation und sind somit sehr gut für die extramurale Therapie geeignet. Zu beachten ist lediglich, dass pro Woche nicht mehr als 100 g Salbe (etwas mehr als 3 Tuben zu

30 g) verbraucht werden dürfen, weil es sonst zur Hyperkalziämie kommen kann. Daher ist die Anwendung auch auf höchstens 10% befallener Körperoberfläche beschränkt.

Topische Steroide sind bei der Psoriasis ebenfalls wirksam, stellen jedoch nicht die Mittel erster Wahl dar. Verlockend sind die bequeme Handhabbarkeit und das Fehlen jeglicher Irritation.

TIPP

Entschließt man sich bei einer Psoriasis zu einer topischen Steroidtherapie, so muss von vornherein ein potentes Steroid mit guten Penetrationseigenschaften gewählt werden, weil ansonsten kein Erfolg zu erwarten ist.

Ein altes und bewährtes Mittel ist Cignolin (Anthralin), das spezifisch gegen Psoriasis wirksam ist, keine sytemischen Nebenwirkungen aufweist, allerdings bei unsachgemäßer Anwendung sehr rasch zu starker Hautirritation führt. Eine neue Galenik (Micanol) vermeidet diese Probleme zum Teil, sodass bei kooperativen Patienten eine ambulante Anwendung sinnvoll sein kann.

Bei starker Schuppung ist eine gezielte Keratolyse vor Beginn einer spezifischen Therapie erforderlich. Hierfür eignen sich Salizylsäure- und Harnstoff-haltige Externa.

Teer hat eine gewisse antipsoriatische Aktivität, die jedoch nicht an die zuvor erwähnten Pharmaka heranreicht.

Für hartnäckige und schwere Psoriasisformen haben sich die PUVA-Therapie (Psoralen-UVA-Therapie, Photochemotherapie) und die 311-nm-UVB-Therapie bewährt. Weitere Therapieoptionen in der Hand des Facharztes sind orale Retinoide, Methotrexat, Cyclosporin und verschiedene Kombinationen der genannten Behandlungsmodalitäten. Fumarsäurederivate sind offensichtlich wirksam, aufgrund des problematischen Nebenwirkungsprofils jedoch zurückhaltend zu indizieren. Orale Steroide führen nach Absetzen zu einem massiven Reboundphänomen und haben in der Psoriasistherapie nichts zu suchen. Topische Immunsuppressiva dürften in den nächsten Jahren die Psoriasistherapie erweitern.

Abwendbar gefährliche Verläufe

Erythrodermatische und pustulöse Psoriasis

Durch stark irritierende Lokaltherapie, plötzliches Absetzen oraler Kortikosteroide oder spontan kann aus einer Psoriasis vulgaris eine erythrodermatische oder generalisierte pustulöse Variante entstehen. Manchmal treten diese Sonderformen auch de novo, ohne vorherige Psoriasis-vulgaris-Manifestationen, auf.

Mycosis fungoides

Dieses kutane T-Zell-Lymphom zeigt anfangs ebenfalls erythematosquamöse Läsionen. Ein klinischer Unterschied zur Psoriasis liegt darin, dass die Mycosis-fungoides-Plaques nicht remittieren, sondern stets langsam progredient verlaufen.

Epidermomykose

Im Gegensatz zur Psoriasis vulgaris besteht meist eine Randbetonung.

Carcinoma in situ

Ein Carcinoma in situ (M. Bowen) imponiert klinisch als einzelner, erythematosquamöser Plaque.

> **Merke**
> **Jede solitäre, über Monate persistierende erythematosquamöse Läsion ist neoplasieverdächtig und muss bioptisch abgeklärt werden.**

Fragen und Ratschläge

Die häufigsten Fragen betreffen die möglichen Ursachen und Auslöser der Psoriasis. Unbestritten ist die Rolle der Vererbung, die aber nicht in jedem einzelnen Fall ausschlaggebend zu sein scheint. Grundsätzlich gilt, dass bei einem betroffenen Verwandten 1. Grades die Wahrscheinlichkeit einer Psoriasiserkrankung um das 3-fache, d.h. von 2% auf 6%, steigt. Besonders gewichtig ist die Vererbung, wenn das betroffene Familienmitglied bereits vor dem 15. Lebensjahr erkrankt ist und wenn die Vererbung über den Vater erfolgt.

Die häufigsten Auslösefaktoren sind respiratorische Infekte – sie können eine akut-exanthematische Psoriasis triggern oder einen chronisch-stationären Plaquetyp in Gang halten – und mechanische Traumata. Entlang von Exkoriationen entstehen oft innerhalb von 1–2 Wochen typische psoriatische Läsionen (sog. Köbner-Phänomen). Ähnlich können sich auch Arzneimittelexantheme auswirken – anstelle der Exanthemläsionen entwickeln sich Psoriasis-Plaques.

Ein weithin bekannter Auslöse- und Aggravationsfaktor ist Alkohol. Oft scheint Alkoholabusus bei Psoriatikern mit einem metabolischen Syndrom mit Hyperinsulinismus, Hyperurikämie und Hyperlipidämie vergesellschaftet zu sein. Weniger bekannt ist die Rolle des Zigarettenrauchens, das möglicherweise für rund 20% der Psoriasismanifestationen verantwortlich ist und v.a. bei Frauen mit Psoriasis pustulosa palmoplantaris eine Rolle spielen dürfte.

Zur Verhinderung von Psoriasismanifestationen und zur Verzögerung von Rezidiven ist eine gute, fette Hautpflege unabdingbar. Weiters sollten physikalische und chemische Noxen von der Haut ferngehalten werden – dementsprechend sollten bei der Berufswahl grobmanuelle Tätigkeiten und Feuchtberufe ausgeschlossen werden.

Sonnenbestrahlung wirkt sich auf die meisten – aber nicht alle – Psoriatiker positiv aus. Bevor eine Lichttherapie oder ein sonnenreicher Kuraufenthalt empfohlen werden, sollte daher vorsichtshalber nach den bisherigen Erfahrungen des Patienten gefragt werden.

Kuraufenthalte können sowohl in psychischer als auch in physischer Hinsicht tatsächlich heilsam sein. Bei hartnäckigen Verläufen sollte ein entsprechender Antrag gestellt und unterstützt werden.

Bei der Erstvorstellung mit Psoriasis sollte stets darauf hingewiesen werden, dass keine ansteckende Krankheit vorliegt und für die Umgebung keine Gefahr besteht. Diesbezügliche Aufklärung ist insbesondere auch deshalb wichtig, weil Psoriatiker gar nicht so selten etwa von öffentlichen Bädern ausgesperrt waren.

Nachdem die Psoriasis oft über Jahre und Jahrzehnte intermittierend behandelt werden muss, sollte man immer wieder die Therapiemodalitäten wechseln, bei jeder einzelnen Therapieoption jedoch konsequent den erreichbaren Erfolg anstreben. So sollte etwa eine Therapie mit Vitamin-D-Analoga konsequent über 3–4 Monate durchgeführt werden, bis der damit bei einem bestimmten Patienten erzielbare Erfolg sichtbar wird, und nicht nach kurzzeitiger Therapie »frustriert« zur nächsten Behandlung weitergesprungen werden. Andererseits wird man jemanden nicht Jahrzehnte mit einer einzigen Modalität behandeln, sondern beizeiten und je nach klinischem Befund andere Therapien in Betracht ziehen. Damit kann man für die meisten Patienten weitgehende Erscheinungsfreiheit bei geringen summativen Nebenwirkungen erreichen.

2.12 Hauttumoren

Hauttumoren sind in Relation zu Tumoren anderer Organe sehr häufig. Sie nehmen mit dem Alter zu, und sie haben auch generell in der Bevölkerung in den vergangenen Jahrzehnten zugenommen. Sie können vom Epithel ausgehen (aktinische Keratose, spinozelluläres Karzinom, Basaliom), von den Melanozyten (Nävuszellnävi und Melanome), von der Dermis (Fibrome, Keloide) sowie von der Subkutis (Lipome). Der Großteil der Hauttumoren ist harmlos, das Übersehen eines malignen Melanoms kann jedoch deletär sein.

2.12.1 Aktinische Keratosen, Spinaliom und Basaliom

Aktinische Keratosen, Spinaliom und Basaliom sind die häufigsten malignen kutanen Tumoren, sind im Verlauf jedoch deutlich weniger aggressiv als Karzinome innerer Organe. Pathogenetisch sind sie mit der kumulativen Sonnendosis assoziiert und nehmen daher mit zunehmendem Lebensalter an Häufigkeit zu. Zusätzlich spielt auch eine genetische Disposition eine Rolle, die nicht nur den Pigmentierungstyp der Haut, sondern auch die Effizienz der DNS-Reparatur und die UV-Empfindlichkeit des Immunsystems betrifft.

Bild der Krankheit

Fall 75 *»Das habe ich schon seit vielen Jahren!«*

Bei einem 78-jährigen Patienten findet sich an der linken Schläfe ein kirschgroßer, flach erhabener, im Zentrum eingesunkener, von einer Kruste bedeckter hautfarbener Knoten. Die Peripherie erscheint aus kleinen, perlmuttartig glänzenden Knötchen zusammengesetzt, die von Teleangiektasien überzogen sind.

Die Gesichtshaut weist insgesamt ein gelbliches Kolorit mit vergröberter Hautfelderung auf. An Stirne und Kopfhaut findet man zahlreiche fingernagelgroße, unregelmäßige Keratosen auf gerötetem Grund.

Es wird als Bild eines knotig-exulzerierten Basalioms klassifiziert und die Totalexzision veranlasst. Weiters werden regelmäßige Kontrollen aufgrund der generellen Lichtschädigung der Gesichts- und Kopfhaut mit aktinischen Keratosen vereinbart.

Kommentar. Basaliome treten meist auf chronischer Lichthaut auf. Derartige Patienten zeigen ein erhöhtes Risiko zu weiteren UV-induzierten Tumoren und müssen daher – abgesehen von der Gefahr eines Lokalrezidivs – zumindest jährlich untersucht werden.

Stichwort. *Knotig-exulzeriertes Basaliom.*

!

- Aktinische Keratosen entsprechen einem Carcinoma in situ der Epidermis und können – selten und nach vielen Jahren – in ein invasives spinozelluläres Karzinom übergehen.
- Das spinozelluläre Karzinom (Spinaliom, Plattenepithelkarzinom der Haut) wächst invasiv, macht aber nur selten regionäre Lymphknoten- oder gar Fernmetastasen.
- Das Basaliom geht vom Haarfollikelepithel aus und wächst lokal invasiv, ohne je zu metastasieren.

Die 3 genannten Bilder epithelialer Hauttumoren (aktinische Keratose, spinozelluläres Karzinom, Basaliom) bevorzugen alte Menschen und lichtexponierte Hautareale. Gemeinsam ist ihnen, dass sie initial sehr unscheinbar imponieren (kleine festhaftende Hyperkeratose bei aktinischer Keratose oder inzipientem Spinaliom, stecknadelkopfgroße hautfarbene Papel beim Basaliom), dass diese unscheinbaren Veränderungen aber über Monate oder gar Jahre unverändert persistieren oder ganz langsam größer werden. Diese Persistenz lenkt oft die Aufmerksamkeit des Patienten im Laufe von Monaten auf eine Läsion, die auf den ersten Blick gar nicht auffällig erscheint.

Aktinische Keratosen imponieren als rötliche Flecke mit festhaftenden Hyperkeratosen. Anfangs erscheinen die Flecke sogar eher atrophisch. Sie treten meist multipel auf. Am häufigsten sind die männliche Glatze, der Handrücken und das Gesicht betroffen. Unbehandelt kann sich nach vielen Jahren evtl. ein invasives Spinaliom entwickeln.

Das spinozelluläre Karzinom bevorzugt die gleichen Regionen und kommt außerdem oft an der Unterlippe vor. Es ist eleviert, evtl. ulzeriert und kann rasch – innerhalb weniger Monate – zu Kirschgröße heranwachsen.

Das Basaliom bevorzugt die oberen 2/3 des Gesichts und tritt am häufigsten in der knotigen, exulzerierten Form auf. Ein kirschgroßer Knoten ist im Zentrum eingesunken und von einer hämorragischen Kruste bedeckt. Die Peripherie des Knotens erscheint wie aus einzelnen stecknadelkopfgroßen, perlmuttartig glänzenden Papeln zusammengesetzt, die von deutlichen Teleangiektasien überzogen sind. Daneben gibt es noch Sonderformen des Basalioms, die weniger leicht zu erkennen sind.

Häufigste klinische Erscheinungsformen des Basalioms

- *Knotiges Basaliom:* zentral eingesunkener Knoten mit höckrigem, glänzendem Randwall und Teleangiektasien (Abb. 2-38)
- *Ulcus rodens und Ulcus terebrans:* großflächiges Ulkus mit knötchenförmigem Randsaum, beim Ulcus rodens mit horizontaler Ausbreitung, beim Ulcus terebrans mit Usurierung der darunterliegenden Knochen
- *Sklerodermiformes Basaliom:* flacher, nicht ulzerierter, in die Haut eingelassener Plaque mit unauffälliger Oberfläche
- *Rumpfhautbasaliom:* erythematosquamöser Fleck mit ganz diskretem Randsaum, meist multipel auftretend.

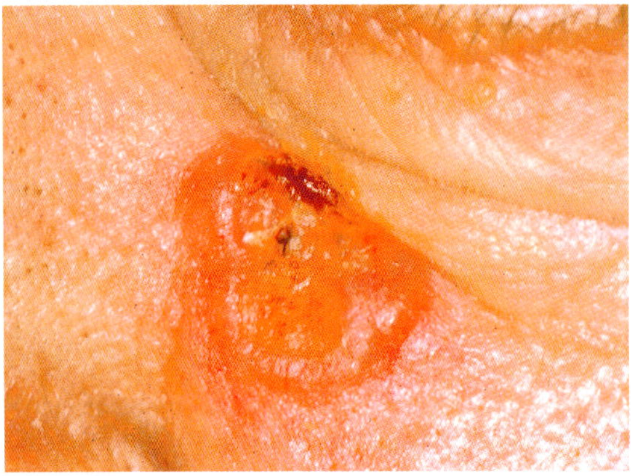

Abb. 2-38. Knotiges, ulzeriertes Basaliom am Nasen-Augen-Winkel. Charakteristisch ist der perlmuttartig glänzende Knötchensaum

Beachte

Ein Basaliom geht vom Haarfollikel aus und tritt daher niemals an unbehaarter Haut (Handflächen und Fußsohlen) auf.

Checkliste: Knotiges Basaliom

- *Bevorzugte Personengruppe:* Alte Menschen.
- *Vorgeschichte:* Lange Bestandsdauer.
- *Hauptbeschwerden:* Keine.
- *Allgemeinsymptome:* Keine.
- *Bevorzugte Lokalisation:* Lichtexponierte Hautareale.
- *Bevorzugte Anordnung:* Solitär.
- *Typische Morphologie:* Zentral eingesunkener oder exulzerierter Knoten mit glasigem Knötchensaum und Teleangiektasien.

Nachdem die epithelialen Hauttumore durch kumulative UV-Exposition entstehen, findet man stets auch die übrigen Zeichen einer chronischen Lichthaut.

Klinische Zeichen der chronischen Lichthaut

- *Aktinische Elastose:* gelbgraues Hautkolorit und vergröberte Hautfelderung im Gesicht und im Nacken
- *Aktinische Komedonen:* offene Komedonen gruppiert innerhalb elastotischer Areale an den Schläfen
- *Purpura senilis:* münzgroße, scharf begrenzte blaue Flecke an den Streckseiten der Unterarme
- *Lentigines solares:* bis fingernagelgroße, hellbraune, bizarr begrenzte Flecke im Gesicht und an den Handrücken

Behandlung

Aktinische Keratosen können durch oberflächliche Maßnahmen entfernt werden (Abtragung mit scharfem Löffel, Elektrokaustik, Kryotherapie, Lasertherapie, chemisches Peeling, photodynamische Therapie). Auch Abwarten kann durchaus gerechtfertigt sein, d.h. nicht jede aktinische Keratose muss auch tatsächlich umgehend entfernt werden. Gleiches gilt für das Rumpfhautbasaliom.

Beim Spinaliom und bei den meisten Basaliomformen sollte unbedingt die rasche, vollständige chirurgische Entfernung angestrebt werden. Nur in den einfachsten Fällen kann das Aufgabe des Hausarztes sein. Nachdem die Läsionen meist im Gesicht liegen, können schon bei 5–10 mm großen Läsionen plastische Eingriffe in der Hand des erfahrenen Facharztes erforderlich werden. Bei ausgedehnten Läsionen und insbesondere beim sklerodermiformen Basaliom, das sich oft weit über den sichtbaren Rand hinaus erstreckt, ist ein mikroskopisch kontrolliertes Vorgehen (histologische Schnittrandkontrolle) empfehlenswert.

Vor größeren Eingriffen empfiehlt sich die Diagnosesicherung mittels Stanzbiopsie.

Bei Spinaliom und Basaliom sollen andere Therapieverfahren (Kryotherapie, Elektrokoagulation, Abtragung, Radiatio) nur in Einzelfällen, wenn eine Totalexzision aus lokalen oder allgemeinen Gründen nicht möglich ist, akzeptiert werden.

Abwendbar gefährliche Verläufe

Lokale Progredienz und Rezidive

Ungenügende oder verzögerte therapeutische Intervention können den Tumor zu einer Größe heranwachsen lassen, die eine sichere Exzision in sano unmöglich macht. Lokale Destruktion und wiederholte Lokalrezidive, die letztlich nicht mehr behandelt werden können, sind die Folge.

Amelanotisches Melanom

Dieses kann hautfarben oder rötlich erscheinen und dadurch einen epithelialen Tumor imitieren.

Fragen und Ratschläge

Zur Prophylaxe weiterer UV-induzierter Schäden ist konsequenter Lichtschutz zu empfehlen. Regelmäßige Kontrollen sollen neuerliche Tumoren sowie Lokalrezidive rechtzeitig erfassen helfen. Entscheidend ist eine konsequente Therapie, sobald die Diagnose gestellt ist. Gar nicht so selten stehen alte Menschen und deren Angehörige der vorgeschlagenen Operation jedoch ablehnend gegenüber. Als Hausarzt hat man die Verantwortung, hiebei klar Stellung zu beziehen.

Beachte

Ein knotiges Basaliom kann meist durch einen 10-minütigen Eingriff in Lokalanästhesie entfernt werden. Diese Chance sollte auch bei sehr alten Patienten genutzt werden.

Immer wieder sieht man leider Fälle, bei denen dies beim 85-jährigen Patienten unterlassen worden ist und nunmehr die Lebensqualität des 89-jährigen durch einen inoperablen, eine ganze Gesichtshälfte einnehmenden, das Auge zerstörenden Tumor unrettbar beeinträchtigt ist.

2.12.2 Nävi und Melanom

Unter den Pigmenttumoren sind die gutartigen Nävi extrem häufig – jeder Mensch hat zumindest einige, manche haben Hunderte davon –, das maligne Melanom ist dagegen vergleichsweise viel seltener. Nichts desto trotz stellt es einen der häufigsten potentiell letalen menschlichen Tumore dar und könnte durch rechtzeitige Erkennung fast immer geheilt werden. Deshalb wird dieser Tumor hier ausführlicher behandelt, als es seiner Frequenz in der Allgemeinpraxis zukäme.

Bild der Krankheit

Fall 76 *»Diesen Fleck habe ich schon immer gehabt, aber ich wollte ihn jetzt doch einmal anschauen lassen.«*

Allerdings handelt es sich nicht um einen Fleck, den ein 47-jähriger Mann am Rücken präsentiert, sondern um einen kirschgroßen Knoten, der teils braunschwarz pigmentiert ist, teils rötlich erscheint und an der Oberfläche nässt und blutet. Am Rand sieht man einen etwa 8 mm breiten schwarzbraunen, flachen Saum. Er habe dort schon immer, d. h. seit vielen Jahren, einen Pigmentfleck gehabt, aber neuerdings habe er ihn immer wieder aufgekratzt.

Sie klassifizieren als Bild eines knotigen Melanoms und leiten den Patienten zum Facharzt weiter. Nach Staginguntersuchungen wird eine Exzision mit 3 cm Sicherheitsabstand und eine Darstellung des Sentinel-Lymphknotens durchgeführt. Histologisch ergibt sich ein sekundär knotiges, ulzeriertes Melanom mit 6 mm vertikaler Tumordicke, der Sentinel-Lymphknoten ist nicht befallen. Es wird eine adjuvante Therapie mit α-Interferon eingeleitet.

Kommentar. Maligne Melanome wachsen anfangs über viele Jahre nur ganz langsam und horizontal, sodass die Veränderung kaum bemerkt wird und die Patienten nach einiger Zeit glauben, sie hätten »das schon immer gehabt«. Plötzlich einsetzendes Dickenwachstum führt dann – oft zu spät – zum Arzt. Beim geschilderten Patienten ist die Prognose aufgrund der hohen vertikalen Tumordicke (6 mm) äußerst schlecht.

Stichwörter. *Malignes Melanom; vertikale Tumordicke.*

! Nävuszellnävi sind gutartige Ansammlungen von Pigmentzellen, die angeboren oder erworben sein können.
Das Melanom ist ein maligner Pigmenttumor, der auf unveränderter Haut oder aus einem Nävuszellnävus entstehen kann.

Immer öfter kommen Patienten wegen einer Pigmentläsion zum Arzt. Obwohl es sich meistens um etwas völlig Harmloses handelt, sollte man stets anbieten, das gesamte Integument zu untersuchen. Die vom Patienten spontan präsentierte Läsion ist nicht unbedingt die verdächtigste.

Hinter den flächigen oder erhabenen Pigmentläsionen können sich Nävuszellnävi (sehr häufig), Melanome (in der Relation selten) oder andere braune Hautveränderungen verbergen, unter denen Epheliden (Sommersprossen), Lentigines seniles (Altersflecke) und Verrucae seborrhoicae sehr häufig sind.

Das klinische Spektrum der Nävuszellnävi umfasst kleine dunkelbraune Flecke, hellbraune Papeln mit papillomatöser Oberfläche, hautfarbene, behaarte Papeln, große, braune, behaarte Plaques und mittelgroße, flache, unsymmetrisch pigmentierte Flecke und Plaques (Abb. 2-39 und 2-40).

Klinische Erscheinungsbilder von Nävuszellnävi

- *Gewöhnlicher, erworbener Nävuszellnävus:* Tritt im Kindesalter auf, erscheint zuerst als dunkelbrauner Fleck, wird im Laufe von einigen Jahren erhaben, verliert schließlich das Pigment und erscheint im Alter als hautfarbene, oft derbe, kalottenförmig erhabene, behaarte Papel.
- *Dysplastischer Nävuszellnävus:* Tritt ab der Kindheit auf, ist mindestens 7 mm groß, unsymmetrisch pigmentiert, unscharf begrenzt, manchmal mit rötlichen Farbtönen untermischt und geht mit einem erhöhten Melanomrisiko einher.
- *Angeborener (kongenitaler) Nävuszellnävus:* Bei Geburt vorhanden, oft viele Zentimeter groß, dunkelbraun, mit papillomatöser und behaarter Oberfläche. Kann Ausgangspunkt für ein Melanom in späteren Jahren sein.
- *Sonderformen:* Spitznävus, blauer Nävus u. a.

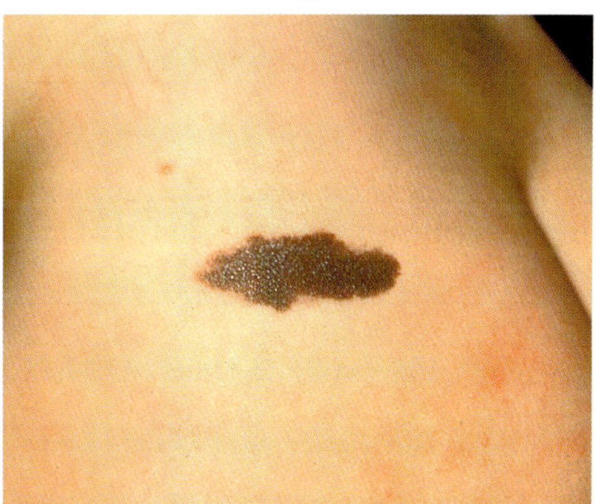

Abb. 2-39. Kongenitale Nävuszellnävi sollten bis zur Pubertät entfernt werden, da sie im späteren Leben Ausgangspunkt eines malignen Melanoms sein können

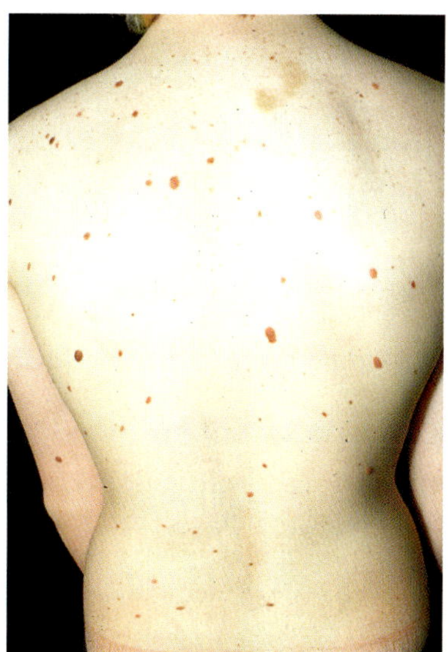

Abb. 2-40. Multiple atypische (dysplastische) Nävuszellnävi

Beachte

Der Verlauf eines erworbenen Nävuszellnävus, der mit zunehmenden Jahren stärker erhaben wird, führt oft bei den Betroffenen zu unnötiger Sorge (»Das Muttermal ist gewachsen!«). Es handelt sich dabei jedoch um einen natürlichen Vorgang, der nichts mit Malignität zu tun hat.

Nävi können Ausgangspunkt von Melanomen sein (Vorläuferläsionen). Viele Nävuszellnävi, insbesondere dysplastische Nävi, zeigen aber auch generell ein erhöhtes Melanomrisiko für den Patienten an anderer Stelle an (Markerläsionen).

Die Aufgabe des Arztes besteht darin, Läsionen, die melanomverdächtig sind, zu erkennen und eine Exzision zu veranlassen. Eine erste Abschätzung erlaubt die ABCD-Regel:

ABCD-Regel

- *Asymmetrie:* Form und Pigmentierung sind unsymmetrisch.
- *Begrenzung:* Die Begrenzung ist unregelmäßig und oft teils scharf, teils unscharf.
- *Colour:* Die Färbung ist unregelmäßig und es treten verschiedene Farbschattierungen auf, die hellbraun, dunkelbraun, schwarz, grauweiß und rot beinhalten können.
- *Durchmesser:* Mindestens 5 mm horizontaler Durchmesser.
  Zusätzlich kann die anamnestische Angabe von Größenzunahme oder Farbveränderung auf ein Melanom hinweisen.

Sind mehrere der genannten Merkmale vorhanden, so sollte unbedingt eine fachärztliche Untersuchung bzw. eine Exzision erfolgen.

Beachte

Juckreiz, Knotenbildung und Blutung, auf die oft in der Laienaufklärung hingewiesen wird, sind Symptome des fortgeschrittenen Melanoms und nicht für die ärztliche Früherkennung geeignet.

Das Melanom bietet klinisch ein noch breiteres Spektrum als die Nävuszellnävi.

Klinische Melanomtypen

- *Superfiziell spreitendes Melanom:* An Stamm oder Extremitäten. Unsymmetrisch, schwarzbraun pigmentierter, polyzyklisch begrenzter Plaque ohne Behaarung, oft mit aufgehobenem Oberflächenrelief und Regression (narbig-atrophische Areale) innerhalb der Läsion (Abb. 2-41). Bevorzugt ist der Unterschenkel bei Frauen.
- *Knotiges Melanom:* Rasch wachsender, teils pigmentierter, teils amelanotischer Knoten, der zur Ulzeration und Blutung neigt und eine schlechte Prognose aufweist. Bevorzugt ist der Stamm bei Männern betroffen.

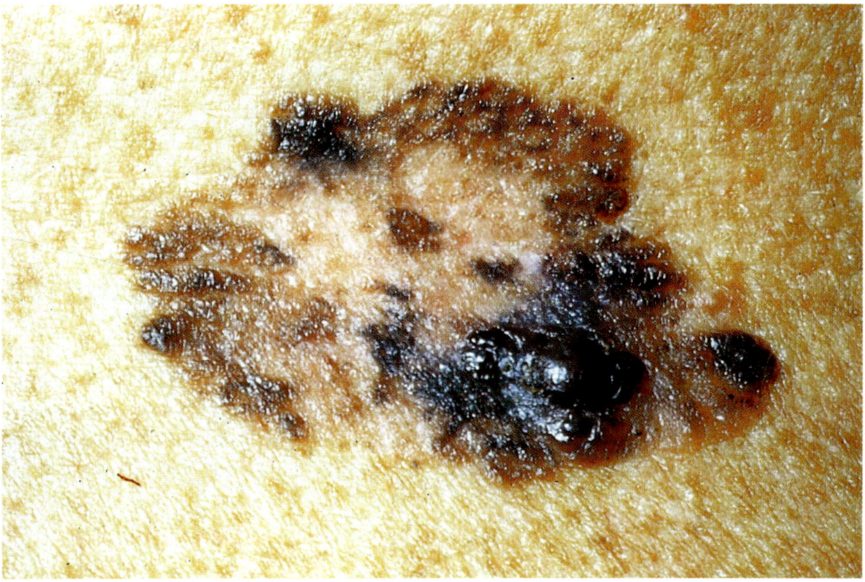

Abb. 2-41. Superfiziell spreitendes malignes Melanom. Die Läsion ist unsymmetrisch, scharf und unregelmäßig begrenzt, zeigt dunkelbraune, schwarze und weißliche Anteile. Die Knotenbildung im rechten unteren Anteil ist ein schlechtes prognostisches Zeichen

- *Lentigo maligna:* Im Gesicht sehr alter Patienten. Dunkelbrauner, unregelmäßig und scharf begrenzter Fleck. Entspricht einem Melanoma in situ mit sehr langsamem Verlauf, das nach Jahren in ein invasives Melanom übergehen kann.
- *Akral-lentiginöses Melanom:* Melanom der Schleimhäute und der Akren. Letzteres kann unpigmentiert sein, mit einer granulomatösen Paronychie verwechselt werden und hat eine sehr schlechte Prognose.

Am häufigsten ist das superfiziell-spreitende Melanom. Es wächst oft viele Jahre horizontal, d.h. in den oberflächlichen Hautschichten. Wird es in dieser Phase exzidiert, hat es eine sehr gute Prognose. Lässt man diese Zeit jedoch ungenützt verstreichen, tritt plötzliches vertikales Wachstum auf und es entsteht ein sekundär-knotiges Melanom mit schlechter Prognose.

Checkliste: Superfiziell-spreitendes Melanom

- *Bevorzugte Personengruppe:* Frühes und mittleres Erwachsenenalter.
- *Vorgeschichte:* Jahrelanger Verlauf, evtl. aus einem vorhandenen Nävus.
- *Hauptbeschwerden:* Keine.
- *Allgemeinsymptome:* Keine.
- *Bevorzugte Lokalisation:* Unterschenkel bei Frauen, Rücken bei Männern.
- *Bevorzugte Anordnung:* Solitär.

- *Typische Morphologie:* Unsymmetrischer schwarzbrauner Fleck oder Plaque, polyzyklische Begrenzung, unbehaart, aufgehobenes Oberflächenrelief, narbig-atrophische Areale.

In früheren Jahrzehnten galt das Melanom als besonders unberechenbarer Tumor. Mittlerweile kann man das Rezidivrisiko aufgrund histologischer Daten relativ gut abschätzen. Leitmerkmal ist die im histologischen Schnitt gemessene vertikale Tumordicke: Bei <0,75 mm Tumordicke ist fast 100%ig mit Heilung zu rechnen. Zwischen 0,75 und 1,5 mm und zwischen 1,5 mm und 4 mm nimmt das Risiko kontinuierlich zu, und >4 mm ist in rund 2/3 der Fälle mit Metastasierung im weiteren Verlauf zu rechnen.

Diagnostisch hilfreich in der Abrenzung eines Melanoms von anderen Pigmentläsionen kann die Auflichtmikroskopie (*Dermatoskopie*) sein. Dabei wird die Hautveränderung unter Lupenvergrößerung nach Applikation eines Öltropfens untersucht. Dadurch werden weitere diagnostische Details sichtbar. Die Untersuchung ist jedoch nur in der Hand eines erfahrenen, speziell ausgebildeten Arztes sinnvoll.

Behandlung

Bei jeder verdächtigen Pigmentläsion sollte eine Exzision mit nachfolgender histologischer Untersuchung angestrebt werden. In besonderen Situationen, wenn man sich der Diagnose einer benignen Läsion absolut sicher ist, kommt auch eine Shaving-Biopsie in Betracht. Keinesfalls darf die Läsion jedoch vor der histologischen Untersuchung etwa durch Laser- oder Elektrokoagulation zerstört werden.

Die Technik der Entfernung eines Nävus ist weniger schwierig als die Auswahl, welches Muttermal entfernt werden soll. Gewöhnliche erworbene Nävuszellnävi sind gutartig und brauchen nicht entfernt zu werden. Dysplastische Nävuszellnävi müssen dann entfernt werden, wenn man sie klinisch nicht sicher von einem Melanom unterscheiden kann. Nachdem das relativ häufig der Fall ist, werden viele dysplastische Nävuszellnävi entfernt, die (noch) gutartig sind. Kongenitale Nävuszellnävi sollen entfernt werden, weil sie ein besonders hohes Risiko der Entartung zeigen. Dieses hängt von der Größe ab.

Kongenitale Nävuszellnävi bis zu 10 cm Größe sollen spätestens zur Pubertät operiert werden. Größere kongenitale Nävi können kaum je völlig entfernt werden, tragen jedoch ein besonders hohes Melanomrisiko. Hier beschränkt man sich darauf, besonders verdächtige Stellen – z.B. auffallend schwarze Areale innerhalb des Nävus – zu exzidieren und die Gesamtläsion in kurzen (3- bis 6-monatigen) Abständen zu kontrollieren.

Bei Melanomen wird in der Regel eine Exzision mit größerem Sicherheitsabstand – ggf. in einer 2. Sitzung – durchgeführt. Die Empfehlungen schwanken je nach Richtlinie und Tumordicke zwischen 1 und 3 cm. Bei Melanomen >1,5 mm Tumordicke wird die operative Darstellung des Sentinel-Lymphknotens – des 1. Lymphknotens im Abflussgebiet – empfohlen. Ist dieser histologisch frei, kann man davon ausgehen, dass auch die übrigen Lymphknoten frei sind und vorerst keine weitere Lymphadenektomie erforderlich ist.

Bei Melanomen >1,5 mm Tumordicke wird nach der chirurgischen Therapie oft eine adjuvante Immun- oder Chemotherapie durchgeführt.

TIPP
Nachdem es sich beim Melanom um eine gravierende Erkrankung handelt, deren optimale Behandlung großes, ständig zu aktualisierendes Spezialwissen erfordert, sollte bei dringendem Verdacht der Patient umgehend einem dermatologischen Facharzt oder einer Fachklinik zugewiesen werden.

Abwendbar gefährliche Verläufe

Unerkanntes Melanom
Ein Melanom in einem heilbaren Frühstadium zu übersehen ist einer der folgenschwersten Fehler, die einem im Zusammenhang mit Hautkrankheiten passieren können. Lieber viel zu oft einen Patienten mit Pigmentläsion weiterverweisen oder eine Pigmentläsion entfernen, als ein Melanom unbehandelt lassen.

Basaliom
Gewöhnliche erworbene Nävuszellnävi imponieren im späteren Leben als hautfarbene, kalottenförmig erhaben Papeln, die einem Basaliom ähnlich sehen können. Wie die Basaliome findet man sie auch vorwiegend im Gesicht.

TIPP
Hautfarbene Papeln im höheren Lebensalter, die Haare oder zumindest deutlich sichtbare Haarfollikel tragen, sind in erster Linie Nävuszellnävi. Fehlen Haare und Haarfollikel, so ist in erster Linie an ein Basaliom zu denken.

Fragen und Ratschläge

Rezidivierende Sonnenbrände in der Kindheit sind der entscheidende exogene Risikofaktor für die Entwicklung eines Melanoms im späteren Leben. Somit kommt einem entsprechenden Sonnenschutz insbesondere vor der Pubertät große Bedeutung zu. Generell gilt die Empfehlung, dass man sich nur so weit – mit oder ohne Sonnenschutzmittel – der Sonne aussetzen soll, als man es auch ohne Sonnenschutzmittel tolerieren würde, ohne einen Sonnenbrand zu entwickeln. Es konnte gezeigt werden, dass DNS-Schäden der Melanozyten im Rahmen von akuter Sonnenexposition nicht nur deshalb dramatisch sind, weil eine Vorbräunung fehlt, sondern auch, weil die Reparaturmechanismen durch Sonnenbestrahlung erst langsam in Gang kommen. Demnach kann eine langsame Gewöhnung an die Sonne im Zuge einer Saison durchaus einen prophylaktischen Effekt haben.

Das 2. Standbein zur Verhinderung fortgeschrittener Melanome sind die Früherkennung und die rechtzeitige operative Entfernung verdächtiger Pigmentläsionen. Hierzu sind kompentente ärztliche, in vielen Fällen fachärztlich-dermatologische, Untersuchungen notwendig. Für den Hausarzt ist es wichtig, besonders gefährdete Personengruppen zu erkennen.

Melanom-gefährdete Personengruppen

- Personen mit Hauttyp I (rötlich-blonde Haare, blaue Augen, Sommersprossen, häufig Sonnbrand, nie Pigmentierung)
- Personen mit sehr vielen »gewöhnlichen« Nävuszellnävi
- Personen mit vielen dysplastischen Nävuszellnävi
- Personen mit mittelgroßen und großen kongenitalen Nävuszellnävi
- Personen mit Melanomerkrankungen unter den Verwandten I. Grades
- Personen, die bereits ein Melanom gehabt haben

Besonders wichtig scheint die Gesamtzahl der Nävi zu sein. Auffallend ist, dass bei Männern zahlreiche Nävuszellnävi am Stamm und bei Frauen zahlreiche Nävuszellnävi an den unteren Extremitäten (>20) ein signifikantes Melanomrisiko bedeuten.

Dementsprechend gefährdete Personen müssen mindestens jährlich, bei Kombination mehrerer Risikofaktoren oder bei zahlreichen suspekten Läsionen sogar vierteljährlich kontrolliert werden. Darüber hinaus ist natürlich jeder Patient mit einer suspekten Einzelläsion, die mehrere ABCD-Kriterien bzw. Wachstum oder Farbveränderung aufweist, umgehend abzuklären.

Merke

Ist man sich bei einer Pigmentläsion nicht sicher, ob sie bösartig ist, muss sofort gehandelt werden. Abzuwarten, ob sich »die Läsion verändert«, ist sinnloser und sträflicher Leichtsinn.

Ist bei einem Patienten ein Melanom entfernt worden, so sollen aus hausärztlicher Sicht die empfohlenen regelmäßigen Kontrolluntersuchungen und Stagingmaßnahmen durchgeführt bzw. veranlasst werden. Im Falle von Immun- oder Chemotherapie sind die möglichen Nebenwirkungen zu beachten. Auf die häufige Frage nach Verhaltensmaßregeln ist es angebracht, Sonnenbestrahlung und insbesondere Sonnenbrände weiterhin zu vermeiden, regelmäßige körperliche Betätigung in frischer Luft aber zu fördern (jedoch keine immunsuppressiven sportlichen Extremleistungen wie etwa Marathonlaufen). Die Nahrung sollte ausreichend frisches Obst und Gemüse enthalten. Auf Alkohol sollte weitgehend, auf Nikotin vollständig verzichtet werden.

2.12.3 Fibrom, hypertrophe Narbe, Keloid, Lipom

Fibrome, hypertrophe Narbe, Keloid und Lipom stellen die häufigsten mesenchymalen Gewebsvermehrungen der Haut dar. Sie sind großteils harmlos, können aber kosmetisch störend sein oder den Patienten beunruhigen und dadurch für den praktischen Arzt relevant werden.

Bild der Krankheit

Fall 77 *»Ist das ein Melanom?«*

Voller Sorge zeigt eine 33-jährige Patientin am rechten Oberschenkel eine erbsgroße, hellbraun pigmentierte Läsion, die sie vor einigen Monaten entdeckt hat. Die Papel ist flach erhaben, die Pigmentierung am Rand ringförmig akzentuiert. Palpatorisch ist ein derbes, in die Dermis eingelassenes Knötchen fassbar. Es wird als Bild eines Dermatofibroms (hartes Fibrom, Histiozytom) klassifiziert. Die Patientin wird über die Gutartigkeit der Läsion aufgeklärt. Eine Exzision wird nicht veranlasst.

Kommentar. Das Dermatofibrom entsteht oft mehrere Monate nach einem Insektenstich. Aufgrund der Pigmentierung denken Laien oft an ein Melanom, für den Arzt ist die korrekte Klassifikation jedoch leicht möglich.

Stichwörter. *Dermatofibrom; hartes Fibrom.*

!

- Das Dermatofibrom (hartes Fibrom, Histiozytom) ist eine erbsgroße, hellbraun pigmentierte, in die Dermis eingelassene derbe Papel.
- Das weiche Fibrom (Fibroma molle, Fibroma pendulans) ist eine hautfarbene, gestielte, weiche Papel, die oft in großer Zahl bei adipösen Patienten an Hals und Achselfalten auftritt.
- Die hypertrophische Narbe entsteht nach Verletzungen oder Operationen und bleibt auf das ursprüngliche Narbengebiet beschränkt, während das Keloid darüber hinauswächst.
- Das Lipom ist eine knotige Fettgewebsvermehrung, die als weicher, subkutaner Knoten imponiert.

Das Dermatofibrom tritt bevorzugt bei Frauen an den unteren Extremitäten auf. Möglicherweise handelt es sich um eine Spätfolge nach vorangegangenen Insektenstichen. Die klinische Diagnose ist aufgrund der hellbraunen, randbetonten Pigmentierung und dem Palpationsbefund einfach.

TIPP
Die Dermatofibrompapel ist besser tast- als sichtbar.

Weiche Fibrome imponieren als stecknadel- bis linsengroße, gestielte, weiche »Hautanhänge«. Sie treten bevorzugt bei adipösen Patienten seitlich am Hals und in den Achselfalten in großer Zahl auf.

Beachte

Pathogenetisch liegt den multiplen weichen Fibromen oft ein Hyperinsulinismus zugrunde, sodass sie als Hinweis auf ein metabolisches Syndrom anzusehen sind.

Die Neigung zu hypertrophen Narben und Keloiden ist individuell unterschiedlich und hängt auch von der Körperregion ab. Besondere Keloidneigung besteht an der Brust, hier wiederum prästernal. Handelt es sich um einen dermatologischen Eingriff, bei dem ein Hautstück entfernt wird und der Wundverschluss unter Spannung erfolgt, ist das Risiko besonders groß.

Beachte

Vor jedem dermatologischen Eingriff muss auf die Gefahr der Keloidbildung hingewiesen werden. Dies gilt insbesondere dann, wenn eine Läsion aus kosmetischen Gründen entfernt wird. Die resultierende Narbe kann auffälliger sein als die entfernte Läsion.

Besonders problematisch sind Keloide nach entzündlichen Dermatosen, v. a. infolge einer abszedierenden Akne.

Lipome treten aufgrund genetischer Disposition, fallweise auch im Zusammenhang mit Lebererkrankungen, im Erwachsenenalter auf. Einzelne Lipome sind hühnerei- bis apfelgroße, weiche, subkutane Knoten, die palpatorisch mit einer Zyste verwechselt werden können.

TIPP

Lipome unterscheiden sich von Epidermiszysten u. a. dadurch, dass sie nicht nur gegen die Unterlage, sondern auch gegen die Haut darüber verschieblich sind, während die Epidermiszyste fest mit der Haut verhaftet ist.

Multiple Lipome (Lipomatosen) treten bei Männern bevorzugt im Schulter- und Halsbereich, bei Frauen im Reithosenbereich auf.

Checkliste: Dermatofibrom

- *Bevorzugte Personengruppe:* Erwachsene, insbesondere Frauen.
- *Vorgeschichte:* Eventuell Insektenstich Monate davor an der gleichen Stelle.
- *Hauptbeschwerden:* Keine.
- *Allgemeinsymptome:* Keine.
- *Bevorzugte Lokalisation:* Beine.
- *Bevorzugte Anordnung:* Solitäre oder wenige einzelstehende Läsionen.
- *Typische Morphologie:* In die Dermis eingelassenes hartes Knötchen mit hellbrauner Pigmentierung.

Behandlung

Beim Dermatofibrom ist keine Therapie erforderlich. Sollte jedoch eine Behandlung gewünscht werden oder bestehen Zweifel bezüglich der Diagnose, so kommt eine einfache Totalexzision in Betracht. Multiple weiche Fibrome werden – wenn eine Entfernung gewünscht wird – mit einer Pinzette gefasst, hochgezogen und mittels Scherenschlag mit scharfer (!) Schere ohne Lokalanästhesie abgetragen.

Die Therapie hypertropher Narben und Keloide ist langwierig und undankbar. Man sollte – nicht zuletzt aus forensischen Gründen – frühzeitig zum Spezialisten überweisen. In Betracht kommen u.a. neuerliche Exzision, Abtragung, Lasertherapie, Radiatio sowie intraläsionelle Therapie mit Kortikosteroiden oder Interferon.

Abwendbar gefährliche Verläufe

Maligne Tumoren

Bei subkutanen Knoten ist an die Möglichkeit von Weichteilsarkomen und – insbesondere bei auffallend derber Konsistenz – an die Möglichkeit von subkutanen Metastasen innerer Malignome zu denken. Sarkome der Haut können ähnlich wie hypertrophe Narben oder Keloide aussehen.

Lipomatose

Darunter versteht man das Auftreten zahlloser Lipome mit charakteristischer Verteilung. Am häufigsten ist die Lipomatose des Nackens und des oberen Stammes, die den Betroffenen – meist sind es Männer – ein »pseudoathletisches« Aussehen verleiht. Gefährlich kann eine solche Lipomatose durch paratracheale Lipome werden, die zur Erstickung führen können.

Fragen und Ratschläge

Während Dermatofibrome (harte Fibrome) bedeutungslos sind, sollen multiple weiche Fibrome Anlass zu einer Überprüfung der Stoffwechselsituation und für ein ernstes Gespräch bezüglich Gewichtsreduktion sein.

Bezüglich Narben und Keloiden ist die Aufklärung über die Schicksalhaftigkeit, insbesondere vor einem allfälligen Eingriff, am wichtigsten. Ist ein Keloid aufgetreten, so sollte man umgehend einen Spezialisten zuziehen.

Lipome sind kaum je mit Fettstoffwechselstörungen assoziiert. Hier ist es wichtig, den Patienten über die Sinnlosigkeit von Diätversuchen aufzuklären. Auch bei vollständiger Abmagerung würden die Lipome bestehen bleiben.

2.13 Pigmentierungsstörungen

Viele entzündliche Dermatosen können die Aktivität der Melanozyten beeinflussen und im weiteren Verlauf zu Hyper- oder Hypopigmentierungen führen. Typisch hierfür ist etwa das Leukoderm, das nach Abheilung eines Psoriasisplaques zurückbleiben kann. Im Folgenden werden einige spezifische Krankheitsbilder besprochen, deren wesentliches und oft alleiniges Merkmal die Pigmentierungsstörung ist.

2.13.1 Hypopigmentierung

Eine Hypopigmentierung ist gegenüber der umgebenden Haut umso auffälliger, je stärker diese pigmentiert ist. Daher ist der Leidensdruck bei dunklen Hauttypen oft besonders groß. Am wichtigsten und durchaus nicht selten ist die Vitiligo (Weißfleckenkrankheit).

Bild der Krankheit

Fall 78 ***»Mit diesen Händen kann ich nicht mehr unter Leute gehen!«***

Bei einer ansonsten gut pigmentierten 23-jährigen Frau sind die Fingerrücken und Teile der Handrücken weiß bis zart rötlich, d. h. völlig unpigmentiert. Die Frau arbeitet als Verkäuferin und wird von Kunden immer wieder auf ihre Hautveränderungen angesprochen. Die genaue Inspektion das gesamten Integuments zeigt weiters eine handflächengroße Depigmentierung der Perianalregion.

Die Klassifikation erfolgt als Bild einer Vitiligo (Weißfleckenkrankheit). Es wird eine autoimmunologische Abklärung veranlasst. Das Ergebnis ist negativ. Als Erstmaßnahme wird konsequenter Lichtschutz verordnet.

Kommentar. Fallweise ist die Vitiligo mit anderen Autoimmunkrankheiten assoziiert, sodass entsprechende Untersuchungen durchgeführt werden müssen. Der verordnete Lichtschutz dient einerseits dazu, eine Dermatitis solaris der unpigmentierten Haut zu verhindern, und andererseits dazu, die Pigmentierung der Umgebung und damit die kosmetische Auffälligkeit der weißen Flecke zu verringern.

Stichwörter. *Vitiligo; Weißfleckenkrankheit.*

! Die Vitiligo ist eine fleckige Depigmentierung verschiedener Hautareale, der wahrscheinlich eine Autoimmunreaktion gegen epidermale Melanozyten zugrunde liegt.

Die ersten Läsionen fallen den Betroffenen meistens im Gesicht oder an den Handrücken auf. Oft sind monate- oder jahrelang nur ein einzelner oder einige wenige Herde zu sehen. Unvermittelt kann es zur Ausbreitung der vorhandenen Herde oder zum Auftreten neuer Läsionen kommen.

Besondere Prädilektionsstellen sind neben Perioral- und Periorbitalregion das Genitale und die perianale Haut. Daher müssen bei Verdacht auf Vitiligo diese Regionen gesondert inspiziert werden.

Manchmal ist die Vitiligo anfangs oder auf Dauer auf ein einziges Hautsegment beschränkt.

TIPP
Vitiligo-Herde der Genitoanalregion zeigen oft eine randständige *Hyper*pigmentierung.

Fallweise – aber sehr selten – ist eine Vitiligo mit Autoantikörpern gegen Schilddrüsenbestandteile oder Belegzellen assoziiert.

Checkliste: Vitiligo

- *Bevorzugte Personengruppe:* Kinder und Jugendliche.
- *Vorgeschichte:* Sukzessive Entwicklung.
- *Hauptbeschwerden:* Kosmetische Beeinträchtigung.
- *Allgemeinsymptome:* Keine.
- *Bevorzugte Lokalisation:* Augenlider, Handrücken, Anogenitalregion.
- *Bevorzugte Anordnung:* Konfluierend.
- *Typische Morphologie:* Scharf begrenzte, unregelmäßig konfigurierte weiße Flecke.

Die Vitiligo ist quoad vitam harmlos, ist aber in kosmetischer Hinsicht eine folgenschwere Diagnose. Verwechslungen kommen mit der harmlosen Pityriasis versicolor – einer Pilzerkrankung des Stammes – und der Pityriasis alba – einer Minimalmanifestation der atopischen Dermatitis – vor.

Eine weitere nicht seltene Form der Depigmentierung ist der kreisförmige Pigmentverlust in der Umgebung eines Nävuszellnävus (sog. Halo-Nävus).

Eine komplette Depigmentierung, die bereits bei Geburt vorhanden ist, entspricht einer der zahlreichen Albinismusformen und bedarf spezialisierter Abklärung.

Behandlung

Am wichtigsten ist konsequenter Lichtschutz durch Vermeiden von Sonnenbestrahlung und durch Anwendung von UVB- und UVA-Filtern. Dadurch wird nicht nur die depigmentierte Haut geschützt, sondern auch die Pigmentierung der Umgebung und damit die kosmetische Auffälligkeit verringert. Selbstbräunende Cremen, die ein braunes Polymerisat in der Hornschicht erzeugen, können unbedenklich angewendet werden.

Eine sichere Therapie der Vitiligo existiert nicht. Versuche gibt es mit Photochemotherapie und mit der Transplantation kleiner Hautstückchen aus normal pigmentierter Haut mit der Hoffnung, dass die darin vorhandenen Melanozyten in die neue Umgebung auswandern. Oft ergibt sich dabei jedoch ein scheckiges und somit kosmetisch wenig befriedigendes Resultat.

Abwendbar gefährliche Verläufe

Innere Autoimmunkrankheiten

Sie sind selten, sollten aber nicht übersehen werden und daher bei der Erstuntersuchung einer Vitiligo mitbedacht werden.

Fragen und Ratschläge

Die beste kosmetische Maßnahme ist die Vermeidung der Pigmentierung der normalen Haut. Der langfristige Verlauf der Vitiligo ist nicht vorhersehbar und spontane Rückbildung kann vorkommen. Sind Autoimmunerkrankungen ausgeschlossen, kann die Sorge des Patienten, die Hautveränderung sei Ausdruck eines inneren Leidens, zerstreut werden. Aufklärung des Patienten und seiner Umgebung ist notwendig. Insbesondere muss darauf hingewiesen werden, dass keine wie immer geartete Ansteckungsgefahr besteht.

2.13.2 Hyperpigmentierung

Hyperpigmentierungen liegt meist eine Hyperaktivität der Melanozyten, selten eine Vermehrung derselben zugrunde. Auslösend sind sehr oft hormonelle Faktoren oder exogene Photosensibilisatoren. Entzündliche Dermatosen können bei dunkelhäutigen Personen ebenfalls Hyperpigmentierungen hinterlassen, was z.B. bei einer Akne kosmetisch sehr störend sein kann.

Bild der Krankheit

Fall 79 *»Mein Gesicht wird immer fleckiger!«*

Bei einer 27-jährigen Patientin findet man unscharf begrenzte, fleckige Hyperpigmentierungen an der Stirne, an den Wangen und an der Oberlippe. Die Veränderungen seien vor einigen Jahren im Sommer aufgetreten – damals sei sie schwanger gewesen – und würden im Winter etwas blasser werden.

Sie klassifizieren als Bild eines Chloasma. Als erste Maßnahme wird Sonnenschutz empfohlen und ein Versuch mit einer Retinoid- und Hydrochinonhältigen Bleichcreme gestartet.

Kommentar. Das Chloasma ist eine durch weibliche Sexualhormone ausgelöste Pigmentierung im Gesicht, die durch Sonnenlicht aggraviert wird. Ursache können Schwangerschaft (Chloasma uterinum) und Kontrazeptiva (Chloasma contraceptivum) sein.

Stichwörter. *Chloasma uterinum; Chloasma contraceptivum.*

! Das Chloasma ist eine hormonell bedingte fleckige Hyperpigmentierung im Gesicht bei Frauen.

Bei Hyperpigmentierungen führt meist die kosmetische Beeinträchtigung zum Arzt, seltener die Angst vor einem Melanom. Das häufige Chloasma bei Frauen wirkt v. a. dadurch störend, dass die Hyperpigmentierung an der Oberlippe aus der Ferne wie eine verstärkte Behaarung (»Schnurrbart«, »Oberlippenbart«) wirkt.

Das Chloasma bildet sich nach Ende der hormonellen Stimulation (Entbindung, Absetzen von Kontrazeptiva) nur sehr zögernd zurück.

Checkliste: Chloasma

- *Bevorzugte Personengruppe:* Frauen im gebärfähigen Alter.
- *Vorgeschichte:* Erstmals nach Sonnenexposition bemerkt.
- *Hauptbeschwerden:* Kosmetisch.
- *Allgemeinsymptome:* Keine.
- *Bevorzugte Lokalisation:* Stirne, Wangen, Oberlippe.
- *Bevorzugte Anordnung:* symmetrisch, konfluierend.
- *Typische Morphologie:* Unscharf begrenzte braune Flecke.

Das Bild der Pigmentierung durch einen exogenen Photosensibilisator ist das fleckiger und streifiger, scharf begrenzter hellbrauner Flecke am Hals und am Brustausschnitt. Anamnestisch lässt sich erfragen, dass ein duftstoffhaltiges Präparat (Parfum, Rasierwasser) aufgetragen worden war und anschließend eine Sonnenexposition erfolgt ist.

Behandlung

Vermeiden der auslösenden Noxe, Lichtschutz und fallweise die Anwendung von Bleichcremen mit Retinoiden und Chinonen kommen als konservative Maßnahmen in Betracht. Bei besonders entstellenden Läsionen oder besonders intensivem Therapiewunsch empfiehlt sich eine Überweisung zu einer Spezialeinrichtung für Lasertherapie (oberflächliche Abtragung durch ultragepulsten Laser).

Abwendbar gefährliche Verläufe

Innere Erkrankungen

Diffuse Hyperpigmentierung, entweder auf sonnenbestrahlte Areale beschränkt oder auch bedeckte Hautareale und die Schleimhäute einbeziehend, können hinweisend auf eine innere Erkrankung sein. Zu erwägen sind M. Addison (Nebennierenrindeninsuffizienz), Leber- oder Nierenschäden und fallweise photosensibilisierende Medikamente.

Neurofibromatose

Mehrere Zentimeter große, fleckige, hellbraune Pigmentierungen werden als Café-au-lait-Flecke bezeichnet und können auf einen M. Recklinghausen (Neurofibromatose) hinweisen.

Fragen und Ratschläge

Die beste allgemeine Maßnahme gegen Hyperpigmentierungen ist konsequenter Lichtschutz. Bei prädisponierten Personen kann es sinnvoll sein, anstelle oraler Hormonpräparate auf nicht-hormonelle Kontrazeptionsmaßnahmen auszuweichen. Duftstoffhaltige Präparate sollen nie vor Sonnenexposition aufgetragen werden.

2.14 Nagelerkrankungen

Nagelveränderungen sind auf den ersten Blick sichtbar, ätiologisch aber nur mit einigem Wissen einzuordnen. Ursächlich kann es sich um Wachstumsstörungen, Mykosen oder bakterielle Infektionen handeln. Zur Klassifikationsproblematik sei vorangestellt:

Merke

Onychomykosen kommen bei Kindern so gut wie nie vor.

2.14.1 Fehlbildungen und Wachstumsstörungen

Bild der Krankheit

Fall 80 *»Diesen Nagelpilz muss unsere Kleine noch im Krankenhaus bekommen haben!«*

Besorgt und entrüstet zeigen die Eltern auf die Großzehennägel ihres 2-monatigen Säuglings: Anstelle einer schönen, kleinen, zierlichen Nagelplatte findet sich lediglich kümmerliches, krümeliges Material. Dringend verlangen die Eltern eine wirksame Pilzbehandlung.

Angesichts des Wissens, dass Onychomykosen bei Kindern extrem selten sind, klassifizieren Sie als Nagelwachstumsstörung. Nachdem die übrigen Nägel normal ausgebildet sind und Haare altersentsprechend vorhanden sind, das Kind darüber hinaus normal entwickelt ist, entschließen sie sich zum abwartenden Offenlassen.

Kommentar. Das Vorgehen ist situationsbedingt absolut richtig. Konkret handelt es sich um die – gar nicht so seltene – Großzehennageldystrophie der Kinder, die sich innerhalb der ersten 2 Lebensjahre wieder auswächst.

Stichwort. *Großzehennageldystrophie der Kinder.*

! Nagelfehlbildungen und Nagelwachstumsstörungen können zu verkürzten, verdickten, krümeligen, verfärbten, verformten oder unregelmäßig gestalteten Nägeln führen.

Gemeinsam ist allen Wachstumsstörungen, dass die Matrix ungenügendes Nagelmaterial produziert. Dies kann aufgrund einer angeborenen Fehlbildung oder durch lokale bzw. systemische Schädigung der Matrix zustande kommen.

Eine genaue Kenntnis der Formen und Ursachen erfordert Spezialwissen. Zur Aufrechterhaltung der Vigilanz beim abwartenden Offenlassen soll nur auf wenige Bilder und Zusammenhänge hingewiesen werden:

Chronische Hautkrankheiten der Fingerendglieder, insbesondere Ekzeme, sowie rezidivierende Traumata des proximalen Nagelwalls können zu grübchenförmigen Einsenkungen und Längsriffelung führen.

Schwere Allgemeinerkrankungen (z.B. mit tagelangem hohem Fieber einhergehend) oder Vergiftungen können durch vorübergehendes Sistieren der Nagelproduktion zu weißen Querstreifen oder Querrillen an allen Nägeln führen, die im Laufe von Monaten nach distal hinausgeschoben werden.

Bei alten Menschen mit arterieller Durchblutungsstörung kommt oft eine extreme Verdickung des Großzehennagels mit brauner Verfärbung und Längs- und Querriffelung vor (sog. Krallennagel, Onychogrypose), die das Tragen normaler Schuhe unmöglich machen kann.

Eine distale Aufsplitterung des Nagels in 2 Lamellen (sog. Onychoschisis) ist meist auf zu intensive Reinigung, evtl. auch auf die Einwirkung von Lösungsmitteln, zurückzuführen.

Eine mediane Nageldystrophie, meist am Daumennagel lokalisiert, ist fast immer durch gewohnheitsmäßiges Kletzeln am proximalen Nagelwall bedingt.

Merke

Kleine isolierte weiße Fleckchen sind bedeutungslos und in der Regel nicht mit Mangelerscheinungen oder inneren Erkrankungen assoziiert.

Checkliste: Nagelwachstumsstörungen

- *Bevorzugte Personengruppe:* Keine.
- *Vorgeschichte:* langfristig.
- *Hauptbeschwerden:* Keine.
- *Allgemeinsymptome:* Keine.
- *Bevorzugte Lokalisation:* Keine.
- *Bevorzugte Anordnung:* Keine.
- *Typische Morphologie:* Krümelige Dystrophie, Verdickung, Verfärbung, Quer- oder Längsstreifen, Quer- oder Längsrillen, distale Aufsplitterung in 2 Lamellen, Hämorrhagien.

Behandlung

Die einzig sinnvollen Maßnahmen sind die Entfernung überschüssigen Nagelmaterials sowie die Vermeidung mechanischer Traumata und chemischer Noxen. Bei grotesken Wachstumsstörungen kommt in Ausnahmefällen die Verödung des Nagelbettes in Betracht.

Lokale Pflegepräparate können evtl. die Resistenz des Nagels gegenüber äußerlichen Noxen verbessern. Orale Pharmazeutika zur Stärkung des Nagelwachstums werden gerne verordnet, noch lieber eingenommen und scheinen aufgrund fehlender Nebenwirkungen durchaus vertretbar zu sein.

Abwendbar gefährliche Verläufe

Komplexe hereditäre Fehlbildung

Nageldystrophien können – sehr selten – Teilsymptom ektodermaler Dysplasiesyndrome einschließlich zerebraler Fehlbildungen sein. Daher ist auf die Ausbildung anderer Hautanhangsgebilde (Haare, Schweißdrüsen, im weiteren Sinne auch Zähne) und auf die Gesamtentwicklung zu achten.

Innere Erkrankungen

Uhrglasnägel mit Trommelschlegelfingern deuten auf Grundkrankheiten mit chronischer Hypoxie hin, Löffelnägel können mit einer hypochromen Anämie assoziiert sein.

Melanom

Bei subungualen Hämatomen muss an die Möglichkeit eines akral-lentiginösen Melanoms gedacht werden.

Fragen und Ratschläge

Am wichtigsten ist es oft, die Pilzangst zu zerstreuen. Nicht genug kann auf die Vermeidung physikalischer und chemischer Noxen gedrängt werden. Beim geringsten Verdacht in Richtung eines möglichen abwendbar gefährlichen Verlaufs sollte umgehend die notwendige Abklärung eingeleitet werden.

2.14.2 Nagelmykose

Bild der Krankheit

Fall 81 ***»Ich habe schon so viele Salben geschmiert, aber der Pilz geht einfach nicht weg!«***

Mehrere Zehennägel des 73-jährigen Patienten sind verdickt, aufgelockert und graugelb verfärbt. Weiters findet man interdigital Rhagaden und Mazeration. Es liegt das Bild einer Onychomykose der Zehennägel mit Tinea pedum vor.

Aufgrund des starken persönlichen Therapiewunsches des Patienten veranlassen Sie einen Pilznachweis, verordnen eine antimykotische Pulstherapie und vereinbaren Kontrollen von Blutbild und Leberfunktion.

Kommentar. Bei einer Onychomykose ist die topische Therapie unwirksam. Eine orale Therapie ist aber nur bei entsprechendem Therapiewunsch des Patienten angezeigt.

Stichwörter. *Onychomykose; Tinea pedum.*

! Die Onychomykose ist eine Pilzinfektion der Nagelplatte, die meist mit Verdickung und krümeliger Auflockerung der Nagelplatte einhergeht.

Der Befund ist mit graugelber Verfärbung, Verdickung und Auflockerung der Nagelplatte an mehreren Zehen (Abb. 2-42, Abb. 2-43), seltener an den Fingern, nicht zu übersehen (Abb. 2-44). Die Läsionen beginnen in der Regel am freien Nagelrand und breiten sich von dort nach proximal aus. Zusätzlich findet man oft Zeichen einer Epidermomykose.

Die Onychomykose ist eine typische Erkrankung des mittleren und höheren Lebensalters. Prädisponierend wirken arterielle Verschlusskrankheit und manchmal präexistente Wachstumsstörungen, die die Nagelplatte besonders anfällig für eine Pilzinfektion machen.

In der Regel sind Fadenpilze (Trichophyten), seltener Schimmelpilze oder Candida-Spezies die ursächlichen Erreger.

Checkliste: Onychomykose

- *Bevorzugte Personengruppe:* Ältere Menschen.
- *Vorgeschichte:* Monate- oder jahrelanger Verlauf.

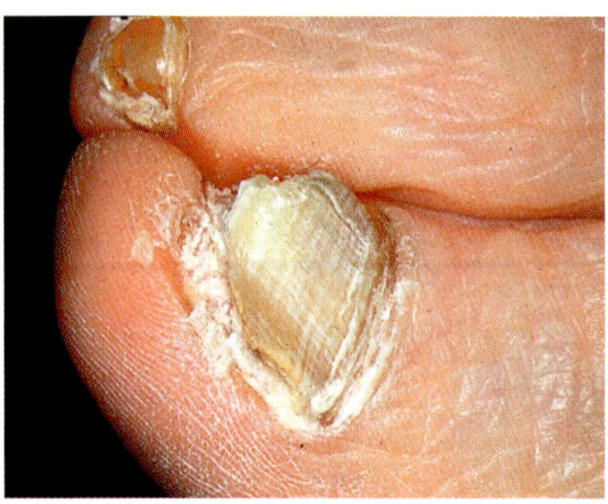

Abb. 2-42. Onychomykose mit typisch verdicktem, aufgelockertem, gelb-weißlichem Nagel

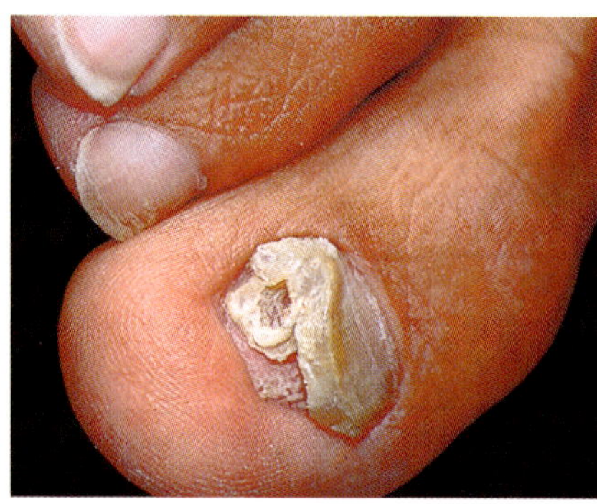

Abb. 2-43. Onychomykosis pedum mit Verdickung und Auflockerung des Nagels und distaler Onycholyse

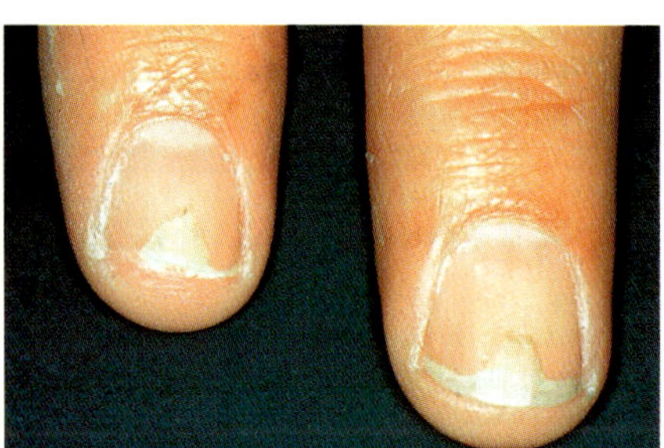

Abb. 2-44. Inzipiente Onychomykose der Fingernägel

- *Hauptbeschwerden:* Keine.
- *Allgemeinsymptome:* Keine.
- *Bevorzugte Lokalisation:* Zehennägel.
- *Bevorzugte Anordnung:* Keine.
- *Typische Morphologie:* Verfärbung, Verdickung und Auflockerung der Nagelplatte.

Behandlung

Eine topische Behandlung kann nur die meist zusätzlich vorhandene Epidermomykose, nicht jedoch den Nagelbefall bekämpfen. Dies ist nur mit einer oralen Therapie mit Itraconazol oder Terbinafin möglich. Zur Erzielung hoher Wirkspiegel innerhalb der Nagelplatte ist die Pulstherapie am günstigsten, bei der das Präparat in relativ hoher Dosierung jeweils die 1. Woche eines Monats gegeben wird.

TIPP
Die antimykotische Therapie ist nur dann Erfolg versprechend, wenn der Nagel noch wächst, weil der Wirkstoff in die wachsende Nagelplatte eingelagert werden muss. Gibt ein Patient an, dass der betroffene Nagel nie geschnitten werden muss, dann ist auch eine antimykotische Therapie wirkungslos.

Abwendbar gefährliche Verläufe

HIV-Infektion

Eine Onychomykose mit umschriebener Weißfärbung seitlicher oder proximaler Nagelanteile (im Gegensatz zum ansonsten distalen Nagelbefall) bei jüngeren Menschen kann Hinweis auf eine immunsuppressive Grunderkrankung sein (Abb. 2-45).

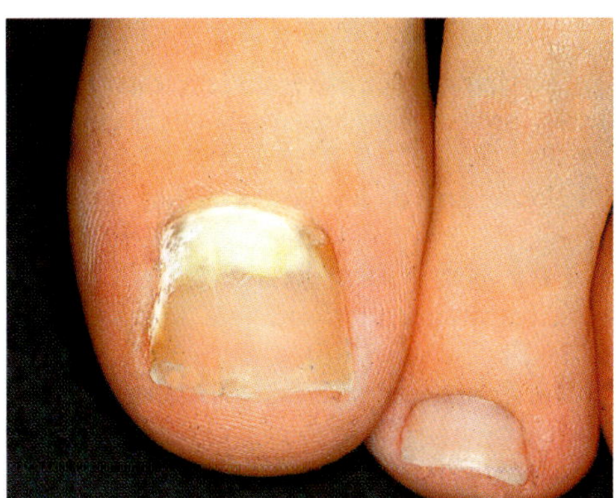

Abb. 2-45. Ungewöhnliche Form einer proximalen Onychomykose. Derartige Bilder werden in jüngster Zeit gehäuft bei Aids-Patienten beobachtet

Fragen und Ratschläge

Es sei auf das im Kapitel »Tinea pedum« Angeführte verwiesen. Wichtig ist, die Gründe für die Therapieentscheidung – orale Therapie ja oder nein – mit dem Patienten verständlich auszudiskutieren.

2.14.3 Unguis incarnatus und Paronychie

Unguis incarnatus und Paronychie gehören zu den häufigsten Störungen des Nagelapparats bei jungen Menschen.

Bild der Krankheit

Fall 82 ***»Kaum schlage ich mir die Zehe irgendwo an, kann ich tagelang kaum gehen.«***

Ein Blick auf die Füße des großgewachsenen 18-jährigen jungen Mannes macht seine Beschwerden verständlich: Medialer und lateraler Nagelwall sind an beiden Großzehen ödematös und gerötet. Unter den Nagelwällen wächst Granulationsgewebe hervor. Auf Druck entleert sich Eiter. Von vorne gesehen imponieren die Nägel quergekrümmt und in das seitliche Nagelbett »eingewachsen«.

Die Klassifikation entspricht einer chronisch-granulomatösen Paronychie bei Unguis incarnatus. Es wird eine topische und orale antibiotische Therapie verordnet. Bei Persistenz kommt eine Keilresektion in Betracht.

Kommentar. Ein Unguis incarnatus mit chronisch-granulomatöser Paronychie kommt typischerweise bei auffallend großen jungen Männern vor.

Stichwörter. *Unguis incarnatus; chronisch-granulomatöse Paronychie.*

! Unter einer Paronychie versteht man eine Entzündung von lateralem oder proximalem Nagelwall. Oft liegt gleichzeitig ein Unguis incarnatus vor.

Im Vordergrund der Beschwerden steht die Schmerzhaftigkeit. Auch eine nichteitrige Paronychie kann das Gehen mit normalen Straßenschuhen unmöglich machen. Neben dem bevorzugten Körperbautyp (große junge Männer) spielen auch rezidivierende Traumata und enges, okklusives Schuhwerk eine präzipitierende Rolle (Abb. 2-46).

Durch die seitlich in das Nagelbett sich hineinbohrenden Nagelränder (Unguis incarnatus) wird die Paronychie in Gang gehalten. Oft ziehen sich die Symptome jahrelang hin, wobei nach relativ beschwerdearmen Intervallen ein Minimaltrauma plötzlich wieder eine akute Exazerbation auslösen kann.

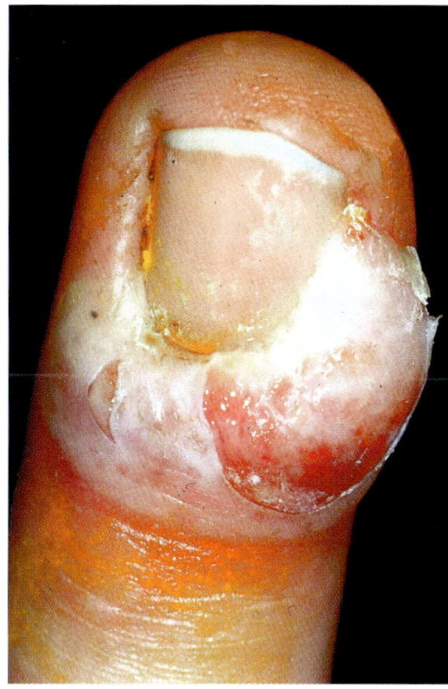

Abb. 2-46. Chronische granulomatöse Paronychie

Die Inspektion zeigt Erythem und schmerzhaftes Ödem, Granulationen und Eiter. Die Nagelplatte ist manchmal durch bakterielle Farbstoffe gelblich verfärbt.

Seltener sind Paronychien der Fingernägel. Hier spielen eingewachsene Nägel keine Rolle und der Verlauf ist auch in der Regel kurzfristig.

Checkliste: Paronychie

- *Bevorzugte Personengruppe:* Jüngere Männer.
- *Vorgeschichte:* Langwierig.
- *Hauptbeschwerden:* Spontan- und Druckschmerz.
- *Allgemeinsymptome:* Keine.
- *Bevorzugte Lokalisation:* Großzehen.
- *Bevorzugte Anordnung:* Keine.
- *Typische Morphologie:* Schwellung, Rötung, Granulationen, Eiter am seitlichen oder proximalen Nagelwall.

Behandlung

Im Vordergrund steht die topische und orale antibiotische Therapie mit staphylokokkenwirksamen Antibiotika.

Besonderes Augenmerk ist auf die Nagelpflege zu lenken. Die Patienten neigen dazu, die distalen Ecken des Zehennagels, die sich schmerzhaft in das Nagelbett bohren, abzurunden. Dies ist grundlegend falsch, denn der nachwachsende seitliche Nagelrand drückt sich dann umso tiefer in das Nagelbett. Stattdessen soll man die Nägel über das Nagelbett hinauswachsen lassen und gerade (nicht rund) abschneiden, sodass die distalen Ecken aus dem Gewebe vorstehen.

TIPP
Die Schmerzen lassen sich oft dadurch lindern, dass man ein Creme-getränktes Wattebäuschchen unter den Nagelrand schiebt und dadurch die Ecken »anhebt«.

Mit viel Geduld erreicht man dann oft, dass sich die Nagelränder auf Dauer wieder aufrichten und die Paronychie abklingt.

Beim Versagen konservativer Maßnahmen kommt die Keilresektion von seitlichem Nagel und – unbedingt – der seitlichen Nagelmatrix in Betracht (sog. Emmert-Plastik). Danach ist der Nagel allerdings irreversibel verschmälert und Rezidivfreiheit keineswegs garantiert, sodass die Indikation hierzu vorsichtig gestellt werden sollte.

Abwendbar gefährliche Verläufe

Amelanotisches Melanom

Ein solches Melanom im Bereich des Nagelapparats kann wie Granulationsgewebe bei chronischer Paronychie aussehen. Konsequente histologische Untersuchung jedes operativ entfernten Gewebsstückes schließt die Gefahr, diesen oder einen anderen malignen Tumor zu übersehen, aus.

Fragen und Ratschläge

Bequeme, möglichst offene Schuhe, Vermeidung jeden Traumas, Verbot sportlicher Betätigung, sorgsame Hygiene und Lokaltherapie sind entscheidend, um einen konservativen Erfolg erzielen und eine Operation vermeiden zu können.

2.15 Haarerkrankungen

Für den Betroffenen psychisch sehr belastend, ursächlich kaum fassbar und therapeutisch undankbar – diese Merkmale kennzeichnen die meisten Haarerkrankungen. Grundlegende Kenntnis der wichtigsten Alopezieformen sind jedoch Voraussetzung für eine gute und tröstliche Beratung des Patienten, das Ausräumen unberechtigter Sorgen und das rechtzeitige Nutzen der bescheidenen Therapiemöglichkeiten.

2.15.1 Androgenetische Alopezie

Bild der Krankheit

Fall 83 *»Ich möchte nicht wie mein Vater aussehen! Kann man denn gar nichts dagegen tun?«*

Der Ausruf des 23-jährigen jungen Mannes bezieht sich vordergründig auf die Haarpracht. Deutlich sind die Geheimratsecken zu sehen, und am Scheitel schimmert verdächtig die Kopfhaut durch.

Es liegt das Bild der androgenetischen Alopezie vor. Sie diskutieren mit dem Betroffenen eine orale Finasteridtherapie und leiten ihn ggf. zum Spezialisten weiter.

Kommentar. Die androgenetische Alopezie des Mannes ist genetisch bedingt. Heutzutage kann die Progredienz in vielen Fällen vorübergehend gestoppt werden.

Stichwort. *Androgenetische Alopezie.*

! Die androgenetische Alopezie ist ein durch Veranlagung bedingtes Schütterwerden der Kopfhaare.

Viele Männer nehmen eine androgenetische Alopezie als Normalzustand und besonderes Persönlichkeitsmerkmal zur Kenntnis, andere entwickeln einen ungeahnten Leidensdruck. Nachdem die Vererbung multifaktoriell erfolgt, kann vom Vater nicht direkt auf das Haarschicksal des Sohnes geschlossen werden. Die mütterliche Linie ist ebenso wichtig, und einzelne Generationen können übersprungen werden.

Typisch ist das Verteilungsmuster der androgenetischen Alopezie: Beginn mit verstärkten Geheimratsecken, Hinzutreten der Tonsur, Konfluenz der beiden Alopezieareale und schließlich vollständige Glatze mit einem okzipitalen Kranz von Resthaaren. Genaue Inspektion zeigt, dass zuerst die Haare feiner werden

(Terminalhaarfollikel werden wieder zu Vellushaarfollikeln), im weiteren Verlauf vollständig verschwinden und schließlich auch die Follikelöffnungen nicht mehr sichtbar sind.

Charakteristisches Alter für Auftreten und markantes Fortschreiten der Alopezie sind die frühen 20er und die späten 30er Jahre.

Merke

Nach dem 40. Lebensjahr tritt praktisch keine Glatzenbildung mehr auf. Wer bis dahin keine Haare verloren hat, dem bleiben sie voraussichtlich bis ins hohe Alter erhalten.

Eine androgenetische Alopezie gibt es auch bei Frauen. Auch hier findet sich ein genetischer Hintergrund (männliche Verwandte mit typischer Glatze, weibliche Verwandte mit Haarproblemen). Die Alopezie tritt jedoch erst im späteren Leben auf, verläuft bis ins hohe Alter progredient und lässt die Stirnhaargrenze intakt.

Beachte

Während die androgenetische Alopezie bei Männern an der Stirnhaargrenze beginnt, bleibt diese Region bei der androgenetischen Alopezie der Frau bis zuletzt verschont.

Hinsichtlich der Ätiologie ist anzumerken, dass die androgenetische Alopezie weder beim Mann noch bei der Frau durch erhöhte Androgenspiegel bedingt ist, sondern wahrscheinlich durch eine erhöhte Androgenempfindlichkeit der Haarfollikel bzw. eine verstärkte Umwandlung von Testosteron in das aktivere Dihydrotestosteron verursacht ist. Teure Hormonbestimmungen sind daher in der Regel überflüssig und sinnlos.

Checkliste: Androgenetische Alopezie

- *Bevorzugte Personengruppe:* Männer im jüngeren Erwachsenenalter, Frauen im höheren Lebensalter.
- *Vorgeschichte:* Kontinuierliche Progredienz.
- *Hauptbeschwerden:* Kosmetische bzw. psychische Beeinträchtigung.
- *Allgemeinsymptome:* Keine.
- *Bevorzugte Lokalisation:* Stirnhaargrenze bei Männern, Parietalregion bei Frauen.
- *Bevorzugte Anordnung:* Konfluenz.
- *Typische Morphologie:* Unscharf begrenzte Areale mit zunehmend schütterer Behaarung.

Behandlung

Bei Männern kann die Miniaturisierung der Haarfollikel durch die kontinuierliche Einnahme (zumindest 1 Jahr) von Finasterid hintangehalten werden, das die

Umwandlung von Testosteron in Dihydrotestosteron hemmt und sich bei der benignen Prostatahypertrophie bewährt hat. Weniger eindrucksvoll, aber immerhin noch signifikant wirksam ist die konsequente topische Therapie mit Minoxidil.

Haartransplantationen, bei denen Haarfollikel aus der »androgenresistenten« Okzipitalregion entnommen und strategisch günstig an der Stirnhaargrenze implantiert werden, können in der Hand des Erfahrenen das kosmetische Erscheinungsbild bessern.

Beachte

Strikt abzulehnen ist die Implantation von Kunsthaaren. Sie brechen unweigerlich nach einiger Zeit ab und können zu hartnäckigen Infektionen Anlass geben.

Bei Frauen kommt die Einnahme eines Antiandrogenpräparats in Betracht. Die Wirkung östrogenhaltiger Haartinkturen ist umstritten. Möglicherweise kommt es zu einer systemischen Wirkung nach Resorption.

Abwendbar gefährliche Verläufe

Virilisierung

Bei androgenetischer Alopezie der Frau ist auf Zeichen von Virilisierung (Bartwuchs, Änderung des Schambehaarungsmusters) zu achten. Sollten innerhalb kurzer Zeit derartige Veränderungen aufgetreten sein, so ist eine hormonelle Abklärung angezeigt.

Fragen und Ratschläge

Die tröstlichste Information, die man geben kann, ist die, dass nach dem 40. Lebensjahr bei Männern keine Progredienz mehr auftritt. Manchmal ist auch der Hinweis auf andere Leidensgenossen – bei manchem Hausarzt mag der eigene Kopf dafür bürgen – hilfreich. Eine pharmakologische Therapie soll dem Patienten niemals aktiv nahegelegt, sondern nur bei dringendem Wunsch angeboten werden.

Zu der häufigen Frage nach diversen Haarwuchsmitteln, egal ob alt oder neu, gibt es nur eine Antwort: Wäre auch nur ein einziges Mittel von den vielen, die über die Jahrtausende empfohlen wurden, wirklich wirksam, müsste es nicht dauernd neue geben. Dieser Satz ist – nebenbei bemerkt – auch auf andere therapeutische Problembereiche der Medizin anwendbar.

2.15.2 Diffuse Alopezie vom Spättyp

Bild der Krankheit

Fall 84 ***»Ich hatte immer so schöne Haare – und jetzt gehen sie mir zu Hunderten aus!«***

Die 28-jährige Patientin hat immer noch eine eindrucksvolle Haarpracht, sie versichert jedoch, dass sie täglich nach dem Kämmen mehr als hundert ausgefallene Haare zählt. Und das schon seit mehreren Wochen, während sie in der Schwangerschaft – das Kind ist nun 4 Monate alt – besonders dichtes Haar gehabt hätte. Der Zupftest ergibt vermehrt ausziehbare Haare in allen Kopfhautregionen.

Sie klassifizieren als Bild einer diffusen Alopezie vom Spättyp infolge der hormonellen Umstellung bei Schwangerschaft und Geburt und klären die Patientin entsprechend auf.

Kommentar. Während der Schwangerschaft verbleiben alle Haare in der Wachstumsphase (Anagenphase), und treten nach der Geburt synchron in die Ruhephase (Telogenphase) über. Nachdem die Telogenphase rund 3 Monate dauert, fallen nach diesem Zeitraum auffallend viele Haare aus. Nach einigen Monaten gleicht sich diese Störung von selbst wieder aus.

Stichwort. *Diffuse Alopezie vom Spättyp.*

! Die diffuse Alopezie vom Spättyp tritt wenige Monate nach einer Noxe oder inneren Umstellung auf und ist reversibel.

Die diffuse Alopezie vom Spättyp ist bei Frauen das häufigste Haarproblem. Stets klagen die Betroffenen zuerst darüber, dass ihnen mehr Haare täglich ausgehen als gewöhnlich (>100/Tag), und erst später ist allenfalls eine Lichtung der Haare zu sehen.

Als einfacher diagnostischer Test eignet sich der Zupftest, der in der Regel positiv ist: Man fasst ein Büschel von 20–30 Haaren und zieht leicht an. Hat man mehr als ein oder zwei Haare in der Hand, spricht dies für eine Vermehrung der Telogenhaare.

Als Ursachen für eine Alopezie vom Spättyp kommen Umstellungen der Sexualhormone (Schwangerschaft, Geburt, Beginn, Ende oder Wechsel oraler Kontrazeptiva), Schilddrüsenstörungen, Allgemeinerkrankungen und – selten – Mangelernährung in Betracht. Ob eine psychische Belastung allein eine Alopezie auslösen kann, ist fraglich.

Sofern die Ursache nicht klar fassbar ist, sollte eine weitere Abklärung veranlasst werden. Im Übrigen ist die Prognose gut. Nach einigen Monaten normalisiert sich der Zustand wieder.

Checkliste: Diffuse Alopezie vom Spättyp

- *Bevorzugte Personengruppe:* Frauen.
- *Vorgeschichte:* Innere Umstellungsreaktion rund 3 Monate davor.
- *Hauptbeschwerden:* Vermehrtes Ausfallen von Haaren.
- *Allgemeinsymptome:* Keine.
- *Bevorzugte Lokalisation:* Keine.
- *Bevorzugte Anordnung:* Keine.
- *Typische Morphologie:* Allenfalls geringgradige Rarefizierung der Haare bei erhaltenen Haarfollikeln.

Behandlung

Abgesehen von der Therapie einer allfälligen Grundkrankheit kommt lediglich Abwarten, dies meistens mit Erfolg, in Betracht.

Abwendbar gefährliche Verläufe

Innere Erkrankungen

Wenn anamnestisch keine Ursache fassbar ist, sollte weiter abgeklärt werden (Stoffwechselstörung, Hormonstörung, Autoimmunkrankheit, chronische Infektion, Vitamin- oder Spurenelementmangel).

Fragen und Ratschläge

Aufklärung über den Zusammenhang und den voraussichtlichen Verlauf genügen meist. Intensive Haarpflegemaßnahmen sollten in der vulnerablen Zeit vermieden werden, weil sie das Ausfallen der Telogenhaare beschleunigen, allerdings ohne den Grundprozess negativ zu beeinflussen.

2.15.3 Alopecia areata

Bild der Krankheit

Fall 85 *»Ist das ein Vitaminmangel?«*

Die besorgte Frage der Eltern eines 13-jährigen Mädchens bezieht sich auf einen neuerdings aufgetretenen Haarausfall. An der Kopfhaut finden sich mehrere kreisrunde, vollkommen haarlose Areale von mehreren Zentimetern Durchmesser. Die Haarfollikelöffnungen sind deutlich sichtbar. Im Randbereich einzelner Herde lassen sich vermehrt Haare ausziehen.

Sie klassifizieren als Bild einer Alopecia areata. Sie klären die Familie darüber auf, dass die Alopecia areata eine Immunkrankheit ist und nichts mit

Mangelernährung zu tun hat. Der Verlauf ist variabel. Als erste therapeutische Option wird eine Steroidcreme verordnet.

Kommentar. Die Alopecia areata ist eine nicht-vernarbende Alopezie, d.h. die Haarfollikel bleiben erhalten, und sie ist im Prinzip reversibel. Der Verlauf ist allerdings unvorhersehbar und Fortschreiten bis zum vollständigen Haarverlust ist nicht selten.

Stichwort. *Alopecia areata.*

! Die Alopecia areata ist eine Autoimmunkrankheit mit kreisrunden Alopezieherden, bei denen die Haarfollikel erhalten bleiben.

Wenn die Betroffenen mit dem Problem zum Arzt kommen, sind meist schon mehrere Herde, selten auch einmal nur ein einziger, vorhanden. Ein solcher Herd ist mehrere Zentimeter groß und scharf begrenzt. Die Follikelöffnungen sind deutlich zu sehen als Zeichen dafür, dass die Follikel erhalten geblieben sind und somit eine nicht-vernarbende, reversible Alopezie vorliegt.

Meist sind es ansonsten gesunde Kinder und jüngere Erwachsene, die von der Krankheit betroffen sind. Wenn nur einige wenige Herde vorhanden sind, kann nach unterschiedlicher Zeit wieder normales Nachwachsen einsetzen. Wenn zahlreiche Herde vorhanden sind, die bis an den normalen Rand der Behaarung reichen, oder wenn überhaupt das gesamte Kapillitium betroffen ist, ist die Prognose schlecht. Vermehrt ausziehbare Haare am Rand der Läsionen sind Indikatoren für aktuelle Progredienz.

Im Extremfall können außer dem Kapillitium auch alle anderen Haare (Augenbrauen, Wimpern, Achsel- und Genitalhaare) betroffen sein.

Checkliste: Alopecia areata

- *Bevorzugte Personengruppe:* Kinder und jüngere Erwachsene.
- *Vorgeschichte:* Keine.
- *Hauptbeschwerden:* Kosmetische Beeinträchtigung.
- *Allgemeinsymptome:* Keine.
- *Bevorzugte Lokalisation:* Kapillitium.
- *Bevorzugte Anordnung:* Konfluenz.
- *Typische Morphologie:* Kreisförmige, haarlose Stellen mit erhaltenen Follikelöffnungen.

Behandlung

Ein erster Versuch erfolgt mit der konsequenten Anwendung eines potenten topischen Steroids. In der Hand des Spezialisten gilt derzeit die topische Sensibilisierungstherapie mit einer Erfolgsquote von 50% bei totaler Alopezie als die aussichtsreichste Methode. Dabei wird die Kopfhaut mit einem Kontaktallergen eingepinselt. Im Zuge des entstehenden Kontaktekzems kommt es zur lokalen immunologischen »Umstimmung« und damit oft wieder zum Nachwachsen der Haare.

Abwendbar gefährliche Verläufe

Innere Erkrankungen

Ähnlich wie bei Vitiligo sind serologische Untersuchungen zum Ausschluss anderer Autoimmunphänomene angebracht.

Vernarbende Alopezie

Wenn die Haarfollikel nicht deutlich sichtbar sind und stattdessen die Kopfhaut narbig-atrophisch erscheint, so liegt keine Alopecia areata, sondern eine der verschiedenen narbigen Alopezieformen vor. Genaue Abklärung und Therapie gehören in die Hand des Facharztes.

Trichotillomanie

Darunter versteht man einen partiellen Haarverlust durch gewohnheitsmäßiges Ziehen, Um-den-Finger-Wickeln oder Reiben der Haare. Gemeinsam mit der Alopecia areata ist, dass die Haarfollikel erhalten bleiben und dass die Veränderungen regionär auftreten. Im Unterschied zur Alopecia areata sind die Herde jedoch unscharf begrenzt und von zahlreichen abgebrochenen Haaren unterschiedlicher Länge bestanden. Es handelt sich dabei um keine »Manie« im psychiatrischen Sinn, sondern eher um eine besondere Angewohnheit, der der englische Ausdruck »hair-pulling habit« gerecht wird.

> **Beachte**
>
> **Bei Kindern und Jugendlichen ist die »Trichotillomanie« deutlich häufiger als die Alopecia areata.**

Die Trichotillomanie ist selbst nicht »gefährlicher« als die Alopecia areata, »gefährlich« ist eher, wenn man sie nicht erkennt und stattdessen die Familie mit der folgenschwereren Diagnose einer Alopecia areata belastet.

Wenn Aufklärung allein bei der Trichotillomanie nicht zum Erfolg führt, kann eine psychologische Intervention versucht werden.

Fragen und Ratschläge

Bei limitiertem Befall kann man die Frage nach dem weiteren Verlauf offen lassen. Bei ausgedehntem Befall sollte man behutsam auf die Möglichkeit hinführen, dass der Haarverlust ein langfristiges Problem sein wird. Bezüglich der Frage, ob und wann eine Perücke angezeigt ist, kann keine klare Richtlinie gegeben werden. Manche entscheiden sich sehr rasch dazu, während andere auch eine totale Alopezie mit viel Selbstbewusstsein und ohne nennenswerte Beeinträchtigung tragen.

2.16 Schweißdrüsenerkrankungen, Akne und akneähnliche Reaktionen

Unter den Schweißdrüsenerkrankungen ist nur die Hyperhidrose regelmäßig häufig. Affektionen der Talgdrüsen dagegen betreffen in Form einer mehr oder weniger stark ausgeprägten Akne fast alle Jugendlichen.

2.16.1 Hyperhidrose

Bild der Krankheit

Fall 86 *»Ich kann niemandem mehr die Hand geben!«*

Ihnen hat sie der 26-jährige Patient doch gegeben – und sie halten eine kalte, feuchte Hand in der ihren. Schon bei geringster Aufregung oder auch ohne irgendeine Ursache fangen die Handflächen und Fußsohlen zu schwitzen an.

Sie verordnen eine Aluminiumchlorid-Lösung zur lokalen antihidrotischen Therapie und stellen im Falle der mangelnenden Wirksamkeit lokale Injektionen als weitere Therapieoption in den Raum.

Kommentar. Die Hyperhidrose der Hände, Füße sowie der Axillen kann mit Lokaltherapeutika, die die Schweißdrüsenausführungsgänge verschließen, und durch lokale Botulinustoxin-Injektionen behandelt werden.

Stichwort. *Hyperhidrose.*

! Unter Hyperhidrose versteht man eine übermäßige Schweißsekrektion, die durch emotionale Belastung verstärkt werden kann.

In der Regel sind junge Erwachsene betroffen. Die Hyperhidrose kann an Handflächen, Fußsohlen und Achselgruben auftreten. Die Hyperhidrose der Handflächen ist den Patienten unangenehm, weil niemand gerne eine schweißnasse Hand zum Gruß anbietet. Die Hyperhidrose der Fußsohlen manifestiert sich – insbesondere bei der üblichen Superinfektion mit Corynebacterium minutissimum – durch einen unangenehmen Geruch. Die axilläre Hyperhidrose wiederum ist sowohl als Schweißflecken am Gewand sichtbar als auch aufgrund des Geruchs störend.

Während die Handflächen morphologisch unverändert erscheinen, zeigen die Fußsohlen oft eine weiße, gequollene Hornschicht mit kleinen, stecknadelkopfgroßen Grübchen, die durch die bakterielle Superinfektion bedingt sind. An den Achselhaaren findet man manchmal gelbrötliche Auflagerungen, sodass die Haare wie bestaubt aussehen. Auch hier handelt es sich um bakterielle Konglomerate, von denen ein ganz charakteristischer säuerlicher Geruch ausgeht.

Checkliste: Hyperhidrose

- *Bevorzugte Personengruppe:* Junge Erwachsene.
- *Vorgeschichte:* Keine.
- *Hauptbeschwerden:* Feuchtigkeitsgefühl und Geruchsbelästigung.
- *Allgemeinsymptome:* Keine.
- *Bevorzugte Lokalisation:* Handflächen, Fußsohlen, Achselgruben.
- *Bevorzugte Anordnung:* Keine.
- *Typische Morphologie:* Eventuell gequollene Hornschicht (Fußsohlen) oder gelbrötliche Auflagerungen auf den Haaren (Achselgruben).

Behandlung

Zur äußerlichen Behandlung eignet sich folgende Lösung:

Antihidrotische Lösung

Rp.	
Aluminiumchlorid-Hexahydrat	20,0
Aqua destillata	20,0
Isopropanol 100% ad	100,0

Anwendung: Palmoplantar täglich, axillär jeden 2. Tag

Neuerdings wird die lokale Injektion minimaler Dosen von Botulinustoxin, das die cholinerge Übertragung auf die ekkrinen Schweißdrüsen hemmt, mit Erfolg angewendet. Früher gelegentlich durchgeführte Operationen (Ausräumung der axillären Schweißdrüsen, Sympathektomie bei palmarer Hyperhidrose) sind nicht anzuraten.

Die Geruchsbelästigung kann durch konsequente Behandlung der Korynebakterien verhindert werden.

Abwendbar gefährliche Verläufe

Systemische Erkrankungen

Profuse Schweißausbrüche, insbesondere Nachtschweiß, können Hinweis auf verschiedenste innere Erkrankungen sein, deren Spektrum von Diabetes mellitus bis hin zu Lungenmetastasen reicht.

Fragen und Ratschläge

Eine Verschlechterung ist durch Tee, Kaffee, Alkohol und stark gewürzte Speisen zu erwarten. Luftige Kleidung sollte selbstverständlich sein, löst aber das Problem des neurogenen oder emotionalen Schwitzens nicht.

2.16.2
Acne vulgaris

Bild der Krankheit

Fall 87 *»Jetzt im Winter ist es besonders schlimm!«*

Ein 16-jähriger Bub zeigt im Gesicht entzündlich gerötete follikuläre Papeln und Knoten sowie zahlreiche gelbe Pusteln. Genaue Inspektion zeigt darüber hinaus stecknadelkopfgroße weiße Papeln (geschlossene Komedonen) und solche, die im Zentrum eine dunkle Pore aufweisen (offene Komedonen).

Es liegt das Bild eine Acne vulgaris papulopustulosa vor. Es werden ein Benzoylperoxid-Präparat und orale Tetrazykline für 12 Wochen verordnet. Eine Kontrolluntersuchung in 2 Wochen wird vereinbart.

Kommentar. Für die Diagnose einer Akne ist das Vorhandensein von Komedonen unabdingbare Voraussetzung.

Stichwörter. *Acne vulgaris; Komedo.*

! Die Acne vulgaris ist eine Erkrankung des Haartalgdrüsenfollikels, die sich mit Komedonen und entzündlichen Papeln, Pusteln und Abszessen äußert.

In unterschiedlichem Maß sind fast alle Jugendlichen davon betroffen. Die hormonelle Stimulation der Talgproduktion in der Pubertät ist Voraussetzung für eine Akne, allerdings als alleiniger Faktor nicht ausreichend. Zusätzlich dürfte eine genetische Disposition eine Rolle spielen.

Bei oberflächlicher Betrachtung fallen Pusteln und entzündlich gerötete Papeln im Gesicht, hier v. a. an Stirne, Wangen und Kinn, auf. Dabei handelt es sich jedoch um sekundär entstandene Effloreszenzen, denen ein Verschluss eines Talgdrüsenausführungsganges vorausgegangen sein muss (geschlossener Komedo). Manchmal öffnet sich ein Komedo, bevor es zu einer Entzündungsreaktion gekommen ist (offener Komedo).

Beachte

Die Diagnose »Akne« darf nur beim Vorliegen von Komedonen gestellt werden.

Schwere Ausprägungen der Acne vulgaris können auch Rücken und Brust betreffen.

Erstes Anzeichen einer beginnenden Akne ist oft eine Seborrhö, die schon am Beginn des 2. Lebensjahrzehnts auftreten kann und sich durch glänzende Gesichtshaut, rasch nachfettende Haare und vergröberte »Hautporen« äußert. Die Akne selbst kann je nach Schweregrad unterschiedliche Bilder zeigen, die auch sequentiell im Laufe der Jugendjahre auftreten können.

Stadien der Acne vulgaris

- *Acne vulgaris comedonica* (Abb. 2-47): Offene und geschlossene Komedonen
- *Acne vulgaris papulosa:* Komedonen und entzündliche follikuläre Papeln
- *Acne vulgaris papulopustulosa:* Komedonen, entzündliche Papeln und follikuläre Pusteln
- *Acne vulgaris abscedens (oder »nodulocystica«):* Komedonen, entzündliche Papeln, Pusteln und zusätzlich tiefliegende Knoten und Abszesse, die Narben hinterlassen

Gegen Ende der Teenagerzeit tendiert fast jede Akne zur Remission. Für die Betroffenen ist v. a. die psychische Belastung relevant, die gerade in der Pubertät dramatisch werden kann.

Checkliste: Acne vulgaris

- *Bevorzugte Personengruppe:* Jugendliche.
- *Vorgeschichte:* Keine.
- *Hauptbeschwerden:* Kosmetische Beeinträchtigung.
- *Allgemeinsymptome:* Keine.
- *Bevorzugte Lokalisation:* Gesicht, evtl. Rücken und Brust.
- *Bevorzugte Anordnung:* Follikulär gebundene Läsionen.
- *Typische Morphologie:* Geschlossene Komedonen, offene Komedonen, Papeln, Pusteln, Abszesse, Narben.

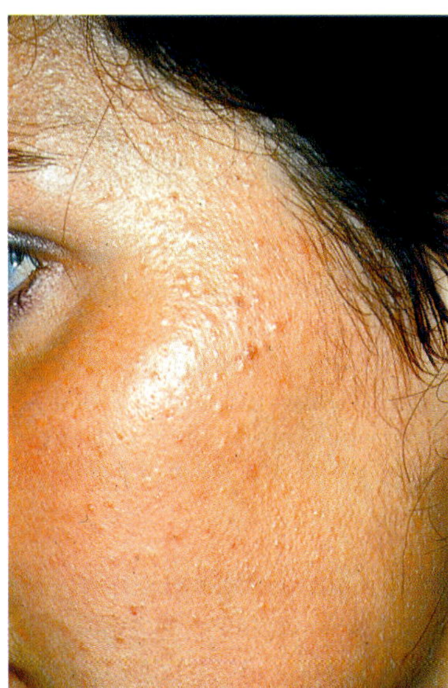

Abb. 2-47. Akne comedonica

Eine besondere Form der Akne ist die Acne excoriée, die v. a. bei Frauen auftritt. Im Vordergrund stehen tiefreichende Exkoriationen, die durch das zwanghafte Bedürfnis, minimale Akneläsionen zu entfernen, entstehen.

Behandlung

Für eine wirkungsvolle Therapieplanung der Akne ist es hilfreich, die Grundzüge der Pathogenese zu kennen. Im Wesentlichen kommen 3 Faktoren zusammen:
1. eine verstärkte Talgproduktion,
2. eine Hyperkeratose des Epithels des Follikelausführungsgangs, was zu einer Verstopfung und damit zur Komedobildung führt,
3. die Freisetzung von Fettsäuren durch Propionibacterium acnes, was zu entzündlichen Manifestationen führt.

Dementsprechend sind die Angriffspunkte der Aknetherapeutika: Verminderung der Talgproduktion, Keratolyse und Hemmung der Propionibakterien. Die meisten Aknetherapeutika haben mehr als eine Wirkkomponente.

Für die Praxis empfiehlt sich ein einfacher Stufenplan, der sich nach der führenden Manifestation der Akne richtet:

Stufenplan der Aknetherapie

- *Geringfügige Akne:* Azelainsäure-Creme (mild keratolytisch und bakteriostatisch)
- *Acne comedonica:* Topische Retinoidpräparate (vorwiegend keratolytisch)
- *Acne papulo-pustulosa:* Topische Benzoylperoxid-Präparate, bei Versagen orale Tetrazykline (vorwiegend bakteriostatisch und entzündungshemmend)
- *Acne abscedens:* orale Tetrazykline (entzündungshemmend), bei Versagen orale Retinoide (antiseborrhoisch und keratolytisch)

Pustulöse und abszedierende, vernarbende Aknemanifestationen sollen fachärztlich behandelt werden.

Topische Retinoide (Vitamin-A-Säure) und Benzoylperoxid-Präparate verursachen dosisabhängig eine Irritation der Haut. Daher ist es empfehlenswert, mit einer 1-mal täglichen Anwendung zu beginnen. Tritt eine Irritation auf, wird so lange unterbrochen, bis die Irritation abgeklungen ist. Tritt dagegen keine Irritation auf, wird auf 2-mal tägliche Anwendung gesteigert. Je nach individueller Verträglichkeit können topische Retinoide und Benzoylperoxid-Präparate bei manchen Patienten großzügig 2-mal täglich über längere Zeit, bei anderen dagegen nur 2-mal wöchentlich appliziert werden.

TIPP
Die beste therapeutische Wirkung erzielt man, wenn man sich stets an der Grenze zur Irritation bewegt.

Tetrazykline werden in niedriger Dosierung über längere Zeiträume gegeben (z. B. Minocyclin 50 mg 2-mal 1 für 6 Wochen, anschließend 1-mal 1 für weitere 6 Wochen). Eine kurzzeitige Behandlung wie bei bakteriellen Infekten ist bei der Akne wirkungslos. Ähnliches gilt für Retinoide, die ausreichend hoch und ausreichend lange gegeben werden müssen. Für 13-cis-Retinsäure wird eine Anfangsdosierung von 0,5–1 mg/kgKG/Tag empfohlen. Insgesamt sollte eine kumulative Dosis von 120 mg/kgKG erreicht werden.

Beachte

Retinoide sind hochgradig teratogen. Strikte Kontrazeption ist angezeigt.

Lichttherapie kann unterstützend gegeben werden. Bei abszedierenden Läsionen kommen chirurgische Maßnahmen in Betracht.

Bei Frauen kommt eine hormonelle Therapie mit Antiandrogenen in Frage, insbesondere dann, wenn prämenstruelle Exazerbationen beobachtet werden.

Grundsätzlich sollte die Akne so früh und so intensiv behandelt werden, dass keine Narben zurückbleiben. Sollten dennoch solche auftreten, ist nach vollständigem Abklingen der Akneaktivität – in der Regel im 3. Lebensjahrzehnt – eine kosmetische Lasertherapie möglich.

Abwendbar gefährliche Verläufe

Acne conglobata

Dies ist eine besonders schwere Form der Akne, die nicht an die Pubertät gebunden ist, sondern oft erst nach dem 20. Lebensjahr auftritt und sich bis ins höhere Alter erstrecken kann. Das Leitmerkmal, das die Acne conglobata von einer schweren Acne vulgaris unterscheidet, ist die Tatsache, dass die Acne conglobata neben den typischen Akneregionen auch Achselgruben, Genitofemoralregion, Nacken und Kapillitium erfasst. Retinoide sind die einzige einigermaßen wirksame Therapie.

Fragen und Ratschläge

Die Akne ist eine Krankheit und kein rein kosmetisches Problem. Dementsprechend sind Selbstbehandlungsversuche aus dem Drogeriemarkt ineffektiv und reine Zeit- und Geldverschwendung. Außerdem muss darauf hingewiesen werden, dass eine Akne kein Hinweis auf mangelnde Körperhygiene ist und auch durch exzessive Reinigungsmaßnahmen nicht zu beeinflussen ist.

Führt man eine korrekte Therapie durch, so lässt sich fast jede Akne um 80% bessern. Hierfür ist es allerdings erforderlich, den Patienten regelmäßig zur Kontrolle zu bestellen und die Therapie nach dem Effekt zu justieren. Verordnet man bloß ein Aknetherapeutikum anlässlich einer einmaligen Visite und entlässt dann den Patienten »auf die Straße«, so sind unregelmäßige Anwendung, mangelnde Geduld, Frustration und Therapieabbruch leider die Regel.

Eine »Aknetoilette« durch eine kosmetisch geschulte Fachkraft, die v. a. die geschlossenen Komedonen – die »Zeitbomben« der Akne – öffnet und damit »entschärft«, kann unterstützend wirken. Selbstmanipulation (»Ausdrücken«) muss aber unbedingt unterlassen werden. Im günstigsten Fall entstehen lediglich störende Narben, im ungünstigsten Fall kann sich ein Furunkel entwickeln.

Versuche, die Akne mit Diät zu behandeln, sind gescheitert. Beobachtet ein Patient jedoch einen bestimmten Zusammenhang – häufig wird Schokolade genannt –, so sollte er dies auch berücksichtigen.

2.16.3 Rosazea und periorale Dermatitis

Bild der Krankheit

Fall 88 *»Jetzt im Alter bekomme ich auf einmal eine unreine Haut!«*

Die 55-jährige Patientin zeigt zahlreiche rote Papeln und Pusteln im Gesicht, vorwiegend an der Stirne und an den Wangen. Zusätzlich ist die Gesichtshaut diffus gerötet und weist zahlreiche Teleangiektasien auf. Komedonen sind nicht zu finden.

Das Bild entspricht einer Rosazea. Es wird eine orale Tetrazyklintherapie und eine indifferente Lokaltherapie mit einer Paste verordnet. Außerdem wird empfohlen, gelegentlich eine Gastroskopie durchführen zu lassen.

Kommentar. Die Rosazea tritt manchmal infolge von Magenerkrankungen, insbesondere einer Helicobacter-Gastritis, auf.

Stichwort. *Rosazea.*

! Die Rosazea ist eine akneähnliche Erkrankung des mittleren und höheren Lebensalters ohne Komedonen.

Von der Rosazea sind überwiegend Frauen betroffen. Erinnert die Krankheit auf den ersten Blick mit roten Papeln und Pusteln im Gesicht zwar an eine Akne, führt das Fehlen von Komedonen und das mittlere und höhere Lebensalter leicht zur richtigen Klassifikation. Außerdem findet man bei der Rosazea regelmäßig – oft sogar als Erstsymptom – ausgeprägte Teleangiektasien im Gesicht.

Die Krankheit entwickelt sich langsam über viele Monate, Exazerbationen treten v. a. im Frühjahr auf. Manchmal lässt sich ein stadienhafter Verlauf beobachten, der mit Teleangiektasien beginnt, später Papeln und schließlich Pusteln entwickelt (Abb. 2-48). Manchmal greift die Rosazea auch auf den Brustausschnitt über.

Im Extremfall kann es zur grotesken Talgdrüsenhyperplasie an der Nase kommen (Rhinophym). Diese Komplikation tritt – im Gegensatz zu den übrigen Rosazeamanifestationen – fast ausschließlich bei Männern auf.

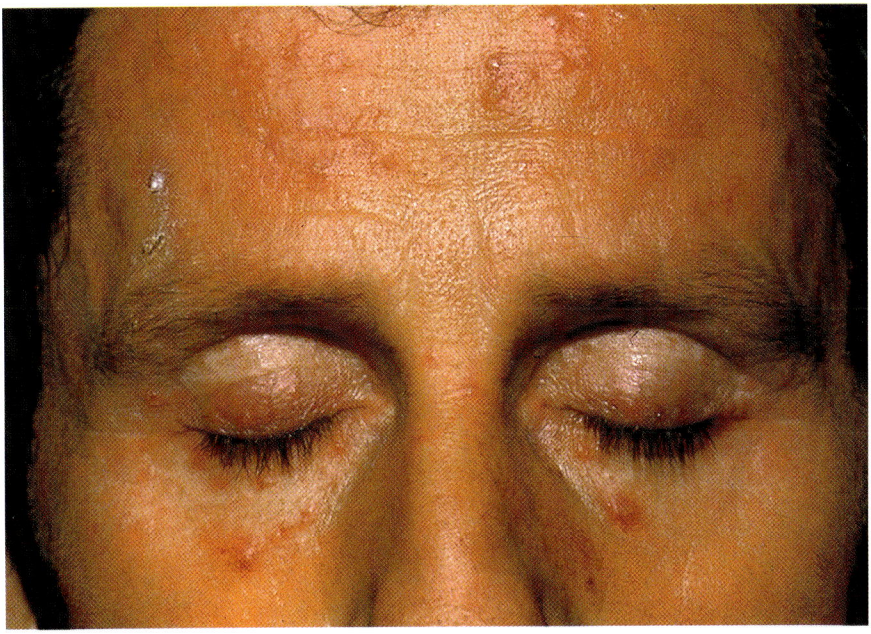

Abb. 2-48. Rosazea mit erythematösen Papeln und Teleangiektasien im Gesicht

Checkliste: Rosazea

- *Bevorzugte Personengruppe:* Frauen im mittleren Lebensalter.
- *Vorgeschichte:* Schleichender Beginn, monate- und jahrelanger Verlauf.
- *Hauptbeschwerden:* Keine.
- *Allgemeinsymptome:* Keine.
- *Bevorzugte Lokalisation:* Mittelgesicht.
- *Bevorzugte Anordnung:* Disseminiert.
- *Typische Morphologie:* Teleangektasien, Papeln und Pusteln.

Behandlung

Die wirksamste Therapie der Rosazea ist die orale Tetrazyklinbehandlung ähnlich wie bei der Akne. Äußerlich hat sich die Anwendung einer weichen Zinkpaste bewährt.

Fallweise wurde bei Rosazea ein Überhandnehmen von Demodex folliculorum, einer mikroskopisch kleinen, physiologischen Haarbalgmilbe, beobachtet, sodass auch ein Versuch mit einem topischen Antiskabiosum gestartet werden kann.

Beachte

Im Gegensatz zur Akne wird die Rosazea durch UV-Licht verschlechtert, sodass konsequenter Lichtschutz anzuraten ist.

Abwendbar gefährliche Verläufe

Rhinophym

Diese kosmetisch entstellende Komplikation bei Männern kann mittels Lasertherapie gut behandelt werden.

Augenbeteiligung

Selten kommt es bei Rosazea zu einer Augenbeteiligung mit Konjunktivitis und evtl. Keratitis. Besteht Augenreizung bei einem Rosazeapatienten ist daher unbedingt eine augenärztliche Untersuchung zu veranlassen.

Fragen und Ratschläge

Wegen möglicher Zusammenhänge mit Magenerkrankungen soll eine diesbezügliche Untersuchung empfohlen werden. Auch Assoziation mit Lebererkrankungen wurde berichtet, insbesondere mit Alkoholabusus, sodass dementsprechend auf die Patienten eingewirkt werden muss.

2.17 Gefäßerkrankungen der Beine

Arterielle und venöse Durchblutungsstörungen sind von großer sozialmedizinischer Bedeutung. Insbesondere arterielle Durchblutungsstörungen könnten auch ein lohnendes Feld der Präventivmedizin darstellen, wenn nicht Genussstreben des Einzelnen und eine geschickt agierende Tabaklobby dem entgegenstünden.

2.17.1 Periphere arterielle Verschlusskrankheit

Bild der Krankheit

Fall 89 *»Ich bekomme sofort Schmerzen in der Wade!«*

Kaum geht ein 63-jähriger Patient weiter als 100 m, muss er wegen Schmerzen in der rechten Wade stehen bleiben und »verschnaufen«, Letzteres im wahrsten Sinne des Wortes, weil nicht nur die Beine, sondern auch die Lungen nicht mehr die eines jungen Mannes sind. Nach einigen Minuten lässt der Schmerz nach und er kann wieder eine kleine Weile gehen.

Die Fußrückenpulse sind an beiden Beinen nicht palpabel. Weiters fällt auf, dass die Wadenmuskulatur atrophisch ist, die Haut über den Zehenkuppen des rechten Fußes glatt und gerötet erscheint und die Terminalbehaarung am Fußrücken fehlt. Auf Befragung gibt der Patient an, dass er »ohnehin nicht viel« raucht und den Zigarettenkonsum in den letzten Jahren bereits reduziert hätte.

Sie klassifizieren als periphere arterielle Verschlusskrankheit im Stadium III und veranlassen eine angiologische Abklärung. Sie schlagen dem Betroffenen ein Raucherentwöhnungsprogramm vor.

Kommentar. Die periphere arterielle Verschlusskrankheit der Beine äußert sich nicht nur durch belastungsabhängige Schmerzen in den Beinen, sondern auch durch trophische Störungen der Haut, die diagnostisch hilfreich sind.

Stichwörter. *Periphere arterielle Verschlusskrankheit; Arteriosklerose.*

! Die periphere arterielle Verschlusskrankheit ist eine durch Arteriosklerose hervorgerufene Durchblutungsstörung der Beine.

Am häufigsten führen Schmerzen den Patienten zum Arzt. Charakteristisch – und zur Unterscheidung von Schmerzen des Bewegungsapparats und des Nervensystems wichtig – ist die klare Reproduzierbarkeit unter Belastung. Im typischen Fall kann der Betroffene die Gehstrecke, bis Schmerzen auftreten, sehr genau angeben. Bei Fortschreiten der Krankheit reduziert sich die Gehstrecke immer mehr, bis schließlich Ruheschmerz auftritt. Im Extremfall kann der Betroffene wegen des starken Ruheschmerzes nur mehr in sitzender Position schlafen, weil das Herabhängen der Beine die Schmerzen vorübergehend lindert. Zuletzt kommt es zu Nekrosen an Zehen und Vorfüßen oder zu Ulzera an den Unterschenkeln, die schließlich eine Amputation notwendig machen können.

Stadieneinteilung der peripheren arteriellen Verschlusskrankheit

- *Stadium I:* keine Symptome, Arteriosklerose nur durch Untersuchungsbefunde fassbar
- *Stadium II:* Belastungsschmerz (Claudicatio intermittens)
- *Stadium III:* Ruheschmerz
- *Stadium IV:* Nekrosen und Ulzera

Die Erkrankung muss nicht immer alle Stadien durchmachen. Gerade bei Diabetikern können Stadium II und III übersprungen werden, sodass ohne vorherige subjektive Beschwerden plötzlich Gewebsschäden an den Beinen auftreten.

Meist handelt es sich um ältere Menschen mit eindeutigen Risikofaktoren. Am wichtigsten ist Zigarettenkonsum, am zweitwichtigsten ein Diabetes mellitus. Hyperlipidämie scheint für die periphere Verschlusskrankheit weniger relevant als für die Koronarsklerose zu sein.

Neben den subjektiven Symptomen lässt sich das Ausmaß einer arteriellen Verschlusskrankheit auch durch einfache klinische Untersuchung gut abschätzen. Die Palpation der arteriellen Pulse erfolgt am Fußrücken, hinter dem Innenknöchel, bei leicht gebeugtem und entspanntem Knie in der Kniekehle sowie in der Leistenbeuge. Arteriosklerose der Beckenarterien und der Bauchaorta kann sich durch ein auskultatorisch fassbares Pulsgeräusch am Unterbauch manifestieren.

Die ungefähre Lokalisation des Verschlusses lässt sich manchmal auch aus den Beschwerden des Patienten abschätzen. So führt ein Beckenarterienverschluss zu Schmerzen im Oberschenkel, ein Femoralisverschluss zu den typischen Wadenschmerzen und ein Verschluss mehrerer Unterschenkelarterien zu Beschwerden in den Füßen.

Beachte

Die subjektiven Beschwerden des Patienten sind immer eine Etage tiefer lokalisiert als der anatomische Verschluss der Arterien.

Abgesehen von Nekrosen und Ulzera im Stadium IV können Haut und Hautanhangsgebilde schon früher wertvolle Hinweise auf Vorhandensein und Ausmaß einer arteriellen Verschlusskrankheit bieten: Kühle, blasse, Haut, Verlust der Terminalhaare am Fußrücken und Wachstumsstörungen der Zehennägel sind die Regel. Glatte, rot glänzende, gespannte Haut über den Zehenkuppen ist stets ein Zeichen eines fortgeschrittenen Stadiums.

Die Therapie hängt von der exakten morphologischen Abklärung ab, die mittels Angiographie durchgeführt wird. Als weniger invasive Methode kommen seit kurzer Zeit die farbkodierte Duplexsonographie und die Magnetresonanz-Angiographie zum Zug.

Checkliste: Periphere arterielle Verschlusskrankheit

- *Bevorzugte Personengruppe:* Ältere Menschen, bevorzugt Männer.
- *Vorgeschichte:* Schleichender Beginn, Raucheranamnese.
- *Hauptbeschwerden:* Belastungsschmerzen beim Gehen.
- *Allgemeinsymptome:* Fallweise Zeichen koronarer oder zerebraler Angiopathie.
- *Bevorzugte Lokalisation:* Unterschenkel.
- *Bevorzugte Anordnung:* Keine.
- *Typische Morphologie:* Fußpulse nicht palpabel, Verlust der Terminalbehaarung, Wachstumsstörung der Zehennägel, blasse, kühle Haut, rötlich-glänzende Zehenkuppen.

Behandlung

Die konservative orale Therapie mit vasoaktiven Substanzen ist nur von bescheidenem Erfolg gekrönt, erfreut sich aber nach wie vor großer Beliebtheit. Am ehesten dürfte noch die Beeinflussung der Hämorheologie durch Pentoxyfyllin relevante Ergebnisse bringen. Nachweislich wirksam ist die parenterale Therapie mit Prostacyclin, die über 3 Wochen durchgeführt werden sollte.

Rekanalisierende Maßnahmen können auf verschiedene Arten gesetzt werden: Thrombendarteriektomie, Bypassoperationen, intraluminale Lysetherapie und Laserdesobliteration werden häufig und mit gutem Erfolg angewendet. Die Entscheidung über die richtige Methode kann nur vom Spezialisten aufgrund der Angiographieergebnisse getroffen werden. Allen rekanalisierenden Maßnahmen gemeinsam ist die Einschränkung, dass sie praktisch nur bei Verschlüssen proximal des Knies sinnvoll sind.

Beachte

Sind bei einem Patienten die Poplitea-Pulse tastbar, d.h. dass die Verschlüsse auf die Unterschenkelarterien konzentriert sind, kommt eine interventionelle rekanalisierende Maßnahme praktisch nicht in Betracht.

Nach interventionellen Maßnahmen ist oft eine Antikoagulation oder eine Azetylsalizylsäuretherapie erforderlich.

Abwendbar gefährliche Verläufe

Amputation

Bei Fortbestehen der Risikofaktoren und mangelnder Therapie ist eine Amputation oft unvermeidlich.

Endangitis obliterans

Hierbei handelt es sich um eine äußerst rasch fortschreitende, entzündliche Verschlusskrankheit der Arterien, die außer den Beinen auch an den Armen auftreten kann. Betroffen sind ausschließlich Männer mit Nikotinabusus in jüngeren und mittleren Jahren.

Arteriosklerose anderer Gefäßregionen

Bei Patienten mit peripherer arterieller Verschlusskrankheit besteht eine erhöhte Wahrscheinlichkeit, dass auch eine koronare oder eine zerebrale Minderdurchblutung vorliegt. Entsprechende Untersuchungen sollten bei klinisch begründetem Verdacht veranlasst werden.

Erkrankungen des Nervensystems und des Bewegungsapparats

Bei Schmerzen in den Beinen sind u. a. lumbosakrale Wurzelirritation, periphere Polyneuropathie, Arthrosen, Arthritiden (u. a. Arthritis urica) und die Claudicatio spinalis (Verengung des Wirbelkanals) in Erwägung zu ziehen.

Beachte

Schmerzen im Bein bei gut erhaltenen Fußrückenpulsen und fehlenden trophischen Störungen sind mit an Sicherheit grenzender Wahrscheinlichkeit nicht durch eine periphere arterielle Verschlusskrankheit verursacht.

Fragen und Ratschläge

Sofortige vollständige Nikotinkarenz ist die wichtigste, leider allzu oft unrealistische Maßnahme, um die Progredienz der arteriellen Verschlusskrankheit zu verhindern. Gewichtsabnahme und Reduktion des Serumcholesterins können unterstützend wirken.

Körperliche Bewegung ist zur Verminderung der Risikofaktoren günstig. Das Gehtraining soll so weit betrieben werden, als eben noch keine Schmerzen auftreten.

In fortgeschrittenen Stadien mit Ruheschmerz kann das Hochstellen des Kopfendes des Bettes für die Nachtruhe Linderung bringen. Generell sollte an den Beinen eine gute Hautpflege betrieben und jegliche Verletzung vermieden werden.

2.17.2 Varizen

Bild der Krankheit

Fall 90 *»Gegen Abend sind die Füße derart angeschwollen, dass ich in keinen Schuh mehr hineinkomme!«*

Unterschenkel und Fußrücken der adipösen, 52-jährigen Verkäuferin sind deutlich ödematös. Mit dem Finger lassen sich kaum Dellen eindrücken. Weiters sieht man großkalibrige Varizen an der Medialseite beider Unterschenkel und zahlreiche kleine, blaurötliche retikuläre Varizen am medialen und lateralen Fußrand. Es liegt das Bild einer Stammvarikose der V. saphena magna am Unterschenkel mit Zeichen einer chronischen venösen Insuffizienz vor. Sie verordnen eine Kompressionsstrumpfhose und veranlassen eine phlebologische Abklärung.

Kommentar. Weibliches Geschlecht, Übergewicht, genetische Disposition und stehender Beruf sind die wichtigsten Risikofaktoren für die Entwicklung einer Varikose.

Stichwörter. *Primäre Varikose; chronische venöse Insuffizienz.*

! Varizen sind erweiterte, subkutane Venen mit insuffizienten Venenklappen und daraus resultierendem pathologischem Blutfluss.

Die Betroffenen kommen entweder wegen Schwellung und Schmerzen in den Beinen oder wegen der kosmetischen Beeinträchtigung durch die Varizen zum Arzt. Auffallend ist, dass das Ausmaß der Varikose und der Schweregrad von Schwellung und Schmerzen in keiner Weise korrelieren.

Bei der Inspektion, die stets in aufrechter Körperhaltung, d. h. bei gefüllten Varizen, durchgeführt werden sollte, achtet man einerseits auf die Varizen, andererseits auf Hautveränderungen, die infolge der chronischen venösen Insuffizienz auftreten können. Am häufigsten ist eine Varikose der V. saphena magna mit einem dicken, oftmals geschlängelten Varizenstrang an der medialen Seite des Unterschenkels. Im Laufe der Zeit kann sich die Varikose bis zum Oberschenkel bzw. bis zur Einmündung der V. saphena magna in die V. femoralis unterhalb des Leistenbandes erstrecken. Daneben kommen Stammvarikose der V. saphena parva, Astvarikosen, retikuläre Varizen und Besenreiservarizen vor.

Die häufigste Astvarikose betrifft die V. circumflexa anterior (am Oberschenkel von distal lateral zur Mündung der V. saphena magna ziehend). Retikuläre Varizen sind unregelmäßig angeordnet, Besenreiservarizen sind millimeterdünne, oft in Gruppen angeordnete bläulichrote Äderchen. Bei der klinischen Inspektion nicht sichtbar ist die Perforansvarikose. Dabei handelt es sich um insuffiziente, erweiterte Verbindungsvenen, die die subkutanen Venen durch die Faszie hindurch mit dem tiefen Venensystem verbinden.

Die pathogenetische Bedeutung der Varizen liegt darin, dass der Abtransport des Blutes aus den Beinen nicht mehr richtig funktioniert, sondern – im Gegenteil – beständig eine hydrostatische Blutsäule von der Leiste bis zur Knöchelregion lastet und auf die Dauer zu Hautschäden führt. Diese sog. chronische venöse Insuffizienz kann unterschiedlich ausgeprägt sein:

Grade der chronischen venösen Insuffizienz

- *Grad I:* Abendliche Beinschwellung, retikuläre und Besenreiservarizen an den Fußrändern (sog. Corona phlebectatica paraplantaris)
- *Grad II:* Stasispigmentierung (ockergelbe Pigmentierung), Dermatosklerose (Verdickung der Dermis) und Atrophia alba (retikulär angeordnete atrophische Areale, v. a. im Knöchelbereich)
- *Grad III:* Ulcus cruris venosum oder Narbe nach Ulkus

Die Varikose kann primär oder als Folge eines Verschlusses der tiefen Beinvenen entstehen (postthrombotisches Syndrom). Die Unterscheidung ist insofern wichtig, als eine Therapie der oberflächlichen Varizen praktisch nur bei primärer Varikose Erfolg versprechend ist.

Bei der primären Varikose spielen genetische Disposition, Adipositas, stehender Beruf und weibliches Geschlecht die Hauptrolle. Trophische Störungen der Haut können trotz massiver Varizen fehlen oder nur gering ausgeprägt sein. Sie umfassen niemals den ganzen Unterschenkel, sondern meist nur einen Streifen entlang der V. saphena magna an der Medialseite des Beines.

Bei der sekundären Varikose im Rahmen eines postthrombotischen Syndroms sind die trophischen Störungen stets massiv ausgeprägt und betreffen die gesamte Zirkumferenz des Unterschenkels in Form eines nach proximal scharf begrenzten Sockens.

Als einfachste apparative Untersuchung dient die Doppler-Ultraschalluntersuchung, mit der man Refluxgeräusche (beim Betätigen der Bauchpresse strömt Blut in den insuffizienten varikösen Venen von proximal nach distal) und Blow-out-Geräusche (Blut strömt durch insuffiziente Perforansvenen von innen nach außen) festgestellt werden. Am wichtigsten ist die Doppler-Ultraschalluntersuchung zur Erfassung einer Insuffizienz der Mündungsklappe der V. saphena magna.

Weiterführende Untersuchungen als Voraussetzung für die Therapieplanung sind die aszendierende Pressphlebographie und die bildgebende farbkodierte Duplex-Sonographie.

Checkliste: Varikose

- *Bevorzugte Personengruppe:* Adipöse Frauen im mittleren und höheren Lebensalter.
- *Vorgeschichte:* Eventuell Thrombose in der Anamnese.
- *Hauptbeschwerden:* Schmerzen und Schwellung.
- *Allgemeinsymptome:* Keine.
- *Bevorzugte Lokalisation:* Medialer Unterschenkel.

- *Bevorzugte Anordnung:* Entlang der großen Venenstämme.
- *Typische Morphologie:* Varizenstränge, Stasispigmentierung, Dermatosklerose und Atrophia alba.

Behandlung

Das therapeutische Spektrum bei der Varikose umfasst Kompressionstherapie, Sklerosierung und operative Intervention.

Die Kompressionstherapie ist die einzige konservative Maßnahme, die die Progredienz der Varikose evtl. hemmen kann. Die klinische Wirkung der weit verbreiteten Flavonoide ist umstritten.

Eine Sklerosierung kommt für Besenreiservarizen und retikuläre Varizen in Frage. Sie ist jedoch nur dann sinnvoll und Erfolg versprechend, wenn keine Ast- oder Stammvarizen vorliegen und die Mündungsklappe der V. saphena magna intakt ist.

In allen anderen Fällen kommt – nach Sicherstellung der Durchgängigkeit des tiefen Venensystems – nur eine Operation in Betracht. Standardmethode ist das Stripping der gesamten V. saphena magna zusammen mit der Entfernung der übrigen Varizen. Abgesehen davon gibt es auch minimal-invasive Eingriffe zur Entfernung von retikulären Varizen und zur Diszision von Perforansvenen.

Abwendbar gefährliche Verläufe

Thrombose

Eine Varikose gilt als Risikofaktor für eine tiefe Beinvenenthrombose, sodass manchmal vor gynäkologischen oder orthopädischen Eingriffen eine Sanierung gefordert wird.

Varizenblutung

Arrosion einer dicht unter der Hautoberfläche gelegenen Varize bei alten Menschen kann zu dramatischem Blutverlust führen, der allerdings durch einen einfachen Druck auf die blutende Stelle (Taschentuch, Druckverband) sofort gestillt werden kann. Leider wird von Laien in der Aufregung manchmal auf diese einfache Maßnahme vergessen.

Ulcus cruris

Eine primäre Varikose, mehr noch eine Varikose im Rahmen eines postthrombotischen Syndroms können ein hartnäckiges Ulcus cruris venosum verursachen. Daher sollte bereits beim Auftreten trophischer Störungen eine konsequente Kompressionstherapie betrieben werden, damit ein Ulkus nach Möglichkeit verhindert wird.

Fragen und Ratschläge

Zur Prophylaxe der chronischen venösen Insuffizienz gilt, dass Sitzen und Stehen schlecht, Liegen und Gehen dagegen gut sind. Damit die Gehbewegung sich entsprechend auf den Unterschenkel übertragen und zur Entleerung der Beinvenen beitragen kann, ist es notwendig, dass eine ausreichende Exkursion im Sprunggelenk erfolgt. Schuhe mit hohen Absätzen verhindern diese Bewegung und sind daher ungeeignet.

Ist man gezwungen, längere Zeit zu sitzen, so soll man die Beine hochlagern. Aufgrund der Abknickung in der Hüfte ist diese Form des Sitzens aber immer noch ungünstiger als flaches Liegen oder – noch besser – Liegen mit erhöhtem Fußende.

Ist bereits eine Insuffizienz vorhanden, dann wird die positive Wirkung des Gehens durch einen Kompressionsverband oder einen Kompressionstrumpf verstärkt. Orale Venenmittel sind ebenso wie diverse Venensalben von fraglicher Wirkung. Bei der topischen Therapie besteht jedoch ein beträchtliches Sensibilisierungspotential.

Kaltes Abbrausen wird manchmal zur Erhöhung des Venentonus empfohlen. Wärmeexposition gilt als ungünstiger Faktor. Die beste physikotherapeutische Maßnahme ist zweifellos die aktive Physikotherapie, die v. a. auf ein Training der Muskelpumpe in der Wade und dadurch auf einen besseren Abstrom des Blutes abzielt.

2.17.3 Thrombophlebitis superficialis

Bild der Krankheit

Fall 91 *»Es tut so höllisch weh. Ich glaube, ich habe eine Thrombose.«*

Die schmerzende Stelle kann der 56-jährige Patient genau angeben: Am medialen Unterschenkel findet sich entlang einer varikös erweiterten V. saphena magna ein gut daumendicker, geröteter, extrem druckschmerzhafter Strang von 15 cm Länge. Sie klassifizieren als Bild einer Thrombophlebitis superficialis. Vorsichtshalber wird auf klinische Zeichen einer tiefen Phlebothrombose geprüft (Druckschmerz in der Wade, Wadenschmerz bei Dorsalflexion des Fußes, subfasziales oder präfasziales Ödem), die jedoch allesamt negativ sind. Sie verordnen ein orales Antiphlogistikum und legen einen Kompressionsverband an. Der Patient wird zum Gehen ermuntert und soll keine Bettruhe einhalten. Weiters klären Sie den Patienten darüber auf, dass seine Sorge wegen einer tiefen Thrombose unbegründet ist.

Kommentar. Die Thrombophlebitis superficialis ist für den Patienten viel eindrucksvoller und schmerzhafter als die – weitaus gefährlichere – tiefe Phlebothrombose.

Stichwort. *Thrombophlebitis superficialis.*

! Die Thrombophlebitis superficialis ist ein akuter, entzündlicher Verschluss einer subkutanen Vene.

Die Thrombophlebitis tritt als sehr schmerzhafter, deutlich sicht- und tastbarer entzündlicher Strang entlang einer Vene in Erscheinung. Am häufigsten handelt es sich um eine spontane Thrombophlebitis varikös veränderter Beinvenen oder um eine sekundäre Thrombophlebitis der Armvenen nach i.v.-Injektionen.

Die Varikothrombophlebitis ist i. Allg. auf das oberflächliche Venensystem beschränkt. Klinisch relevante Pulmonalarterienembolien kommen nicht vor.

Checkliste: Thrombophlebitis superficialis

- *Bevorzugte Personengruppe:* Ältere Menschen.
- *Vorgeschichte:* Oft lange bestehende Varikose.
- *Hauptbeschwerden:* Spontan- und Druckschmerz.
- *Allgemeinsymptome:* Keine.
- *Bevorzugte Lokalisation:* Unterschenkel und Oberschenkel.
- *Bevorzugte Anordnung:* Entlang einer Varize.
- *Typische Morphologie:* Geröteter, druckschmerzhafter Strang.

Behandlung

Die einfachste Behandlung besteht in der Gabe eines oralen Antiphlogistikums und einem festsitzenden Kompressionsverband. Bei massiven Beschwerden können mit einer Stichinzision und anschließender Expression des Thrombus die Beschwerden fast schlagartig beendet werden (Abb. 2-49). Diese Prozedur ist jedoch kurzfristig sehr schmerzhaft und sollte nur vom Erfahrenen – beherzt und effizient – durchgeführt werden. Eine Heparinisierung ist bei Ausdehnung bis zur Mündungsklappe angezeigt.

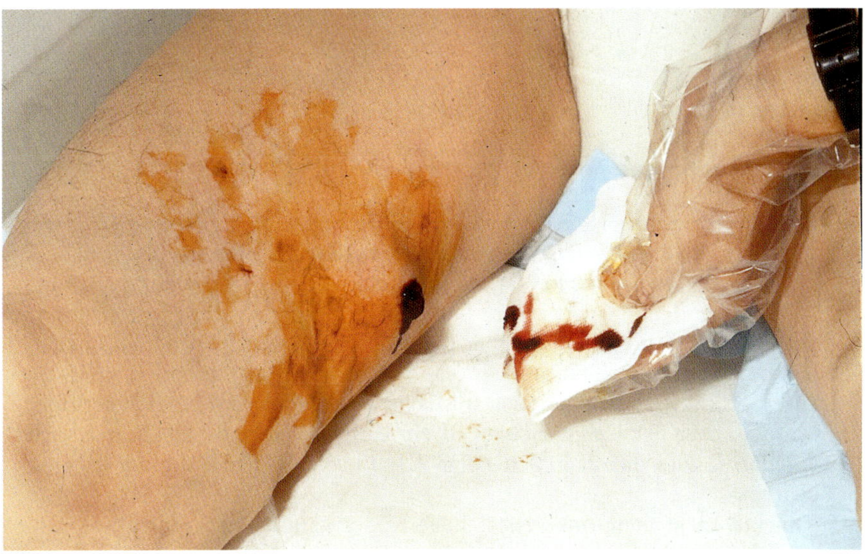

Abb. 2-49. Thrombophlebitis superficialis der V. saphena magna am Oberschenkel. Stichinzision und Expression des Thrombus

Abwendbar gefährliche Verläufe

Tiefe Beinvenenthrombose

Selten kommt eine Assoziation einer oberflächlichen Thrombophlebitis mit einer tiefen Phlebothrombose vor:

> **Beachte**
>
> **An die Möglichkeit einer zusätzlichen tiefen Phlebothrombose muss man denken, wenn die Thrombophlebitis entweder die V. saphena magna bis zur Mündungsstelle hinauf einnimmt oder wenn die Thrombophlebitis in einer nicht varikös veränderten oberflächlichen Beinvene auftritt.**

In diesen Situationen ist eine Abklärung des tiefen Venensystems mit bildgebenden Untersuchungen notwendig. Bei einer Thrombophlebitis, die bis zur Mündungsklappe reicht, wird sogar generell die Heparingabe in therapeutischer Dosierung empfohlen.

Thrombophlebitis saltans

Rezidivierende Thrombophlebitiden an verschiedenen Körperstellen, insbesondere an der seitlichen Thoraxwand, können ein Hinweis auf ein Malignom sein.

Fragen und Ratschläge

Kompression, ausreichende Bewegung und Varizensanierung im Intervall sind die wichtigsten Ratschläge.

2.17.4 Thrombose

Bild der Krankheit

> **Fall 92** ***»Eigentlich ist es nicht schlimm, aber ich habe ein unangenehmes Gefühl im Bein.«***
>
> Eine 43-jährige Patientin klagt über Beschwerden im rechten Unterschenkel – zuerst ein leichtes Ziehen, wie eine Muskelverspannung, dann ein gewisses Schweregefühl. Das war gestern, nun seien die Beschwerden eher geringer geworden, aber der Unterschenkel ist ein bisschen geschwollen. Zuerst habe sie gedacht, dass dies lediglich Folge einer langen Wanderung vor einigen Tagen sei.
>
> Objektiv sieht man eine verstrichene Knöchelkulisse und eine etwas vermehrte Venenzeichnung am rechten Bein. Bei Dorsalflexion des Fußes kommt es zu ziehenden Schmerzen in der Wade. Die Palpation bei entspannter Mus-

kulatur zeigt eine Konsistenzvermehrung der rechten Wade gegenüber der linken. Aufgrund der Klassifikation »Bild einer Phlebothrombose« wird die Patientin zur Phlebographie eingewiesen, wo die Diagnose bestätigt wird.

Kommentar. Die tiefe Phlebothrombose ist klinisch schwer zu erkennen. Nachdem es sich um eine aufgrund der Emboliegefahr gefährliche Erkrankung handelt, ist bei jedem klinischen Verdacht eine Abklärung mit einem bildgebenden Verfahren notwendig.

Stichwort. *Tiefe Phlebothrombose.*

! Unter Phlebothrombose versteht man den thrombotischen Verschluss einer tiefen Leitvene.

Die Beschwerden eines Patienten mit Phlebothrombose sind in der Regel wenig dramatisch. Schweregefühl im Bein, dumpfe Schmerzen, ein Gefühl der allgemeinen Unruhe können die einzigen Symptome sein, im Gegensatz zu oft sehr schmerzhaften Prozessen, die arteriell, arthrogen oder neurogen bedingt sind.

Merke

Starke Schmerzen in einem Bein, die das Gehen unmöglich machen, sind praktisch nie durch eine Thrombose bedingt.

Man sollte daher gerade bei unklaren, diffusen Beschwerden an eine tiefe Thrombose denken, insbesondere wenn diese erst kurzfristig aufgetreten sind und der Patient den Beginn auf den Tag genau angeben kann.

Anamnestisch ist die Frage nach möglichen auslösenden Faktoren wichtig: Längere Bettruhe, langes Sitzen in Auto oder Flugzeug, körperliche Überlastung, Operationen, Schwangerschaft, Lähmungen (Hemiparese) und Verletzungen mit Einschränkung der Beweglichkeit (Gipsverband) sind die wichtigsten. Rauchen und orale Kontrazeptiva sind zusätzliche Risikofaktoren. Weiters ist an die Möglichkeit einer extravasalen Kompression im Beckenbereich, etwa durch ein Malignom, zu denken.

Die klinische Untersuchung ist nur dazu geeignet, den Verdacht ein wenig zu erhärten, kann aber die Diagnose niemals bestätigen oder eine bildgebende Untersuchung ersetzen. Bei der Inspektion achtet man auf eine verstärkte Zeichnung der subkutanen Venen auf der erkrankten Seite und auf ein diskretes Unterschenkelödem, das sich als erstes durch eine kissenartige Schwellung zwischen Knöchel und Achillessehne äußert (sog. verstrichene Knöchelkulisse). Weiters wird der Beinumfang beidseits supramalleolär, über der Wade und handbreit über dem Knie gemessen.

Merke

Die in Lehrbüchern oft angeführte augenfällige Umfangvermehrung mit bläulich-livider Verfärbung der Haut tritt bei akuter Phlebothrombose nur in Extremfällen (also praktisch nie) auf.

Zur Beurteilung eines allfälligen subfaszialen Ödems liegt der Patient gerade am Rücken, mit leicht angezogenen Knien. Der Untersucher setzt sich zu den Füßen des Patienten, umfasst mit flacher Hand beidseits die Wadenmuskulatur und ertastet deren Konsistenz. Eine Konsistenzerhöhung ist für den Erfahrenen gut zu fühlen und wird als Zeichen für ein subfasziales Ödem infolge tiefer Thrombose gewertet. Einfacher zu beurteilen ist ein Spannungsschmerz in der Wade bei passiver Dorsalflexion der Fußschaufel. Ein lokalisierter Druckschmerz spricht dagegen eher für eine Muskelzerrung und gegen eine Thrombose. Die Untersuchung mit dem Handdoppler kann ergänzend durchgeführt werden.

Neuerdings gibt es als diagnostische Hilfe einen in jeder Praxis durchführbaren Schnelltest auf ein Fibrinogenspaltprodukt (D-Dimer-Schnelltest).

Ein positiver Test beweist zwar eine Thrombose nicht, ein negativer Test spricht aber sehr deutlich dagegen.

Diagnostische Sicherheit ist nur mit einer aszendierenden Pressphlebographie oder mit der farbkodierten Duplexsonographie zu erzielen, die daher bei begründetem Verdacht umgehend veranlasst werden müssen.

Checkliste: Phlebothrombose

- *Bevorzugte Personengruppe:* Erwachsene.
- *Vorgeschichte:* Deutlich erinnerlicher Beginn, möglicherweise vorangehende Belastung.
- *Hauptbeschwerden:* Diffuse Missempfindung im betroffenen Bein.
- *Allgemeinsymptome:* Manchmal allgemeines Unruhegefühl.
- *Bevorzugte Lokalisation:* Unter- und Oberschenkel.
- *Bevorzugte Anordnung:* Keine.
- *Typische Morphologie:* Eventuell verstrichene Knöchelkulisse, geringe Umfangsvermehrung, etwas verstärkte Venenzeichnung.

TIPP

Die verstärkte Venenzeichnung kommt durch einen Umgehungskreislauf zustande. Besonders deutlich ist sie oft in der Leistengegend bei Beckenvenenverschluss zu sehen.

Behandlung

Die Behandlung einer tiefen Thrombose zielt in erster Linie auf die Verhinderung einer Pulmonararterienembolie, in zweiter Linie auf Rekanalisation des verschlossenen Venenstücks ab. Die Standardtherapie besteht in einer Heparinbehandlung, individuell gefolgt von einer oralen Antikoagulanzientherapie.

Das Prinzip der Heparintherapie besteht darin, dass die Apposition neuer Thromben verhindert werden soll. Damit haben die bereits vorhandenen Thromben Zeit zu »organisieren«, d.h. mit der Fibrosierung zu beginnen, sodass sie fest an der Venenvand haften und keine Emboliegefahr mehr darstellen. Die Heparintherapie erfolgt heute subkutan mit einem niedermolekularen Heparin in therapeutischer Dosierung (im Gegensatz zur prophylaktischen Dosierung). Die therapeutische Dosis beträgt z.B. 1 mg/kgKG 2-mal täglich s.c. bei Enoxparin oder 120 E/kgKG 2-mal täglich s.c. bei Deltaparin. Diese Therapie soll der i.v.-Perfusortherapie mit herkömmlichem Heparin gleichwertig sein.

Bei einer Thrombose mit fassbarem Auslöser, die allein auf den Unterschenkel beschränkt ist, kann man sich mit einer 3-monatigen Heparintherapie begnügen. In allen anderen Fällen wird nach wenigen Tagen der Heparintherapie auf eine orale Antikoagulation umgestellt, die für mindestens 6 Monate (Ersttthrombose mit fassbarer Ursache), manchmal aber auch lebenslang (Rezidivthrombose, Pulmonalarterienembolie, genetische Thrombophilie) vorgesehen wird.

Unumstritten ist der Wert einer *Kompressionstherapie*. Diese erfolgt zuerst in Form von Kompressionsverbänden (elastische Verbände bei liegenden Patienten, feste Verbände beim gehenden Patienten). Die Verbände werden gewechselt, sobald eine Lockerung feststellbar ist, längstens aber wöchentlich. Wenn das Bein vollständig entstaut ist, was nach rund 3–4 Wochen der Fall ist, kann ein Kompressionsstrumpf verordnet werden. Möglichst sollte auch bei einer Unterschenkelvenenthrombose ein Oberschenkelstrumpf verordnet werden. Die Kompression sollte mindestens für 6 Monate konsequent tagsüber getragen werden.

Bei schwerer Thrombose, kurzfristiger Anamnese und Alter <60 Jahren kommen fallweise eine Lysetherapie oder eine operative Sanierung in Betracht. Die Entscheidung darüber trifft ein angiologisch-phlebologisch ausgebildeter Spezialist.

Kontrovers wird die Frage der Bettruhe bei tiefer Thrombose diskutiert. Während dies früher als absolutes Gebot galt, neigt man heute dazu, alle Patienten mit reiner Unterschenkelvenenthrombose gehend zu behandeln. Möglicherweise muss man auch Oberschenkelvenenthrombosen, die bei nicht-bettlägrigen Patienten auftreten, nicht mit Bettruhe behandeln. Aus forensischen Gründen ist es jedoch ratsam, zu dieser Frage die Patienten einer Spezialabteilung vorzustellen.

Abwendbar gefährliche Verläufe

Pulmonalarterienembolie

Dies ist eine häufige, manchmal tödliche Komplikation der Thrombose, die es zu verhindern gilt. Nachdem die orale Antikoagulation verlässlicher als die Heparinisierung zu sein scheint, sollte bei entsprechender Indikation rasch von Heparin auf orale Antikoagulanzien umgestellt werden.

Rezidivthrombose und Thrombophilie

Gar nicht selten kommt es nach Absetzen einer Antikoagulanzientherapie nach wenigen Monaten zu einer Rezidivthrombose. Dies ist umso eher der Fall, wenn die Thrombose »aus heiterem Himmel«, d.h. ohne fassbaren auslösenden Faktor aufgetreten ist. Es weist nämlich auf eine endogene Thromboseneigung (Thrombophilie) des Patienten hin. Deshalb wird heute in solchen Fällen grundsätzlich ein Thrombophiliescreening (Antithrombin III, Protein C, Protein S, aktivierte Protein-C-Resistenz) durchgeführt. Bei positivem Ergebnis wird meist eine lebenslange Antikoagulation verordnet. Außerdem werden die Angehörigen zur Untersuchung einbestellt, weil die Kenntnis einer vielleicht bislang noch nicht aufgedeckten Thrombophilie für die Zukunft (z. B. Thromboseprophylaxe bei operativen Eingriffen) hilfreich sein kann. Außerdem wird bei Thrombophilie das Risiko von Zigarettenrauchen und oralen Kontrazeptiva potenziert.

Okkultes Neoplasma

Bei älteren Patienten soll bei ansonsten ungeklärter Beinvenenthrombose signifikant häufiger als in der Normalbevölkerung ein inneres Malignom vorliegen.

Postthrombotisches Syndrom

Darunter versteht man Jahre nach einer Thrombose auftretende sekundäre Varizen mit chronisch venöser Insuffizienz bis hin zum Ulcus cruris venosum. Sachgerechte Akuttherapie und konsequente Kompressionsbehandlung können das Risiko verringern.

Fragen und Ratschläge

Prophylaktische Maßnahmen sollen je nach Situation getroffen werden. Bei langen Reisen ist auf reichliche Flüssigkeitszufuhr und aktive Bewegung zu achten. Immer wieder einige Schritte gehen oder auf den Zehen auf- und Niederwippen ist auch im Langstreckenflugzeug möglich.

Bei Operationen werden perioperativ Thromboseprophylaxe-Strümpfe angelegt. Längere Ruhigstellung mit Gipsverband sollte immer durch eine Heparinisierung in prophylaktischer Dosierung (z. B. Enoxparin 40 mg 1-mal täglich i.v.) ergänzt werden.

Beachte

Ohne Thromboseprophylaxe wird bei Erwachsenen mit Beingips die Häufigkeit einer »stummen« Thrombose auf 50% geschätzt.

Bei nachgewiesener Thrombose ist eine konsequente Therapie lebenswichtig. Man darf sich nicht scheuen, auf die lebensbedrohende Gefahr einer Pulmonalarterienembolie hinzweisen und die notwendige Compliance drastisch einzufordern.

2.17.5 Ulcus cruris

Bild der Krankheit

Fall 93 *»Seit Jahren bricht es immer wieder auf!«*

Die 72-jährige Patientin klagt über ein »offenes Bein«. An der Medialseite des rechten Unterschenkels findet sich ein handflächengroßes, unregelmäßig geformtes Ulkus mit gelblich-nekrotischem Grund. Die Haut der Umgebung ist derb, hyperpigmentiert und zeigt stellenweise feine retikuläre weiße Atrophien. Am Unterschenkel sieht man weiters zahlreiche retikuläre Varizen. Der Fußrückenpuls ist gut palpabel.

Die Klassifikation erfolgt als Bild eines Ulcus cruris venosum. Die Lokaltherapie erfolgt mit einer Gittertüllauflage und einem Kompressionsverband. Nachdem die Patientin selbst nicht in der Lage ist, die täglichen Verbandswechsel durchzuführen und einen festen Kompressionsverband anzulegen, wird eine Versorgung durch die Hauskrankenpflege veranlasst.

Kommentar. Die Klassifikation als venöses Ulkus wird – ohne apparative Untersuchung – durch die Zeichen der chronischen venösen Insuffizienz der umgebenden Haut ermöglicht.

Stichwörter. *Ulcus cruris venosum; chronisch venöse Insuffizienz.*

! Der Sammelbegriff Ulcus cruris umfasst tiefreichende Substanzdefekte am Unterschenkel, die zumeist venös, arteriell oder mikroangiopathisch bedingt sind.

Ulcera cruris sind in der Regel schmerzhaft. Interessanterweise beeinträchtigt die Tatsache der »offenen Stelle« die Betroffenen weniger, als man annehmen würde. Die Schmerzen wiederum korrelieren nur teilweise mit dem objektiven Ausmaß des Substanzdefekts. Oft sind kleine, oberflächliche Ulzera im Rahmen einer Atrophia alba bei chronisch-venöser Insuffizienz weitaus schmerzhafter als großflächige, tiefreichende Gamaschenulzera.

Die Klassifikation Ulcus cruris bedarf einer weiteren Spezifizierung nach der Genese. Diese ist aufgrund klinischer Details meist ohne apparative Diagnostik möglich und entscheidend für die Therapiewahl.

Pathogenetische Klassifikation des Ulcus cruris

- *Venös:* Bevorzugt am medialen Unterschenkel; Zeichen der chronischen venösen Insuffizienz in der Umgebung.
- *Arteriell:* Am lateralen Unterschenkel; Haut in der Umgebung atrophisch; Grund des Ulkus skelettierend, d.h. Knochen und Sehnen liegen frei; nicht palpabler Fußrückenpuls; Nekrosen an den Akren; Zeichen der arteriellen Verschlusskrankheit in der Umgebung.

- *Mikroangiopathisch:* selten; lateraler Unterschenkel; assoziiert mit Hypertonie oder Diabetes mellitus.

> **Beachte**
>
> **Ein skelettierendes Ulkus, d.h. ein Ulkus, an dessen Grund Knochen und Sehnen freiliegen, ist praktisch immer arteriell bedingt.**

Seltenere Ursachen für Ulcera cruris sind Vaskulitis (hämorrhagische, oft bizarr konfigurierte, blitzfigurenartige Flecke in der Umgebung) und bakterielle Ulzera, z.B. im Rahmen eines abszedierenden Erysipels (matschiger, unterminierter Rand).

Checkliste: Ulcus cruris

- *Bevorzugte Personengruppe:* Ältere Menschen.
- *Vorgeschichte:* Monate- oder jahrelanger Verlauf.
- *Hauptbeschwerden:* Schmerzen.
- *Allgemeinsymptome:* Keine.
- *Bevorzugte Lokalisation:* Medialer Unterschenkel (venöses Ulkus), lateraler Unterschenkel oder Akren (arterielles Ulkus).
- *Bevorzugte Anordnung:* Konfluierend.
- *Typische Morphologie:* Ulkus mit nekrotischem oder skelettierendem Grund, evtl. Zeichen der chronisch-venösen Insuffizienz oder einer arteriellen Verschlusskrankheit in der Umgebung.

Behandlung

Bei der Therapie eines Ulcus cruris sind folgende Entscheidungen zu treffen:

Grundsatzentscheidungen bei der Therapie eines Ulcus cruris

- Soll man komprimieren oder nicht?
- Welche Wundauflage soll gewählt werden?
- Wie häufig ist ein Verbandswechsel notwendig?
- Ist eine operative Intervention erforderlich?

Die Frage der Kompression ist einfach zu beantworten: Handelt es sich um ein venöses Ulkus, dann ist eine *Kompressionstherapie* die wichtigste und absolut unabdingbare Maßnahme. Der Effekt des Verbandes kann noch durch einen Schaumstoffpolster, der das Ulkus und einen 1–2 cm breiten Rand darüber hinaus erfasst, verstärkt werden. Voraussetzung ist jedoch, dass der Fußrückenpuls palpabel ist und der arterielle Druck am Bein nicht niedriger als der systemische Blutdruck ist.

Die Kompression erfolgt am besten mit einer sog. Kurzzugbinde. Kompressionsstrümpfe sind für floride Ulzera ungeeignet. Die Art der Wundauflage richtet sich nach der Beschaffenheit des Ulkusgrundes:

Ulkusgrund und Wundauflage

- *Matschig-eitriger Grund:* Antibiotisches Puder oder Gittertüll
- *Gelblich-nekrotischer Belag:* Abdauendes Externum, darüber indifferentes oder antibiotikahaltiges Gittertüll
- *Rötlich-granulierender Grund:* Hydrokolloid-Wundauflage

Bei gut granulierendem Grund kann ein Hydrokolloidverband bis zu einer Woche belassen werden. Matschig-eitrige oder gelblich-nekrotische Ulzera sollen täglich verbunden werden.

TIPP
Am Beginn einer Ulkustherapie sollte man längstens alle 2 Tage den Verband wechseln, weil man sonst nach einer Woche unliebsame Überraschungen erleben kann.

An Interventionen kommen Rekanalisierungsmaßnahmen bei arteriellen Verschlüssen, operative Diszision von Perforansvarizen und die operative Defektdeckung mittels Spalthaut in Betracht. Letztere Maßnahme ist nur sinnvoll, wenn die Grundvoraussetzungen gebessert wurden (Entstauung, Verbesserung der arteriellen Durchblutung, gute Granulation), weil das Transplantat ansonsten nicht einheilt.

Abwendbar gefährliche Verläufe

Osteomyelitis
Bei skelettierenden Ulzera kann es zur Infektion des darunterliegenden Knochens, vorzugsweise der Tibia oder von Knochen des Fußskeletts, kommen.

Amputation
Beim Fortschreiten eines arteriellen Ulkus ist die Amputation manchmal unvermeidlich. Eine Gangrän des Beines kann allerdings auch auftreten, wenn bei arterieller Verschlusskrankheit irrtümlich ein Kompressionsverband angelegt wird.

Merke
Das Anlegen eines Kompressionsverbandes ohne vorherige Überprüfung der arteriellen Durchblutung (Fußrückenpulse) ist ein Kunstfehler!

Periulzeröses Ekzem
Dieses kann durch das Ulkussekret entstehen – daher soll die Umgebung nach Möglichkeit mit einer Paste abgedeckt werden. Es kann aber auch zu einem allergischen Kontaktekzem durch eines der oft sehr zahlreich angewendeten Lokaltherapeutika kommen. Bei Verdacht auf eine Kontaktallergie werden am ehesten Hydrokolloidverbände, reine Vaseline und kaltgepresstes Olivenöl toleriert.

Periulzeröse Infektion
Epidermomykose, Candidainfektion und periulzeröses Erysipel sind in Betracht zu ziehen.

Fragen und Ratschläge

Die Prophylaxe des Ulcus cruris ist die gleiche wie die Prophylaxe der chronisch-venösen Insuffizienz und der peripheren arteriellen Verschlusskrankheit. Insbesondere ist auf das regelmäßige Tragen von Kompressionsstrümpfen bei Venenproblemen und auf den Verzicht auf Zigarettenrauchen bei arterieller Problematik zu achten.

In der Lokaltherapie soll so indifferent wie möglich vorgegangen werden. Abzuraten ist v. a. von polypragmatischen Präparaten mit mehreren Antibiotika oder mit pflanzlichen Zusätzen (z.B. Ringelblume, Beinwell), die zu den potentesten Kontaktsensibilisatoren zählen.

2.17.6 Diabetischer Fuß

Bild der Krankheit

Fall 94 *»Zum Glück tut es nicht weh!«*

Und das trotz eines münzgroßen, tiefreichenden Substanzdefekts, den ein 62-jähriger Patient über dem linken Großzehenballen zeigt. Die Haut der Umgebung ist hyperkeratotisch im Sinne einer Schwiele. Der Vorfuß ist gerötet und ödematös. Auffallend ist weiters eine Fehlstellung mehrerer Zehen. Der Patient ist Ihnen schon lange als Diabetiker bekannt. Er war auf orale Antidiabetika eingestellt, allerdings mit schlechter Compliance. Zuletzt haben Sie ihn vor 2 Jahren gesehen. Ihren damaligen Vorschlag, auf eine Insulintherapie umzusteigen, hat er nicht angenommen.

Sie klassifizieren als Bild eines diabetischen Fußes und veranlassen Vorfußröntgen und Knochenszintigraphie und weisen den Patienten zur parenteralen antibiotischen Therapie sowie zur Neueinstellung des Diabetes ins Krankenhaus ein.

Kommentar. Dem diabetischen Fuß liegt in erster Linie eine Neuropathie, erst in zweiter Linie Makro- und Mikroangiopathie zugrunde. Die Neuropathie ist sowohl Ursache für die mechanische Fehlbelastung als auch für die Schmerzlosigkeit.

Stichwörter. *Diabetischer Fuß; neuropathisches Ulkus; Neuropathie.*

! Unter diabetischem Fuß versteht man alle Komplikationen, die durch diabetische Neuropathie, Makroangiopathie und Mikroangiopathie am Fuß entstehen können.

Stets handelt es sich um Personen, die bereits seit längerem Diabetiker sind, obwohl fallweise die Diagnose erst im Zusammenhang mit der Fußkomplikation gestellt wird. Oft führt die Patienten erst ein plantares Ulkus zum Arzt, während die vorangehenden Veränderungen gar nicht wahr genommen werden.

Im Allgemeinen kommt es zuerst zu einer Fehlbelastung durch motorische Neuropathie. In der Folge entsteht eine Schwiele am Ort der chronischen Druckbelastung. Aufgrund der sensorischen Neuropathie wird der beständige Druck nicht schmerzhaft empfunden. Schließlich kommt es – unterstützt durch die Angiopathie – zum Gewebsuntergang und zur Ulkusbildung inmitten der Schwiele. Weichteil- und Knocheninfektionen können sich hinzugesellen.

TIPP
Wenn man mit der Sonde am Boden des Ulkus direkt auf den Knochen stößt, liegt mit Sicherheit bereits eine Osteomyelitis vor.

Eine andere akute Manifestation des diabetischen Fußes ist eine plötzlich auftretende Weichteilentzündung einer Zehe.

Im weiteren Verlauf kommt es beim diabetischen Fuß zur kompletten Deformierung mit Fehlstellung der Zehen und Aufhebung des Fußgewölbes, schließlich oft zur Amputation einer oder mehrere Zehen und fallweise zur Strahl- oder Vorfußamputation, sofern nicht eine Makroangiopathie eine höhere Amputation notwendig macht.

Checkliste: Diabetischer Fuß

- *Bevorzugte Personengruppe:* Ältere Menschen.
- *Vorgeschichte:* Langjähriger Diabetes mellitus.
- *Hauptbeschwerden:* Neuropathiezeichen.
- *Allgemeinsymptome:* Selten Fieber.
- *Bevorzugte Lokalisation:* Großzehenballen, Großzehe.
- *Bevorzugte Anordnung:* Keine.
- *Typische Morphologie:* Tiefreichendes Ulkus inmitten einer Schwiele, Rötung, Schwellung, Deformierung des Fußes.

Behandlung

Im Falle akut-entzündlicher Komplikationen ist die mehrwöchige hochdosierte parenterale antibiotische Therapie mit einem gut knochengängigen Antibiotikum (Clindamycin) notwendig. Die Lokaltherapie zielt auf eine absolute Druckentlastung des betroffenen Areals ab. Hierzu kann zuerst Bettruhe verordnet werden. Zum Gehen wird für die erste Zeit ein vorfußfreier Behelfsschuh *(Therapieschuh)* verwendet. Weiters wird die Druckbelastung des Ulkusrandes dadurch gemindert, dass das hyperkeratotische Hornmaterial alle paar Tage mit Schere und Pinzette abgetragen wird.

TIPP
Das Abtragen der periulzerösen Hyperkeratose muss unter strikter Vermeidung jedweder Blutung erfolgen. Es muss vom Arzt oder einer geschulten Hilfskraft durchgeführt werden und darf niemals dem Patienten (»Kaufen Sie sich einen Hornhauthobel!«) überlassen werden!

Die Wahl des Lokaltherapeutikums ist von untergeordneter Bedeutung. Oft bewährt sich eine trockene Wundbehandlung mittels Puder.

Ist die Entzündung mit konservativer Therapie beherrscht, muss ein orthopädischer Spezialschuh nach dynamischer Pedographie verordnet werden. Hierbei wird mit einem Spezialinstrument die exakte Druckverteilung auf der Fußsohle während des Gehens (daher »dynamisch«) gemessen und aufgrund dessen ein Schuh konstruiert, der Druckbelastungsspitzen vermeidet.

Gelingt die konservative Abheilung nicht, wird eine chirurgische Sanierung mit Teilamputation notwendig.

Selbstverständlich sollte eine exakte Einstellung des Diabetes sein. Es sei jedoch ausdrücklich darauf hingewiesen, dass diese Maßnahme allein zur Therapie des diabetischen Fußes nicht genügt.

Abwendbar gefährliche Verläufe

Amputation

Zu späte und ungenügende Intervention, manchmal aber auch der schicksalhafte Verlauf allein können zu einer Amputation führen. Generell gilt – als wesentlicher Unterschied zur Amputation bei Makroangiopathie:

Beachte

Beim diabetischen Fuß sollte eine Amputation zurückhaltend, d.h. auf das nekrotische und entzündete Gewebe beschränkt, durchgeführt werden.

Oft genügt die Amputation eines Strahles. Die Wunde heilt verblüffend gut zu und dem Patienten bleibt der Rest des Fußes oft für viele Jahre erhalten.

Andere diabetische Komplikationen

Der diabetische Fuß ist v. a. mit diabetischer Nephropathie und Ophthalmopathie assoziiert.

TIPP
Als Hinweis auf eine generelle Mikroangiopathie gelten sog. »shin spots«. Das sind hellbraune, atrophische Flecke der Prätibialregion.

Andere Ursachen eine Neuropathie

Ähnliche Bilder wie beim diabetischen Fuß können durch Neuropathien anderer Genese (alkoholisch, genetisch) entstehen.

Fragen und Ratschläge

Am besten wird der diabetische Fuß vermieden, wenn man frühzeitig abnorme Druckbelastungen erkennt und eine orthopädische Spezialversorgung veranlasst. Bei der Diabetikerschulung gehört die Anleitung zur Selbstinspektion der Füße mittels Spiegel zu den wichtigsten zu vermittelnden Fertigkeiten.

Ein diabetischer Fuß ist für den Patienten oft das erste augenfällige Zeichen, dass die Risiken des Diabetes nicht aus der Luft gegriffen sind. Somit kann das auch ein Anlass zu mehr Compliance bei der Diabeteseinstellung sein.

2.17.7 Beinödeme

Bild der Krankheit

Fall 95 *»Die Beine sind immer so geschwollen!«*

Die Unterschenkel einer 83-jährigen Patientin sind massiv ödematös und gerötet. Die Rötung ist nach proximal unscharf begrenzt. Innerhalb der Rötung findet man einzelne Erosionen, aus denen sich tropfenweise wässriges Sekret entleert. Supramalleolär sieht man einzelne bis münzgroße Blasen. Auf Fingerdruck bilden sich innerhalb der ödematösen Areale deutliche Dellen.

Die vorläufige Klassifikation erfolgt nach dem Symptom »Unterschenkelödeme«. Belastungsdyspnoe, Nykturie und die Vorgeschichte mit jahrelangen kardialen Beschwerden führen schließlich zur Klassfikation »feuchte kardiale Dekompensation«. Die Therapie erfolgt nach internistischer Maßgabe. Die Erosionen und Spannungsblasen werden mit einem Gittertüllverband abgedeckt.

Kommentar. Massive kardiale Ödeme verursachen oft eine Rötung der Unterschenkel, die manchmal mit einem Erysipel verwechselt wird. Wegweisend sind die unscharfe Begrenzung, die Symmetrie und das Fehlen von Fieber.

Stichwörter. *Unterschenkelödem; kardiale Dekompensation; Spannungsblasen.*

! Der Begriff Beinödem beschreibt einen Befund, der am häufigsten durch venöse oder lymphatische Stauung, kardiale Dekompensation oder durch Hypalbuminämie bedingt ist.

Beinödeme gehören zu den häufigen Beschwerden, die sehr unterschiedliche Ausmaße annehmen können. Geringfügige Ödeme treten oft abends bei chronisch-venöser Insuffizienz auf. Massive Ödeme, die sich aber langsam über viele Jahre entwickeln, kennzeichnen ein Lymphödem aufgrund einer angeborenen Insuffizienz der Lymphbahnen. Charakteristisch für ein solches Lymphödem ist der schleichende Beginn, der sich häufig in die Pubertät oder aber in die Zeit nach dem 35. Lebensjahr lokalisieren lässt.

Manchmal führen auch exogene Faktoren (Trauma, Entzündung, Kniegelenkeingriffe) zur Dekompensation eines grenzwertig angelegten Lymphabflusssystems. Bei Phlebolymphödemen lassen sich in der Regel keine Dellen eindrücken. Für das Lymphödem ist es weiters charakteristisch, dass es auch die Zehen einbezieht, die dick wie eine Wurst werden und gegen den Fuß durch eine zirkuläre, tiefe Falte abgesetzt sind (Abb. 2-50). Die Abklärung eines Phlebolymphödems erfolgt durch Phlebographie bzw. farbkodierte Duplexsonographie sowie durch die direkte Lymphographie.

Symmetrische, teigige, dellenbildende Ödeme sind typisch für die kardiale Dekompensation und für eine Hypalbuminämie. Im Extremfall können Rötung, Blasen und nässende Erosionen hinzutreten. Manchmal kommen mehrere kausale Komponenten zusammen, wie etwa bei Leberzirrhose, wo einerseits die Hypalbuminämie, andererseits der Abflussstau in der V. cava inferior massive Beinödeme bewirken können.

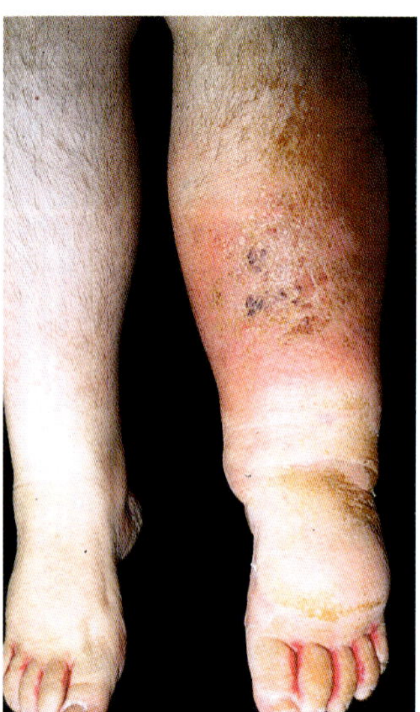

Abb. 2-50. Phlebolymphödem bei rezidivierendem Erysipel. Fuß- und Zehenrücken sind mit betroffen, über den Zehengrundgelenken finden sich charakteristische Furchen. Die rote Färbung zwischen den Zehen stammt von einem antiseptischen Farbstoff.

> **Beachte**
>
> **Dellenbildung ist typisch für kardiale und hypalbuminämische Ödeme und tritt nicht bei länger bestehenden Phlebolymphödemen auf.**

Ein spezielles, nicht seltenes Krankheitsbild bei jungen Frauen ist das Lipödem mit fallweise schmerzhafter, teigiger, nicht dellenbildender Schwellung der Unterschenkel, die abrupt oberhalb der Knöchel aufhört (Abb. 2-51).

Checkliste: Kardiale Unterschenkelödeme

- *Bevorzugte Personengruppe:* Ältere Menschen.
- *Vorgeschichte:* Langer, rezidivierender Verlauf.
- *Hauptbeschwerden:* Leistungsschwäche, Ödeme.
- *Allgemeinsymptome:* Dyspnoe, Nykturie.
- *Bevorzugte Lokalisation:* Unterschenkel, fallweise bis Oberschenkel und – bei Bettlägrigen – Präsakralregion reichend.
- *Bevorzugte Anordnung:* Keine.
- *Typische Morphologie:* Symmetrische, teigige, dellenbildende Ödeme, fallweise Rötung, Spannungsblasen und Erosionen.

Behandlung

Die Therapie richtet sich nach der Grundkrankheit. Kompressionsverbände und Kompressionsstrümpfe haben bei phlebologisch und lymphatisch bedingten Ödemen einen Sinn. Bewährt hat sich hier auch die Entstauung mit manueller Lymph-

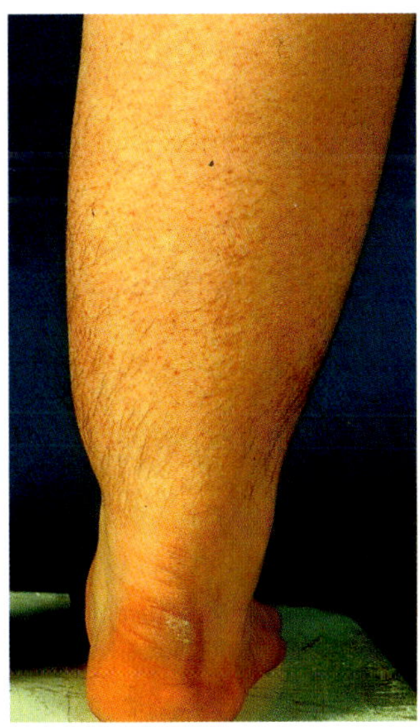

Abb. 2-51. Beim Lipödem bleibt der Fuß selbst ausgespart, es entsteht ein sog. malleolärer Kragen. Kompressionstherapie ist wirkungslos

drainage und mit mechanisch-pneumatischen Kompressionssystemen (Lymphamat).

Bei kardialen und hypoproteinämischen Ödemen steht die Therapie der Grundkrankheit im Vordergrund. Kompression kommt nicht in Betracht.

Beim Lipödem ist – wenn großer Leidensdruck besteht – die Fettabsaugung die einzige wirksame Maßnahme.

Abwendbar gefährliche Verläufe

Gefahren der Grundkrankheit

Kardiale und maligne Erkrankungen (Hypoproteinämie) müssen als Ursachen in Betracht gezogen und – soweit möglich – entsprechend behandelt werden.

Akute tiefe Phlebothrombose

Bei tiefer Beinvenenthrombose ist das Ödem meist nicht sehr stark ausgeprägt. Bei Palpation gewinnt man den Eindruck, dass das Ödem nicht die Haut selbst – es lassen sich kaum Dellen drücken –, sondern das subfasziale Gewebe betrifft, was sich durch Konsistenzvermehrung in der Wade äußert.

Fragen und Ratschläge

Hochlagern führt bei den meisten Ödemen zur Besserung, ausgenommen das Lymphödem und das Lipödem. Bei kardialer Dekompensation ist jedoch bei zu massiver Rückresorption des Ödems die Gefahr einer pulmonalen Stauung zu beachten.

Bei Lymphödem ist die langfristige Prognose schlecht. Man muss die Patienten zeitgerecht darauf hinweisen, dass durch Kompressions- und Entstauungstherapie die Progredienz des Leidens verlangsamt wird, eine Rückbildung jedoch kaum erzielt werden kann.

2.18 Beschwerden an Lippen und Mundschleimhaut

2.18.1 Cheilitis

Bild der Krankheit

Fall 96 *»Meine Lippen sind immer so trocken!«*

Bei einer 25-jährigen Frau zeigt das Lippenrot feine Schuppen und einzelne Rhagaden. Sie hat beständig das Gefühl, dass die Lippen trocken sind, und versucht dies durch häufiges Benetzen mit der Zunge auszugleichen. Sie klassifizieren als Bild einer Cheilitis und verordnen eine fette Pflegesalbe sowie für die warme Jahreszeit einen Lippenstift mit Sonnenschutz.

Kommentar. Die trockene Cheilitis (Cheilitis sicca) ist die häufigste Form der Cheilitis und kann durch intensive Reinigung und beständige Befeuchtung mit Speichel in Gang gehalten werden.

Stichwort. *Cheilitis.*

! Cheilitis ist ein Überbegriff für verschiedene Lippenveränderungen, die mechanisch, toxisch, allergisch, atopisch oder aktinisch bedingt sein können.

Unabhängig von der Ursache wiederholen sich bei Affektionen der Lippen immer wieder die gleichen Beschwerden. Ein permanentes Gefühl der Trockenheit verbunden mit dem Zwang, die Lippen zu benetzen, tritt fast regelmäßig auf. Objektiv zeigen die Lippen oft Schuppung oder feine Rhagaden, selten weißliche Verfärbung oder diskrete Hyperkeratosen.

Im Prinzip kann jedes Lebensalter betroffen sein, wobei jedoch die Ursachen unterschiedlich sind: Bei Kleinkindern dominiert ein toxisches oder atopisches Lippenekzem, das sich durch Austrocknung und Rhagaden äußert (Abb. 2-52).

TIPP
Ein Lippenekzem bei Kindern kann durch Gebrauch eines Beruhigungssaugers sowie durch vermehrte Salivation im Rahmen der Zahnung bzw. des Zahnwechsels bedingt sein.

Bei jüngeren Erwachsenen kommen mechanische Noxen, z. B. durch Spielen eines Blasinstruments, sowie toxische und allergische Reaktionen auf Kosmetika in

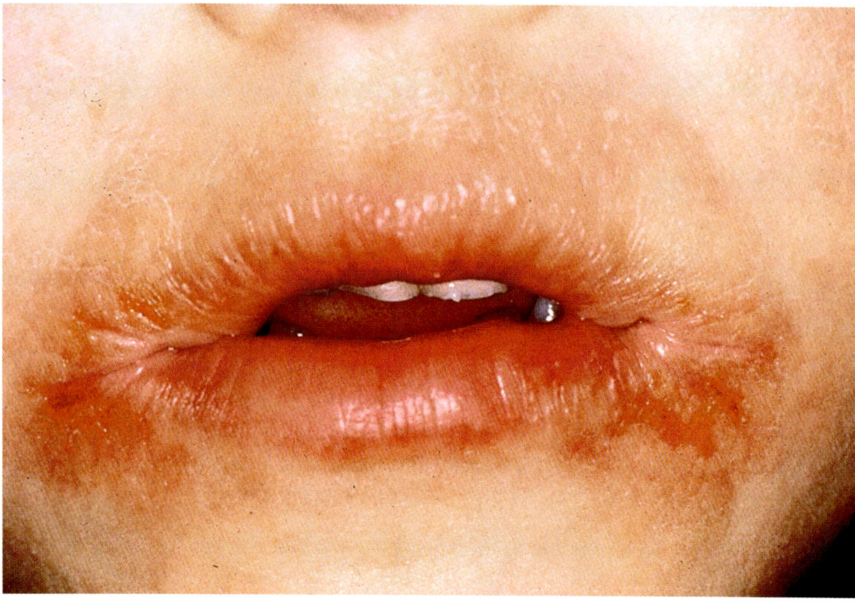

Abb. 2-52. Beim atopischen Lippenekzem stehen oft Rhagaden im Vordergrund

Betracht. Auch ein Diabetes mellitus ist zu bedenken. Bei älteren Menschen ist an die UV-induzierte Cheilitis actinica zu denken, die eine Präkanzerose – ähnlich einer aktinischen Keratose – darstellt. Sehr oft treten mehrere Faktoren zusammen.

Checkliste: Cheilitis

- *Bevorzugte Personengruppe:* Keine.
- *Vorgeschichte:* Keine.
- *Hauptbeschwerden:* Gefühl der Trockenheit, evtl. Juckreiz.
- *Allgemeinsymptome:* Keine.
- *Bevorzugte Lokalisation:* Unterlippe.
- *Bevorzugte Anordnung:* Keine.
- *Typische Morphologie:* Schuppen, Rhagaden, evtl. Leukoplakie oder diskrete Hyperkeratosen.

Behandlung

Vermeiden weiterer Irritation, insbesondere durch Lecken, sowie konsequente Anwendung einer fetten Pflegecreme oder eines geeigneten Pflegestifts führen oft zur Beschwerdefreiheit. Die Pflege sollte so indifferent wie möglich erfolgen, weil sonst die Gefahr der Allergisierung besteht.

Abwendbar gefährliche Verläufe

Plattenepithelkarzinom

Bei Cheilitis actinica der älteren Menschen kann es zu einem invasiven Plattenepithelkarzinom kommen. Stellt man Hyperkeratosen oder Indurationen fest, so ist eine Stanzbiopsie zur histologischen Abklärung notwendig.

Fragen und Ratschläge

Aufdecken und Vermeiden schädigender Einflüsse steht im Vordergrund. Bei Persistenz sollten eine allergologische Abklärung und eine zahnärztliche Untersuchung erfolgen.

2.18.2 Angulus infectiosus

Bild der Krankheit

Fall 97 ***»Ich habe schon alles probiert, aber der Mundwinkel reißt immer wieder auf!«***

Die 79-jährige Patientin zeigt bei genauer Inspektion je eine Rhagade an beiden Mundwinkeln. Weiters fällt auf, dass bei geschlossenem Mund die Mundwinkel zusammengekniffen erscheinen. Es liegt das Bild des sog. Angulus infectiosus vor. Im konkreten Fall ist der unterhaltende Faktor eine zu niedrige Vollprothese, was zu intertriginösen Verhältnissen im Mundwinkel und damit zu beständiger Mazeration führt. Es wird eine neue Prothesenanpassung veranlasst.

Kommentar. Mundwinkelrhagaden sind meistens erregerbedingt bzw. durch mechanische Faktoren in Gang gehalten.

Stichwörter. *Angulus infectiosus; Mundwinkelrhagaden.*

! Unter Angulus infectiosus versteht man Mundwinkelrhagaden.

Mundwinkelrhagaden sind kaum sichtbar, werden vom Betroffenen aber sofort wahrgenommen und als unangenehm und schmerzhaft erlebt. Als Ursachen kommen bakterielle Infektionen (Streptokokken oder Staphylokokken) und Pilzinfektionen (Candida, auch »Soor«), als aggravierender Faktor nicht entfaltete Mundwinkel bei zu niedrigem Zahnstand vor (Abb. 2-53). Letzteres ist häufig bei alten Menschen, bei denen die Zahnprothesen der fortschreitenden Kieferatrophie nicht angepasst wurden.

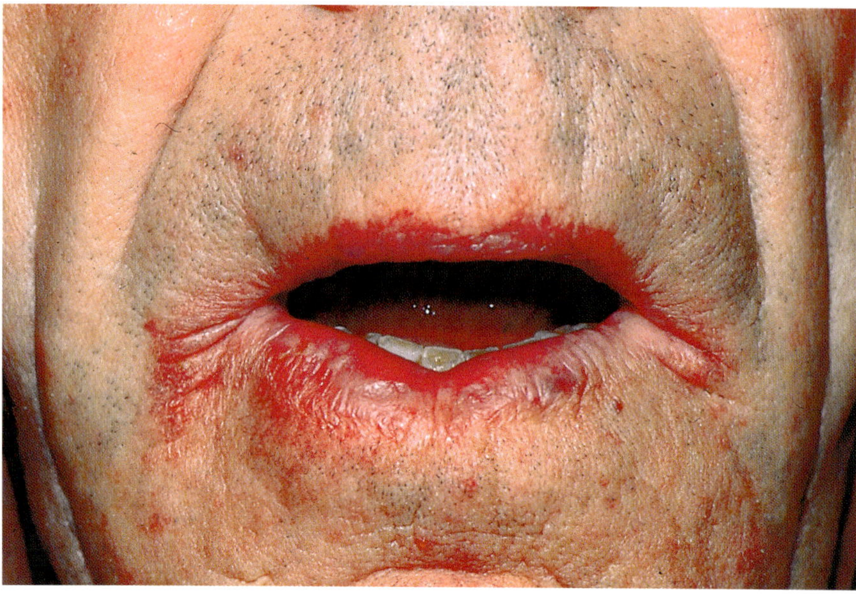

Abb. 2-53. Perlèche. Bei alten Patienten sind schlecht sitzende, zu niedrige Zahnprothesen oft pathogenetisch relevant

Die Unterscheidung zwischen bakterieller und mykotischer Ursache ist klinisch nicht sicher möglich. Weiße Auflagerungen an Zunge oder Wangenschleimhaut sprechen für eine Candidainfektion.

Checkliste: Angulus infectiosus

- *Bevorzugte Personengruppe:* Keine.
- *Vorgeschichte:* Keine.
- *Hauptbeschwerden:* Schmerzen im Mundwinkel beim Öffnen des Mundes.
- *Allgemeinsymptome:* Keine.
- *Bevorzugte Lokalisation:* Mundwinkel.
- *Bevorzugte Anordnung:* Keine.
- *Typische Morphologie:* Nur bei genauer Inspektion sichtbare Rhagade.

Behandlung

Ex juvantibus wird eine Therapie mit einer antibakteriellen oder antimykotischen Creme oder Paste für 2 Wochen eingeleitet. Mundhygiene, Vermeidung mechanischer Traumata, fallweise Sanierung eines bakteriellen Fokus (Nase, Tonsillen) und Ausgleich lokaler Faktoren sind ergänzende Maßnahmen.

Abwendbar gefährliche Verläufe

Keine.

Fragen und Ratschläge

Gelegentlich glauben die Betroffenen, dass es sich um eine Herpesinfektion handeln könnte, eine Sorge, die man zerstreuen kann.

2.18.3 Stomatitis candidomycetica

Bild der Krankheit

Fall 98 ***»Ich glaube, ich vertrage die Prothese nicht!«***

Unter der Oberkiefervollprothese sieht man bei einem 75-jährigen Mann eine diffuse Rötung der Mundschleimhaut mit angedeuteter Atrophie. Weiters ist der Zungenrücken weißlich belegt. Es wird als Bild einer Stomatitis, wahrscheinlich infolge einer Candidainfektion, klassifiziert. Abgesehen von einem oralen Nystatinpräparat wird eine Diabetesabklärung durchgeführt und eine exakte Mund- und Prothesenhygiene besprochen.

Kommentar. Neben den klassischen weißlichen, abwischbaren Belägen der Candidastomatitis kommt häufig auch die atrophische Form im Bereich von Zahnprothesen vor.

Stichwort. *Stomatitis candidomycetica.*

! Die Stomatitis candidomycetica ist eine Candidainfektion der Mundschleimhaut mit sichtbaren Manifestationen.

Manchmal ist die Candidastomatitis ein Zufallsbefund, weil es sich oft um Patienten mit schweren Allgemeinerkrankungen handelt, bei denen ein allfälliges Problem mit der Mundschleimhaut in den Hintergrund tritt. Bevorzugt sind Patienten mit Marasmus, Schlaganfall, schwerem Diabetes mellitus oder malignen Grunderkrankungen betroffen. In diesen Fällen findet man das klassische Bild mit weißen, abwischbaren Belägen an der Wangenschleimhaut und oft festhaftenden, haarigen Auflagerungen am Zungenrücken.

Häufiger tritt eine diskretere, rötlich-atrophisch imponierende Candidastomatitis bei älteren Menschen mit Zahnprothesen auf. Auch sie haben oft einen disponierenden Faktor – etwa einen Diabetes –, die eigentliche Ursache ist jedoch mangelnde Mundhygiene.

Beachte

Candida kommt regelmäßig auch bei gesunden Menschen im Gastrointestinaltrakt vor. Ein positiver Pilzkulturbefund eines Mundschleimhautabstrichs beweist nicht, dass es sich tatsächlich um eine klinisch relevante Candidainfektion handelt.

Checkliste: Stomatitis candidomycetica

- *Bevorzugte Personengruppe:* Ältere Menschen.
- *Vorgeschichte:* Keine.
- *Hauptbeschwerden:* Keine, selten Schmerzen.
- *Allgemeinsymptome:* Fallweise schwere Allgemeinerkrankung als Grundleiden.
- *Bevorzugte Lokalisation:* Wangenschleimhaut, Zungenrücken, harter Gaumen.
- *Bevorzugte Anordnung:* Konfluierend.
- *Typische Morphologie:* Weiße Beläge oder rötlich-atrophische Areale.

Behandlung

Sie besteht aus Nystatin in Form einer Suspension. Damit wird der Mund mehrmals täglich für einige Minuten gespült. Anschließend wird die Suspension geschluckt, sodass es auch im Darm zu einer Reduzierung der Candidazahlen kommt. Zusätzlich ist eine exakte Mundhygiene notwendig.

Abwendbar gefährliche Verläufe

Grunderkrankungen

Eine Candidainfektion der Mundschleimhaut kann Hinweis auf eine schwere Grunderkrankung sein. Massive Infektion bis in den Rachen und Ösophagus kann ein Symptom von Aids sein.

Haarige Leukoplakie

Eine charakteristische weiße Auflagerung an den seitlichen Zungenrändern ist ebenfalls eine Manifestation einer HIV-Infektion.

Fragen und Ratschläge

Antiseptische Mundspülungen, Einlegen der Zahnprothesen in eine Desinfektionslösung über Nacht, gründliches Bürsten der Zähne und der Prothesen sowie häufiger Wechsel der Zahnbürste sind zu empfehlen.

2.18.4 Aphthen

Bild der Krankheit

Fall 99 ***»Ich habe fast dauernd Herpes – aber außen sieht man nichts!«***

Die 34-jährige Patientin klagt über schmerzhafte, offene Stellen im Mund. Kaum je hat sie eine Woche Ruhe davon. Heilt eine Stelle ab, treten anderswo neue Läsionen auf. An der Gingiva und an der linken Wangenschleimhaut sieht man je eine 4 mm große, im Zentrum eingesunkene und gelblich belegte Aphthe mit einem erythematösen Randsaum. Unter der Klassifikation »Bild der habituellen Aphthen« wird eine Kortisonhaftsalbe verordnet und ein Therapieversuch mit Pentoxyfyllin gestartet.

Kommentar. Habituelle Aphthen haben nichts mit einer Herpesinfektion zu tun, im Gegensatz zur akuten Gingivostomatitis herpetica, die gelegentlich bei Kindern zu beobachten ist.

Stichwort. *Habituelle Aphthen.*

! Aphthen sind flache Schleimhautdefekte mit gelblichem Grund und rötlichem Randsaum, die meist idiopathisch, ganz selten herpetisch bedingt sind.

Die Intensität der Beschwerden von habituellen Aphthen reicht vom fallweisen Auftreten einer einzelnen Aphthe alle paar Jahre bis zu beständigem Vorhandensein von Läsionen und der Ausbildung von bis zu 1 cm großen Riesenaphthen (Abb. 2-54). Die einzelne Aphthe heilt in der Regel in wenigen Tagen ab, nur bei Riesenaphthen kann es bis zu 3 Wochen dauern.

Die Ursache ist unklar, in Einzelfällen können bestimmte Nahrungsmittel (Tomaten, Nüsse, Gewürze) auslösend wirken.

Beachte

Von den habituellen Aphthen streng abzugrenzen ist die Gingivostomatitis herpetica: Hier kommt es bei Kindern infolge einer Herpes-simplex-Erstinfektion zum plötzlichen Auftreten von gruppierten Bläschen und Aphthen zusammen mit allgemeinen Krankheitszeichen.

Aufgrund dessen sollte der Ausdruck »Stomatitis aphthosa« nicht verwendet werden, weil damit wahlweise die Gingivostomatitis herpetica oder die habituellen Aphthen gemeint sein können.

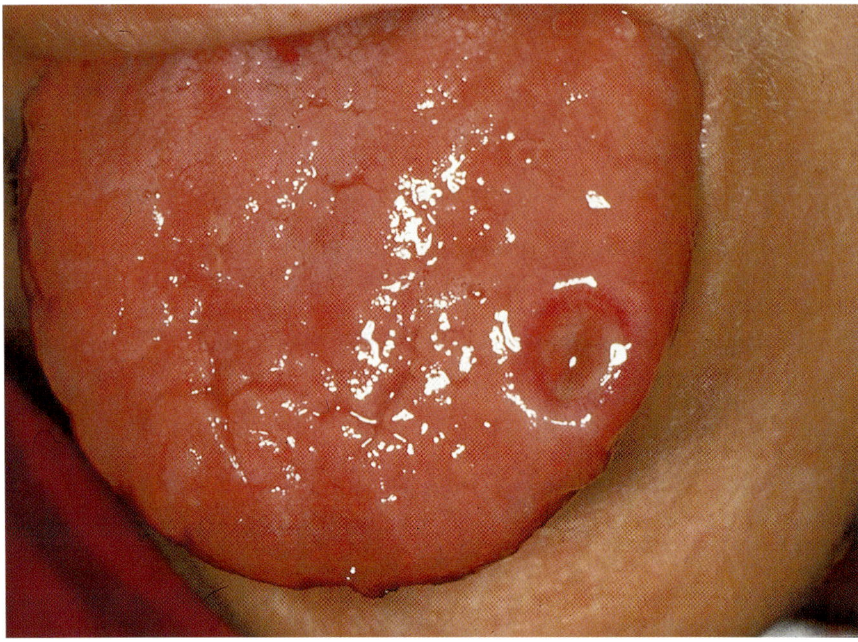

Abb. 2-54. Habituelle Aphthen treten bei vielen Menschen gelegentlich, oft im Zusammenhang mit einem Infekt auf, und sind in der Regel nicht mit einem Herpes simplex assoziiert

Checkliste: Habituelle Aphthen

- *Bevorzugte Personengruppe:* Keine.
- *Vorgeschichte:* Oft jahrelanger Verlauf.
- *Hauptbeschwerden:* Schmerzen.
- *Allgemeinsymptome:* Keine.
- *Bevorzugte Lokalisation:* Zahnfleisch, Innenseite der Lippen, Zunge, Wange.
- *Bevorzugte Anordnung:* Einzelstehend.
- *Typische Morphologie:* Wenige Millimeter großer, flacher, gelblicher Substanzdefekt mit rotem Randsaum.

Behandlung

Betupfen mit Silbernitratlösung, Munddesinfektion und Applikation einer Kortison-Haftsalbe werden empfohlen. Bei Riesenaphthen oder beständig rezidivierenden Aphthen kann eine orale Tetrazyklintherapie versucht werden. Die Entstehung neuer Aphthen kann fallweise durch Pentoxyfyllin reduziert werden. Als wirksam gilt Colchizin, das in schweren Fällen versucht werden kann.

Bei der Gingivostomatitis herpetica kann der Krankheitsverlauf durch rechtzeitige antivirale Therapie drastisch verkürzt werden.

Abwendbar gefährliche Verläufe

Morbus Behçet

Der M. Behçet ist eine seltene Erkrankung mit Riesenaphthen im hinteren Drittel des Mundbereichs sowie am Genitale, assoziiert mit systemischen Entzündungszeichen (u. a. Arthritis, Phlebitis).

Pemphigus vulgaris

Der Pemphigus vulgaris ist eine blasenbildende Autoimmunkrankheit, die sich während der ersten Monate oft durch alleinige Mundschleimhauterosionen äußern kann. Im Gegensatz zu den Aphthen sind die Läsionen nicht klein, rund und umschrieben, sondern großflächig konfluierend.

Fragen und Ratschläge

Die Erkrankung ist oft trotz Anwendung der genannten Therapiemaßnahmen nicht zum Sistieren zu bringen. Wichtig ist der Hinweis, dass es sich nicht um eine infektiöse Erkrankung handelt. Allerdings führen Aphthen im Mund dazu, dass Infektionskrankheiten (darunter HIV und Aids!) bei entsprechendem Risikoverhalten leichter akquiriert werden.

2.18.5 Gingivitis

Bild der Krankheit

Fall 100 »*Jedes Mal beim Zähneputzen bekomme ich Zahnfleischbluten!*«

Bei dem 43-jährigen Patienten ist die Gingiva teilweise gerötet und ödematös. Weiters fallen starker Zahnbelag, stellenweise Karies sowie Amalgamfüllungen im Bereich der entzündeten Gingiva auf. Sie klassifizieren als Bild einer Gingivitis, verordnen eine antiseptische Mundspülung, klären über die Bedeutung der Mundhygiene auf und empfehlen einen guten Zahnarzt.

Kommentar. Eine Gingivitis entsteht meistens im Zusammenhang mit schlechter Mundhygiene und fehlerhaften Zähnen. Eine dauerhafte Abheilung ist nur durch zahnärztliche Sanierung zu erwarten.

Stichwörter. *Gingivitis; Parodontitis.*

! Die Gingivitis ist eine Entzündung der Gingiva, die Parodontitis eine Entzündung des Zahnhalteapparats.

Das häufigste Symptom einer Gingivitis ist Zahnfleischbluten beim Zähneputzen. Die Entzündung beginnt meist am Zahnfleischrand (Gingivitis marginalis). Ursächlich kommen bakterielle Infektion, meist im Zusammenhang mit lokalen Faktoren (dentale Plaques, Karies, schlecht sitzende Füllungen, mangelnde Hygiene) in Betracht. Zusätzlich können sich systemische Krankheiten (Diabetes, hormonelle Störungen, hämatologische Erkrankungen, Fehlernährung) auswirken.

In weiterer Folge kann sich eine chronische Entzündung mit Taschenbildung und schließlich Retraktion der Gingiva und Abbau des Alveolarfortsatzes einstellen.

Checkliste: Gingivitis

- *Bevorzugte Personengruppe:* Keine.
- *Vorgeschichte:* Keine.
- *Hauptbeschwerden:* Zahnfleischbluten.
- *Allgemeinsymptome:* Keine.
- *Bevorzugte Lokalisation:* Marginale Gingiva im Bereich defekter Zähne.
- *Bevorzugte Anordnung:* Keine.
- *Typische Morphologie:* Rötung, Schwellung und Blutungsneigung.

Behandlung

Mundhygiene und zahnärztliche Sanierung stehen im Vordergrund.

Abwendbar gefährliche Verläufe

Zahnverlust
Unbehandelt stellt die Parodontose die häufigste Ursache für Zahnverlust dar.

Akute nekrotisierende ulzerierende Gingivitis
Diese schwer und rasch verlaufende Form der Gingivitis kommt bei Immunschwäche, u. a. bei HIV-Erkrankung vor und bedarf sofortiger antibiotischer Therapie.

Fragen und Ratschläge

Die besten prophylaktischen Maßnahmen sind Reduktion des Zuckerkonsums, gründliche Mundhygiene, gute zahnärztliche Behandlung und – im Kindesalter – Fluoridgabe.

2.19 Anogenitale Haut- und Schleimhautveränderungen

2.19.1 Lichen sclerosus et atrophicus

Bild der Krankheit

Fall 101 ***»Früher hatte ich da nie Probleme.«***

Seit einigen Monaten merkt ein 55-jähriger Mann, dass sich die Vorhaut nicht mehr so leicht zurückziehen lässt wie früher. Man sieht, dass der Präputialring verkleinert ist. Die Innenseite des Präputiums ist sklerosiert und weißlich verfärbt. Einen ähnlichen fingernagelgroßen Plaque findet man auch auf der Glans.

Es wird als Bild eines Lichen sclerosus et atrophicus klassifiziert. Solange das Präputium noch ausreichend beweglich ist, wird lediglich eine Pflegecreme mit niedrigem pH-Wert zur Infektionsprophylaxe gegeben. Bei Progredienz kommt eine Zirkumzision in Betracht.

Kommentar. Der Lichen sclerosus et atrophicus ist die häufigste Ursache einer erworbenen Phimose.

Stichwort. *Lichen sclerosus et atrophicus.*

! Der Lichen sclerosus et atrophicus ist eine idiopathische, sklerosierende Erkrankung vorwiegend der Genitalschleimhaut.

Bei Männern ist der Eindruck, dass die Vorhaut enger wird, in der Regel das führende Symptom. Manchmal bemerkt der Betroffene aber auch zuerst die weißliche Sklerosierung, oder der Arztbesuch erfolgt wegen einer Balanoposthitis, die infolge von Smegmastau und ungenügender Hygiene bei bereits sehr engem Vorhautring regelmäßig auftritt. Die Erkrankung tritt bei Männern im mittleren Lebensalter auf.

Bei weiblichen Personen gibt es einen Häufigkeitsgipfel in der Kindheit und einen in der Menopause. Es kommt zu einer Sklerosierung und Nivellierung der Labien. Im Alter kann der Prozess die ganze Vulva befallen (Kraurosis vulvae).

Checkliste: Lichen sclerosus et atrophicus

- *Bevorzugte Personengruppe:* Männer im mittleren Lebensalter.
- *Vorgeschichte:* Keine.
- *Hauptbeschwerden:* Verengte Vorhaut.
- *Allgemeinsymptome:* Keine.

- *Bevorzugte Lokalisation:* Inneres Präputialblatt, Glans.
- *Bevorzugte Anordnung:* Konfluierend.
- *Typische Morphologie:* Weißliche, glatte, unscharf begrenzte sklerotische Plaques.

Selten kann die Krankheit auch extragenital auftreten.

Behandlung

Bei Männern kommt in fortgeschrittenen Fällen nur die Zirkumzision in Betracht. Bei Mädchen und Frauen kann der Prozess oft durch die intraläsionelle Injektion von Kortikoidkristallsuspensionen, die in Allgemeinanästhesie durchgeführt wird, gestoppt werden. Bei Beginn im Kindesalter kommt die Krankheit oft mit der Pubertät zum Stillstand.

Abwendbar gefährliche Verläufe

Paraphimose

Darunter versteht man einen Zustand, bei dem der Vorhofring hinter den Sulcus coronarius zurückgezogen ist und aufgrund seiner relativen Enge nicht mehr nach vorne über die Glans reponiert werden kann. Durch Abschnürung der Glans penis besteht akute Nekrosegefahr. Sollte ein einmaliger manueller Repositionsversuch nicht erfolgreich sein, so ist der Patient umgehend zum Urologen zu überweisen.

Karzinom

Fleckige Verfärbung an Glans und Präputium kann auch einer Präkanzerose entsprechen, aus der sich in der Folge eine Peniskarzinom entwickeln kann. Die Kraurosis vulvae im Alter ist an sich wiederum eine Präkanzerose.

Fragen und Ratschläge

Eine Prophylaxe gibt es nicht. Sinnvoll ist bei Männern in der Zeit, in der noch keine Zirkumzision erforderlich ist, eine Pflegecreme mit saurem pH-Wert zur Infektionsprophylaxe. Derartige Präparate sind auch als Gleitmittel beim Geschlechtsverkehr angebracht, weil es im Bereich des Lichen sclerosus et atrophicus sonst leicht zu Erosionen kommt.

> **TIPP**
> Langdauernder Gebrauch antibiotischer Lokaltherapeutika am Genitale muss vermieden werden, weil es sonst zur Selektion hochpathogener Keime mit schwerer Balanoposthitis kommen kann.

Wichtig ist für die Betroffenen auch der Hinweis, dass es sich nicht um eine Geschlechtskrankheit handelt.

2.19.2 Vulvovaginitis candidomycetica

Bild der Krankheit

Fall 102 *»Ich bin schon so oft behandelt worden, und immer wieder tritt der Ausfluss auf!«*

Bei der 38-jährigen Patientin besteht seit Jahren immer wieder weißlicher Ausfluss, Rötung der Vulva und Brennen. Wiederholt wurden positive Candidakulturbefunde erhoben. Mehrmalige Behandlungen mit Cremen und Vaginalglobuli brachten keinen Erfolg.

Es wird eine orale antimykotische Therapie mit gleichzeitiger Partnerbehandlung eingeleitet. Für die Patientin selbst wird eine mehrmalige einwöchige Therapie jeweils mit Beginn der Menstruation vorgesehen.

Kommentar. Manchmal entstehen hartnäckige Candidainfektionen weil verabsäumt wurde, auch den Partner mitzubehandeln.

Stichwort. *Vulvovaginitis candidomycetica.*

! Die Vulvovaginitis candidomycetica ist eine durch Candidapilze hervorgerufene Entzündung von Vagina und Vulva.

Juckreiz, Brennen und Ausfluss sind die führenden Beschwerden der Vulvovaginitis candidomycetica. Sie tritt bei Frauen im gebärfähigen Alter vorzugsweise unter Antibiotikatherapie und in der Gravidität auf. Die Diagnose erfolgt durch den kulturellen Abstrichbefund. Manchmal wird Candida (Soor) auch als Zufallsbefund im zytologischen Portioabstrich entdeckt.

Bei prädisponierten Patientinnen kann es zu hartnäckigen, rezidivierenden Verläufen über Jahre kommen. In diesen Fällen ist eine Abklärung beim Spezialisten, evtl. auch eine Resistenztestung, erforderlich.

Checkliste: Vulvovaginitis candidomycetica

- *Bevorzugte Personengruppe:* Frauen im gebärfähigen Alter.
- *Vorgeschichte:* Keine.
- *Hauptbeschwerden:* Jucken, Brennen, Ausfluss.
- *Allgemeinsymptome:* Keine.
- *Bevorzugte Lokalisation:* Vagina und Vulva.
- *Bevorzugte Anordnung:* Keine.
- *Typische Morphologie:* Rötung, evtl. weißliche Beläge, Fluor vaginalis.

Behandlung

Bei unkomplizierten Fällen genügt die Applikation von Vaginalovula und einer antimykotischen Creme für wenige Tage. Bei Rezidiven kommt eine Sanierung der intestinalen Candidosis (Levurose) durch eine orale Nystatintherapie in Betracht. In hartnäckigen Fällen kann eine orale Pulstherapie mit einem systemisch wirksamen Antimykotikum, vorzugsweise zeitlich auf die Menstruation abgestimmt, veranlasst werden.

TIPP

Bei rezidivierender Vulvovaginitis candidomycetica soll der Partner – auch wenn er klinisch erscheinungsfrei ist – mitbehandelt werden.

Abwendbar gefährliche Verläufe

Keine.

Fragen und Ratschläge

Entsprechende Hygiene und Darmsanierung sind die vorrangingen prophylaktischen Maßnahmen. Diätetische Interventionen zur Unterstützung (Sauerkraut, Joghurt) sind von fraglichem Wert, aber auf jeden Fall harmlos. Es besteht die Gefahr der Übertragung auf den Partner (Abb. 2-55)

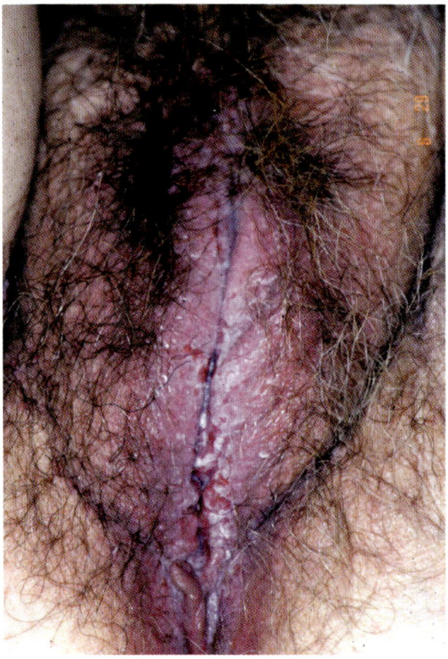

Abb. 2-55. Vulvovaginitis candidomycetica (Soor) bei 62-jähriger Frau mit Hormonmangelatrophie-Zeichen am äusseren Genitale.

2.19.3 Urethritis

Bild der Krankheit

Fall 103 *»Ich habe keine Ahnung, wo ich mir das geholt haben kann.«*

Vielleicht möchte der 24-Jährige sich damit selbst Mut zusprechen. Brennen beim Urinieren und gelblich-rahmiger Ausfluss seit einem Tag bringen ihn zum Arzt.

Es wird eine Abstrichuntersuchung auf Gonokokken veranlasst. Bei positivem Ergebnis erfolgt eine Einmaltherapie mit Tricef per os. In einem aufklärenden Gespräch wird nochmals nach den möglichen Kontaktpersonen der letzten Woche gefragt.

Kommentar. Eine akute Urethritis ist auch heute nicht selten durch Gonorrhö bedingt.

Stichwörter. *Urethritis; Gonorrhö.*

! Eine Urethritis ist eine Entzündung der Harnröhre durch verschiedene Krankheitserreger.

Beim Mann sind die Symptome der akuten Urethritis stets eindrucksvoll durch Brennen und Schmerzen und einen deutlich sichtbaren rahmigen Ausfluss. Bei Frauen sind die Symptome oft mitigiert.

Die Gonorrhö ist eine klassische und auch heute nicht seltene Ursache. Die Diagnose wird durch die Gram-Färbung eines Urethralabstrichs und durch Kultur auf Spezialnährböden verifiziert. Als weitere Erreger kommen v. a. Chlamydien und Mykoplasmen in Betracht. Meist handelt es sich um eine sexuell akquirierte Infektion. Bei der Befragung nach möglichen Kontaktpersonen ist die sehr kurze Inkubationszeit der Gonorrhö (wenige Tage) zu berücksichtigen.

Die genaue Diagnose ist unabdingbar und erfolgt in der Hand des Spezialisten.

Unbehandelt klingen die Beschwerden im Laufe von 2–3 Wochen ab. Der Ausfluss wird geringer und weniger dickflüssig. Es tritt jedoch keine richtige Ausheilung ein, sondern es besteht die Gefahr, dass tiefere Anteile des Urogenitalsystems (Prostata, Nebenhoden bzw. Zervix und Eileiter) befallen werden.

Beachte

Bei Frauen kann eine Gonorrhö unbehandelt über lange Zeit fast ohne Symptome persistieren, wobei die Trägerinnen weiterhin infektiös sind.

Checkliste: Urethritis

- *Bevorzugte Personengruppe:* Erwachsene.
- *Vorgeschichte:* Keine.
- *Hauptbeschwerden:* Brennen und Ausfluss beim Mann, weniger ausgeprägte Dysurie bei der Frau.
- *Allgemeinsymptome:* Keine.
- *Bevorzugte Lokalisation:* Keine.
- *Bevorzugte Anordnung:* Keine.
- *Typische Morphologie:* Rahmig-gelber Ausfluss, Urethralschleimhaut intensiv gerötet.

Behandlung

Die Therapie der Wahl bei Gonorrhö ist die einmalige orale Behandlung mit Tricef. Klassisches Penizillin wird wegen der zunehmenden Resistenzentwicklung nicht mehr gegeben. Als Alternativen kommen Tetrazykline und Makrolide in Betracht. Für Mykoplasmen und Chlamydien sind Tetrazykline erste Wahl.

Abwendbar gefährliche Verläufe

Infertilität

Ungenügende Therapie kann sowohl beim Mann als auch bei der Frau zur Infertilität führen.

Systemische Infektion

Bei unbehandelter Gonorrhö kann es zu einem septischen Zustandsbild mit Gelenkentzündung und hämorrhagischen Pusteln an der Haut kommen.

Fragen und Ratschläge

Die Patienten sind darauf hinzuweisen, dass jede Urethritis eingehend abgeklärt und behandelt werden muss, weil es sonst zu irreversiblen Folgeschäden kommen kann. Die Sexualpartner sind unbedingt aufzuklären, weil sie sowohl Quelle der Infektion als auch durch den Patienten angesteckt sein können.

2.19.4 Hämorrhoiden

Bild der Krankheit

Fall 104 *»Auf einmal war Blut auf dem Stuhl – ich habe solche Angst!«*

Ohne Schmerzen oder andere Beschwerden bemerkte ein 53-jähriger Patient auf einmal deutlich sichtbare Blutauflagerungen auf dem Stuhl. Auch das Toilettenpapier war blutig. Seine Sorge ist nun, dass er Krebs haben könnte.

Die Inspektion der Analregion zeigt keine Auffälligkeiten, auch nicht bei maximaler Betätigung der Bauchpresse. Sie klassifizieren nach dem Symptom »rektale Blutung« und veranlassen eine Abklärung mit Hämoccult-Test, Proktoskopie und Kolonoskopie. Der Hämoccult-Test verläuft 3-mal negativ, die Proktoskopie zeigt Hämorrhoiden I. Grades und die Kolonoskopie ist ohne auffälligen Befund. Sie können den Patienten bezüglich seiner Krebsangst beruhigen. Sie besprechen die Möglichkeit einer Sklerosierung. Vorerst möchte der Patient abwarten. Sie beschränken sich auf die Empfehlung ballaststoffreicher Kost und reichlicher Flüssigkeitszufuhr.

Kommentar. Hämorrhoiden I. Grades sind ohne apparative Einrichtung weder sicht- noch tastbar und müssen proktoskopisch diagnostiziert werden.

Stichwort. Hämorrhoiden.

! Hämorrhoiden sind vergrößerte Gefäßpolster der distalen Rektumschleimhaut.

Häufigstes Symptom der Hämorrhoiden (Abb. 2-56) ist der schmerzlose Blutabgang bei der Defäkation. Blut kann sich auf dem Stuhl – nicht jedoch innerhalb der Stuhlsäule – oder auf dem Toilettenpapier finden oder sich sogar spritzend entleeren. Die meisten Patienten führt dieses Alarmsignal rasch zum Arzt. Fortgeschrittene Hämorrhoiden verursachen auch anale Schmerzen, Gefühl der unvollständigen Entleerung, Nachschmieren und Analekzem.

Nach dem Fortschreiten der Erkrankung werden die Hämorrhoiden in vier Grade eingeteilt:

Grade des Hämorrhoidalleidens

- *Grad I:* Kissenartige Schwellung, kein Prolaps; nur proktoskopisch zu diagnostizieren
- *Grad II:* Prolaps beim Betätigen der Bauchpresse, beim Nachlassen des Drucks spontane Reposition
- *Grad III:* Prolaps beim Betätigen der Bauchpresse, Reposition nur manuell möglich
- *Grad IV:* Fixierter Prolaps, keine Reposition möglich

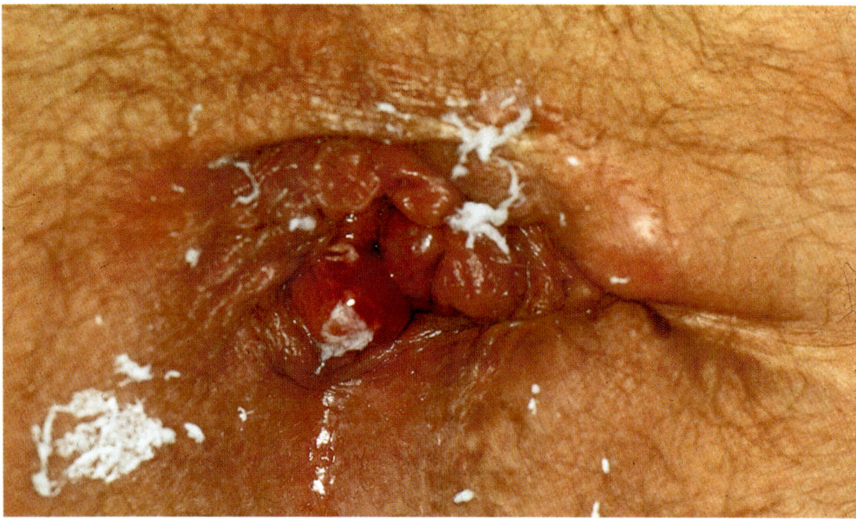

Abb. 2-56. Prolabierte Hämorrhoidalknoten

Entscheidend ist der Ausschluss eines Rektum- oder Kolonkarzinoms.

> **Beachte**
>
> **Man darf sich bei rektalem Blutabgang nicht mit dem proktoskopischen Nachweis von Hämorrhoiden begnügen, sondern muss unabhängig davon in jedem Fall eine Koloskopie anschließen.**

Checkliste: Hämorrhoiden

- *Bevorzugte Personengruppe:* Erwachsene.
- *Vorgeschichte:* Manchmal Stuhlunregelmäßigkeiten.
- *Hauptbeschwerden:* Analer Blutabgang, evtl. Schmerzen.
- *Allgemeinsymptome:* Keine.
- *Bevorzugte Lokalisation:* Keine.
- *Bevorzugte Anordnung:* Keine.
- *Typische Morphologie:* Entweder nur proktoskopisch sichtbar oder prolabierte Knoten.

Bei der Inspektion dürfen prolabierte Hämorrhoidalknoten nicht mit den viel häufigeren Marisken verwechselt werden: Marisken ragen nicht aus dem Analkanal hervor, sondern sind etwa 1 cm distal im Bereich der perianalen Haut angeordnet, sind hautfarbene, gestielte weiche Anhänge und nach heutiger Erkenntnis in erster Linie weichen Fibromen in spezifischer Lokalisation gleichzusetzen (Abb. 2-57).

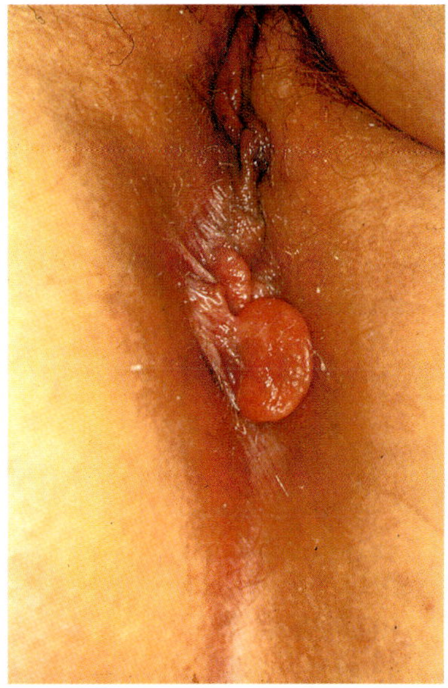

Abb. 2-57. Mariske

Behandlung

Oberflächenanästhetika und Kortikosteroide, vorzugsweise in Tamponform, können vorübergehend Linderung bringen, bergen aber ein beträchtliches Sensibilisierungspotential. Wirksam sind – in der Hand des Geübten – die supra- oder intrahämorrhoidäre Sklerosierung, die Gummiligatur oder in Einzelfällen die operative Sanierung.

Abwendbar gefährliche Verläufe

Rektum- oder Kolonkarzinom

Ungenügende Abklärung einer analen Blutung kann zum Übersehen dieser Erkrankung führen.

> **Beachte**
>
> **Sowohl digital-rektale Untersuchung als auch Proktoskopie sind unzureichende Methoden zur Erfassung von Rektum- und Kolonkarzinom!**

Analvenenthrombose

Vorzugsweise bei Hämorrhoiden I. Grades kann es zu einer akuten Thrombosierung kommen, die sich durch plötzlich auftretende, starke anale Schmerzen und einen subjektiv fühlbaren und objektiv tastbaren, druckschmerzhaften Knoten äußert (Perianalthrombose). Kommt es unter oralen Antiphlogistika nicht rasch zur Remission, ist eine radiäre Inzision mit Expression des Thrombus indiziert.

Fragen und Ratschläge

Stuhlregulierung mit ballaststoffreicher Ernährung und reichlicher Flüssigkeitszufuhr ist anzuraten. Vor dem Gebrauch von Laxanzien ist jedoch ausdrücklich zu warnen.

2.19.5 Analfissur

Bild der Krankheit

Fall 105 *»Ich kann kaum mehr auf die Toilette gehen!«*

Extrem starke Schmerzen werden für einen 32-jährigen Mann bereits eine echtes Hindernis für die Defäkation. Auch danach hat er noch stundenlang krampfartige Beschwerden. Die Inspektion mit weitem Spreizen des Analkanals zeigt bei 6 Uhr einen radiär angeordneten, ovalen Substanzdefekt.

Es wird als Bild einer Analfissur klassifiziert. Nach proktoskopischer Untersuchung wird eine konservative Therapie mit einem Dilatator eingeleitet.

Kommentar. Die Analfissur führt zu einem Sphinkterspasmus, der wiederum die Fissur in Gang hält. Die Therapie versucht, diesen Circulus vitiosus zu durchbrechen.

Stichwort. *Analfissur.*

! Die Analfissur ist ein radiärer Substanzdefekt des Anoderms.

Im Vordergrund stehen krampfartige Schmerzen, die über die Defäkation hinaus anhalten können. Fallweise findet man auch eine geringe Blutung mit einer hämorrhagischen Spur auf dem Toilettenpapier. Die Inspektion zeigt stets ein klares Bild mit einem länglich-ovalen, radiär angeordneten Substanzdefekt im Analkanal. Ausreichendes Spreizen der Nates, wie es zur Darstellung der Fissur notwendig ist, kann manchmal allerdings nur nach vorheriger Lokalanästhesie erreicht werden.

Ursächlich werden Hämorrhoiden, Marisken und bakterielle Infektionen angeschuldigt.

Checkliste: Analfissur

- *Bevorzugte Personengruppe:* Erwachsene.
- *Vorgeschichte:* Keine.
- *Hauptbeschwerden:* Krampfartige Schmerzen während und nach der Defäkation.

- *Allgemeinsymptome:* Keine.
- *Bevorzugte Lokalisation:* 6 Uhr in Steinschnittlage.
- *Bevorzugte Anordnung:* Radiär.
- *Typische Morphologie:* Ovaler Substanzdefekt.

Behandlung

Konservative Therapie mit Dilatator in Verbindung mit einem Lokalanästhetikum wird zuerst angewendet. Versuche gibt es auch mit intraläsioneller Anwendung von Botulinustoxin. In chronischen Fällen kann eine chirurgische Exzision notwendig werden.

Abwendbar gefährliche Verläufe

Substanzdefekt anderer Genese

Luetischer Primäraffekt, Analkarzinom und Analfistel sind in Erwägung zu ziehen und ggf. weiter abzuklären.

Fragen und Ratschläge

Wie bei den meisten Analleiden steht Stuhlregulierung als prophylaktische Maßnahme im Vordergrund. Weiters sollte intensive Reinigung mit Toilettenpapier möglichst unterbleiben und stattdessen ein kurzes Sitzbad durchgeführt werden.

2.19.6 Perianale Dermatitis

Bild der Krankheit

Fall 106 ***»Es juckt eigentlich immer. Es ist richtig unangenehm.«***

Etwas verlegen, mit nach innen gekehrtem Blick, schildert der 41-jährige Patient seine Beschwerden. Perianal sieht man eine flächenhafte Rötung mit geringer Schuppung und Mazeration. Es wird als Bild einer perianalen Dermatitis klassifiziert und eine kurzfristige Therapie mit einer Steroidcreme gefolgt von einer austrocknenden, antiseptischen Tinktur, verordnet. Bei Persistenz der Beschwerden wird ein neuerlicher Kontrolltermin zur weiteren Abklärung vereinbart.

Kommentar. Die perianale Dermatitis ist ein heterogenes Krankheitsbild, das vielerlei Ursachen haben kann. Wenn eine einfache Ex-juvantibus-Therapie nicht erfolgreich ist, muss gründlich abgeklärt werden.

Stichwort. *Perianale Dermatitis.*

! Perianale Dermatitis ist ein Sammelbegriff für entzündliche perianale Affektionen unterschiedlicher Genese.

Im Vordergrund steht Juckreiz, der so quälend sein kann, dass er den Patienten am Schlafen und an der täglichen Arbeit hindert. Oft erscheinen die – i. Allg. sehr gepflegten und gewissenhaften – Patienten regelrecht auf das Analproblem fixiert zu sein und tragen einen nach innen gekehrten Gesichtsausdruck zur Schau, sodass der Erfahrene das Analproblem fast schon daran erkennen kann.

Die Ursachen einer perianalen Dermatitis können vielfältig sein. In Betracht kommen u. a. übertriebene Hygiene, selten mangelnde Hygiene, Analerkrankungen mit Sekretion oder Stuhlschmieren, Kontaktallergie auf Lokaltherapeutika oder Toilettenpapier, Lichen simplex chronicus mit Induration und Lichenifikation, Candida-Infektion (Abb. 2-58) mit Pusteln und Schuppenkrausen, Streptokokkeninfektion mit flammender Rötung, Oxyuriasis mit Juckreiz v. a. in den frühen Morgenstunden, sowie Psoriasis vulgaris. Letztere äußert sich oft durch eine Rhagade in der Crena ani.

Schließlich kann ein perianaler Pruritus ohne fassbaren Befund auch psychisch bedingt sein.

Checkliste: Perianale Dermatitis

- *Bevorzugte Personengruppe:* Erwachsene, oft anankastische Persönlichkeiten.
- *Vorgeschichte:* Langer Verlauf.
- *Hauptbeschwerden:* Juckreiz.
- *Allgemeinsymptome:* Schlafstörungen.

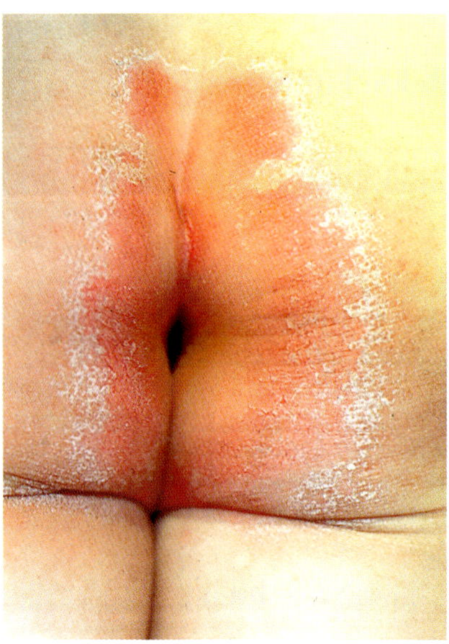

Abb. 2-58. Intertriginöse perianale Dermatitis mit Candidabesiedelung

- *Bevorzugte Lokalisation:* Keine.
- *Bevorzugte Anordnung:* Keine.
- *Typische Morphologie:* Rötung, manchmal Schuppen, Mazeration, Lichenifikation oder Rhagaden.

Behandlung

Kurzfristig kann eine Steroidcreme verwendet werden, die rasch vorübergehend Beschwerdefreiheit bringt. Längerfristig unbedenklich können antiseptische Tinkturen versucht werden. Bei ungenügendem Ansprechen sind proktologische und dermatologische Abklärung notwendig. Fallweise kann eine Stanzbiopsie diagnostisch weiterführen.

Bei Oxyuriasis ist eine 2-malige antihelminthische Behandlung der ganzen Familie in 4-wöchigem Abstand notwendig.

Abwendbar gefährliche Verläufe

Rektumerkrankung

Eine scheinbar unspezifische perianale Dermatitis kann Folge einer gravierenden Anal- oder Rektumaffektion bis hin zum Karzinom sein.

Fragen und Ratschläge

Allgemeine Ratschläge sind bei der unspezifischen perianalen Dermatitis oft wichtiger als die Lokaltherapie. Reinigung nach jedem Stuhlgang mittels kurzem Sitzbad, Tragen weiter, luftiger Kleidung (keine engen Hosen!), Schlafen ohne Unterwäsche in kühler Umgebung, Vermeiden von Schwitzen und von langem Sitzen auf Plastikmöbeln oder Autositzen mit Plastiküberzug sind manchmal schon ausreichend.

TIPP

Nie einen Patienten mit der Klassifikation »psychogener perianaler Juckreiz« abstempeln, bevor nicht organische Affektionen ausgeschlossen sind.

Sachwortregister